全国高职高专护理类专业规划教材（第三轮）

人体解剖学与组织胚胎学

第3版

（供护理、助产等专业用）

主　编　马永臻　冯晓灵

副主编　汲　军　蒋　洁　李　松　卢　巍

编　者　（以姓氏笔画为序）

丁祥云（山东医学高等专科学校）

马永臻（山东医学高等专科学校）

马志宁（临沂市肿瘤医院）

卢　巍（广东江门中医药职业学院）

冯　瑶（辽宁医药职业学院）

冯晓灵（重庆三峡医药高等专科学校）

刘美晓（沧州医学高等专科学校）

汲　军（长春医学高等专科学校）

李　松（眉山药科职业学院）

李明蓉（雅安职业技术学院）

赵　鹏（山东医学高等专科学校）

唐加峰（重庆三峡医药高等专科学校）

接琳琳（山东中医药高等专科学校）

蒋　洁（长沙卫生职业学院）

编写秘书　丁祥云

中国健康传媒集团

中国医药科技出版社 · 北京

内 容 提 要

　　本教材为"全国高职高专护理类专业规划教材（第三轮）"之一，根据护理类专业标准要求和课程特点编写而成，内容涵盖人体解剖学、组织学和胚胎学。本教材坚持"三基、五性、三特定"原则，加强校企合作，推进产教融合，理论联系实际，强化理实一体化教学，注重理论知识与护理岗位需求相结合，适当引入临床案例，提升学生职业素养。教材共 8 篇 24 章，包括基本组织、内脏学、感觉器、人体胚胎学概要等，内容简明扼要，易于教学。本教材为书网融合教材，纸质教材与数字资源有机融合，设有课件、微课、知识点体系、习题等内容，满足学生线上线下学习需求，强化数字素养培育。

　　本教材主要供全国高等职业院校护理、助产等专业教学使用，也可作为医务工作者、青年教师及护理职业资格考试的参考用书。

图书在版编目（CIP）数据

　　人体解剖学与组织胚胎学／马永臻，冯晓灵主编.
3 版. -- 北京：中国医药科技出版社，2025. 1（2025. 7 重印）.
（全国高职高专护理类专业规划教材）. -- ISBN 978-7
-5214-5089-7

　　Ⅰ. R32

　　中国国家版本馆 CIP 数据核字第 2024AP8788 号

美术编辑　陈君杞
版式设计　友全图文

出版　**中国健康传媒集团**｜中国医药科技出版社
地址　北京市海淀区文慧园北路甲 22 号
邮编　100082
电话　发行：010 - 62227427　邮购：010 - 62236938
网址　www. cmstp. com
规格　889mm × 1194mm $\frac{1}{16}$
印张　18 $\frac{3}{4}$
字数　547 千字
初版　2013 年 1 月第 1 版
版次　2025 年 1 月第 3 版
印次　2025 年 7 月第 2 次印刷
印刷　河北环京美印刷有限公司
经销　全国各地新华书店
书号　SBN 978 - 7 - 5214 - 5089 - 7
定价　**79.00 元**

获取新书信息、投稿、
为图书纠错，请扫码
联系我们。

数字化教材编委会

主　编　马永臻　丁祥云　冯晓灵

副主编　汲军　蒋洁　李松　卢巍

编　者　（以姓氏笔画为序）

丁祥云（山东医学高等专科学校）

马永臻（山东医学高等专科学校）

马志宁（临沂市肿瘤医院）

卢　巍（广东江门中医药职业学院）

冯　瑶（辽宁医药职业学院）

冯晓灵（重庆三峡医药高等专科学校）

刘美晓（沧州医学高等专科学校）

汲　军（长春医学高等专科学校）

李　松（眉山药科职业学院）

李明蓉（雅安职业技术学院）

赵　鹏（山东医学高等专科学校）

唐加峰（重庆三峡医药高等专科学校）

接琳琳（山东中医药高等专科学校）

蒋　洁（长沙卫生职业学院）

出版说明

全国高职高专护理类专业规划教材，第一轮于 2015 年出版，第二轮于 2019 年出版，自出版以来受到各院校师生的欢迎和好评。为深入学习贯彻党的二十大精神，落实《国务院关于印发国家职业教育改革实施方案的通知》《关于深化现代职业教育体系建设改革的意见》《关于推动现代职业教育高质量发展的意见》等有关文件精神，适应学科发展和高等职业教育教学改革等新要求，对标国家健康战略、对接医药市场需求、服务健康产业转型升级，进一步提升教材质量、优化教材品种，支撑高质量现代职业教育体系发展的需要，使教材更好地服务于院校教学，中国健康传媒集团中国医药科技出版社在教育部、国家药品监督管理局的领导下，组织和规划了"全国高职高专护理类专业规划教材（第三轮）"的修订和编写工作。本轮教材共包含 24 门，其中 21 门为修订教材，3 门为新增教材。本套教材定位清晰、特色鲜明，主要体现在以下方面。

1. 强化课程思政，辅助三全育人

贯彻党的教育方针，坚决把立德树人贯穿、落实到教材建设全过程的各方面、各环节。教材编写将价值塑造、知识传授和能力培养三者融为一体。深度挖掘提炼专业知识体系中所蕴含的思想价值和精神内涵，科学合理拓展课程的广度、深度和温度，多角度增加课程的知识性、人文性，提升引领性、时代性和开放性，辅助实现"三全育人"（全员育人、全程育人、全方位育人），培养新时代技能型创新人才。

2. 推进产教融合，体现职教精神

围绕"教随产出、产教同行"，引入行业人员参与到教材编写的各环节，为教材内容适应行业发展献言献策。教材内容体现行业最新、成熟的技术和标准，充分体现新技术、新工艺、新规范。

3. 创新教材模式，岗课赛证融通

教材紧密结合当前实际要求，教材内容与技术发展衔接、与生产过程对接、人才培养与现代产业需求融合。教材内容对标岗位职业能力，以学生为中心、成果为导向，持续改进，确立"真懂（知识目标）、真用（能力目标）、真爱（素质目标）"的教学目标，从知识、能力、素养三个方面培养学生的理想信念，提升学生的创新思维和意识；梳理技能竞赛、职业技能等级考证中的理论知识、实操技能、职业素养等内容，将其对应的知识点、技能点、竞赛点与教学内容深度衔接；调整和重构教材内容，推进与技能竞赛考核、职业技能等级证书考核的有机结合。

4. 建新型态教材，适应转型需求

适应职业教育数字化转型趋势和变革要求，依托"医药大学堂"在线学习平台，搭建与教材配套的数字化课程教学资源（数字教材、教学课件、视频及练习题等），丰富多样化、立体化教学资源，并提升教学手段，促进师生互动，满足教学管理需要，为提高教育教学水平和质量提供支撑。

前言 PREFACE

人体解剖与组织胚胎学是高等职业院校护理类专业必修的专业基础课程，是基于护理岗位高素质技术技能型人才培养的目标要求，结合岗位需求，有机整合人体解剖学、组织学和胚胎学，将正常人体形态、结构及其发生、发展规律等基础理论知识与护理专业核心课程紧密结合，在知识和能力培养方面更加契合护理岗位需求。本教材将人文与医学融合、基础知识与专业岗位融合、纸质教材与数字资源融合，力求简明扼要，理论联系实际，凸显实用性。

本教材共8篇24章，包括基本组织、运动系统、内脏学、脉管系统、感觉器、人体胚胎学概要等。除正文外，本书还设有"学习目标""情境导入""知识链接""目标检测"和"重点小结"模块，既保证了教材内容的准确性、科学性、严谨性和权威性，又体现了学科的最新进展，做到了教学目标明确、重点难点突出、助教助学到位、岗位结合适宜。全书插图形式多样，包括大体标本图、组织切片图、模式图、示意图、显微照片及影像照片等，便于学生学习理解。为提升数字素养培育，本教材配套了数字资源，提供了丰富的学习资料，每章内容都包括PPT课件、微课、习题等，学习者可通过扫描教材中的二维码，进行在线学习。本教材主要供全国高等职业院校护理类专业教学使用，也可作为医务工作者、青年教师及护理职业资格考试的参考用书。

本教材由14位来自全国高等医学院校和医院的一线教学教师、专家精心编写而成，是集体智慧的结晶。为了推进产教融合，深化校企合作，特邀请了医院临床护士参与教材编写，提供了大量临床案例和素材，使教材内容更加贴合护理岗位需求。其中，由马永臻编写绪论和人体胚胎发生总论，接琳琳编写上皮组织、结缔组织和肌组织，丁祥云编写神经组织和内分泌系统，丁祥云和马志宁编写女性生殖系统，汲军编写骨和骨连结，李松编写肌、眼、耳和皮肤，马志宁编写内脏学总论，冯瑶编写消化系统，刘美晓编写呼吸系统，李明蓉编写泌尿系统和男性生殖系统，唐加峰编写腹膜和淋巴系统，卢巍编写心血管系统，蒋洁和赵鹏编写中枢神经系统，蒋洁编写脑、脊髓的被膜、血管及脑脊液循环，冯晓灵编写周围神经系统和神经系统的传导通路，并由丁祥云担任编写秘书，最终由马永臻负责统稿工作。本教材编写过程中，得到了各位编者所在学校领导的大力支持，在此一并表示衷心感谢。

虽然我们尽心尽力，力求精益求精，但受编者水平所限，不足之处在所难免，恳请使用本教材的师生和读者不吝赐教，以便再版时修正，使教材日臻完善。

编　者
2024年9月

CONTENTS 目录

第三篇　内脏学

第七篇　神经系统

第八篇　人体胚胎学概要

绪　论

学习目标

知识目标：掌握人体的组成，组织，器官和系统的概念；熟悉解剖学姿势和方位术语，以及轴和面。了解学习人体解剖学与组织胚胎学的基本观点和方法。

能力目标：能理解人体的组成，描述器官的位置关系及其结构特点。

素质目标：树立理论联系实际，严谨认真的学习态度。

一、人体解剖学与组织胚胎学的概念及其在护理学教学中的地位

人体解剖学与组织胚胎学是研究正常人体的发生发育、形态结构及其功能的科学，由人体解剖学、组织学和胚胎学组合而成，其主要任务是探讨和阐明人体各器官与组织的形态特征、位置毗邻、发生发育规律及其功能意义。组织学的发展以解剖学进展为前提，以细胞学的发展为基础，又与胚胎学的发展密不可分。

人体解剖学（human anatomy） 主要是用手术器械解剖及肉眼观察的方法研究人体的形态结构的科学，又称**大体解剖学**。按照人体各功能系统（如运动系统、消化系统）描述人体器官形态结构及功能的科学，称**系统解剖学**；以人体某一局部（如胸部、腹部）为中心，描述各器官的位置、毗邻关系的科学，称**局部解剖学**。随着医学技术的发展，解剖学又衍生出断层解剖学、临床应用解剖学及运动解剖学等分支。

组织学（histology） 是研究人体器官、组织与细胞的微细结构及其相关功能的科学，其研究要借助显微镜和切片技术，在光学显微镜下观察的结构，称**光镜结构**或**微细结构**；在电子显微镜下观察的结构，称**电镜结构**或**超微结构**。随着电子显微镜、组织化学和放射自显影技术等的应用，人体微细结构的研究已经发展到亚细胞和分子水平。

胚胎学（embryology） 是研究人体胚胎发生、发育机制及规律的科学，包括生殖细胞发生、受精、胚胎早期发生、各器官系统的发育、胚体与母体的关系以及先天畸形等内容。现代胚胎学具有广泛的临床应用价值，辅助生殖技术是在胚胎学的基础上发展起来的。

人体解剖学与组织胚胎学是护理学专业重要的专业基础课程，学生只有正确理解和掌握人体各器官系统的形态结构特征、位置、毗邻与生长发育规律，才能认识和掌握生命活动的过程、疾病发生发展的规律，掌握疾病的诊断、治疗和护理措施，从而成为合格的护理工作者。

二、人体的组成与分部

1. 人体的组成　人体最基本的结构和功能单位是**细胞（cell）**。细胞数量众多，形态多样，基本结构有细胞膜、细胞质和细胞核。每种细胞具有各自的结构特征、代谢特点与生理功能。细胞之间存在一些液态成分，称**细胞间质**。许多形态相似、功能相近的细胞，通过细胞间质结合在一起所形成的结构，称**组织（tissue）**，人体有上皮组织、结缔组织、肌组织和神经组织四种基本组织。两种或两种以上的组织有机地结合在一起，构成**器官（organ）**，如胃、肺、肾、心等，每个器官具有一定的形态，能完成特定的生理功能。功能上密切相关的器官共同构成**系统（system）**，人体有运动、消化、呼吸、泌尿、生殖、脉管、神经、内分泌以及感觉器官等系统。人体的器官和系统在神经和体液的调节下，互相联系，共同配合，构成完整的有机体。

2. 人体的分部　人体按外部形态可区分为头、颈、躯干和四肢四部分。头的前部称面，颈的后

部称项。躯干前面分为胸部、腹部、盆部和会阴；躯干后面的上部称背，下部称腰。四肢分为上肢和下肢，上肢分为肩、臂、前臂和手；下肢分为臀、股、小腿和足。

三、解剖学姿势和常用术语

（一）解剖学姿势

为准确描述人体各部位或器官、结构的位置关系，人体解剖学规定了统一的标准姿势，称**解剖学姿势**（anatomical position），是指人体直立，两眼向前平视，下肢并拢，足趾向前，上肢下垂于躯干两侧，掌心向前的姿势。解剖学姿势是用以描述人体各结构、器官之间位置关系的特定标准姿势，在描述人体器官时，不管所描述的标本、模型、局部或人体处于任何位置，都应以解剖学姿势为依据进行描述。

（二）常用方位术语

按解剖学姿势规定表示方位的名词，可以正确地描述各器官或结构的相互位置关系。

1. 上和下 是描述部位高低关系的名词，近头顶者为上，近足底者为下。如眼位于鼻之上，而口则位于鼻之下。

2. 前和后 近腹面者为前，也称腹侧；近背面者为后，也称背侧。

3. 内侧和外侧 是相对于正中矢状面距离远近的术语，近正中矢状面者称内侧，反之称外侧。如眼位于鼻的外侧、耳的内侧。在前臂和小腿，常将内侧分别称尺侧和胫侧；外侧分别称桡侧和腓侧。

4. 内和外 描述与体腔或空腔器官的相互位置关系时，近腔者为内，反之为外。要与内侧和外侧相区别。

5. 浅和深 描述器官或结构与体表的位置关系时，凡近体表者称浅，反之称深。

6. 近侧与远侧 在四肢，靠近四肢根部者为近侧，反之为远侧。

（三）轴和面

根据解剖学姿势，人体任何部位均可设置为三个互相垂直的轴和面（绪图 –1）。

1. 轴 是描述关节运动时的术语。①**垂直轴**：上下方向，与地面垂直且与人体长轴平行的轴。②**矢状轴**：前后方向，与地面平行且与人体长轴垂直的轴。③**冠状轴**：左右方向，与地面平行且垂直于矢状轴和垂直轴的轴，又称**额状轴**。

2. 面 是描述人体器官剖面形态结构的术语。①**矢状面**：沿前后方向将人体分成左、右两部分的纵切面。其中，通过人体正中线的矢状面，称正中矢状面，它将人体分成对称的两半。②**冠状面**：从左右方向将人体分成前、后两部分的纵切面，又称额状面。③**水平面**：与地面平行且与矢状面和冠状面相互垂直的面，又称横断面。在内脏器官，垂直其长轴的切面称横切面，平行于长轴的切面统称纵切面。

四、组织胚胎学常用的研究技术和方法

（一）光学显微镜技术

借助光学显微镜观察到的细胞组织结构，称**微细结构**（或光

绪图 –1 人体的轴和面

镜结构）。在应用光镜技术时，需把组织制成薄片并染色，以便于分辨。

1. 切片制作　最常用的薄片制作方法是石蜡切片法，其制备程序大致包括取材、固定、脱水、透明、包埋、切片、染色和封固。除石蜡切片外，还有冰冻切片、涂片、铺片及磨片等。以上各种制片，经染色后均可在光镜下观察。

2. 染色　不同的染色方法可以显示不同的细胞或结构，便于镜下观察。常用的染色方法是用苏木精和伊红两种染料进行染色（**HE 染色**），苏木精是碱性染料，可将细胞或组织内的酸性物质染成蓝紫色；伊红是酸性染料，将细胞或组织内的碱性物质染成红色。此外，有些组织结构经硝酸银处理（又称银染）后呈黑色，此现象称嗜银性。有些组织成分用甲苯胺蓝等碱性染料染色后不显蓝色而显紫红色，此现象称异染性。

（二）电子显微镜技术

电子显微镜（简称电镜）是以电子发射器代替光源，以电子束代替光线，以电磁透镜代替光学透镜，最后将放大的物像投射到荧光屏上进行观察，分辨率比光镜高 1000 倍。在电镜下所见的结构，称**超微结构**（或**电镜结构**）。常用的电镜有透射电镜和扫描电镜，透射电镜用于观察细胞内部超微结构，扫描电镜用于观察组织、细胞和器官表面的立体结构。

五、人体器官的变异、异常与畸形

根据中国人体质调查资料，通常把统计学上占优势的结构，称之为**正常**。有些人某些器官的形态、构造、位置、大小可能与正常形态不完全相同，但与正常值比较接近，相差并不显著，又不影响正常生理功能，称之为**变异**。若超出一般变异范围，统计学上出现率极低甚至影响正常生理功能者，则称为**异常**或**畸形**。

六、学习人体解剖学与组织胚胎学的基本观点与方法

（一）结构与功能相联系的观点

人体的形态结构和功能是密切相关的。一定的形态结构决定细胞、组织和器官的功能，如骨骼肌细胞具有收缩的结构，因而以骨骼肌细胞为主组成的肌，与人体运动功能密切相关。功能的改变，也可影响形态结构的发展和变化，如加强体育锻炼，可使骨骼肌变粗、发达；长期卧床，可导致骨骼肌细弱、萎缩。由此可见，结构与功能相互联系、相互制约。

（二）局部和整体统一的观点

人体是许多器官和系统组成的有机体，任何器官或局部都是整体不可分割的一部分，每一个器官、系统的功能并非孤立的局部活动，而是整体功能的组成部分，相互之间存在着密切复杂的联系。因此，在学习过程中应从局部与整体统一的观点出发，以局部理解整体，由整体深入局部。

（三）进化发展与环境统一的观点

人类是由亿万年前的灵长类进化而来的，在形态结构上还保留着灵长类哺乳动物的特点，如身体两侧对称、体腔被分成胸腔和腹腔等。现代人类的形态结构，仍在不断地发展和变化，如人体的细胞、组织和器官一直处于新陈代谢、分化发育的动态之中，血细胞处于不断更新之中。人生活在自然和社会的大环境中，从外界环境中摄取物质，又将废物排出到环境中，不可避免地受到自然规律和社会现象的影响，因此，科学发展应与保护环境相统一，营造和谐的自然与社会环境，保障人类健康。

（四）理论联系实际的学习方法

学习本课程是为了实际应用。在学习中要注重理论联系实际，通过观察大体标本、模型和组织切片，加深对理论知识的理解和记忆；本课程研究的是正常人体，我们自己就是最好的教科书和图谱，

把书本知识与自身结合起来，学习效果就会事半功倍。对生活或临床护理中看得见、摸得着、用得上的解剖学知识要在自身活体上反复触摸，准确定位，对照比较，综合分析，牢牢把握。在获得教材知识的同时，还应广泛涉猎参考书，拓宽知识面；参与研究性学习，拓展思路；努力参加社会实践，达到学以致用。

目标检测

一、单项选择题

1. 人体结构与功能的基本单位是
   A. 细胞 B. 组织 C. 器官
   D. 系统 E. 细胞间质

2. 表示距正中矢状面远近的方位术语是
   A. 上和下 B. 内和外 C. 前和后
   D. 深和浅 E. 内侧和外侧

3. 沿前后方向将人体分成左、右两部分的切面是
   A. 冠状面 B. 矢状面 C. 水平面
   D. 纵切面 E. 横切面

二、思考题

简述解剖学姿势中的常用方位术语。

（马永臻）

书网融合……

重点小结　　习题

第一篇 基本组织

第一章 上皮组织 ⓔ 微课

PPT

学习目标

知识目标：掌握上皮组织的结构特点和分类，被覆上皮的分类及分布部位；熟悉各类上皮的结构特点；了解腺上皮的概念，上皮的特殊结构。

能力目标：能运用组织学知识理解皮肤浅层损伤后修复的原理，培养运用理论知识解决实际问题的能力。

素质目标：树立关注正常人体组织、进行健康宣教的责任感。

情境导入

情境：2004年，某蚊香厂发生火灾，消防员谢晓晖在救灾中被严重烧伤，烧伤面积达75%。谢晓晖在后期康复训练的同时，组建了"谢晓晖消防宣传骑行服务队"，深入山区农村宣传消防知识，开展安全教育，成为农村消防安全的"吹哨人"。

思考：1. 皮肤最表面的结构属于哪种上皮？
2. 上皮组织的作用是什么？

上皮组织（epithelial tissue）简称**上皮**，由排列紧密的上皮和极少量的细胞间质组成。其特点是：①细胞数量多，细胞间质少。②上皮细胞有极性，一面朝向身体表面或有腔器官的腔面，称**游离面**；与游离面相对的另一面朝向深部的结缔组织，称**基底面**。细胞附着于基膜，上皮细胞借此膜与结缔组织相连。③没有血管和淋巴管，细胞所需的营养依靠结缔组织内的血管透过基膜供给。④有丰富的感觉神经末梢。

上皮组织依据其功能，分为被覆上皮、腺上皮和特殊上皮三大类，具有保护、吸收、分泌和排泄等功能。本章主要叙述被覆上皮和腺上皮。

第一节 被覆上皮

被覆上皮（covering epithelium）覆盖在体表或衬贴在管、腔、囊的腔面。按细胞层数和形态不同进行分类，分为单层上皮和复层上皮。单层上皮又分为单层扁平上皮、单层立方上皮、单层柱状上皮和假复层纤毛柱状上皮，复层上皮分复层扁平上皮和变移上皮。

一、单层上皮

1. 单层扁平上皮 由一层扁平细胞组成。从表面观察，细胞不规则或多边形，细胞边缘呈锯齿状，互相嵌合，细胞核位于细胞中央，呈椭圆形。从垂直切面观察，细胞扁、薄，只有含核的部分略厚（图1-1）。

衬贴在心、血管和淋巴管腔面的单层扁平上皮称**内皮**。内皮细胞很薄，游离面光滑，有利于血液

图 1 – 1　单层扁平上皮（肾小囊壁层，高倍）
a. 模式图；b. 光镜图

和淋巴液流动及物质透过。分布在胸膜、腹膜和心包膜表面的单层扁平上皮称**间皮**，细胞游离面光滑，减少器官间摩擦。

2. 单层立方上皮　由一层立方形细胞组成。从表面观察，细胞呈多角形；从垂直切面观察，细胞大致呈正方形。核圆形，位于中央（图 1 – 2）。主要分布于肾小管、甲状腺、小叶间胆管等处，具有分泌和吸收的功能。

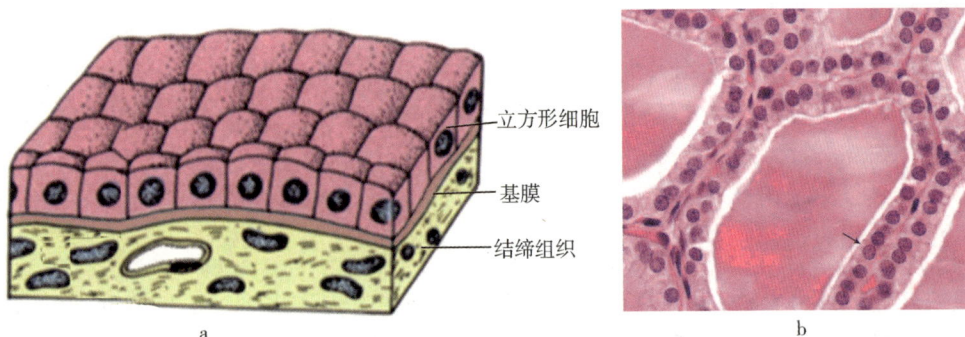

图 1 – 2　单层立方上皮（甲状腺滤泡，高倍）
a. 模式图；b. 光镜图

3. 单层柱状上皮　由一层柱状细胞组成。从表面观察，细胞多边形；从垂直切面观察，细胞呈柱状，核椭圆形，靠近细胞基底部。在小肠和大肠腔面的单层柱状上皮中，柱状细胞间有许多散在的杯状细胞（图 1 – 3）。杯状细胞形似高脚酒杯，底部狭窄，含三角形的核，顶部膨大，充满黏原颗粒，其分泌的黏液可润滑和保护上皮。主要分布于胃、肠、胆囊、子宫等的腔面，具有分泌和吸收的功能。

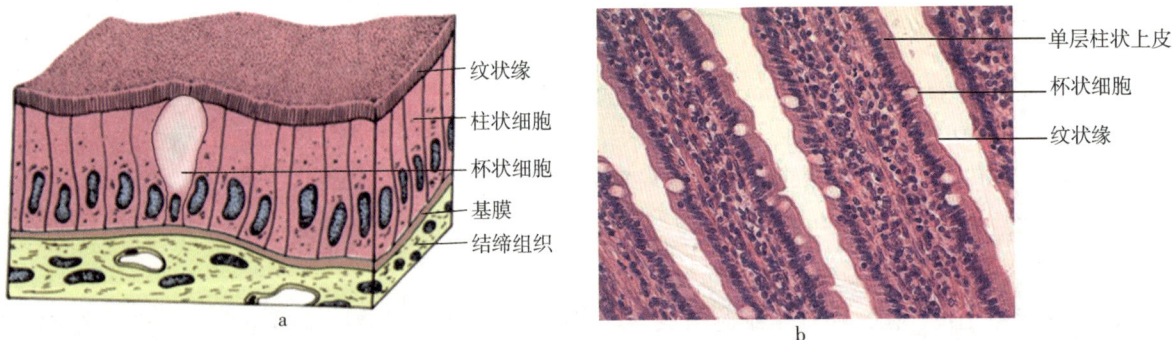

图 1 – 3　单层柱状上皮（小肠，低倍）
a. 模式图；b. 光镜图

4. 假复层纤毛柱状上皮　由柱状细胞、梭形细胞、杯状细胞和锥形细胞等几种形状、大小不同的细胞组成。其中，柱状细胞数量最多，且游离面有纤毛，可定向摆动。由于几种细胞形态各异，高矮不等，细胞核的位置深浅不一，从垂直切面看，与复层上皮及其相似，但细胞基底端都附在基膜上，仍为单层上皮（图1-4）。主要分布于呼吸道黏膜，具有分泌、保护功能。

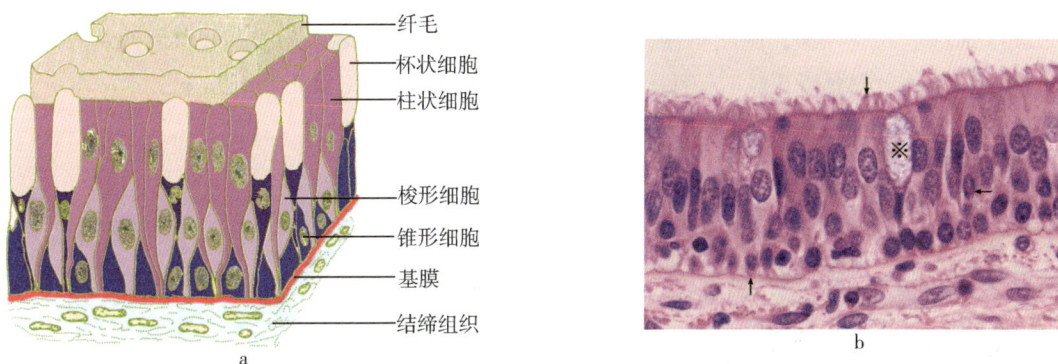

图1-4　假复层纤毛柱状上皮

a 模式图；b 光镜图（人气管，高倍）；↓纤毛柱状细胞；※杯状细胞；↑锥形细胞；←梭形细胞

二、复层上皮

1. 复层扁平上皮　由多层细胞组成（图1-5）。从上皮的垂直切面观察，细胞的形状和厚薄不一。紧靠基膜的一层细胞为立方形或矮柱状，中间是数层多边形细胞，靠近表面为梭形细胞，浅层为几层扁平细胞。最表层的扁平细胞已退化，并不断脱落。基底层的细胞较幼稚，具有旺盛的分裂增殖能力，新生的细胞渐向浅层移动，以补充表层脱落的细胞，或者修复受损伤的上皮。根据表层细胞是否角质化，复层扁平上皮可分为两类：角化的复层扁平上皮，位于皮肤的表皮；未角化的复层扁平上皮，分布在口腔、食管等的腔面。复层扁平上皮具有耐摩擦和阻止异物侵入等作用，有很强的再生修复能力。

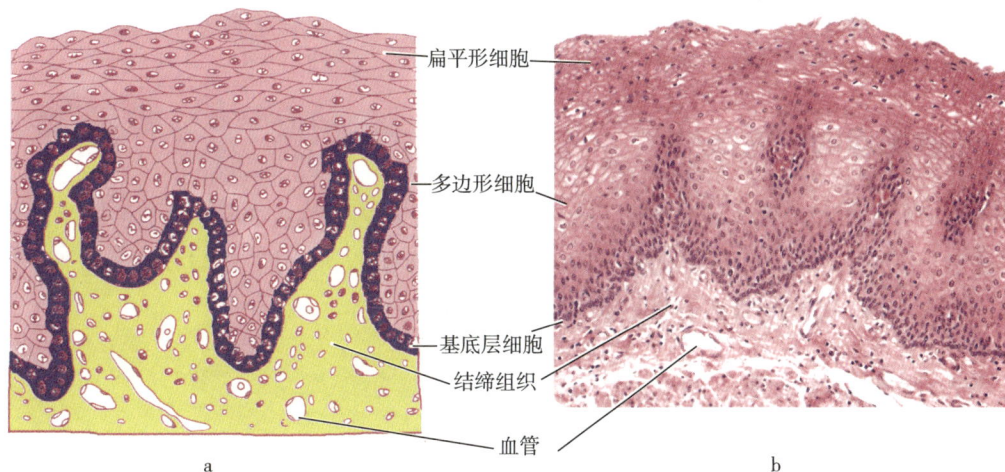

图1-5　复层扁平上皮

a. 模式图；b. 光镜图（食管上皮，高倍）

知识链接

痰

　　痰是由呼吸道产生的黏液状物质，主要由假复层纤毛柱状上皮中的杯状细胞以及气管腺分泌，黏

液可以黏附随空气吸入呼吸道的尘埃、细菌、病毒等异物。这些异物被吸附后，假复层纤毛柱状上皮中的纤毛定向摆动将其推向喉部，最终以咳嗽的方式被排出体外。

2. 变移上皮 又名**移行上皮**，衬贴在排尿管道（肾盏、肾盂、输尿管和膀胱）的腔面。变移上皮的细胞形状和层数可随所在器官的收缩与扩张而发生变化。当膀胱空虚时，上皮变厚，细胞层数较多，此时表层细胞呈大立方形，胞质丰富，称**盖细胞**；中层细胞为多边形；基底层细胞为矮柱状或立方形（图 1-6）。当膀胱充盈扩张时，上皮变薄，细胞层数减少，细胞形状也变扁。

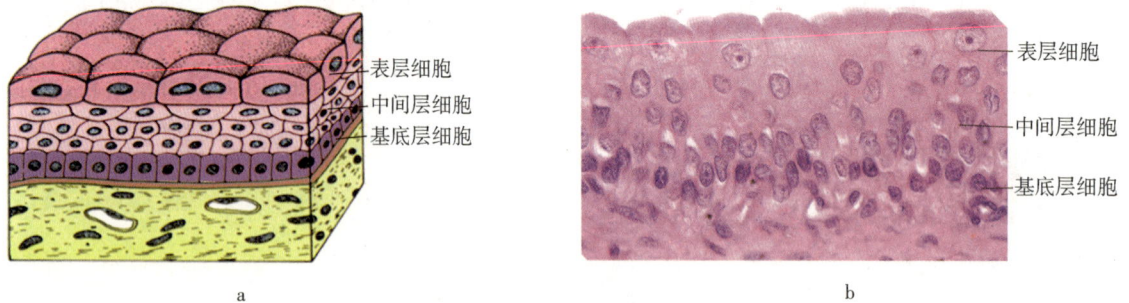

a ————————————— 表层细胞
中间层细胞
基底层细胞

b ————————————— 表层细胞
中间层细胞
基底层细胞

图 1-6 变移上皮
a. 模式图；b. 光镜图（空虚膀胱，高倍）

第二节 腺上皮和腺

腺上皮（glandular epithelium）是由腺细胞组成的以分泌功能为主的上皮。以腺上皮为主构成的器官称**腺**。腺的发生主要起源于胚胎时期的被覆上皮，细胞分裂增殖形成细胞索，长入深部的结缔组织，分化成腺。可分为外分泌腺和内分泌腺。外分泌腺有导管通到器官腔面或身体表面，分泌物经导管排出，如汗腺、胃腺等；内分泌腺没有导管，分泌物（激素）经血液和淋巴输送至全身，如甲状腺、肾上腺等。本节只介绍外分泌腺的一般结构和分类。

一、外分泌腺的一般结构

外分泌腺由分泌部和导管两部分组成。分泌部一般由一层腺细胞组成，中央有腔，呈泡状或管泡状，又称**腺泡**。腺细胞合成的分泌物先排入腺腔内再经导管排出。导管直接与分泌部连通，将分泌物排至体表或器官腔内。有的导管还有吸收水、电解质及分泌作用。

二、外分泌腺的分类

根据分泌物的性质不同，腺细胞可分为浆液性腺细胞和黏液性腺细胞，这两种腺细胞分别构成浆液性腺泡和黏液性腺泡。浆液性腺泡的分泌物为稀薄的液体，内含多种蛋白酶；黏液性腺泡分泌物形成黏液，覆盖在上皮游离面，起滑润和保护上皮的作用。导管由单层或复层上皮构成，根据有无分支可分为单腺和复腺；根据分泌部的形状，外分泌腺可分为管状腺、泡状腺和管泡状腺。因此，外分泌腺分为单管状腺、单泡状腺、复管状腺、复泡状腺和复管泡状腺等（图 1-7）。

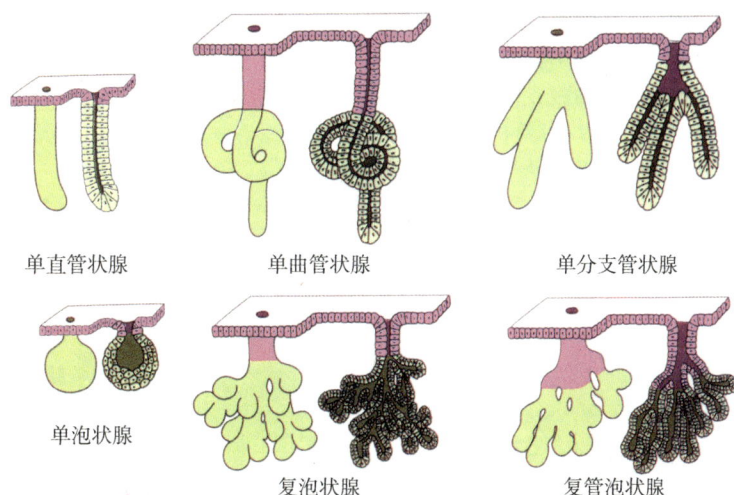

单直管状腺	单曲管状腺	单分支管状腺
单泡状腺	复泡状腺	复管泡状腺

图1-7 外分泌腺的形态分类模式图

第三节 上皮组织的特殊结构

上皮细胞的游离面、基底面和侧面形成与其功能相适应的各种特殊结构。

一、上皮细胞的游离面

1. 微绒毛 上皮细胞的胞膜和少量胞质共同向游离面伸出微细的指状突起，称**微绒毛**，在电镜下清晰可见（图1-8）。微绒毛使细胞的表面积增大，有利于细胞的吸收功能。

2. 纤毛 上皮细胞的胞膜和胞质共同向游离面伸出的粗而长的突起，称**纤毛**。具有节律性定向摆动的能力，能将上皮表面的黏液及其黏附的物质定向推送。如呼吸道的假复层纤毛柱状上皮通过纤毛的定向摆动，将吸入的尘埃、细菌等推送至喉部，经咳嗽排出体外。

二、上皮细胞的侧面

细胞侧面的间隙很窄，可形成一些特殊的**细胞连接**，只有在电镜下才能观察到。主要包括紧密连接、中间连接、桥粒和缝隙连接。这些细胞连接具有屏障作用，能增强细胞间的紧密结合，防止大分子物质进入细胞间隙，缝隙连接还兼具小分子物质交换和信息传递作用。

三、上皮细胞的基底面

1. 基膜 上皮细胞基底面与深部结缔组织之间的薄膜，称**基膜**。很薄，在光镜下一般不易分辨。基膜除具有支持、连接和固着作用外，还是半透膜，有利于上皮细胞与深部结缔组织进行物质交换。

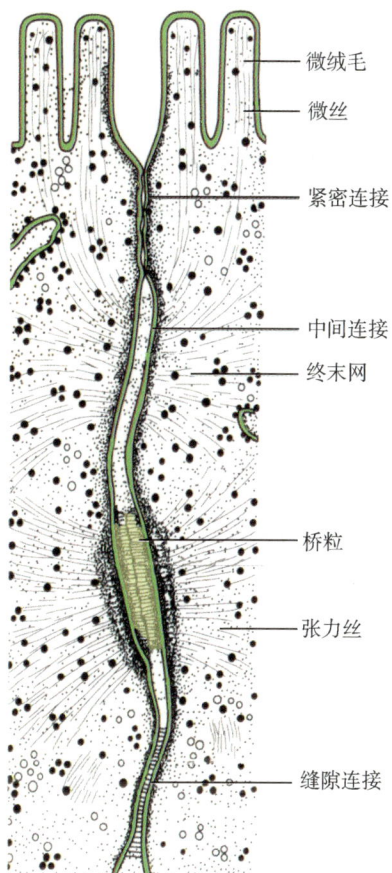

微绒毛
微丝
紧密连接
中间连接
终末网
桥粒
张力丝
缝隙连接

图1-8 上皮细胞的特化结构

2. 质膜内褶 上皮细胞基底面的细胞膜折向细胞质所形成的众多内褶，称**质膜内褶**。质膜内褶扩大了细胞基底部的表面积，有利于水和电解质的重吸收。

3. 半桥粒 上皮细胞基底面形成的半个桥粒结构，可以加强上皮与基膜的连接。

目标检测

答案解析

一、单项选择题

1. 下列哪个器官有单层柱状上皮

  A. 血管   B. 膀胱   C. 皮肤

  D. 小肠   E. 肾小管

2. 下列关于假复层纤毛柱状上皮的描述，错误的是

  A. 细胞形状、高矮不一，细胞核位置高低不等

  B. 所有细胞都附着于基膜上

  C. 细胞表面都有纤毛

  D. 有杯状细胞

  E. 主要分布于呼吸道腔面

3. 假复层纤毛柱状上皮分布于

  A. 食道   B. 小肠   C. 膀胱

  D. 气管   E. 皮肤

4. 下列关于纤毛和微绒毛的描述，错误的是

  A. 微绒毛表面无细胞膜，纤毛有   B. 纤毛光镜下可分辨，微绒毛不易分辨

  C. 纤毛可摆动，微绒毛不能   D. 微绒毛较细，纤毛较粗

  E. 纤毛表面为细胞膜，内为细胞质

5. 下列不是上皮组织特点的是

  A. 细胞多，细胞间质少   B. 可出现在有腔器官的腔面

  C. 含有丰富的毛细血管   D. 主要包括被覆上皮和腺上皮

  E. 有些上皮具有感觉功能

二、简答题

1. 上皮组织的结构特点是什么？

2. 什么是内皮？什么是间皮？

（接琳琳）

书网融合……

      重点小结   微课   习题

第二章 结缔组织 e微课

知识目标：掌握结缔组织的结构特点及分类，疏松结缔组织的细胞种类及功能；熟悉血液的组成，各种血细胞的形态及功能；了解软骨和骨的组织结构。

能力目标：学会在光学显微镜下观察疏松结缔组织中细胞的结构特点，会辨识各种血细胞。

素质目标：树立关注正常人体组织、进行社会健康宣讲的责任感。

情境导入

情境：每年冬季来临，很多老人和幼儿会接种流感疫苗，使体内产生抗体，以有效抵抗流感病毒的侵袭。

思考：1. 血液中的抗体是由什么细胞产生的？
2. 该细胞的结构与功能是什么？

结缔组织（connective tissue）是人体内分布最广泛，结构、功能最多样的基本组织，由细胞和细胞间质构成。其结构特点是细胞种类多，数量较少，散在分布于细胞间质内，无极性；细胞间质多，包括无定形的基质、细丝状的纤维以及不断循环更新的组织液。广义的结缔组织包括胶态的固有结缔组织、固态的软骨组织和骨组织以及液态的血液；狭义的结缔组织是指固有结缔组织。结缔组织主要起连接、支持、营养、保护和修复等作用。

第一节 固有结缔组织

固有结缔组织按结构和功能不同，可分为疏松结缔组织、致密结缔组织、脂肪组织和网状组织。

一、疏松结缔组织

疏松结缔组织（loose connective tissue）广泛分布于细胞之间、组织之间和器官之间，其特点是细胞种类多，纤维数量较少，排列松散，基质含量较多，故又称**蜂窝组织**（图2-1）。其功能主要有连接、支持、营养、保护、防御和损伤修复等。

（一）细胞

疏松结缔组织中的细胞有成纤维细胞、巨噬细胞、浆细胞、肥大细胞、脂肪细胞、未分化的间充质细胞，并常见从血液中游走出的白细胞。各类细胞的数量和分布因所在部位和功能状态而不同。

1. 成纤维细胞 是疏松结缔组织内的主要细胞。细胞体积较大，形态不规则，扁平多突起；核大，呈扁椭圆形，着色较浅，核仁明显；胞质丰富呈弱嗜碱性。电镜下，可见胞质内有丰富的粗面内质网、游离核糖体和发达的高尔基复合体，表明该细胞合成蛋白质的功能旺盛。成纤维细胞功能是合成基质和纤维，参与组织更新以及损伤的修复。

成纤维细胞功能处于静止状态时，细胞变小，呈梭形，胞核小，着色深，胞质常嗜酸性，称**纤维细胞**。电镜下，纤维细胞质内粗面内质网少，高尔基复合体不发达。在修复损伤时，纤维细胞可再转变为成纤维细胞，合成纤维和基质，修复创伤部位。

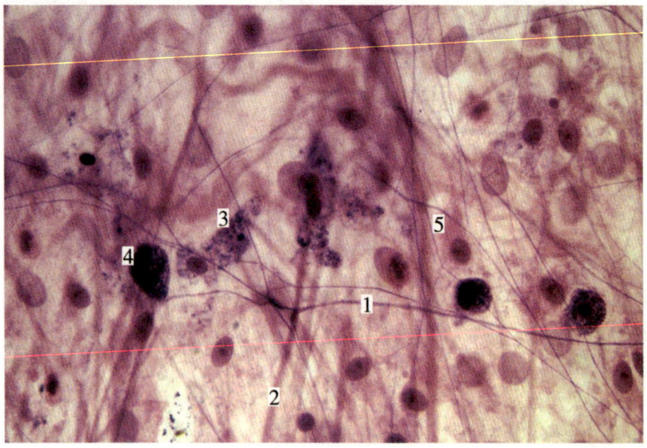

图 2-1 疏松结缔组织铺片（鼠活体注射台盼蓝，醛复红染色，高倍）
1. 弹性纤维；2. 胶原纤维；3. 巨噬细胞；4. 肥大细胞；5. 成纤维细胞

2. 巨噬细胞　是血液中的单核细胞穿出血管进入结缔组织后分化形成的，具有强大的吞噬功能，疏松结缔组织中的巨噬细胞又称**组织细胞**。巨噬细胞的形态随功能状态而变化，功能相对静止时，常呈圆形或椭圆形；功能活跃时，常伸出较长伪足而不规则。细胞核小，着色深，核仁不明显，胞质丰富，呈嗜酸性，常含空泡或吞噬颗粒。电镜下，可见细胞表面布满皱褶和微绒毛，胞质内含大量初级溶酶体、次级溶酶体、吞噬体、吞饮小泡和残余体。

巨噬细胞的功能主要包括：①吞噬作用，可吞噬和分解细菌、异物、衰老死亡的自体细胞及肿瘤细胞等；②参与和调节免疫应答；③分泌功能，可分泌溶菌酶、干扰素、肿瘤坏死因子等生物活性物质。

3. 浆细胞　是 B 淋巴细胞受抗原刺激后增殖分化形成，多见于病原菌或异体蛋白易侵入处，如消化道、呼吸道黏膜固有层及慢性炎症的部位。细胞为圆形或椭圆形，核圆且常偏于细胞一侧，核内染色质呈粗块状沿核膜呈辐射状排列，细胞质丰富，呈嗜碱性。电镜下，可见胞质内有大量平行排列的粗面内质网、丰富的游离核糖体，近核一侧的浅染区有中心体和发达的高尔基复合体。浆细胞能合成和分泌免疫球蛋白，即抗体，参与体液免疫，一种浆细胞只能产生一种特异性抗体。

〖知识链接〗

抗　体

抗体是指机体由于抗原的刺激而产生的具有保护作用的蛋白质，是一种由浆细胞（效应 B 细胞）分泌、被免疫系统用来鉴别与中和外来物质（细菌、病毒等）的大型 Y 形蛋白质，被发现仅存在于脊椎动物的血液等体液中及 B 细胞的细胞膜表面。

4. 肥大细胞　多沿小血管和小淋巴管分布，常见于机体与外界接触处，如皮肤、消化道和呼吸道的结缔组织。细胞较大，呈圆形或椭圆形，核小而圆，居中，胞质内有白三烯。电镜下，可见胞质内有粗面内质网、高尔基复合体、微丝、微管，还有大量嗜碱性异染颗粒。颗粒内含肝素、组胺和嗜酸性粒细胞趋化因子等。

肥大细胞的功能与过敏反应密切相关。组胺和白三烯可使气管平滑肌痉挛，引发哮喘，也可使小血管扩张，通透性增加，引起局部组织水肿，形成荨麻疹。嗜酸性粒细胞趋化因子可吸引血液中的嗜酸性粒细胞聚集于反应部位，降低过敏反应。肝素则有抗凝血作用。

5. 脂肪细胞　单个或成群存在。细胞体积大，呈圆球形或相互挤压成多边形，核扁圆，连同胞质被脂滴推挤至细胞边缘。HE 染色标本中，由于脂滴被溶解，细胞呈空泡状。脂肪细胞的功能为合成和贮存脂肪，参与脂质代谢。

6. 未分化的间充质细胞 是分化程度较低、具有多向分化潜能的干细胞，形态类似成纤维细胞。该细胞主要分布于毛细血管周围，可增殖分化为成纤维细胞，参与组织更新；在炎症及损伤修复时，可分化为新生血管壁的内皮细胞和平滑肌细胞，参与组织修复。

（二）纤维

疏松结缔组织的纤维有胶原纤维、弹性纤维和网状纤维。

1. 胶原纤维 数量最多，新鲜时呈白色，又称**白纤维**，其成分是胶原蛋白。HE 染色标本中，胶原纤维呈嗜酸性，染成粉红色。胶原纤维粗细不等，呈波浪状，并有分支相互交织成网，韧性较大，抗拉力强。

2. 弹性纤维 数量比胶原纤维少，新鲜时呈黄色，又称**黄纤维**，其核心部分由弹性蛋白构成。HE 染色标本中呈浅粉红色，折光性较强，与胶原纤维不易区分，用醛复红可将其染成紫色。弹性纤维较细，有分支并交织成网，其断端常卷曲，富有弹性而韧性较差。

3. 网状纤维 纤维细短，分支较多，相互连接成网，其成分主要为Ⅲ型胶原蛋白。HE 染色不易着色，难以分辨，用银染法可将网状纤维染成黑色，故又称**嗜银纤维**。网状纤维主要分布于网状组织及结缔组织与其他组织交界处。

（三）基质

基质为填充于细胞和纤维之间的无定形胶状物，由生物大分子构成，具有一定的黏性。构成基质的生物大分子包括蛋白多糖和糖蛋白。蛋白多糖聚合体的立体构型形成具有许多微小孔隙的结构，称**分子筛**。分子筛具有局部屏障作用，小于孔隙的水和营养物质、代谢产物、气体分子等可以通过；而大于孔隙的大分子物质，如细菌、异物、肿瘤细胞等则不能通过。如此使基质成为限制细菌扩散的防御屏障。溶血性链球菌和癌细胞产生的透明质酸酶可破坏基质的屏障作用，因而可以浸润扩散。

基质中还含有从毛细血管动脉端渗入的液体，称**组织液**。其内含有电解质、气体分子和营养物质等小分子物质，在与组织细胞进行物质交换以后，大部分组织液由毛细血管静脉端回到血液，少部分组织液进入毛细淋巴管形成淋巴。组织液的不断更新，有利于血液与细胞之间进行物质交换，为细胞提供赖以生存的内环境。

二、致密结缔组织

致密结缔组织的结构特点是以纤维成分为主，细胞和基质成分较少，细胞主要是成纤维细胞，大部分致密结缔组织纤维成分是胶原纤维。根据纤维排列是否规则，致密结缔组织可分为规则致密结缔组织和不规则致密结缔组织。前者主要构成肌腱、韧带等，大量的胶原纤维束平行排列，纤维束间有成行排列的成纤维细胞，又称**腱细胞**；后者主要构成真皮、硬脑膜、巩膜及器官被膜等，粗大的胶原纤维纵横交织，形成致密的板层结构，纤维间有少量基质和成纤维细胞。

三、脂肪组织

脂肪组织由大量脂肪细胞聚集而成，被疏松结缔组织分隔成许多脂肪小叶（图 2 - 2）。脂肪组织可分为两类，黄（白）色脂肪组织和棕色脂肪组织。黄（白）色脂肪组织即为通常所说的脂肪组织，呈黄色或白色，主要分布在皮下、网膜、骨髓腔等处，具有维持体温、缓冲、保护和填充等作用，对冷刺激不起反应，饥饿时可大量消耗；棕色脂肪组织呈棕色，其特点是脂肪细胞内散在许多小脂滴，主要分布于新生儿背部、腋窝及颈后部等处，饥饿刺激不起反应，在寒冷刺激时可分解、氧化，迅速散发大量热能。

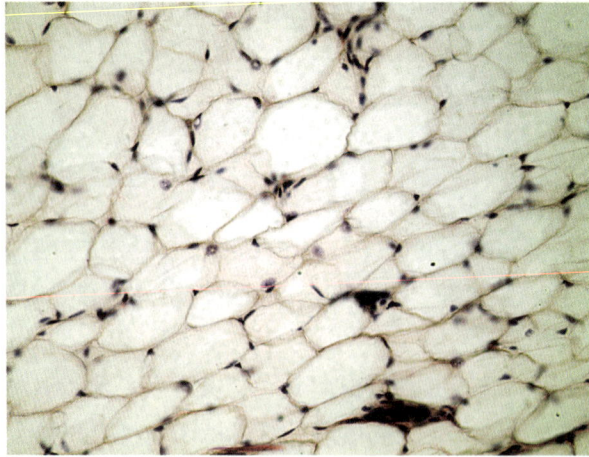

图 2 - 2　脂肪组织

四、网状组织

网状组织是构成淋巴组织、淋巴器官和造血器官的基本成分，由网状细胞、网状纤维和基质构成（图 2 - 3）。网状细胞为多突起的星形细胞，胞核大，染色浅，核仁明显，胞质丰富呈弱嗜碱性，可借突起相互连接成网。网状纤维由网状细胞产生，陷于网状细胞的胞体和突起内。

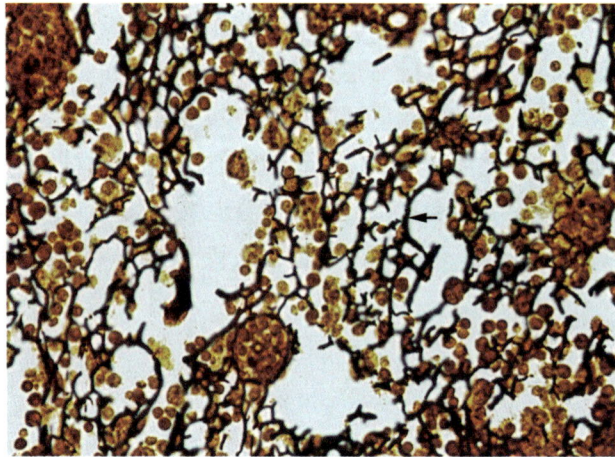

图 2 - 3　网状组织
→网状纤维

第二节　软骨组织和软骨

软骨由软骨组织及其周围的软骨膜构成，质地较硬并略有弹性，具有一定的支持和保护作用。

一、软骨膜

软骨膜为包裹在软骨组织表面（除关节软骨外）的致密结缔组织，分内、外两层，外层结构致密，纤维含量多；内层较疏松，含较多的细胞和毛细血管，其中紧贴软骨组织处有呈梭形的小细胞，称**骨祖细胞**，可增殖分化为软骨细胞。软骨膜对软骨的生长、营养、保护和修复有重要作用。

二、软骨组织

软骨组织由软骨细胞和细胞间质构成，组织内无血管分布，其营养由软骨膜内的血管供给。

（一）软骨细胞

软骨细胞位于软骨基质所形成的软骨陷窝内，陷窝周围的基质因含硫酸软骨素较多，呈强嗜碱性，染色深，称**软骨囊**。软骨组织表面的软骨细胞发育幼稚，体积小，呈扁椭圆形，常单个存在。由软骨表面向深层，软骨细胞逐渐长大成熟，呈椭圆形或圆形，常见由一个软骨细胞分裂增殖而来的2~8个细胞成群分布于同一软骨陷窝内，称**同源细胞群**。软骨细胞核呈圆形或椭圆形，着色浅，胞质弱嗜碱性。电镜下，可见胞质内含丰富的粗面内质网和发达的高尔基复合体，以及一些脂滴和糖原。软骨细胞具有合成纤维和基质的功能。

（二）细胞间质

软骨细胞间质由软骨基质和纤维构成。软骨基质呈半固体凝胶状，其主要成分为蛋白多糖和大量的水，多糖成分主要以硫酸软骨素含量最多。纤维成分埋于软骨基质内，使软骨具有一定的弹性和韧性，不同类型的软骨所含纤维成分不同。

三、软骨的分类

根据软骨基质中所含纤维成分的不同，软骨可分为透明软骨、弹性软骨和纤维软骨三类。

（一）透明软骨

透明软骨所含纤维成分为胶原原纤维，其折光率与基质一致，故光镜下不能分辨（图2-4）。透明软骨基质内含大量水分，故呈半透明状，主要分布于呼吸道、肋软骨和关节软骨等处。

（二）弹性软骨

弹性软骨所含纤维成分为大量交织成网的弹性纤维，其结构与透明软骨相似，但不透明，且具有较大的弹性（图2-5），主要分布于耳郭、会厌等处。

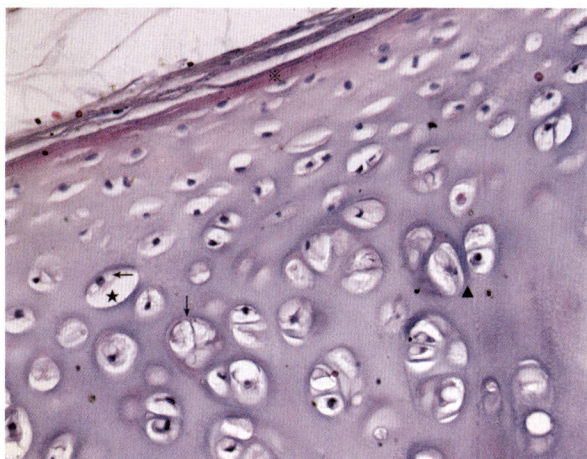

图2-4 透明软骨光镜图（气管软骨）（高倍）
▲软骨囊；↓同源细胞群；★软骨陷窝；←软骨细胞；※软骨膜

（三）纤维软骨

纤维软骨所含纤维成分为大量平行或交织排列的胶原纤维束，纤维束之间基质少，软骨细胞成行分布在纤维束之间。纤维软骨韧性大，主要分布于椎间盘、关节盘和耻骨联合等处。

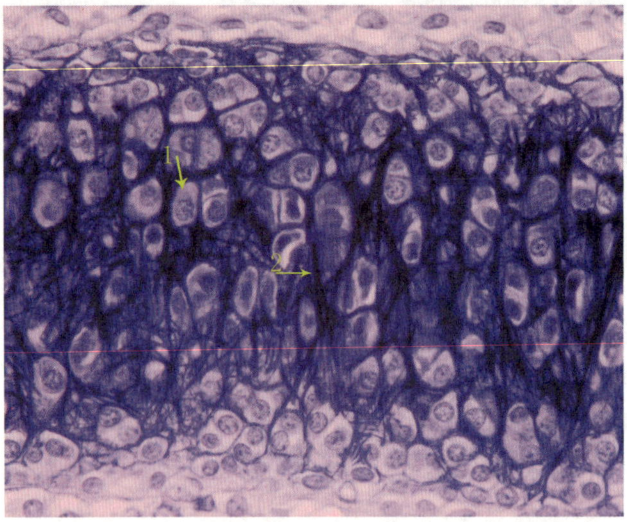

图2-5　弹性软骨光镜图（特殊染色）（高倍）
↓软骨细胞；→弹性纤维

第三节　骨组织和骨

骨由骨组织、骨膜、骨髓等构成。

一、骨组织

骨组织由多种细胞和大量钙化的细胞间质构成。细胞包括骨细胞、骨祖细胞、成骨细胞和破骨细胞四种，除骨细胞外，其余三种细胞都位于骨组织的表面；钙化的细胞间质称**骨基质**。

（一）骨基质

骨基质包括有机成分和无机成分。有机成分含量较少，主要由大量胶原纤维和少量无定形的基质组成，可使其具有韧性；无机成分称**骨盐**，随年龄增长而增加，主要以羟基磷灰石结晶的形式存在，沿胶原纤维的长轴排列并与之结合，可使骨坚硬。

骨基质中胶原纤维平行排列并被无定形基质黏合在一起，其上有骨盐沉积，形成的薄板状结构，称**骨板**，同一骨板内纤维平行排列，相邻骨板的纤维相互垂直，这种排列方式加强了骨基质的硬度、韧性和支持力。骨板之间或骨板内散在有扁椭圆形的小腔隙，称**骨陷窝**，容纳骨细胞的胞体。骨陷窝向周围发出的许多放射状小管，称**骨小管**，容纳骨细胞的突起，相邻骨陷窝的骨小管相互连通，骨陷窝和骨小管内含有组织液（图2-6）。

（二）骨组织的细胞

1. 骨细胞　存在于骨陷窝内，胞体较小，呈扁椭圆形，胞体上发出许多细长突起；细胞核扁圆，染色深；胞质呈弱嗜碱性。相邻骨细胞的突起相互接触，以传递细胞间的信息及协调细胞间的代谢活动。骨细胞可从骨陷窝和骨小管的组织液中获取营养并运送代谢产物。

2. 骨祖细胞　是骨组织的干细胞，位于骨膜内。细胞较小，呈梭形，核椭圆形。在骨组织生长、改建或损伤修复时，可增殖分化为成骨细胞。

3. 成骨细胞　多位于成骨活跃的骨组织表面，细胞较大，呈矮柱状，表面有许多细小突起，细胞核大而圆，核仁明显，胞质嗜碱性。成骨细胞能合成和分泌胶原纤维和基质，形成类骨质，类骨质钙化为骨基质。在类骨质钙化过程中，成骨细胞成熟为骨细胞，并埋于骨基质内。

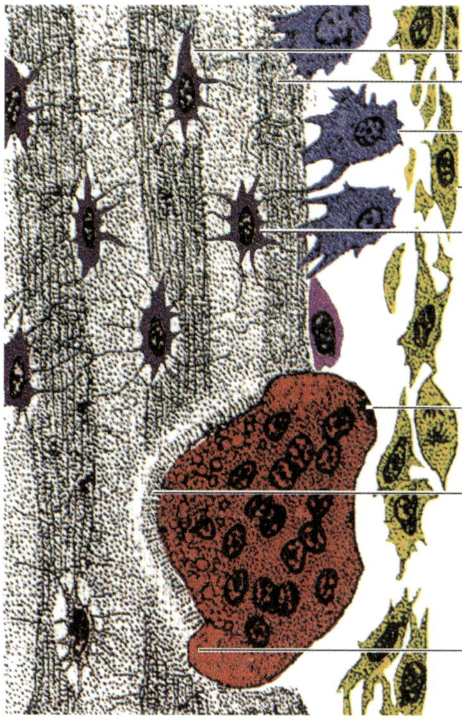

图 2 - 6　骨组织结构模式图

4. 破骨细胞　常单个分布在骨组织边缘，数量较少，是由多个单核细胞融合而成的多核巨细胞。胞体大，胞质嗜酸性，含大量溶酶体。破骨细胞的主要功能是溶解和吸收骨基质，参与骨组织改建及调节血钙平衡。

二、骨密质和骨松质

1. 骨密质　主要分布于长骨的骨干处，按骨板排列方式不同可分为环骨板、骨单位和间骨板（图 2 - 7）。

（1）**环骨板**　位于骨干的内、外表面，分别称**内环骨板、外环骨板**。外环骨板较厚而整齐，有十多层，表面覆有骨外膜；内环骨板较薄且不整齐，仅有数层，骨板不规则地围绕骨髓腔排列，内面衬有骨内膜。内、外环骨板中有横向穿行的小管，称**穿通管**，与纵行的骨单位中央管相通，管内含有小血管、神经和组织液。

（2）**骨单位**　又称**哈弗斯系统**（Haversian system），位于内、外环骨板之间，呈长筒状，数量众多，是骨密质的主要结构单位。骨单位中轴是一条纵行的管道，称**中央管**，又称**哈弗斯管**，内有经穿通管而来的血管和神经走行。中央管周围有 4~20 层同心圆状排列的筒状骨板，称骨单位骨板，又称哈弗斯骨板。

（3）**间骨板**　位于骨单位之间或骨单位与环骨板之间，形状不规则，是骨改建过程中旧的骨单位或环骨板未被吸收的残留部分。

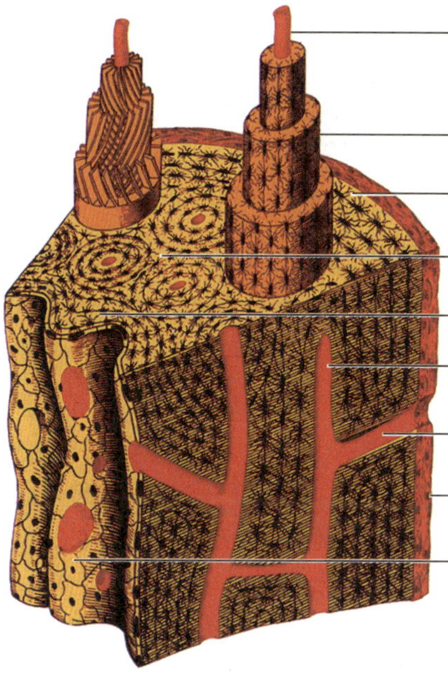

2. 骨松质　主要分布于长骨两端的骨骺内，由针

图 2 - 7　长骨骨干结构模式图

状或片状骨小梁交织而成。骨小梁由不规则骨板和骨细胞构成，小梁之间有大小不等的间隙，内含有红骨髓、血管和神经。

第四节　血　液

血液是液态的结缔组织，由血浆和血细胞组成。血液在心血管系统中循环流动，成人循环血容量约为5L，占体重的7%左右。

一、血浆

血浆相当于一般结缔组织的细胞间质，为淡黄色液体，约占血液容积的55%，其中90%是水，其余为血浆蛋白（包括白蛋白、球蛋白、纤维蛋白原等）、脂蛋白、酶、激素、维生素、无机盐及各种代谢产物。血液流出血管后，血浆中溶解状态的纤维蛋白原会转变成不溶性交织状态的纤维蛋白，网罗血细胞凝固成血块后，析出的淡黄色清亮液体，称**血清**。

二、血细胞

血细胞包括红细胞、白细胞和血小板（图2-8），约占血液容积的45%。临床上，对血细胞形态、数量、比例和血红蛋白含量的测定，称**血象**，检查血象可以了解机体的状况和帮助诊断疾病。通常采用 Wright 或 Giemsa 染色的血涂片进行血细胞形态的光镜观察。一般成年人血细胞分类和计数的正常值如表2-1。

表2-1　血细胞的分类及参考范围

有形成分	分类	正常值
红细胞（RBC）		男：$(4.0 \sim 5.5) \times 10^{12}/L$，Hb 120～150g/L
		女：$(3.5 \sim 5.0) \times 10^{12}/L$，Hb 110～140g/L
		$(4.0 \sim 10) \times 10^9/L$
白细胞（WBC）	中性粒细胞	50%～70%
	嗜酸性粒细胞	0.5%～3%
	嗜碱性粒细胞	0～1%
	单核细胞	3%～8%
	淋巴细胞	25%～30%
血小板		$(100 \sim 300) \times 10^9/L$

（一）红细胞

红细胞数量最多，体积小，直径 $7.5 \sim 8.5 \mu m$，表面光滑，呈双凹圆盘状，中央较薄而边缘厚，故在血涂片中，红细胞周边染色深，中央染色浅。红细胞的这一形态特点增强了气体交换的功能。成熟的红细胞内无细胞核，也无细胞器，胞质内充满**血红蛋白**（**hemoglobin，Hb**）。血红蛋白是含铁的蛋白质，使红细胞呈现红色。血红蛋白具有结合与运输 O_2 和 CO_2 的功能；血红蛋白还可结合 CO 和氰化物，其亲和力大于 O_2，且结合后不易分离。如煤气中毒时，血红蛋白与大量 CO 结合，且不易分离，导致组织细胞缺氧，严重时可引起死亡。

红细胞的形态具有可塑性，能改变形状以通过直径小于自身的毛细血管。红细胞的膜上含有多种特异性抗原，可决定血型，如 ABO 血型系统、Rh 血型系统。

红细胞的寿命平均为120天，衰老的红细胞在流经脾、肝等器官时，可被其中的巨噬细胞吞噬清除，再由骨髓生成新的红细胞进行补充。刚从骨髓进入血液的新生红细胞还未完全成熟，含有残留的核糖体，用煌焦油蓝染色呈蓝色的细网状，称**网织红细胞**。成人外周血中网织红细胞约占红细胞总数的 0.5% ~ 1.5%，新生儿可达 3% ~ 6%。网织红细胞进入外周血后，经 1 ~ 3 天成为成熟的红细胞。骨髓造血功能障碍的患者网织红细胞计数会降低，因此网织红细胞计数，可帮助诊断某些血液疾病，并可作为疗效判定的指标。

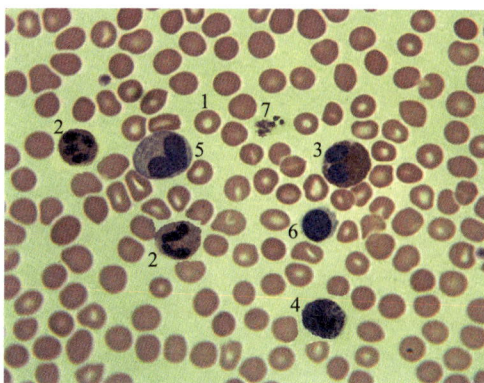

图 2 - 8　血细胞光镜图（Wright 染色）（高倍）

1. 红细胞；2. 中性粒细胞；3. 嗜酸性粒细胞；4. 嗜碱性粒细胞；5. 单核细胞；6. 淋巴细胞；7. 血小板

（二）白细胞

白细胞为无色有核的球形细胞，体积较红细胞大，能做变形运动，穿出毛细血管进入周围组织，发挥防御和免疫功能。光镜下，根据胞质内有无特殊颗粒可将白细胞分为有粒白细胞和无粒白细胞两类。有粒白细胞又根据颗粒的嗜色性，分为中性粒细胞、嗜酸性粒细胞和嗜碱性粒细胞；无粒白细胞又分为淋巴细胞和单核细胞。

1. 中性粒细胞　数量最多，细胞直径 $10 ~ 12 \mu m$，胞核染色较深，多分叶状，叶间有细丝相连，称分叶核，一般分 2 ~ 5 叶，正常人以 2 ~ 3 叶居多。一般认为，核分叶越多，细胞越衰老。幼稚的中性粒细胞核呈弯曲杆状，不分叶，称**杆状核**。胞质呈极浅的粉红色，其内充满大量分布均匀的细小颗粒，包括淡紫色的嗜天青颗粒和淡红色的特殊颗粒。嗜天青颗粒约占颗粒总数的 20%，是一种溶酶体，能消化分解吞噬的细菌和异物；特殊颗粒约占颗粒总数的 80%，内含吞噬素、溶菌酶等，吞噬素具有杀菌功能，溶菌酶能溶解细菌表面的糖蛋白。中性粒细胞能以变形运动穿过毛细血管壁，进入结缔组织吞噬细菌和异物，其在血液中可停留 6 ~ 7 小时，在组织中可存活 2 ~ 3 天。当中性粒细胞吞噬大量细菌后，自身也变性死亡形成脓细胞，故发生急性细菌感染时，中性粒细胞的数量明显增多。

2. 嗜酸性粒细胞　数量少，直径 $10 ~ 15 \mu m$，核多分 2 叶，胞质内充满粗大、分布均匀被染成鲜红色的嗜酸性颗粒，该颗粒为一种溶酶体，内含酸性磷酸酶、过氧化物酶、组胺酶、芳基硫酸酯酶及阳离子蛋白。嗜酸性粒细胞也可做变形运动，并具有趋化性，可向发生过敏反应的部位移行，吞噬抗原 - 抗体复合物、释放组胺酶灭活组胺、释放芳基硫酸酯酶灭活白三烯，从而减轻过敏反应，而阳离子蛋白有很强的杀灭寄生虫作用，故患过敏性疾病或寄生虫感染时，血液中嗜酸性粒细胞数量增多。嗜酸性粒细胞在血液中可停留数小时，在组织中可存活 8 ~ 12 天。

3. 嗜碱性粒细胞　数量最少，直径 $10 ~ 12 \mu m$，核分叶或不规则，胞质内充满大小不等、分布不均匀的嗜碱性颗粒，染为蓝紫色，常覆盖于胞核上，故细胞核不清楚。颗粒内主要含肝素、组胺等，其功能与肥大细胞相似。嗜碱性粒细胞在组织中可存活 10 ~ 15 天。

4. 淋巴细胞　占白细胞总数的 25% ~ 30%，呈球形，直径 $5 ~ 20 \mu m$。按细胞体积大小可分为小淋巴细胞、中淋巴细胞和大淋巴细胞。外周血中以小淋巴细胞数量最多，胞核大而圆，一侧常有一小凹陷，染色质致密呈粗块状，染成深紫蓝色，胞质很少，染成天蓝色，含少量嗜天青颗粒；大、中淋巴细胞胞核呈肾形，染色质略稀疏，着色略浅，胞质较多，也含嗜天青颗粒。淋巴细胞是人体主要的免疫细胞，在防御疾病过程中发挥重要作用。

5. 单核细胞　呈圆形或椭圆形，体积最大，直径 $14 ~ 20 \mu m$，占白细胞总数的 3% ~ 8%。胞核形态多样，可呈圆形、椭圆形、肾形、马蹄形或不规则，染色质颗粒细而松散，呈细网状，着色较浅，胞质丰富，染成灰蓝色，含许多细小的嗜天青颗粒，即溶酶体。单核细胞具有活跃的变形运动和一定的吞噬能力，在血液中停留 1 ~ 2 天即穿出血管进入全身结缔组织或肝、肺等器官内，分化为巨噬细胞，如结缔组织内的巨噬细胞、骨组织内的破骨细胞和肝内的肝巨噬细胞等，这类细胞有强大的吞噬功能，故将单核细胞和其分化形成的巨噬细胞称**单核 - 吞噬细胞系统**。

（三）血小板

血小板是骨髓中巨核细胞脱落的胞质小块，体积小，呈双凸的圆盘状，直径 $2 ~ 4 \mu m$，无细胞核，有一些细胞器。血涂片中,血小板多聚集成群。光镜下,血小板周围部分染成淡蓝色,称透明区,中央部分有蓝紫色颗粒,称颗粒区。血小板在止血凝血过程中起重要作用,当血管内皮受损时,血小板可迅速聚集黏附于受损处,形成血栓堵塞受损部位以止血。血小板寿命为 7~14 天。

三、血细胞的发生

各种血细胞不断衰老、死亡,又不断有新细胞产生,使外周血循环中的血细胞数量和质量保持动态平衡。人的血细胞最早是在胚胎第 3 周卵黄囊壁的血岛生成,即为造血干细胞。胚胎第 6 周时,迁入肝脏的造血干细胞开始造血。胚胎第 12 周时,迁入脾内的造血干细胞增殖分化产生各种血细胞,并维持到出生前。胚胎后期至出生后,骨髓成为主要的造血器官。造血干细胞有很强的增殖潜能,又称多能干细胞,可分化为各类造血祖细胞。造血祖细胞经定向增殖分化,逐渐形成各系的成熟或终末血细胞。

目标检测

答案解析

一、单项选择题

1. 白细胞的分类不包括
   A. 中性粒细胞　　　　　B. 嗜酸性粒细胞　　　　　C. 嗜碱性粒细胞
   D. 淋巴细胞　　　　　　E. 浆细胞

2. 具有吞噬作用,又有免疫功能的细胞是
   A. 巨噬细胞　　　　　　B. 中性粒细胞　　　　　　C. 成纤维细胞
   D. 肥大细胞　　　　　　E. 未分化的间充质细胞

3. 没有细胞核,没有细胞器的细胞是
   A. 成熟的红细胞　　　　B. 白细胞　　　　　　　　C. 单核细胞
   D. 淋巴细胞　　　　　　E. 血小板

4. 下列哪种细胞在疏松结缔组织中最常见
   A. 巨噬细胞　　　　　　B. 肥大细胞　　　　　　　C. 浆细胞
   D. 脂肪细胞　　　　　　E. 成纤维细胞

5. 新鲜时黄色,HE 染色粉红色,折光性强的纤维是
   A. 胶原纤维　　　　　　B. 弹性纤维　　　　　　　C. 网状纤维
   D. 神经纤维　　　　　　E. 肌纤维

二、简答题

1. 简述疏松结缔组织中各种细胞的结构特点及功能。
2. 以长骨骨干为例,说明骨密质的结构特点。
3. 简述红细胞的结构特点、功能及正常值。

(接琳琳)

书网融合……

重点小结　　　　　微课　　　　　习题

第三章 肌组织 e微课

学习目标

知识目标：掌握骨骼肌纤维的光镜结构和电镜结构，心肌纤维的光镜结构；熟悉平滑肌纤维的光镜结构；了解心肌、平滑肌的电镜结构。

能力目标：学会在光学显微镜下观察各种肌组织的结构特点。

素质目标：树立加强自身锻炼、增强体质的意识。

情境导入

情境：肌萎缩性侧索硬化症（ALS），以肌肉收缩无力、肌肉挛缩、肌束颤动以及萎缩为主要临床表现，会影响咽喉部肌肉，使患者出现言语和吞咽困难；亦可累及呼吸肌，甚至导致呼吸困难而死亡。

思考：骨骼肌的结构特点及收缩过程。

肌组织（muscle tissue） 主要由肌细胞组成，肌细胞间有少量的结缔组织、血管、淋巴管、神经等。肌细胞呈细长纤维形，又称**肌纤维**。肌纤维的细胞膜称**肌膜**，细胞质称**肌浆**，肌浆中有许多与细胞长轴平行排列的肌丝，它们是肌纤维舒缩功能的主要物质基础。根据结构和功能不同，肌组织分为骨骼肌、心肌和平滑肌三类。骨骼肌和心肌属于横纹肌。骨骼肌受躯体神经支配，为随意肌；心肌和平滑肌受自主神经支配，为不随意肌。

第一节　骨骼肌

骨骼肌（skeletal muscle） 大多借肌腱附着于骨骼上，也分布于眼、口周围及食管壁。整块肌肉外面有致密结缔组织包裹，形成**肌外膜**；肌外膜的结缔组织向内伸入，将肌组织分隔为许多肌束，包绕在每一肌束外面的结缔组织称**肌束膜**；肌束由若干肌纤维平行排列而成，每条肌纤维周围的少量结缔组织称**肌内膜**（图3-1）。肌内膜、肌束膜和肌外膜内含有血管和神经，起支持、连接、营养和调节作用。

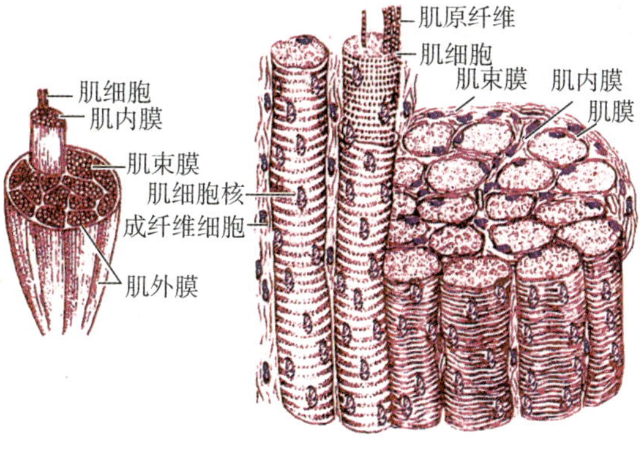

图3-1　骨骼肌结构模式图

一、骨骼肌纤维的光镜结构

骨骼肌纤维为细长圆柱形的多核细胞，长 1 ~ 40mm，直径 10 ~ 100μm。肌膜的外面有基膜紧密贴附。一条肌纤维内含有几十个甚至几百个细胞核，位于肌浆的周边（图 3 - 2）。核呈扁椭圆形，染色较浅。肌浆内含许多肌原纤维。

肌原纤维呈细丝状，直径为 1 ~ 2μm，沿肌纤维长轴平行排列，每条肌原纤维上都有明暗相间的带，且明带和暗带都相应地排列在同一平面上，从而形成了明暗交替的周期性横纹（图 3 - 3）。在偏振光显微镜下，明带呈单折光，为各向同性，又称 **I 带**；暗带呈双折光，为各向异性，又称 **A 带**。暗带中央有一条浅色的窄带，称 **H 带**，H 带中央还有一条深色的 M 线。明带中央则有一条深色的细线，称 **Z 线**。相邻两条 Z 线之间的一段肌原纤维，称肌节（图 3 - 4）。每个肌节都由 1/2 I 带 + A 带 + 1/2 I 带组成，肌节递次排列构成肌原纤维。肌节是肌原纤维结构和功能的基本单位，构成骨骼肌收缩和舒张的结构基础。在骨骼肌纤维肌膜与基膜之间有一种扁平有突起的细胞，称**肌卫星细胞**，肌损伤后，此种细胞可分化形成肌纤维。

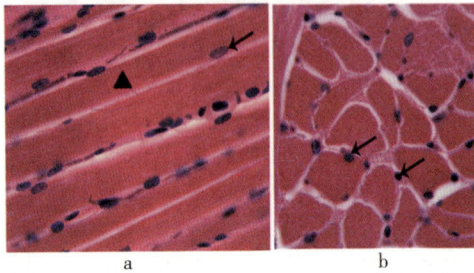

图 3 - 2　骨骼肌纵、横切面图（HE 染色，油镜）

a. 纵切面；b. 横切面；▲示骨骼肌纤维；→示骨骼肌细胞核

图 3 - 3　骨骼肌（Giemsa 染色，油镜）

▲示骨骼肌纤维；→示神经纤维

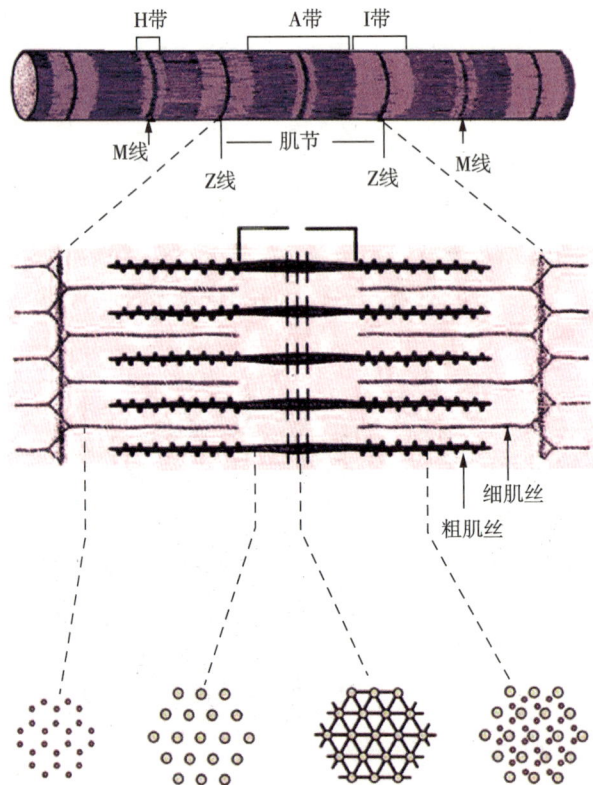

图 3 - 4　骨骼肌肌原纤维结构模式图

二、骨骼肌纤维的超微结构

1. 肌原纤维 由粗、细两种肌丝有规律地平行排列组成，明、暗带就是这两种肌丝排列的结果。粗肌丝位于肌节的 A 带，中央借 M 线固定，两端游离。细肌丝的一端固定在 Z 线上，另一端插入粗肌丝之间，止于 H 带外侧（图 3-4）。因此，I 带内只有细肌丝，A 带中央的 H 带内只有粗肌丝，而 H 带两侧的 A 带内既有粗肌丝又有细肌丝。

粗肌丝由肌球蛋白分子组成（图 3-5）。许多肌球蛋白分子平行排列，集合成束，组成一条粗肌丝。肌球蛋白分子形如豆芽，分为头部和杆部，在头、杆的连接点及杆上有两处类似关节的结构，可以屈动。肌球蛋白分子的杆朝向 M 线，头端朝向 Z 线并突出于粗肌丝表面，形成电镜下可见的**横桥**，具有 ATP 酶活性，能与 ATP 结合。当横桥与细肌丝的肌动蛋白接触时，ATP 酶被激活，分解 ATP 释放能量，使横桥发生屈曲运动。

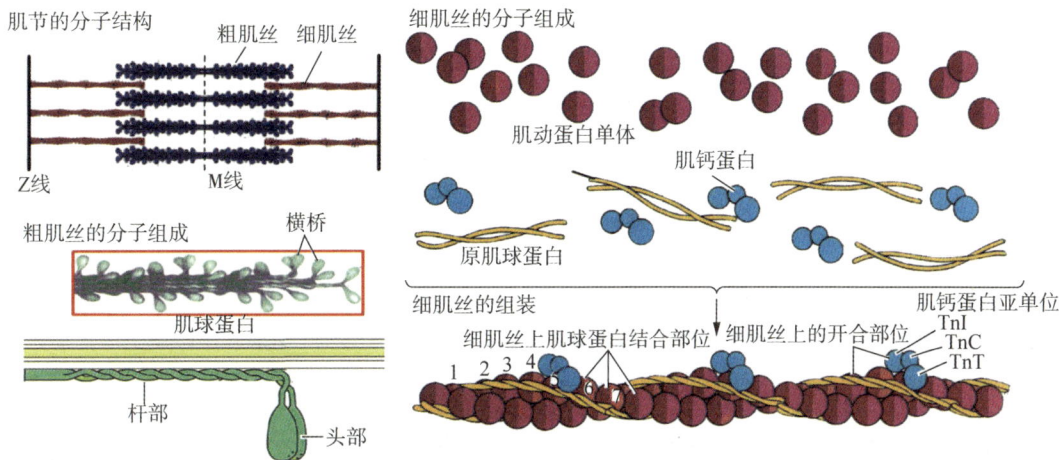

图 3-5 粗、细肌丝分子结构模式图

细肌丝由肌动蛋白、原肌球蛋白和肌钙蛋白三种分子组成（图 3-5）。肌动蛋白是由球形肌动蛋白单体连接并缠绕形成的双股螺旋链。每个肌动蛋白单体上都有一个与肌球蛋白头部结合的位点，但该位点在肌纤维处于非收缩状态时被原肌球蛋白掩盖。原肌球蛋白是由两条多肽链相互缠绕形成的双股螺旋链，首尾相连形成长丝状，嵌于肌动蛋白双股螺旋链的浅沟内。肌钙蛋白由 TnC、TnT、TnI 三个球形亚单位组成，肌钙蛋白能与 Ca^{2+} 结合，引起肌丝滑动。

2. 横小管（transverse tubule，T 小管） 是肌膜向肌浆内凹陷形成的垂直于肌纤维长轴的小管，位于明带与暗带交界处，环绕在肌原纤维周围（图 3-6），可将肌膜的兴奋迅速传到肌节。

3. 肌浆网 是肌纤维内特化的滑面内质网，位于横小管之间。肌浆网纵行包绕在肌原纤维周围，故又称**纵小管（longitudinal tubule，L 小管）**。纵小管末端靠近横小管处膨大并相互连通形成的扁囊，称**终池**。每条横小管及其两侧的终池合称**三联体**。肌浆网的膜上有丰富的钙泵（一种 ATP 酶），有调节肌浆中 Ca^{2+} 浓度的作用。

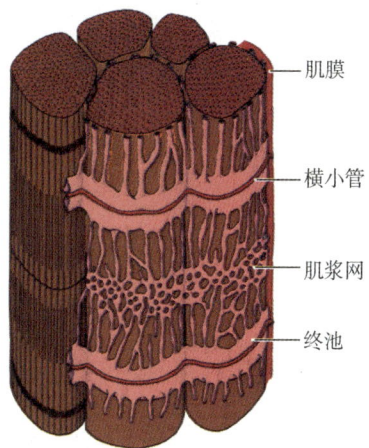

图 3-6 骨骼肌纤维超微结构模式图

三、骨骼肌的收缩和舒张

目前认为，骨骼肌纤维的收缩机制是肌丝滑动学说。其主要过程如下：当肌纤维收缩时，粗肌丝牵拉细肌丝向 A 带中的 M 线方向滑行，细肌丝滑入粗肌丝内，I 带和 H 带变窄，A 带长度不变，肌节缩短；相反，肌纤维舒张时，肌节伸长，I 带和 H 带增宽，A 带不变。在肌丝滑行过程中，Ca^{2+} 和 ATP 发挥重要作用。

知识链接

体育锻炼对骨骼肌的影响

长期体育锻炼可使骨骼肌肌纤维反复收缩，使肌细胞的体积增大，线粒体数量增多，能量代谢增强，进而使肌肉体积维度和收缩力量得到显著增强。而长时间不运动可导致肌肉逐渐退化，横纹肌营养障碍，肌肉逐渐萎缩，肌纤维变细甚至消失，肌肉体积变小、力量减弱。

第二节　心　肌

心肌（cardiac muscle）由心肌纤维构成，其间有少量的结缔组织和丰富的血管，分布于心脏和邻近心脏的大血管。心肌收缩具有自动节律性，缓慢而持久，不易疲劳。

一、心肌纤维的光镜结构

心肌纤维呈短柱状，长 80～150μm，直径 10～20μm，多数有分支，相互连成网状，核呈卵圆形，位于中央，细胞核 1～2 个。心肌纤维也有周期性横纹，但不如骨骼肌明显。相邻心肌纤维连接处有**闰盘**，在 HE 染色标本中呈着色较深的横行或阶梯状的细线（图 3 - 7）。

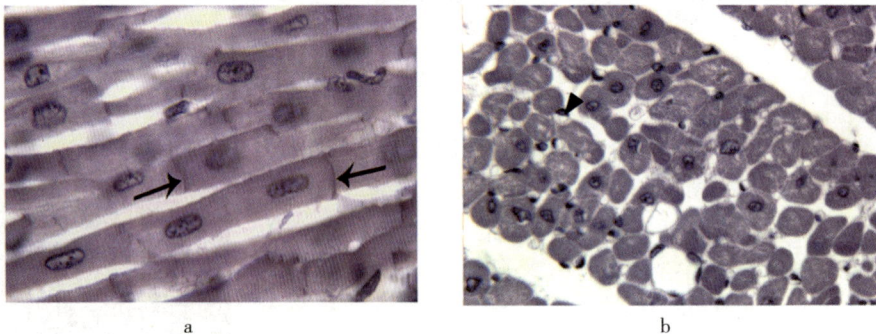

图 3 - 7　心肌纤维的光镜结构图（碘酸钠 - 苏木精染色，油镜）
a. 纵切面；b. 横切面；→闰盘；▲毛细血管

二、心肌纤维的超微结构

心肌纤维的超微结构有下列特点：①肌原纤维不如骨骼肌规则、明显，横纹也不如骨骼肌的明显；②横小管较粗，位于 Z 线水平；③纵小管不发达，终池较小也较少，多见横小管与一侧的终池紧贴形成**二联体**，三联体极少见；④闰盘位于 Z 线水平，常呈阶梯状，扩大接触面积。

第三节　平滑肌

平滑肌（smooth muscle）由平滑肌纤维构成，含有少量结缔组织，广泛分布于血管壁和许多内脏器官，又称**内脏肌**。收缩缓慢而持久。

一、平滑肌纤维的光镜结构

平滑肌纤维呈长梭形，无横纹。细胞核只有一个，呈长椭圆形或杆状，位于中央（图 3-8），平滑肌纤维大小不一，一般长 200μm，直径 8μm。

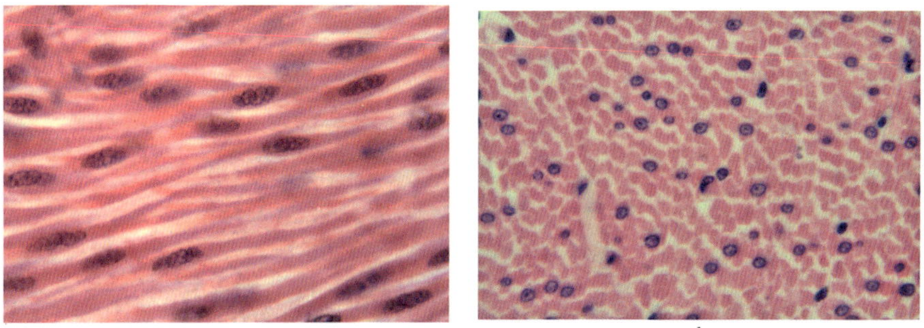

a   b

图 3-8 平滑肌纤维的光镜图（油镜）
a. 纵切面；b. 横切面

二、平滑肌纤维的超微结构

平滑肌纤维内没有肌节，由肌膜内陷形成小凹，平滑肌纤维之间有缝隙连接，便于化学信息和神经冲动的传导，有利于众多平滑肌纤维同时收缩而形成功能整体。

目标检测

答案解析

一、单项选择题

1. 心肌细胞彼此相连形成功能整体是靠
    A. T 小管   B. 肌浆网   C. 闰盘
    D. 肌丝   E. 二联体

2. 肌纤维内储存钙的结构是
    A. 线粒体   B. 高尔基复合体   C. 溶酶体
    D. 肌浆网   E. 粗面内质网

3. 骨骼肌纤维的 Z 线位于
    A. A 带中央   B. I 带中央   C. H 带中央
    D. A 带、I 带交界处   E. A 带、H 带交界处

4. 下列关于肌组织的叙述，不正确的是
    A. 肌组织分为骨骼肌、心肌和平滑肌
    B. 平滑肌受意识支配，称为随意肌
    C. 心肌不受意识支配，称为不随意肌
    D. 肌节是肌原纤维的结构和功能基本单位
    E. 肌细胞细长，所以又称肌纤维

5. 横纹肌纤维的肌节位于
    A. A 带 +I 带   B. M 线与 Z 线之间   C. 相邻两条 Z 线之间

D. 相邻两条 M 线之间　　　　E. 相邻两个 A 带之间

二、简答题

1. 什么是肌节？
2. 简述骨骼肌的光镜结构特点。
3. 简述心肌的光镜结构特点。

（接琳琳）

书网融合……

| 重点小结 | 微课 | 习题 |

第四章 神经组织

学习目标

知识目标：掌握神经元的结构、分类及化学性突触的结构；熟悉神经胶质细胞的名称和功能，有髓神经纤维的结构；了解神经的构成，神经末梢的分类及功能。

能力目标：能描述组织切片中神经元的结构特点；结合神经元的结构及功能初步分析某些神经系统疾病的病变表现；能理解化学性突触的信息传递过程。

素质目标：培养关爱患者的意识；感受勇于创新、坚持不懈的科研精神。

情境导入

情境：患者，女，50岁，自述七个月前开始声音沙哑、喝水呛咳，近来单脚站立不稳，脚下易绊倒，肌肉跳动，腿易抽筋，肌肉消瘦无力。经过医生耐心的询问病史和体格检查，初步诊断为肌萎缩性侧索硬化症（俗称渐冻人症）。

请思考：1. 该疾病是因患者体内哪种细胞受损所致？

2. 该细胞有何结构及功能？

神经组织（nerve tissue）由神经细胞（nerve cell）和神经胶质细胞（neuroglial cell）组成。神经细胞也称神经元（neuron），是神经系统的结构和功能单位。神经元数量多，具有接受刺激、传导冲动的功能。神经胶质细胞的数量比神经元更多，对神经元起支持、保护、分隔、营养等作用。

第一节　神经元 e 微课

神经元的形态多种多样，但都可分为胞体和突起两部分。胞体包括细胞膜、细胞核和细胞质三部分，突起又分**树突**和**轴突**两种，通常一个神经元有一个或多个树突，但轴突只有一条（图4-1）。

一、神经元的结构

（一）胞体

神经元的胞体形态多样，有锥形、圆形、星形等，其大小差异较大（图4-2）。胞体主要位于中枢神经系统的灰质及周围神经系统的神经节内，是细胞的营养代谢中心。

1. 细胞膜　为可兴奋膜，可接受刺激、产生动作电位和传导神经冲动。

2. 细胞核　位于胞体中央，大而圆，着色浅，核仁大而明显。

3. 细胞质　位于核周围，又称核周质，细胞器丰富，有粗面内质网、游离核糖体、高尔基复合体、线粒体、微

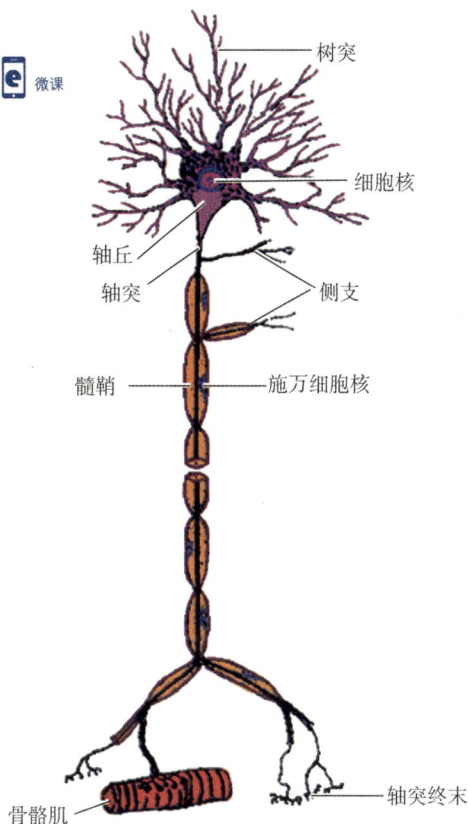

图4-1　运动神经元结构模式图

丝、微管和神经丝等。光镜下其特征性结构为尼氏体和神经原纤维。①**尼氏体（Nissl boby）**：又称**嗜染质**，嗜碱性，HE 染色呈紫蓝色，光镜下为颗粒状或斑块状，分散在核周围和树突内。电镜观察，尼氏体是由发达的粗面内质网和游离核糖体构成，是神经元内神经递质、酶及一些分泌性蛋白质合成的场所；②**神经原纤维**：在 HE 染色切片上不易分辨，在银染切片中被染成棕黑色，呈细丝状，相互交织成网，分布于胞体、树突和轴突内。电镜下，神经原纤维由神经丝和微管聚集而成。它除有支持神经元的作用外，还参与营养物质、神经递质及离子等的运输。

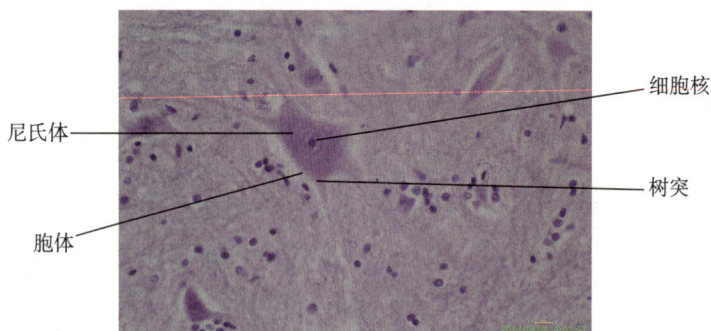

图 4 - 2　神经元光镜图（脊髓，HE 染色，高倍）

（二）突起

神经元的突起由神经元胞体局部胞膜和胞质突出形成，分树突和轴突两种。

1. 树突　其内细胞质的结构与核周部基本一致，有尼氏体和神经原纤维。树突有分支，在树突的分支上有许多短小的棘状突起，称**树突棘**。树突棘是神经元之间形成突触的主要部位，树突分支及树突棘增加了神经元之间的接触面。树突的主要功能是接受刺激，产生神经冲动，并将神经冲动传向胞体。

2. 轴突　通常自胞体发出，但也可从主树突干的基部发出。胞体发出轴突的部位常呈圆锥形，称**轴丘**，染色淡。轴丘和轴突内均无尼氏体，但有神经原纤维。短的轴突仅数微米，长的可达 1 米以上。主干分支少，可发出侧支。末端分支较多，形成轴突终末。轴突的主要功能是将神经冲动沿轴膜表面传向轴突终末，再传导至其他神经元或效应器。

▎**知识链接**

神经元学说

西班牙科学家圣地亚哥·拉蒙·卡哈尔（简称卡哈尔）发展和完善了银染法，使神经组织染色更深，并显示出神经纤维的细微结构。他不仅发现了神经细胞的胞体、树突和轴突，还发现突起是以末梢形式与相邻细胞体接触，并不连接；轴突是自由的、终结的，并不互连形成网状结构，这些发现，进一步坚定了他对神经元理论的信心，至此神经元学说有了基本的框架。虽然此认知与当时另一主流学者高尔基的观点完全不同，甚至是互相对立的，但卡哈尔坚持自己的科学信念。他的神经元理论经过十余年的发展，终于慢慢被接受，事后证明，他的观点才是正确的，因此他被认为是神经元学说的创始人。

二、神经元的分类

神经元有多种分类方法，常按神经元突起数目、功能及所释放的递质进行分类。

1. 根据突起数目分类　①**多极神经元**，有一个轴突和多个树突；②**双极神经元**，有两个突起，一个是树突，另一个是轴突；③**假单极神经元**，从胞体发出一个突起，距胞体不远又呈"T"形分为两支，一支分布到外周其他组织的器官，称周围突；另一支进入中枢神经系统，称中枢突（图4-3）。

大脑锥体细胞

小脑浦肯野细胞

耳蜗神经节
双极神极元

脊髓前角多极神经元

小脑颗粒细胞

脊神经节假单极神经元

图4-3 神经元形态分类

2. 根据神经元的功能分类 ①**感觉神经元（传入神经元）**，多为假单极神经元，胞体位于脑神经节与脊神经节内，其周围突分布于皮肤、肌肉等处，能感受各种刺激，并将刺激转化为神经冲动经中枢突传向中枢；②**运动神经元（传出神经元）**，为多极神经元，胞体主要位于脑、脊髓和自主神经节内，支配肌的运动和腺体的分泌；③**中间神经元（联络神经元）**，介于前两种神经元之间，多为多极神经元。

3. 根据神经元释放的神经递质或神经调质分类 分为胆碱能神经元、胺能神经元、肽能神经元、氨基酸能神经元等。

三、突触

突触（synapse） 是神经元与神经元之间或神经元与非神经细胞之间的细胞连接，是神经元传递信息的结构。最常见的是一个神经元的轴突与另一个神经元的树突、树突棘或胞体构成突触，分别称轴-树突触、轴-棘突触或轴-体突触（图4-4）。根据传递信息的方式不同，突触可分为化学突触和电突触两大类。

1. 电突触 即缝隙连接，把电信息直接传递给另一个细胞。

2. 化学性突触 以化学物质（神经递质）作为通讯的媒介，通常所说的突触是指化学性突触。突触的结构可分**突触前成分、突触间隙和突触后成分**三部分（图4-4）。突触前、后成分彼此相对的胞膜，分别称突触前膜和突触后膜。突触前成分一般是神经元轴突终末的球状膨大，含许多**突触小泡**，内含神经递质，大小不等；突触后成分是与突触前膜相对应的另一个神经元（或非神经元）的一部

突触小泡

突触前膜

突触间隙

突触后膜

轴-体突触

轴-棘突触

轴-树突触

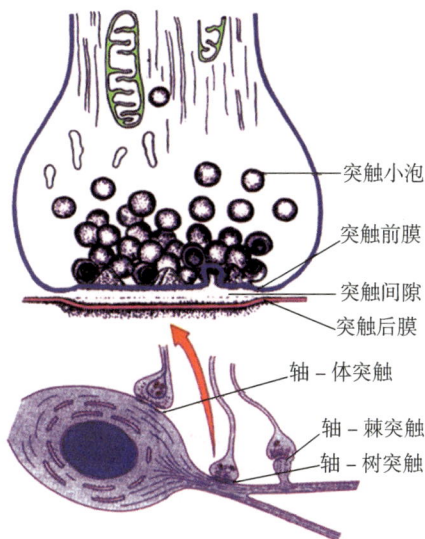

图4-4 化学性突触的超微结构模式图

分，其突触后膜上有特异性的受体，能与相应的神经递质结合而使突触后膜产生兴奋或抑制。当神经冲动传至突触前膜时，刺激突触小泡释放神经递质到突触间隙，然后与突触后膜上的特异受体结合，使突触后神经元或效应细胞产生兴奋或抑制。

第二节 神经胶质细胞

神经胶质细胞简称胶质细胞，广泛分布于中枢和周围神经系统，数量为神经元的 10～50 倍。胶质细胞与神经元一样具有**突起**，但不分树突和轴突。胶质细胞可分几种，各有不同的形态特点，但 HE 染色只能显示其细胞核，用特殊的金属浸镀技术（银染色）或免疫细胞化学方法可显示细胞的全貌（图 4－5）。

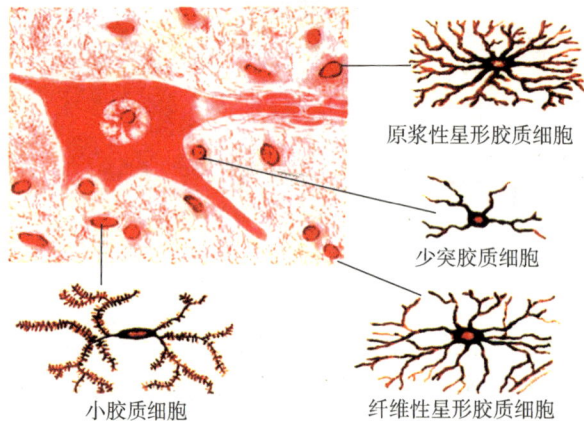

原浆性星形胶质细胞

少突胶质细胞

小胶质细胞

纤维性星形胶质细胞

图 4－5 中枢神经系统的几种神经胶质细胞模式图

一、中枢神经系统的胶质细胞

1. 星形胶质细胞 体积最大，与少突胶质细胞合称为大胶质细胞。细胞呈星形，核圆形或卵圆形，较大，染色较浅，突起填充于神经元的胞体及突起之间，起支持和分隔神经元的作用，有些突起末端形成脚板贴附于毛细血管壁上，摄取营养并参与血－脑屏障的构成。星形胶质细胞又分为原浆性星形胶质细胞和纤维性星形胶质细胞（图 4－5）。

2. 少突胶质细胞 胞体较星形胶质细胞的小，核圆，染色较深。末端扩展成扁平状，包绕神经元的轴突形成髓鞘。

3. 小胶质细胞 体积最小，胞体细长或椭圆形，核小，扁平或三角形，染色深。中枢神经系统损伤时，小胶质细胞可转变成巨噬细胞，吞噬细胞碎屑及退化变性的髓鞘，属于单核－吞噬细胞系统。

4. 室管膜细胞 为立方或柱状，分布在脑室及脊髓中央管的腔面，形成单层上皮，称室管膜。

二、周围神经系统的神经胶质细胞

1. 施万细胞（Schwann cell） 又称**神经膜细胞**，包裹长轴突形成有髓神经纤维的髓鞘，有保护和绝缘功能，还可分泌神经营养因子，促进受损神经元存活及轴突再生。

2. 卫星细胞 又称**被囊细胞**，是神经节内包裹神经元胞体的一层扁平细胞，具有营养和保护神经节细胞的功能。

第三节 神经纤维和神经

一、神经纤维

神经纤维（nerve fiber）由神经元的长轴突和包在外面的神经胶质细胞构成，根据包裹轴突的胶质细胞是否形成髓鞘，神经纤维可分**有髓神经纤维**和**无髓神经纤维**（图4-6）。

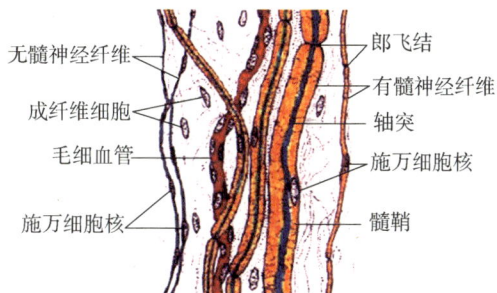

图4-6 周围神经纤维模式图

（一）有髓神经纤维

1. 周围神经系统的有髓神经纤维 由施万细胞包绕神经元的轴突构成。施万细胞形成的髓鞘呈节段性，两段髓鞘间的缩窄处称**郎飞结**，相邻郎飞结之间的一段神经纤维称**结间体**（图4-7）。每一结间体的髓鞘是由一个施万细胞的细胞膜融合，并呈同心圆状包卷轴突而形成的，电镜下呈明暗相间的同心状板层。

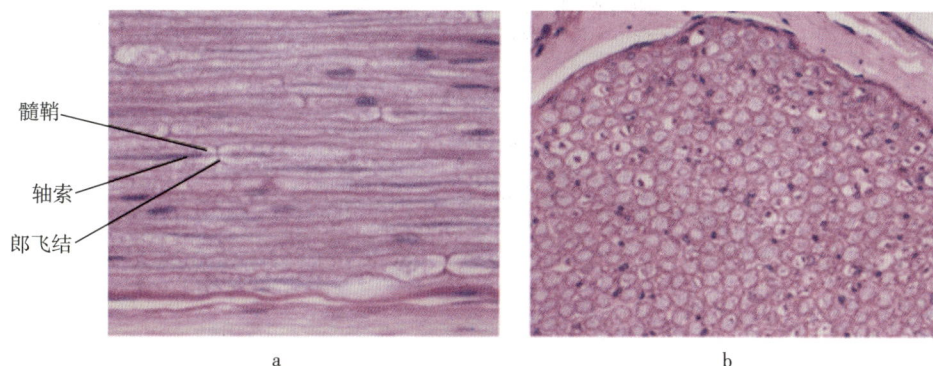

a   b

图4-7 周围神经系统有髓神经纤维光镜图（坐骨神经，HE染色，高倍）
a. 纵切面；b. 横切面

2. 中枢神经系统的有髓神经纤维 少突胶质细胞突起末端的扁平薄膜包卷轴突形成髓鞘，其胞体位于神经纤维之间。

髓鞘的类脂成分在组织液与轴膜间起绝缘作用，故神经冲动只发生在郎飞结处的轴膜，呈跳跃式传导，传导速度快。

（二）无髓神经纤维

1. 周围神经系统的无髓神经纤维 由较细的轴突和包在它外面的施万细胞组成。施万细胞表面形成深浅不一的数个纵沟，轴突陷于其中但未被完全包裹，故不形成髓鞘，无郎飞结。

2. 中枢神经系统的无髓神经纤维 为裸露的轴突，无神经胶质细胞包裹。

二、神经

周围神经系统的神经纤维集合在一起被结缔组织膜包裹，形成**神经（nerve）**。在结构上，多数神经同时含有髓和无髓两种神经纤维。一条神经内可以只含有感觉（传入）神经纤维或运动（传出）神经纤维，但大多数神经同时含有感觉、运动和自主神经纤维。包裹在神经表面的致密结缔组织膜称**神经外膜**；神经内部，神经纤维又被结缔组织分隔成大小不等的神经纤维束，包裹每束神经纤维的结缔组织膜称**神经束膜**；神经束内每条神经纤维表面的薄层疏松结缔组织膜，称**神经内膜**。

第四节　神经末梢

周围神经纤维的终末部分终止于全身各种组织或器官内，形成**神经末梢**，按其功能可分感觉神经末梢和运动神经末梢两大类。

一、感觉神经末梢

感觉神经末梢是感觉神经元周围突的终末部分，与周围的结构共同形成感受器。感受器能感受内、外环境的各种刺激，并将刺激转化为神经冲动传向中枢，形成感觉。感觉神经末梢可分为游离神经末梢和有被囊神经末梢两类。

1. 游离神经末梢　神经纤维终末部分失去髓鞘，裸露的末段分成细支，分布于表皮、角膜及某些结缔组织内，感受刺激参与产生痛觉和温度觉（图4-8）。

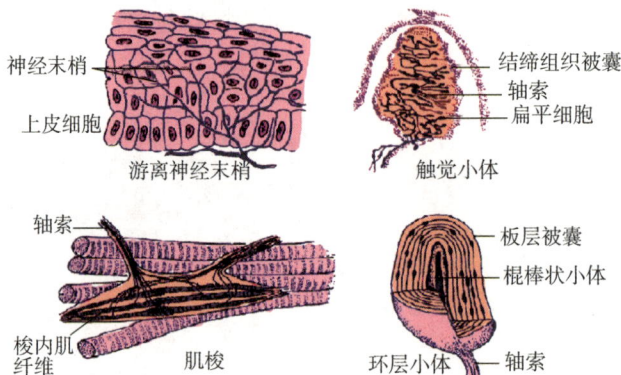

图4-8　各种感觉神经末梢模式图

2. 有被囊的神经末梢　末梢外面包有结缔组织被囊，形态多样，主要有以下三种（图4-8）。

（1）**触觉小体**　呈卵圆形，分布于真皮乳头层内，以手指、足趾掌侧皮肤内居多，参与产生触觉。

（2）**环层小体**　体积较大，呈卵圆形或球形，分布于皮下组织、肠系膜、韧带和关节囊等处。参与产生压觉和振动觉。

（3）**肌梭**　呈梭形，分布于骨骼肌内，被囊内含若干条细小的骨骼肌纤维，称梭内肌纤维。感觉神经纤维终末部分失去髓鞘进入肌梭，缠绕于梭内肌纤维，主要感受肌纤维收缩或舒张时的张力变化，感知屈伸状态。

二、运动神经末梢

运动神经末梢是运动神经元长轴突分布于肌组织和腺内的终末结构，支配肌纤维的收缩和腺的分泌。神经末梢与邻近组织共同组成**效应器**。运动神经末梢又分躯体和内脏运动神经末梢两类。

1. 躯体运神经末梢 有髓神经纤维抵达骨骼肌时失去髓鞘，其轴突反复分支，呈爪状贴附在骨骼肌纤维表面，每一分支与一条骨骼肌纤维连接，连接处呈椭圆形板状隆起，称**运动终板**或**神经－肌肉接头**。一个神经元可支配多条骨骼肌纤维，一条骨骼肌纤维通常只接受一个轴突分支的支配（图4－9）。

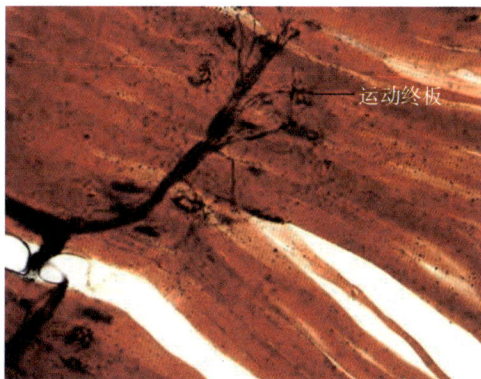

图4－9　运动终板光镜图（镀银染色，高倍）

2. 内脏运动神经末梢 分布于内脏及血管的平滑肌、心肌和腺体等处，其轴突终末分支形成串珠样膨体。支配平滑肌、心肌及腺体的活动。

···· 目标检测

答案解析

一、单项选择题

1. 神经组织的组成是
   A. 神经元和神经　　　　　　B. 神经细胞和神经膜细胞　　　C. 神经细胞和神经胶质细胞
   D. 神经元和星形胶质细胞　　E. 神经细胞和施万细胞

2. 光镜下神经元内的尼氏体实质是
   A. 滑面内质网和高尔基复合体　　　　B. 粗面内质网和线粒体
   C. 滑面内质网和中心体　　　　　　　D. 粗面内质网和游离核糖体
   E. 神经丝和线粒体

3. 在神经元的胞体、轴突、树突内所共有的结构是
   A. 神经原纤维　　　　　B. 核糖体　　　　　　C. 尼氏体
   D. 中心体　　　　　　　E. 核仁

4. 化学突触内与神经冲动传递直接相关的结构是
   A. 滑面内质网　　　　　B. 微管　　　　　　　C. 突触小泡
   D. 微丝　　　　　　　　E. 神经原纤维

5. 中枢神经系统的髓鞘形成细胞是
   A. 原浆性星形胶质细胞　　　　　B. 纤维性星形胶质细胞
   C. 少突胶质细胞　　　　　　　　D. 小胶质细胞
   E. 施万细胞

6. 光镜下在 HE 染色的坐骨神经切片上看不到
   A. 轴突　　　　　　　　B. 髓鞘　　　　　　　C. 神经原纤维
   D. 神经膜　　　　　　　E. 施万细胞核

7. 神经元树突的特点是

    A. 是胞体的延续，与胞体结构相似　　B. 细长均匀，分支较少

    C. 分支常呈直角发出　　　　　　　　D. 表面光滑无棘突

    E. 其内无尼氏体

二、简答题

1. 简述神经元的结构。

2. 简述化学性突触的结构及功能。

（丁祥云）

书网融合……

重点小结

微课

习题

运动系统（locomotor system）由骨、骨连结和骨骼肌组成，占成人体重的 60%～70%，执行支持、保护和运动功能。全身的骨以不同形式的连结构成骨骼，构成力学支架，并为骨骼肌提供了附着点。骨骼肌是运动系统的动力装置，跨过一个或多个关节，在神经系统的支配下，以骨为支架，关节为枢纽，牵动骨产生运动。骨骼肌是运动系统的主动部分，骨和骨连结是被动部分。

第五章　骨

PPT

学习目标

知识目标：掌握运动系统的组成和功能；骨的分类；椎骨的一般形态；胸骨的分部及重要标志；颅骨的组成、脑颅和面颅骨的名称、颅的整体观，翼点的定义及临床意义，骨性鼻腔的结构及鼻旁窦；肩胛骨、肱骨、髋骨、股骨的位置、形态及结构；全身骨的骨性标志。熟悉骨的构造；各部椎骨的主要特征；脑颅和面颅骨的形态结构、新生儿颅的特征及其出生后变化；肋的组成、形态结构；锁骨、尺骨、桡骨、胫骨的形态结构。了解骨的表面形态；骨的化学成分和物理性质；腕骨、掌骨的位置、组成及形态；指骨的基本形态、位置及排列；跗骨、跖骨和趾骨的位置及排列。

能力目标：能在标本上识别骨，能在自身区分骨性标志。

素质目标：具备正确的骨保健意识，具有初步处理骨损伤的意识和技能。

情境导入

情境：患者，女，76 岁，在搬运重物时突然出现腰部疼痛，且逐渐加重 1 天，经检查诊断为：胸 12 椎体压缩性骨折，伴骨质疏松。

思考：1. 为什么老年人易出现骨质疏松？

　　　　2. 构成脊柱的骨主要有哪些？

第一节　概述 📱微课

骨（bone）是一种器官，主要由骨组织（骨细胞、胶原纤维和基质）构成，具有一定的形态和构造。成人有 206 块骨，按部位分为躯干骨、颅骨和四肢骨，其中躯干骨和颅骨合称为中轴骨。骨的功能除支持、保护和运动外，还有造血和储备钙、磷的作用。

一、骨的形态和分类

按形态，骨可分为长骨、短骨、扁骨和不规则骨四种（图 5-1）。

1. 长骨　呈长管状，分布于四肢，可分为一体两端。体又称**骨干**，表面有 1～2 个血管出入的孔，称滋养孔。体内有骨髓腔，容纳骨髓。两端膨大称**骺**，表面有光滑的关节面，与相邻关节面构成关节。骨干与骺相邻的部分称干骺端，幼年时期覆盖透明软骨，称骺软骨。骺软骨细胞不断分裂增殖

图 5 - 1　全身骨骼

和骨化，使骨加长。成年后，骺软骨骨化，长骨不再加长。

　　2. 短骨　近似立方形，多成群分布，常位于连结牢固并运动较为复杂的部位，如腕骨和跗骨。

　　3. 扁骨　呈板状，主要分布于颅顶、胸部和盆部，构成体腔的壁，起保护作用，如颅骨保护脑，胸骨和肋骨保护心、肺等。

　　4. 不规则骨　形状不规则，主要分布于躯干、颅底和面部，如椎骨、颞骨和上颌骨等。

　　此外，还有位于某些肌腱内的小骨块，称**籽骨**。运动时籽骨既可改变力的方向，又可减少对肌腱的摩擦。髌骨是人体最大的籽骨。

二、骨的构造

　　骨由骨质、骨膜、骨髓三部分组成（图 5 - 2）。

　　1. 骨质　由骨组织构成，分为骨密质和骨松质。骨密质致密，抗压抗扭曲性强，配布于骨的表层。骨松质呈海绵状，由大量骨小梁交织排列而成，配布于骨的内部。骨小梁排列的方向与骨所承受的张力和压力的方向一致，因而能承受较大的重量。

　　2. 骨膜　由结缔组织构成，包裹除关节面以外的骨的表面，含有丰富的血管、神经和淋巴管，对骨的营养、再生和感觉有重要作用。骨膜分为内、外两层，外层厚而致密，有许多胶原纤维束穿入骨质，使之固着于骨面。内层疏松，有成骨细胞和破骨细胞，分别具有产生新骨质和破坏旧骨质的作用。

　　3. 骨髓　充填于骨髓腔和骨松质间隙内，分为红骨髓和黄骨髓。红

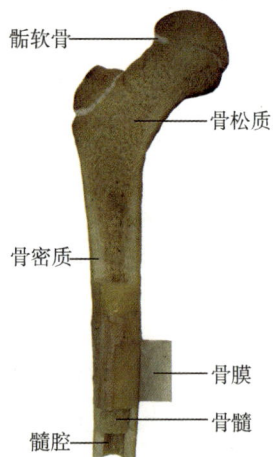

图 5 - 2　骨的构造

骨髓内含大量不同发育阶段的血细胞，具有造血功能，胎儿及幼儿的骨内全是红骨髓，自5岁后，长骨内的红骨髓逐渐被脂肪组织取代，呈黄色，称黄骨髓，失去造血功能。在成人长骨的骺、短骨和扁骨的骨松质中终生保留红骨髓，因此，临床上怀疑造血功能异常时，常在髂骨、胸骨等处进行骨髓穿刺取样。

三、骨的化学成分和物理特性

骨的物理性质主要取决于其化学成分，骨的化学成分由有机物和无机物组成。有机物主要是骨胶原纤维和黏多糖蛋白，使骨具有韧性和弹性。无机物主要是磷酸钙和碳酸钙，使骨具有硬度和脆性。骨的有机物和无机物比例随年龄增长不断变化，幼儿的骨两者各占一半，弹性较大，柔软，易发生变形，在外力作用下不易骨折或折而不断，称**青枝骨折**。成年人的骨有机物和无机物比例约为3:7，最为合适，具有较大的硬度和一定的弹性，较坚韧。老年人的骨无机物所占比例更大，又因激素水平下降，影响钙、磷的吸收和沉积，骨质出现多孔性，骨组织的总量减少，表现为骨质疏松，此时骨的脆性较大，易发生骨折。

第二节　躯干骨

成人躯干骨包括24块椎骨、1块骶骨、1块尾骨、1块胸骨和12对肋。

> **知识链接**
>
> #### 致敬"大体老师"
>
> 学习骨结构要用到实体骨，而实体骨正是"大体老师"对医学的无私奉献。当医学生学习解剖学第一课时，请为无言良师静默一分钟，并诵读解剖学誓词：无言良师，授吾医理；敬若先贤，临如活体；正心恭行，追深辨细；德彰术精，修成大医。

一、椎骨

幼年时，椎骨包括颈椎7块、胸椎12块、腰椎5块、骶椎5块、尾椎3~4块。成年后，5块骶椎融合成1块骶骨，3~4块尾椎融合成1块尾骨。

（一）椎骨的一般形态

椎骨（vertebra）属不规则骨，由前方短圆柱形的椎体和后方板状的椎弓构成，两者围成椎孔，各个椎骨的椎孔相连形成椎管，容纳脊髓（图5-3）。

1. 椎体　呈矮圆柱状，是椎骨负重的主要部分，表面骨密质较薄，内部充满骨松质，上、下面皆粗糙，借椎间盘与相邻椎骨相连。

2. 椎弓　是弓形骨板，椎弓与椎体相接的部分较细，称**椎弓根**，其上缘有椎上切迹，下缘有椎下切迹，相邻椎骨的椎上、下切迹围成椎间孔，有脊神经和血管通过。两侧椎弓根向后内扩展变宽，称**椎弓板**。自椎弓板发出7个突起：即向后或后下方伸出的一个**棘突**，向两侧伸出的一对**横突**，还有伸向上方的一对**上关节突**和伸向下方的一对**下关节突**。

（二）各部椎骨的主要特征

1. 颈椎　椎体相对较小，呈椭圆形。椎孔相对较大，呈三角形（图5-4）。横突根部有横突孔，内有椎动脉和椎静脉通过。第2~6颈椎棘突短，末端有分叉。

第1颈椎又称**寰椎**，呈环状，无椎体、棘突和关节突。由前弓、后弓和两个侧块组成（图5-5）。

前弓短，其后面正中部有一小关节面称**齿突凹**。侧块上、下各有一关节面，上关节面较大，与枕髁形成寰枕关节。

　　第2颈椎又称**枢椎**，在椎体上方伸出一个突起称**齿突**，与寰椎齿突凹相关节（图5-6）。

　　第7颈椎又称**隆椎**，棘突较长，末端不分叉（图5-7）。低头时，体表易扪及，临床可作为计数椎骨序数的骨性标志。

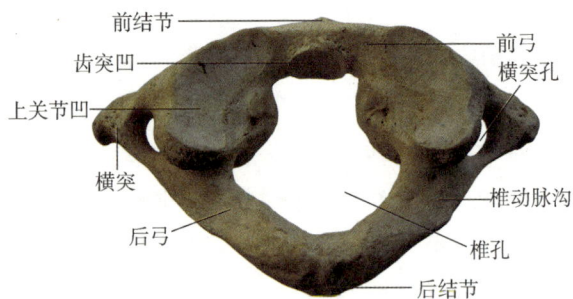

图5-3　胸椎的上面、侧面

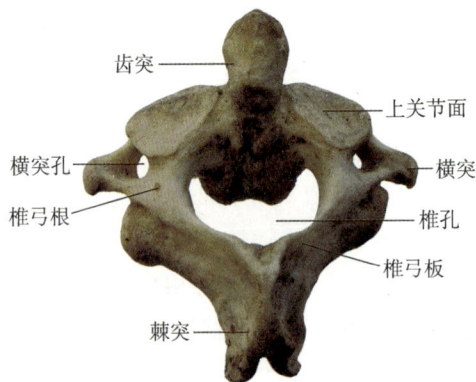

图5-4　颈椎

图5-5　寰椎

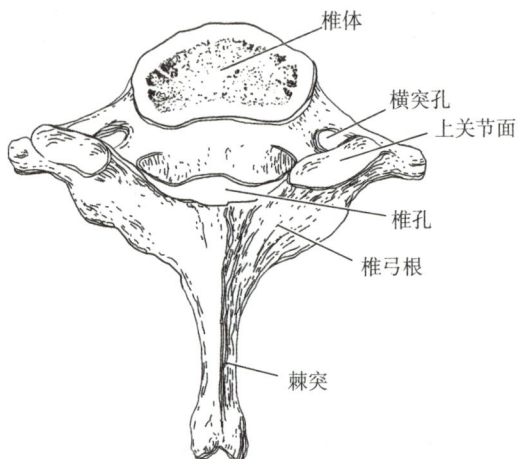

图5-6　枢椎

图5-7　隆椎

2. 胸椎 椎体呈心形，椎孔较小。椎体两侧的上、下缘有**上肋凹**和**下肋凹**，横突末端前方有**横突肋凹**。胸椎棘突长，伸向后下方，各相邻棘突呈叠瓦状排列（图5-3）。

3. 腰椎 椎体粗壮，椎孔呈三角形（图5-8）。棘突呈板状水平伸向后方，棘突间隙较宽，临床腰椎穿刺即从棘突间隙进针。

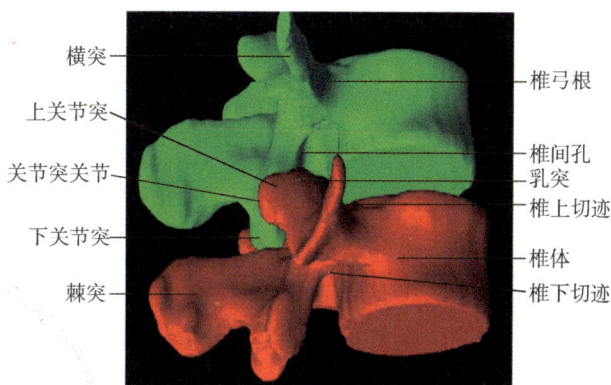

图5-8 腰椎侧面观

4. 骶骨 由五块骶椎融合而成，呈三角形，底向上，与第5腰椎体相接，底的前缘中部向前突出，称岬。尖向下，接尾骨。骶骨前面（盆面）光滑有4对骶前孔。背面粗糙隆凸，沿中线有棘突融合而成的骶正中嵴，其外侧有4对骶后孔，骶前、后孔分别有骶神经的前支和后支通过（图5-9）。

骶正中嵴下端有形状不整齐的开口称**骶管裂孔**，向上通骶管，其两侧有明显的突起称**骶角**，可作为骶管裂孔的定位标志。

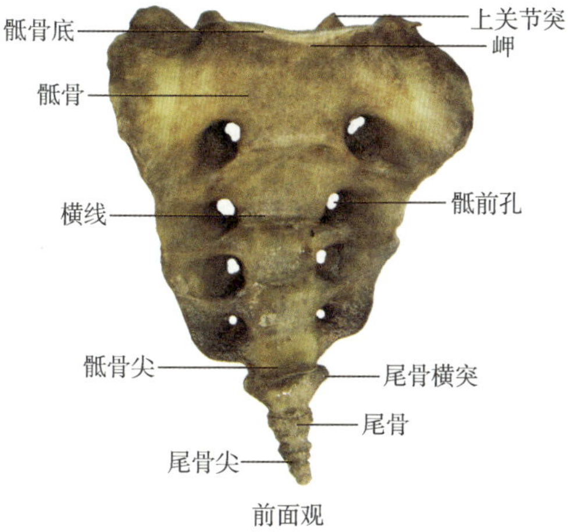

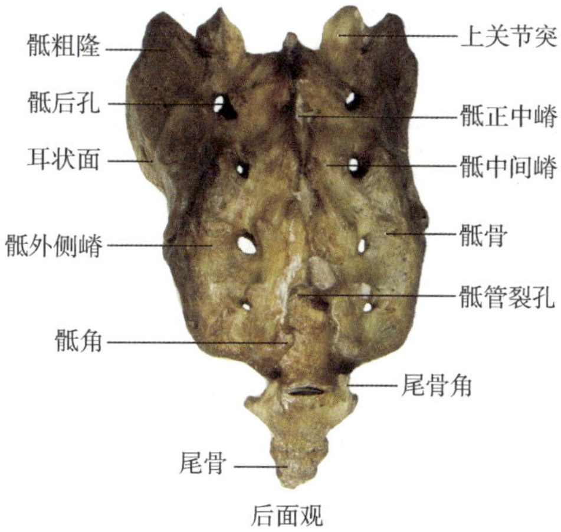

图5-9 骶骨和尾骨前面、后面

5. 尾骨 由3~4块退化的尾椎融合而成。上接骶骨，下端游离为尾骨尖（图5-9）。

知识链接

椎骨的临床应用

腰椎棘突呈板状，水平后伸，且棘突之间空隙较大，便于进行穿刺。因此，临床常选择在第3~4或4~5腰椎棘突之间进行腰椎穿刺术。骶管裂孔是骶骨麻醉的部位。骶角是确定骶管裂孔位置的体表标志。

二、肋

肋（ribs）由肋骨和肋软骨构成，共12对。第1~7对肋的肋软骨与胸骨直接相连，称**真肋**；第8~10对肋前端借肋软骨附于上位肋软骨而形成肋弓，称**假肋**；第11~12肋前端游离于腹肌中，称**浮肋**。

1. **肋骨** 为弓形的扁骨，分为前端、体和后端三部分。肋骨前端接肋软骨，体扁而长，分为内、外两面和上、下两缘，内面近下缘处有肋沟，内有肋间血管和神经走行。肋骨后端由肋头、肋颈和肋结节构成。肋头与胸椎椎体的上、下肋凹相关节，肋结节与横突肋凹相关节（图5-10）。

2. **肋软骨** 由透明软骨构成，连于肋骨前端。

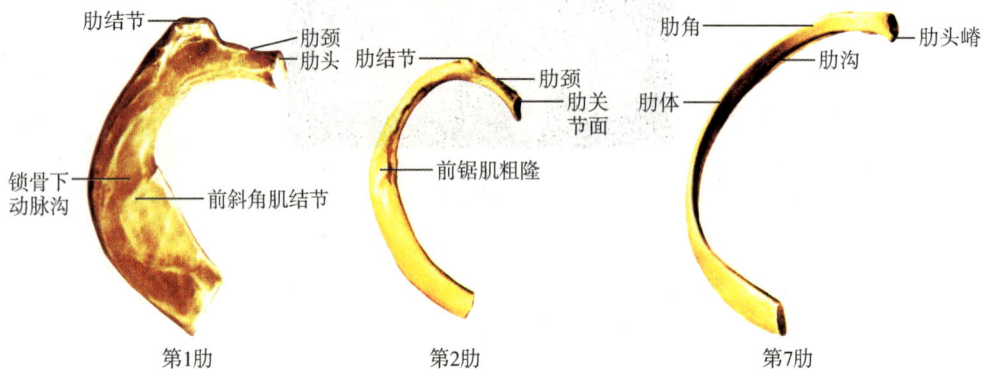

图 5-10 肋骨

三、胸骨

胸骨（sternum）为位于胸前正中的扁骨，从上而下可分为胸骨柄、胸骨体和剑突三部分（图5-11）。胸骨柄上缘中部为颈静脉切迹，两侧为锁切迹，与锁骨相关节。胸骨体外侧为与第2~7肋软骨相接触的肋切迹。胸骨柄与体相接处微向前突，称**胸骨角**，两侧平对第2肋软骨，是计数肋的标志。剑突窄而薄，末端游离。

图 5-11 胸骨前面观

第三节　颅　骨

颅骨（cranial bones） 共23块（6块听小骨除外），由骨连结相连成颅，容纳和保护脑、感觉器以及消化系统和呼吸的起始部。以眶上缘和外耳门上缘为界可将颅分为上方的脑颅骨和下方的面颅骨（图5-12，图5-13）。

图5-12　颅骨侧面观

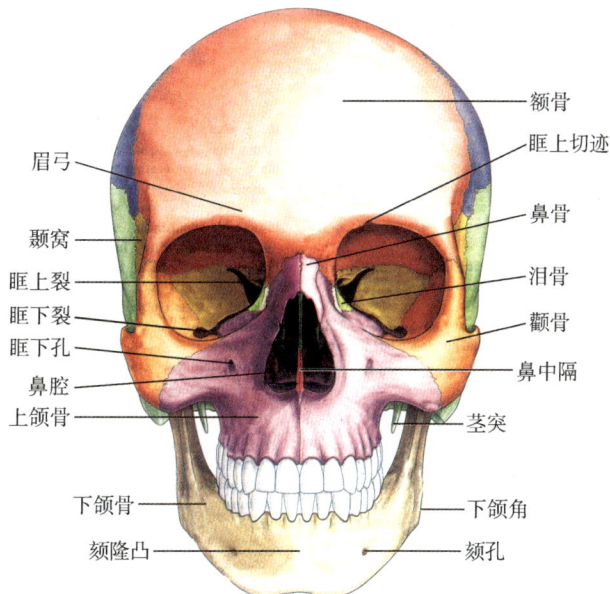

图5-13　颅骨前面观

一、脑颅骨

脑颅骨共8块，其中不成对的有额骨、筛骨、蝶骨和枕骨，成对的有顶骨和颞骨。它们共同围成颅腔，容纳和保护脑。颅腔的顶称**颅盖**，底称**颅底**。构成颅盖的骨自前向后依次是额骨，左、右顶骨，枕骨，以及顶骨外下方的颞骨。其中额骨、枕骨和颞骨还分别从前、后以及两侧弯向内下，参与颅底的构成。位于颅底中央的是蝶骨，蝶骨中部的前方为筛骨。

主要脑颅骨如下。

1. 筛骨 呈"巾"字形，位于鼻腔上方，两眶之间，是一块脆弱的含气骨，分为三部分。①**筛板**：是具有许多筛孔的水平骨板，构成鼻腔的顶。②**垂直板**：为筛骨正中向下伸出的骨板，构成鼻中隔的前上部。③**筛骨迷路**：位于垂直板的两侧，迷路的内侧壁有上、下两个向下卷曲的薄骨片，即上鼻甲和中鼻甲。迷路的外侧壁为眶的内侧壁。迷路内部有许多含气的空腔，称**筛窦**。

2. 蝶骨 位于颅底中央，形似蝴蝶，可分为蝶骨体、小翼、大翼、翼突四部分。蝶骨体位于中央，内有一对空腔称**蝶窦**。自体伸出三对突起，前上方一对称**小翼**，两侧的一对为**大翼**，在体和大翼结合处向下伸出一对**翼突**。

3. 颞骨 位于颅的侧面，形状不规则。颞骨外面的下部有一圆形的孔，称**外耳门**。以外耳门为中心分为三部分，其前上方形似鳞状的骨片，称**鳞部**；下后方的环形薄骨片为**鼓部**；颞骨的内面，伸向前内方的三棱锥形突起称**岩部**，近尖端处有光滑的三叉神经压迹。岩部后下为乳突，内含许多大小不等的腔隙，称**乳突小房**。

二、面颅骨

面颅骨有 15 块，其中成对的有上颌骨、鼻骨、颧骨、泪骨、腭骨和下鼻甲骨，不成对的有犁骨、下颌骨和舌骨（图 5 - 13）。它们共同构成面部支架，并围成眶、骨性鼻腔和骨性口腔。主要面颅骨如下。

1. 下颌骨 呈马蹄铁形，分为中部的下颌体及两侧的下颌支，二者相交处为**下颌角**。下颌体上缘为牙槽弓，有容纳牙根的牙槽（图 5 - 14）。下缘称下颌底，下颌体的前外侧面有一对颏孔，体后正中有突起的颏棘，体内面下部有三角形浅窝称下颌下腺凹。下颌支向上有两个突起，前方称**冠突**，后方称**髁突**。髁突上端有膨大的下颌头以及下端较细的下颌颈。下颌支内面中央有一开口向后上方的下颌孔，经下颌管通颏孔。

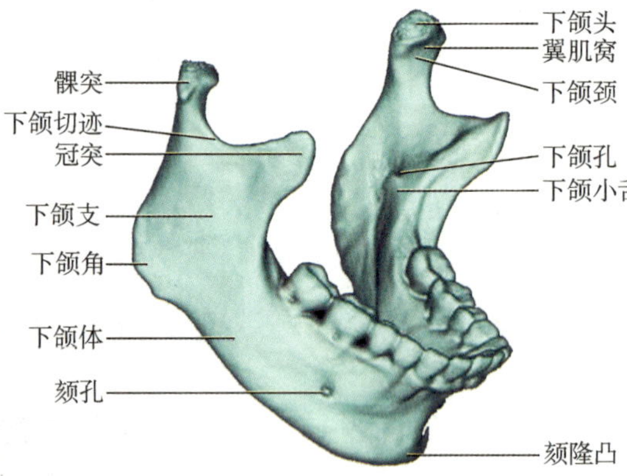

2. 舌骨 位于下颌骨下后方，呈马蹄铁形，中部较宽厚为舌骨体，自体向后伸出一对大角，体和大角结合处向后上伸出一对小角。舌骨体和大角都可在体表摸到。

图 5 - 14　下颌骨

三、颅的整体观

（一）颅的顶面观

颅顶有三条缝。额骨与两顶骨连接处称**冠状缝**；位于正中两顶骨之间的称**矢状缝**；后方顶骨与枕骨之间的为**人字缝**。

（二）颅的侧面观

颅的侧面中部有外耳门，向内通外耳道，自外耳门向前有一骨梁，称**颧弓**。颧弓将颅的侧面分为上方的颞窝和下方的颞下窝。颞窝内，额骨、顶骨、颞骨和蝶骨大翼四骨相交处常形成 H 形的缝，称**翼点**，此处骨质薄弱，内有脑膜中动脉通过（图 5 - 12）。

（三）颅的前面观

颅的前面主要由面颅骨组成，赋予颜面基本轮廓，并围成眶和骨性鼻腔（图5-13）。

1. 眶　为四面锥体形的腔，容纳视器，尖向后内有视神经管与颅中窝相通；眶上、下缘分别称**眶上缘**和**眶下缘**，眶上缘的内、中1/3交界处有一眶上切迹或眶上孔，眶下缘中点下方有眶下孔。眶有四个壁：内侧壁前下部有泪囊窝，此窝向下经鼻泪管通鼻腔；上壁前部外侧面有一容纳泪腺的泪腺窝；下壁中部有眶下沟，此沟向前经眶下管与眶下孔相通；外侧壁最厚。上壁与外侧壁之间的后方为眶上裂，下壁与外侧壁之间的后方为眶下裂。

2. 骨性鼻腔　位于面颅中央，前方的开口称**梨状孔**，后方借鼻后孔与咽相通。鼻腔被骨性鼻中隔分为左、右两部分。每侧鼻腔的外侧壁自上而下有三个突起，分别称**上鼻甲**、**中鼻甲**和**下鼻甲**，各自的下方分别称上鼻道、中鼻道和下鼻道。在上鼻甲后方与蝶骨体之间的浅窝称**蝶筛隐窝**（图5-15）。

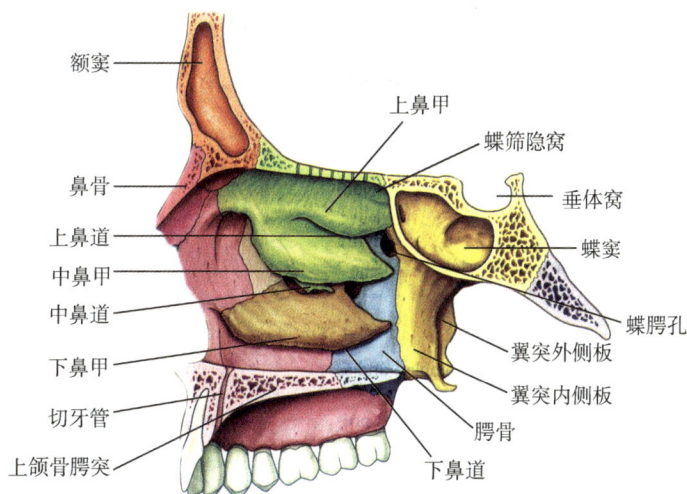

图5-15　骨性鼻腔的外侧壁

3. 鼻旁窦　包括上颌窦、额窦、筛窦和蝶窦。它们是位于同名骨内的含气空腔，对减轻颅骨重量和发音共鸣起一定的作用。其中筛窦又分为前、中、后三群。上颌窦、额窦、筛窦的前、中群均开口于中鼻道，筛窦后群开口于上鼻道，蝶窦开口于蝶筛隐窝。

（四）颅底内面观

颅底内面凹凸不平，自前向后有三个呈阶梯状加深的陷窝，分别称颅前、中、后窝。各窝中有诸多孔、裂、管，大都与颅底外面相通（图5-16）。

1. 颅前窝　小而浅，容纳大脑额叶，正中有一向上的突起称**鸡冠**，鸡冠两侧的水平骨板称**筛板**，筛板有许多小孔，称**筛孔**。

2. 颅中窝　主要容纳大脑颞叶，窝的中央为蝶骨体，其上方呈马鞍形的结构为**蝶鞍**，蝶鞍正中的凹陷称**垂体窝**，容纳垂体。垂体窝前外侧有视神经管，通入眶腔。垂体窝两侧由前向后依次有**眶上裂**、**圆孔**、**卵圆孔**和**棘孔**。蝶骨体与颞骨岩部尖端之间有一**破裂孔**。

3. 颅后窝　大而深，位置最低，容纳小脑和脑干。中央有枕骨大孔，孔前方的斜面称**斜坡**，孔后上方有一十字形的隆起称**枕内隆凸**，在其两侧连有横窦沟，横窦沟至颞骨则弯向前下呈S形称**乙状窦沟**，再经颈静脉孔出颅。枕骨大孔前外侧缘上方有舌下神经管内口。颅后窝的前外侧有内耳门及内耳道。

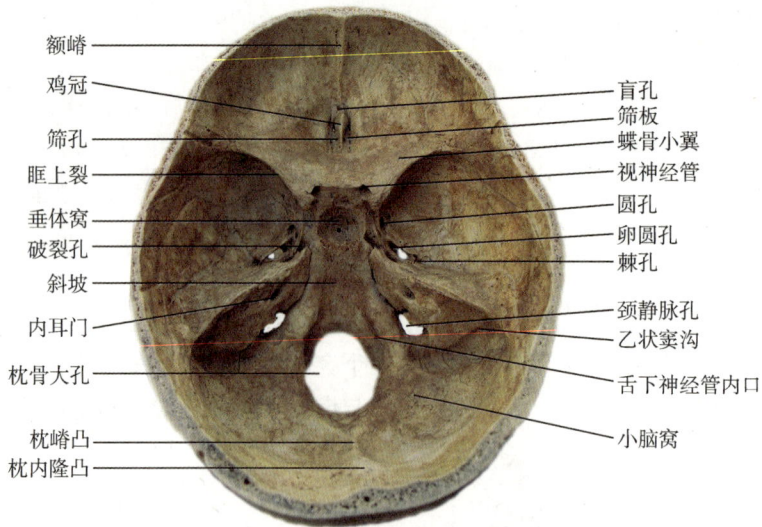

图 5-16   颅底内面

（五）颅底外面观

颅底外面高低不平，神经、血管通过的孔裂甚多（图 5-17）。

1. 颅底前部   由上颌牙槽弓和骨腭组成。骨腭位于左右上颌骨的牙槽突之间，分隔口腔与鼻腔。骨腭前部正中的孔称为**切牙孔**。骨腭后部两侧的孔称为**腭大孔**。

2. 颅底中部   可见鼻后孔两侧的蝶骨翼突，翼突根部的后内方有破裂孔和颈动脉管。在颈动脉管的后外侧有颈静脉窝，窝的内侧有颈静脉孔。在翼突根部的后外方有**卵圆孔**和**棘孔**。

3. 颅底后部   正中有枕骨大孔，枕骨大孔的两侧有枕髁，枕髁的前上方有舌下神经管外口，通舌下神经管。在后部的外侧有乳突，乳突的前内侧有茎突及茎乳孔。在茎突的前外侧有下颌窝和关节结节。

图 5-17   颅底外面

四、新生儿颅骨的特征及出生后变化

由于胎儿咀嚼装置的发育迟于脑和感觉器官的发育，鼻旁窦尚不发达，所以脑颅远大于面颅。新生儿面颅占全颅的1/8，而成人为1/4。新生儿颅骨尚未发育完全，骨与骨之间的间隙较大，其中颅盖骨之间的间隙被结缔组织膜封闭，称为**颅囟**。较大两个的位于矢状缝前后，分别称**前囟**和**后囟**（图5-18）。前囟一般在一岁半左右闭合，后囟于生后不久即闭合。前囟闭合的早晚可作为婴儿发育和颅内压力变化的观测指标。

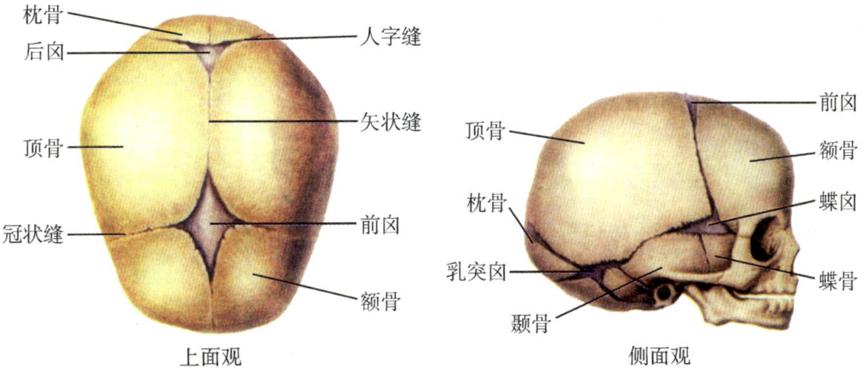

图5-18　新生儿颅上面、侧面

第四节　四肢骨

四肢骨包括上肢骨和下肢骨。人类由于身体直立和劳动，四肢的功能发生分化，上肢从支持功能中解放出来，因而上肢骨轻巧灵活；下肢骨粗壮坚实，起着支持和移动身体的作用。上肢骨和下肢骨都由与躯干相连的肢带骨和能自由活动的自由肢骨两部分组成。

一、上肢骨

上肢骨每侧32块，共64块，由上肢带骨和自由上肢骨组成。

（一）上肢带骨

1. 锁骨　横架于胸廓前上方，全长均可在体表摸到，是重要的骨性标志（图5-19）。锁骨呈"～"形，分一体两端。内侧端粗大称**胸骨端**，与胸骨柄相连形成胸锁关节。外侧端扁平称**肩峰端**，与肩峰相连形成肩锁关节。锁骨上面平滑，下面粗糙，体有两个弯曲，内侧2/3凸向前，外侧1/3凸向后。锁骨骨折易发生在中、外1/3交界处。

2. 肩胛骨　位于胸廓后外侧上份，为三角形的扁骨，可分两个面、三个缘和三个角。肩胛骨的前面（肋面）为一大而浅的窝，称**肩胛下窝**。后面上方有一斜向外上方的骨嵴，称**肩胛冈**，肩胛冈的外侧端扁平，称**肩峰**，是肩部的最高点。肩胛冈的上、下各有一窝，分别称**冈上窝**和**冈下窝**。肩胛骨的上缘短而薄，近外侧有一小切迹，称肩胛切迹，切迹外侧有一向前的指状突起，称**喙突**。外侧缘较厚邻近腋窝，又名**腋缘**。内侧缘薄而长，邻近脊柱，又名**脊柱缘**。肩胛骨的上角和下角分别平对第2肋和第7肋，易于摸到，是确定肋骨序数的重要体表标志。肩胛骨的外侧角膨大，有一梨形的关节面，称**关节盂**，关节盂上、下各有一小突起，分别称**盂上结节**和**盂下结节**（图5-20）。

（二）自由上肢骨

1. 肱骨　位于臂部，是典型的长骨，分一体两端（图5-21）。上端膨大，有半球形的朝向后上

肩峰端　胸骨端

上面观

肩峰关节面
肋锁韧带压迹　肩峰端
胸骨端
胸骨关节面　下面观

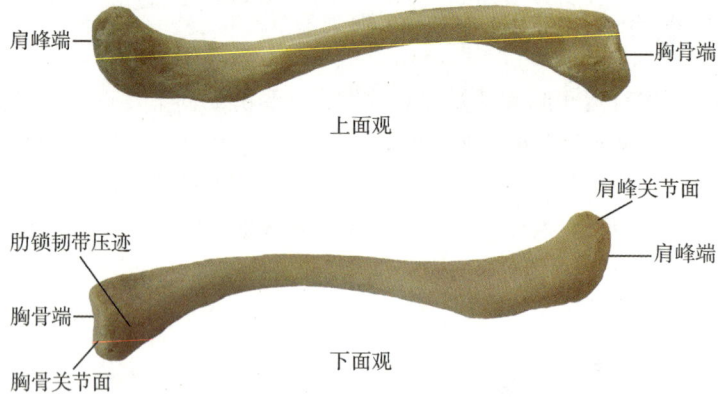

图 5 – 19　锁骨上面、下面

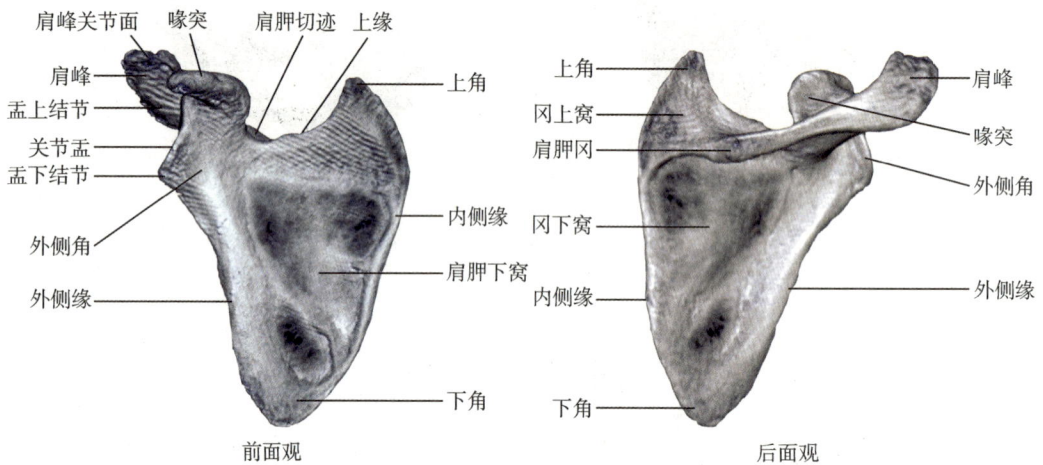

肩峰关节面　喙突　肩胛切迹　上缘
肩峰　上角
盂上结节
关节盂
盂下结节　内侧缘
外侧角　肩胛下窝
外侧缘
下角
前面观

上角　肩峰
冈上窝　喙突
肩胛冈　外侧角
冈下窝
内侧缘　外侧缘
下角
后面观

图 5 – 20　肩胛骨

内侧的肱骨头，与肩胛骨的关节盂构成肩关节。肱骨头周围的环状浅沟称**解剖颈**。颈的外侧和前方各有一隆起，分别称为**肱骨大结节**和**肱骨小结节**，两结节向下延伸的骨嵴，分别称**大结节嵴**和**小结节嵴**，两者之间的纵沟为**结节间沟**，内有肱二头肌长头肌腱通过。肱骨上端与肱骨体交界处称**外科颈**，此处易发生骨折。

肱骨体外侧面中部有一"V"形的粗糙隆起，称**三角肌粗隆**，是三角肌的附着处。体的后面有由内上斜向外下的浅沟，称**桡神经沟**，桡神经走行其间，此处骨折时易损伤桡神经。

肱骨下端宽扁，略向前弯曲。末端有两个关节面，内侧的形如滑车，称**肱骨滑车**，外侧有呈半球形的肱骨小头。滑车与小头前上方各有一窝，分别称**冠突窝**和**桡窝**。肱骨滑车后面上方有一个深窝，称**鹰嘴窝**。肱骨下端两侧各有一突起，分别称**内上髁**和**外上髁**，二者是上肢重要的骨性标志。内上髁后面有一浅沟，称**尺神经沟**，其中有尺神经经过，肱骨内上髁骨折时易损伤尺神经。

大结节　肱骨头　大结节
结节间沟　解剖颈
小结节　外科颈

肱骨体

三角肌粗隆　桡神经沟

桡窝　冠突窝　鹰嘴窝
外上髁　外上髁
肱骨小头　内上髁　肱骨滑车
肱骨滑车　尺神经沟
前面观　后面观

图 5 – 21　肱骨前面、后面

2. 尺骨 位于前臂内侧，上端粗大、下端细小，中部为尺骨体。上端前面有一半圆形深凹，称**滑车切迹**，与肱骨滑车形成肱尺关节。切迹后上方的突起称**鹰嘴**，前下方的突起称**冠突**。冠突的外侧面有一关节面，称**桡切迹**；冠突前下方的粗糙隆起称**尺骨粗隆**。尺骨体稍弯曲，呈三棱柱状。外侧缘薄而锐利，称**骨间缘**，为前臂骨间膜的附着处。下端有球形的尺骨头，尺骨头的后内侧向下的突起称**尺骨茎突**（图5-22）。

图5-22 尺骨和桡骨

3. 桡骨 位于前臂的外侧，上端小，下端膨大，中部为桡骨体。上端形成扁圆形的桡骨头，头的上面有关节凹，称**桡骨头凹**，与肱骨小头形成肱桡关节。桡骨头周缘有环状关节面，与尺骨的桡切迹形成桡尺近侧关节。桡骨头下方缩细的部分为**桡骨颈**，颈下方向前内侧的粗糙隆起称**桡骨粗隆**。桡骨体呈三棱柱形，内侧缘锐利，称**骨间嵴**。下端下面有腕关节面，下端内侧有凹形的关节面，称**尺切迹**。桡骨下端外侧向下的突起，称**桡骨茎突**。

4. 手骨 包括8块腕骨、5块掌骨、14块指骨（图5-23）。

（1）**腕骨** 属于短骨，排成两列，每列4块，均以其形状命名。近侧列由桡侧向尺侧依次为手舟骨、月骨、三角骨和豌豆骨；远侧列为大多角骨、小多角骨、头状骨和钩骨。

（2）**掌骨** 属长骨，共5块。由桡侧向尺侧依次为第1～5掌骨。掌骨的近侧端为掌骨底，与远侧列腕骨相关节；中部稍向背侧弯曲为掌骨体；远侧端呈球形为掌骨头，与指骨相关节。

（3）**指骨** 为小型长骨，共14块。拇

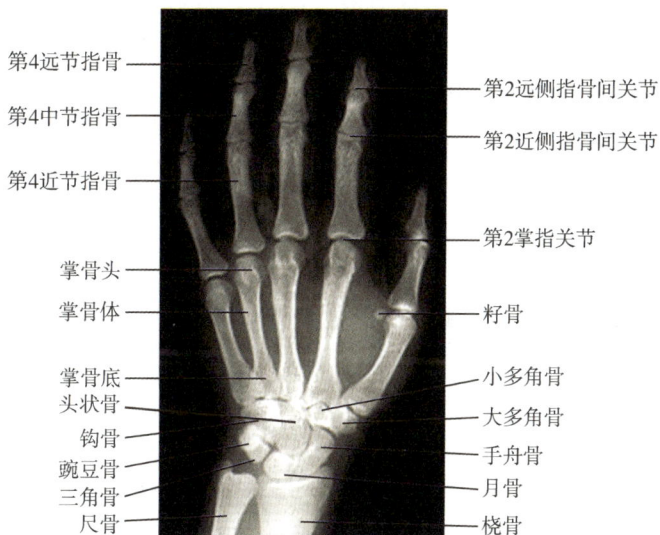

图5-23 手骨（X线正位片）

指为两节，其余各指为三节，由近侧向远侧依次为近节、中节和远节指骨。每节指骨均分为指骨底、指骨体和指骨滑车，远节指骨末端掌面膨大且粗糙，称为**远节指骨粗隆**。

二、下肢骨

（一）下肢带骨

髋骨（hip bone）为不规则的扁骨，左右各一（图5-24），由髂骨、耻骨和坐骨融合而成，髂骨位于上方，耻骨位于前下方，坐骨位于后下方，16岁以前三骨之间由软骨连结，成年后软骨骨化。三骨的体融合处外侧面为一大而深的窝，称**髋臼**，与股骨头相关节。

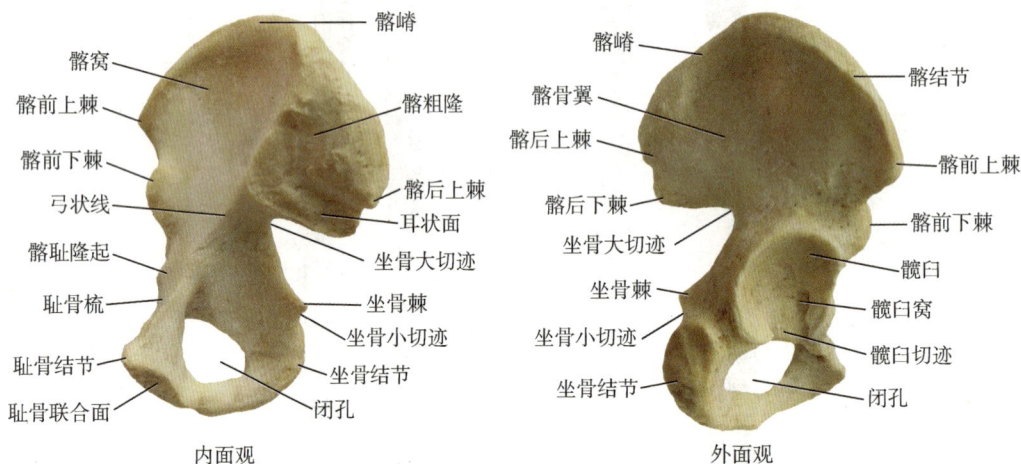

图5-24 髋骨

1. 髂骨 分为体和翼两部。髂骨体肥厚坚固，构成髋臼的后上部。髂骨翼在体的上方，为宽阔的骨板，上缘称**髂嵴**，髂嵴前、中1/3交界处向外侧突出称**髂结节**。两侧髂嵴最高点的连线约平对第4腰椎棘突，是确定下部椎骨序数的骨性标志，临床上腰椎穿刺或麻醉多用此法定位。髂嵴的前后突起分别称为**髂前上棘**和**髂后上棘**。髂骨翼内面平滑微凹称**髂窝**，窝下方的骨嵴为**弓状线**，其后上方为**耳状面**，与骶骨的耳状面构成骶髂关节。

2. 坐骨 分为坐骨体和坐骨支。坐骨体构成髋臼的后下部，肥厚粗壮，体的后缘有一向后伸出的突起称**坐骨棘**，棘的上、下方各有一切迹，上方的为**坐骨大切迹**，下方的为**坐骨小切迹**。坐骨体向后下延续为**坐骨支**，坐骨支后下为粗大的**坐骨结节**。

3. 耻骨 分为一体两支。耻骨体构成髋臼的前下部。耻骨体与髂骨体结合处的上面为**髂耻隆起**。从体向前内伸出耻骨上支，其末端急转向下外成为耻骨下支。两支移行处内侧椭圆形的粗糙面，称**耻骨联合面**。耻骨上支的上缘有一锐利的骨嵴称**耻骨梳**，其前下端终于耻骨结节，自结节向内侧延伸到耻骨联合面上缘的骨嵴称**耻骨嵴**。耻骨下支与坐骨支围成闭孔。

（二）自由下肢骨

1. 股骨 位于股部，是人体中最大的长骨，分为一体两端（图5-25）。上端朝向内上方，其末端球状膨大称**股骨头**，与髋臼相关节。头的中央稍下方，有一小凹称**股骨头凹**，为股骨头韧带的附着处。头的外下方较细的部分称**股骨颈**。颈与体交界处的外侧有两个隆起：上外侧粗大的方形隆起为**大转子**，内下方的圆锥形突起称**小转子**。大、小转子之间，前有转子间线，后有转子间嵴相连。

股骨体粗壮微向前凸，体的前面光滑，后面有一纵行的骨嵴，称**粗线**，此线上端分叉，向上外延续为臀肌粗隆，向上内延续为耻骨肌线。粗线下端分为内、外两线，其间三角形的平面称**腘面**。

股骨下端为两个膨大的隆起，分别称为**内侧髁**和**外侧髁**，髁的下面和后面都有关节面与胫骨上端相关节，前面的光滑关节面与髌骨相关节，称**髌面**。两髁之间的深窝称**髁间窝**，两髁侧面上方分别有一突起，称**内上髁**和**外上髁**。

图5-25 股骨前面、后面

2. 髌骨 是全身最大的籽骨，包埋于股四头肌腱内，呈扁三角形，底朝上，尖向下，前面粗糙，后面为关节面，与股骨髌面相关节（图5-26）。

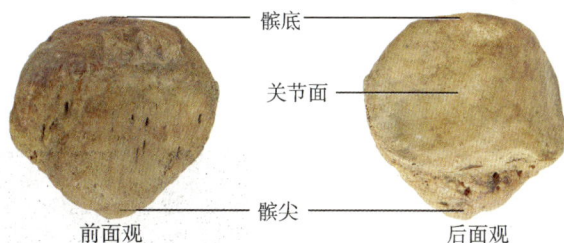

图5-26 髌骨前面、后面

3. 胫骨 位于小腿内侧，分为一体两端（图5-27）。上端膨大，形成与股骨内、外侧髁相对应的内侧髁和外侧髁，两髁之间向上的隆起，称**髁间隆起**。外侧髁的后外侧有一关节面，称**腓关节面**。胫骨上端前面的粗糙隆起称**胫骨粗隆**。胫骨体呈三棱柱形，其前缘锐利，称**前嵴**，体的内侧面光滑平坦无肌肉覆盖，在皮下可触及。胫骨下端稍膨大，内侧伸向下的突起，称**内踝**，外侧有与腓骨相接的三角形隐凹，称**腓切迹**。

4. 腓骨 位于小腿的后外侧，细而长，分为一体两端。上端稍膨大，称**腓骨头**，有腓骨头关节面与胫骨相关节，头下方缩细为**腓骨颈**，腓骨体形状不规则，下端稍膨大，称外踝，其内侧有外踝关节面。

5. 足骨 包括7块跗骨、5块跖骨、14块趾骨（图5-28）。

（1）**跗骨** 有7块，属短骨，分成前、中、后三列。后列为上方的距骨和下方的跟骨；中列为足舟骨；前列由内侧向外侧依次为内侧楔骨、中间楔骨和外侧楔骨及骰骨。

距骨上面有前宽后窄的关节面称**距骨滑车**，与胫骨和腓骨的下端构成距小腿关节（踝关节）。跟骨后端隆起称**跟骨结节**。

（2）**跖骨** 属于长骨，相当于手的掌骨。每块跖骨可分一体两端，近侧端称**跖骨底**，中间部称为**跖骨体**，远侧端称**跖骨头**。

（3）**趾骨** 共14块，属于长骨，各节趾骨的名称和结构均与手指骨相同。即每块趾骨可分一体

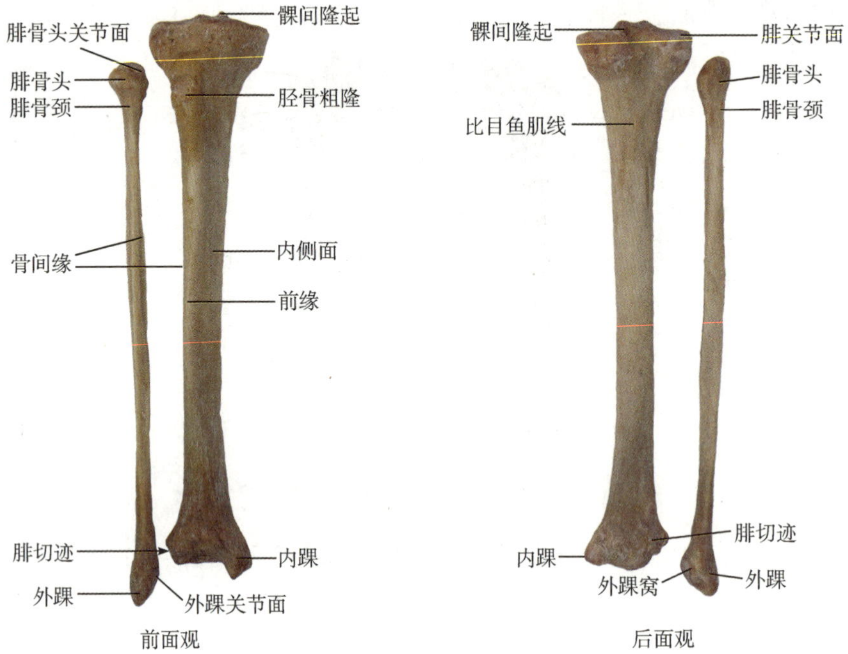

图 5-27 胫骨与腓骨前面、后面

两端，近侧端称**趾骨底**，中部称**趾骨体**，远侧端称**趾骨滑车**。

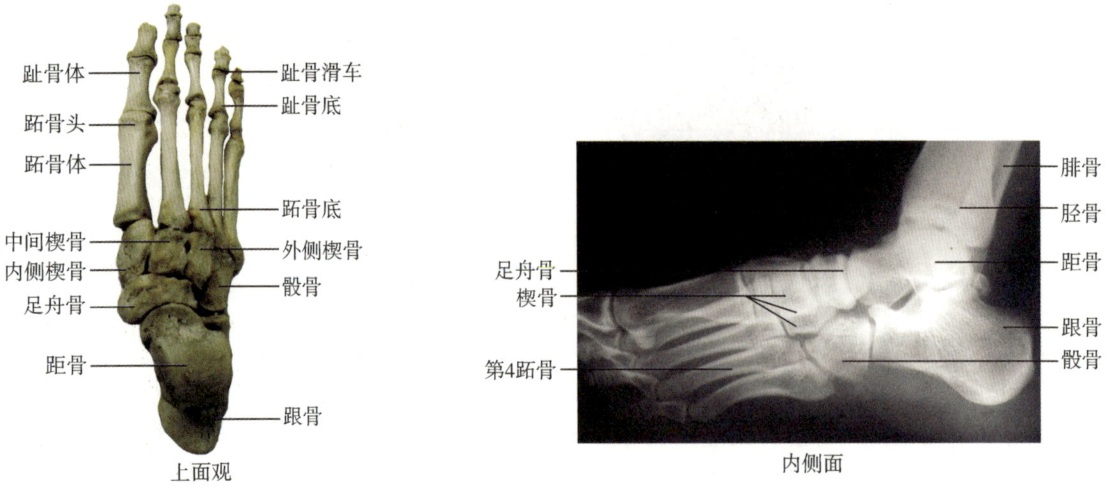

图 5-28 足骨

目标检测

答案解析

一、单项选择题

1. 下列属于脑颅骨的骨是

    A. 上颌骨   B. 腭骨   C. 颧骨

    D. 额骨   E. 鼻骨

2. 构成颅前窝的颅骨有

    A. 颞骨   B. 枕骨   C. 顶骨

    D. 泪骨   E. 筛骨

3. 躯干骨不包括

    A. 胸骨　　　　　　　　　B. 肋骨　　　　　　　　　C. 锁骨

    D. 尾骨　　　　　　　　　E. 骶骨

4. 寰椎属于哪部位的椎骨

    A. 颈椎　　　　　　　　　B. 胸椎　　　　　　　　　C. 腰椎

    D. 骶骨　　　　　　　　　E. 尾骨

5. 下列属于长骨的是

    A. 肋骨　　　　　　　　　B. 顶骨　　　　　　　　　C. 鼻骨

    D. 趾骨　　　　　　　　　E. 舌骨

二、思考题

1. 临床腰椎穿刺常在何处进行？

2. 从体表如何确定棘突和肋骨的序数？

3. 颅骨分几部分？颅底的内面有哪些主要的孔和裂？

4. 新生儿颅骨有何特征？

（汲　军）

书网融合……

重点小结　　　　　　　微课　　　　　　　习题

第六章 骨连结 🅔微课

学习目标

知识目标：掌握滑膜关节的基本结构和辅助结构；脊柱的组成、椎骨间的连结、脊柱的整体观及其运动；胸廓的组成、胸廓上、下口的形态及围成；骨盆的组成与分部；颞下颌关节、肩关节、肘关节、髋关节、膝关节的构成、结构特点及运动。熟悉滑膜关节的运动及分类；髋骨与脊柱间的韧带连结；桡腕关节、踝关节的构成、结构特点及运动。了解骨连结的分类；肋与脊柱及胸骨的连结；颅骨连结的主要形式；胸锁关节、肩锁关节的组成；桡尺连结；手其他关节的结构和运动；骶髂关节的构成；足弓的构成及其功能。

能力目标：能在活体上辨识主要关节，了解其构造及运动形式；正确描述出关节的基本结构和辅助结构，以及肩关节、肘关节、髋关节和膝关节的组成、结构特点及其作用。

素质目标：培养敬佑生命、尊重逝者、爱护标本及模型的良好品德；具有救死扶伤、甘于奉献、爱岗敬业的职业素养和良好的医德医风。

情境导入

情境：患者，男，55岁，骑车时前倾摔倒，右腿剧烈疼痛，不能伸膝。紧急送医院就诊。检查可见：右膝明显肿胀，压痛，关节屈伸困难，活动时关节内有异响和异物感，右下肢不能单独站立。

思考：1. 膝关节有何结构特点？

2. 如何理解膝关节是全身最复杂的关节？

第一节　概　述

骨与骨之间的连结，称**骨连结**。按人体各部骨连结的构造、连结方式的不同，可分为直接连结和间接连结两类。

一、直接连结

直接连结（synarthroses）是指骨与骨之间借致密结缔组织、骨或软骨连结在一起，较牢固，不活动或少许活动。多位于颅骨、躯干骨之间，以支持体重和保护脑。这种连结可分为纤维连结、软骨连结和骨性结合（图6-1）。

1. 纤维连结　指骨与骨之间以纤维结缔组织连结。当纤维结缔组织形成韧带，则称**韧带连结**，如脊柱的棘间韧带和黄韧带等。当两骨间距很窄，由薄层致密结缔组织相连时，称**缝**，如颅骨的冠状缝和矢状缝等。如果缝骨化，则称**骨性结合**。

2. 软骨连结　指骨与骨之间借软骨相连结。幼年时期可见透明软骨连结，如长骨骨干与骺之间的骺软骨，随着年龄的增长，可骨化形成骨性结合。此外，还有纤维软骨结合，使骨间可有轻微的活动，如肋软骨、椎间盘及耻骨联合等。

3. 骨性结合　指两骨之间以骨组织连结，如骶椎之间骨性结合成骶骨，髂、坐、耻三骨骨性结合成髋骨。常由纤维连结或透明软骨结合骨化而成。

冠状缝

人字缝

缝

肋软骨

胸骨

软骨连结

黄韧带

棘上韧带

棘间韧带

椎间盘

前纵韧带

后纵韧带

纤维连结

关节腔

关节软骨

关节囊

关节

图 6 - 1　骨连结的分类

二、间接连结

间接连结又称**滑膜关节**，简称**关节（joint）**，是骨连结的最高分化形式，是指骨与骨之间相互分离，内有充满滑液的腔隙，周围借结缔组织囊相连，具有较大的活动性。人体大部分骨的连结都属于此种类型。

（一）关节的基本结构

关节包括关节面、关节囊和关节腔三部分（图 6 - 2）。

1. 关节面　是组成关节的相对骨面。每一关节至少包括两个关节面，多为一凸一凹，凸者称**关节头**，凹者称**关节窝**。关节面覆盖一层关节软骨。关节软骨富有弹性，表面光滑，可减少运动时关节面之间的摩擦，缓冲震荡。

2. 关节囊　是由结缔组织构成的膜性囊，附着于关节面的周缘及其附近的骨面上，密闭关节腔。可分为内、外两层。

（1）**纤维膜**　为关节囊的外层，由致密结缔组织构成，富含神经和血管，厚薄与关节的活动和负重大小相关。上肢关节运动灵活，纤维膜一般薄而松弛；而下肢负重较大，关节相对稳固，其纤维膜坚韧而紧张。

关节囊纤维层

关节囊滑膜层

关节面

关节腔

关节软骨

骺线

图 6 - 2　关节的基本结构模式图

（2）**滑膜**　为关节囊的内层，由疏松结缔组织构成，边缘附着于关节软骨周缘。滑膜富含血管，能分泌滑液。滑液无色透明，可增加润滑，减少关节的摩擦，并为关节提供营养。

3. 关节腔　为滑膜与关节软骨所围成的密闭腔隙，关节腔内含有滑液，呈负压状态，对维持关节的稳固起一定作用。

（二）关节的辅助结构

除关节的基本结构外，有些关节还有辅助结构。

1. 韧带　连于相邻两骨，由致密结缔组织构成，分为囊内韧带和囊外韧带两种。能加强关节的

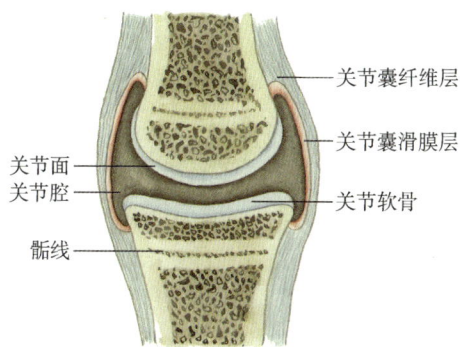

稳固性和限制关节过度活动。

2. 关节盘 由纤维软骨构成，位于两骨的关节面之间，将关节腔分为上、下两部，具有增加关节稳固性和灵活性的作用，如颞下颌关节。不完整的关节盘称**半月板**，不完全分隔关节腔，如膝关节的半月板。关节盘具有一定的弹性，可减少外力对关节的震荡。

3. 关节唇 呈环状，由纤维软骨构成，附于关节窝周缘，可加大加深关节窝，增大关节面，使关节更加稳固。

（三）关节的运动形式

关节的运动主要表现为围绕某一关节的运动轴所产生的运动。大多数关节沿三个互相垂直的轴运动。

1. 屈和伸 当关节沿冠状轴运动，两骨之间角度减小，称**屈**；相反时，称**伸**。但膝关节以下的运动相反，足尖上抬、足背向小腿前面靠拢为踝关节的伸，称**背屈**；反之为踝关节的屈，称**跖屈**。

2. 外展和内收 当关节沿矢状轴运动，使运动骨远离正中矢状面的方向运动，称**外展**；相反时，称**内收**。

3. 旋转 运动骨围绕垂直轴进行旋转，骨的前面转向内侧，称**旋内**，转向外侧，称**旋外**。在前臂，手背转向前方的运动，称**旋前**，手背转向后方的运动，称**旋后**。

4. 环转 以关节的中心为轴心，运动骨的近端在原位转动，远端做圆周运动，称**环转运动**，实际上是屈、展、伸、收依次结合的连续动作。

第二节　躯干骨的连结

躯干骨的连结包括椎骨、骶骨及尾骨间连结形成的脊柱和胸椎、肋及胸骨连结形成的胸廓。

一、脊柱

成人脊柱由 7 块颈椎、12 块胸椎、5 块腰椎、1 块骶骨和 1 块尾骨及其之间的骨连结共同组成，构成人体的中轴。

（一）椎骨间的连结

主要有软骨、韧带和关节。可分为椎体间的连结和椎弓间的连结。

1. 椎体间的连结 相邻椎体间有椎间盘、前纵韧带和后纵韧带。

（1）**椎间盘** 位于相邻两椎体之间的纤维软骨盘，成人有 23 个椎间盘。椎间盘由两部分构成（图 6-3），周围部称**纤维环**，由同心圆状排列的纤维软骨构成，紧密连接两个相邻的椎体；椎间盘的中央部称**髓核**，是柔软而富有弹性的胶状物。椎间盘既坚韧又富有弹性，可承受压力，吸收震荡，牢固连结椎体，具有"弹性垫"缓冲作用。椎间盘厚薄不一，腰部最厚，颈部次之，故腰、颈部脊柱活动度较大。过度的劳损、体位骤变、猛烈弯腰时，可引起纤维环破裂，髓核突入椎管或椎间孔，压迫脊髓或脊神经，形成椎间盘突出症，是成人常见的腰腿痛病因之一。

（2）**前纵韧带** 附着于各椎体和椎间盘的前面，宽而坚韧，可防止脊柱过度后伸和椎间盘前脱（图 6-4）。

（3）**后纵韧带** 附着于各椎体和椎间盘的后面，参与构成椎管前壁，可防止脊柱过度前屈和椎间盘向后突出（图 6-4）。

2. 椎弓间的连结 包括韧带和关节。

（1）**黄韧带** 是连结相邻两椎弓板之间的黄色弹性纤维（图 6-4），坚韧而富有弹性，参与构成椎管后壁，并限制脊柱过度前屈。

图 6 – 3　椎间盘

（2）**棘间韧带**　连结相邻两棘突之间，由致密结缔组织组成，有限制脊柱前屈的作用。

（3）**棘上韧带和项韧带**　棘上韧带起自第 7 颈椎棘突，向上移行为项韧带，向下连于胸、腰、骶椎各棘突末端，由弹性纤维构成。前方与棘间韧带相融合，有限制脊柱前屈的作用。项韧带连接在枕外隆凸与 6 个颈椎棘突末端之间，呈三角形。

（4）**关节突关节**　由相邻椎骨的上、下关节突的关节面构成。

3. 特殊椎骨的连结　主要有寰椎与枕骨之间的**寰枕关节**及寰椎与枢椎之间的**寰枢关节**，这两个关节与头部运动有关。

（二）脊柱的整体观及其运动

脊柱的长度与性别、年龄、姿势等有关。

1. 脊柱前面观　椎体从上向下逐渐增大，至骶骨耳状面以下，由于重心转移传至下肢，所以骶、尾骨椎体又逐渐变小（图 6 – 5）。

2. 脊柱后面观　各部椎骨的棘突连贯成纵嵴，位于背部正中线上。颈椎棘突短，呈水平位，但第 7 颈椎棘突长而突出；胸椎棘突细长斜向后下方，呈叠瓦状；腰椎棘突呈宽板状，水平向后，间隙较宽，故临床上常选腰部做腰椎穿刺术。

3. 脊柱侧面观　成人脊柱有颈曲、胸曲、腰曲、骶曲四个生理性弯曲。其中颈曲和腰曲凸向前，为出生后代偿性弯曲；胸曲和骶曲凸向后，

图 6 – 4　椎骨间的连结

在胚胎时已形成。脊柱的生理性弯曲可保护脑和脊髓以及胸腹腔脏器，对维持人体的重心稳定和减轻震荡具有重要作用。

4. 脊柱的运动　脊柱可做屈、伸、侧屈、旋转和环转等运动。运动幅度较大的部位在下颈部和下腰部，故临床上脊柱损伤也多见于这两处。

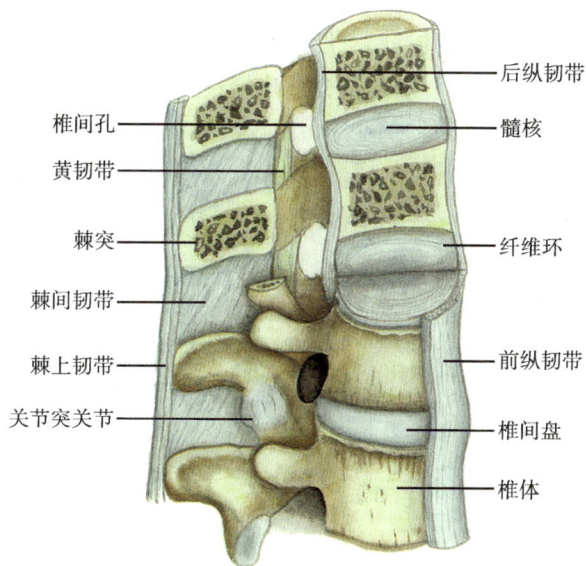

二、胸廓

胸廓由 12 块胸椎、12 对肋、1 块胸骨及之间的连结共同构成（图 6 – 6）。

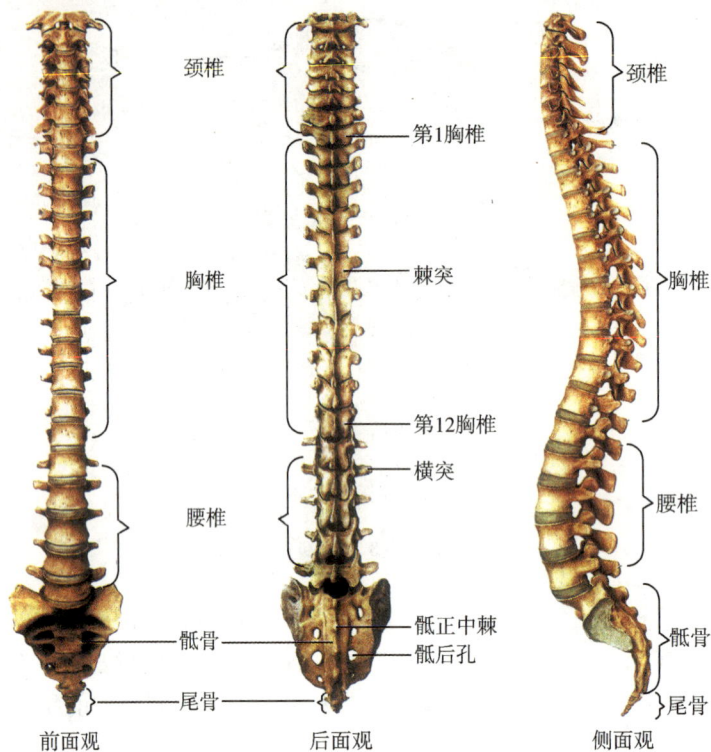

图 6-5 脊柱的整体观

1. 胸廓的连结 肋的后端与胸椎构成肋椎关节。肋的前端借助软骨与胸骨相连，第 1～7 对肋以肋软骨与胸骨肋切迹构成连结；第 8～10 对肋的前端借肋软骨依次与上位肋软骨相连形成**肋弓**；第 11 和第 12 对肋的前端游离于腹肌中，不与胸骨相连。

2. 胸廓的整体观 胸廓有四壁两口。四壁即前壁、后壁和左、右侧壁，两口即上、下两口。胸廓上口较狭小，由胸骨柄上缘、第 1 肋和第 1 胸椎体共同围成，是胸腔和颈部的通道。胸廓下口宽阔，由第 12 胸椎、第 11 与第 12 对肋前端、肋弓和剑突共同围成。相邻两肋之间的间隙称**肋间隙**。两侧肋弓之间的夹角称**胸骨下角**。

3. 胸廓的运动 胸廓主要参与呼吸运动，吸气时，在肌作用下，肋的前部抬高，伴以胸骨上升，从而加大胸廓前后径；肋上抬时，肋体向外扩展，加大胸廓横径，使胸腔容积增大。呼气时正好相反。

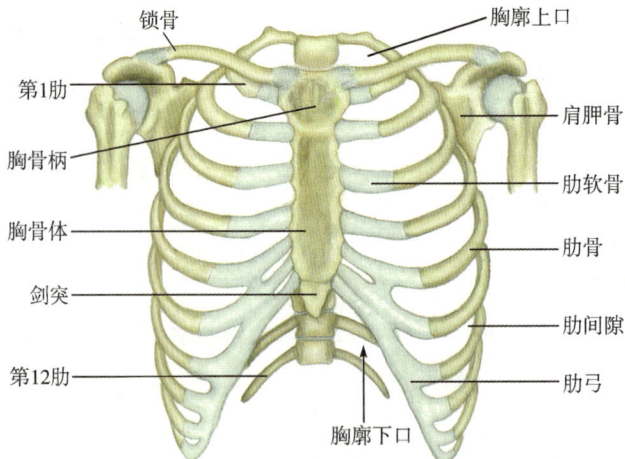

图 6-6 胸廓

知识链接

胸廓形状的变化

胸廓的形状、大小因年龄、性别、营养等情况而不同。新生儿胸廓呈桶状，随年龄及呼吸运动，横径渐增大。成人胸廓近似圆锥形，横径较长，前后径较短，上部狭小，下部宽阔。成年女性的胸廓较男性略圆而短；经常进行体育锻炼的人，胸廓较为宽阔。佝偻病儿童胸廓前后增大，胸骨突出，表现为"鸡胸"。肺气肿患者胸廓各径都增大表现为"桶状胸"。

第三节 颅骨的连结

颅骨的连结有纤维连结、软骨连结和滑膜关节。

一、颅骨的纤维连结和软骨连结

颅顶各骨之间多借缝相连，有矢状缝、冠状缝、人字缝等。新生儿颅顶各骨尚未发育完全，骨与骨之间的间隙由结缔组织封闭，此间隙称**颅囟**。主要有位于矢状缝与冠状缝交汇处的前囟和位于矢状缝与人字缝交汇处的后囟。颅底部分骨具有软骨连结，随着年龄的增长，缝和软骨连结可转化成骨性结合。

二、颞下颌关节

颞下颌关节也称**下颌关节**，是颅骨连结中唯一可动的滑膜关节，由下颌骨的下颌头与颞骨的下颌窝和关节结节构成（图 6 - 7）。关节囊松弛，前下部较薄弱，故下颌关节易向前下方脱位。囊内有关节盘，将关节腔分为上、下两部分。

颞下颌关节属于联合关节，两侧同时运动可使下颌向上、下，前、后及两侧运动。张口时下颌体下降，下颌头和关节盘向前运动，至关节结节下方，对于个别关节囊过分松弛的人，当张口过大，下颌头可滑至关节结节前方而不能退回，造成下颌关节脱位，口不能闭合。

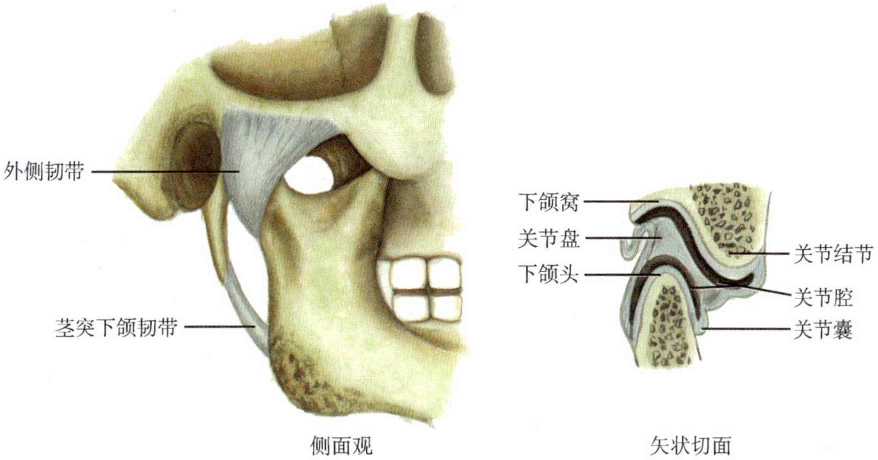

外侧韧带

茎突下颌韧带

下颌窝
关节盘
下颌头
关节结节
关节腔
关节囊

侧面观　　　　矢状切面

图 6 - 7　颞下颌关节

囟的闭合时间

前囟在1~2岁闭合，后囟在出生后不久就闭合。护理婴幼儿时需注意，囟门闭合的早、迟是衡量颅骨发育的重要指标。闭合过早或过迟均需考虑为生长发育异常的表现。囟门早闭时，须测量其头围大小，如果头围低于正常值，需进一步确定是否脑部发育不良；囟门迟闭多见于佝偻病、脑积水、呆小症等。

第四节　四肢骨的连结

一、上肢骨的连结

上肢骨的连结包括上肢带骨的连结和自由上肢骨的连结。

（一）上肢带骨的连结

1. 胸锁关节 是上肢骨与躯干骨连结的唯一关节。由胸骨的锁切迹及第1肋软骨的上面和锁骨的胸骨端构成。关节囊坚韧，内有关节盘，囊外有韧带加强。属微动关节，活动度小（图6-8）。

2. 肩锁关节 由肩胛骨的肩峰与锁骨的肩峰端构成，关节囊外有韧带加强。该关节活动范围很小，是肩胛骨活动的支点。

（二）自由上肢骨的连结

1. 肩关节 由肱骨头与肩胛骨的关节盂构成（图6-9）。肱骨头大，关节盂浅而小，关节囊薄而松弛，肩关节运动幅度大，但稳固性较低。加固肩关节的辅助结构主要有关节唇、韧带和肌腱。关节囊内有肱二头肌长头腱通过。囊的前、上、后方有肌肉加强，下壁最为薄弱，肩关节脱位时，肱骨头常从此脱出。

肩关节是全身最灵活的关节，能做屈、伸、收、展、旋内、旋外和环转运动。

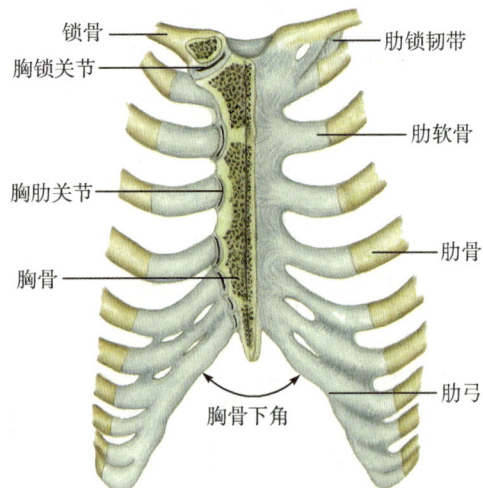

图6-8　胸锁关节

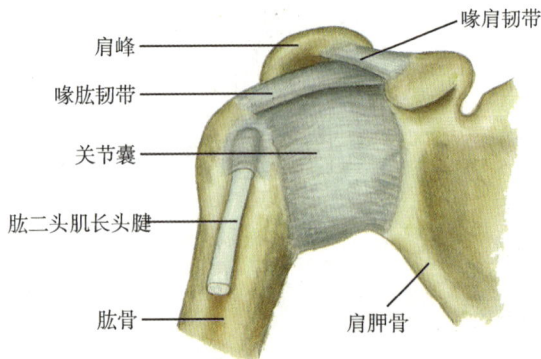

前面观

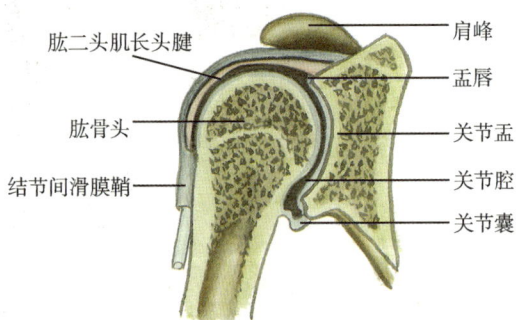

冠状切面

图6-9　肩关节

2. 肘关节 由肱骨下端与桡、尺骨上端构成（图 6-10），包括以下三个关节：①**肘尺关节**，由肱骨滑车与尺骨滑车切迹构成；②**肱桡关节**，由肱骨小头与桡骨头关节凹构成；③**桡尺近侧关节**，由桡骨环状关节面与尺骨桡切迹构成。

这三个关节包在同一个关节囊内，关节囊的前、后壁薄而松弛，后壁最弱，故尺、桡骨易向后方脱位。加固肘关节的韧带有三条：桡侧副韧带、尺侧副韧带及在桡骨头周围的桡骨环状韧带，环状韧带可防止桡骨头脱出。幼儿桡骨头尚在发育中，环状韧带松弛，前臂伸直位受猛力牵拉易发生桡骨头半脱位。肘关节主要做屈、伸运动。

前面观 　　　　　　矢状切面

图 6-10　肘关节

3. 前臂骨间连结 除桡尺近侧关节外，还有桡尺远侧关节和前臂骨间膜。前臂骨间膜连结于尺骨和桡骨的骨间缘之间，是坚韧的纤维膜。桡尺近侧和远侧关节为联合关节，使前臂做旋转运动。三者联合运动，可使前臂做旋前和旋后运动（图 6-11）。

4. 手关节 包括桡腕关节、腕骨间关节、腕掌关节、掌指关节和指骨间关节（图 6-12）。

桡腕关节又称**腕关节**，由桡骨下端的腕关节面和尺骨头下方的关节盘与手舟骨、月骨、三角骨构成。其关节囊松弛，四周有韧带加强，其中掌侧韧带较坚韧，导致腕后伸运动受限制。桡腕关节可做屈、伸、收、展和环转运动。

除桡腕关节外，手的关节还有腕骨间关节、腕掌关节、掌指关节和手指间关节。其中前两者活动范围很小。掌指关节可做屈、伸、收、展和环转运动。指间关节可做屈、伸运动。拇指腕掌关节可做屈、伸、收、展、环转和对掌运动。

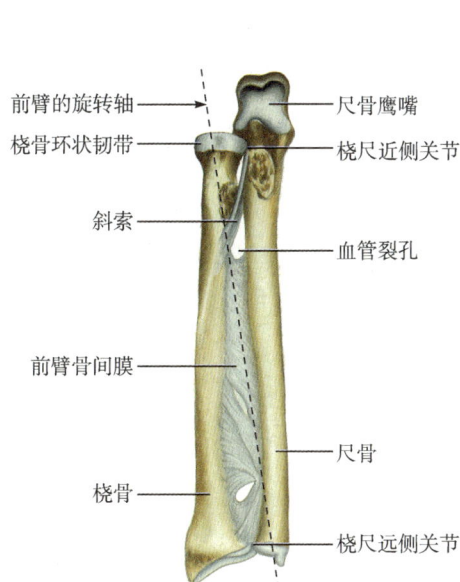

图 6-11　前臂骨间连结

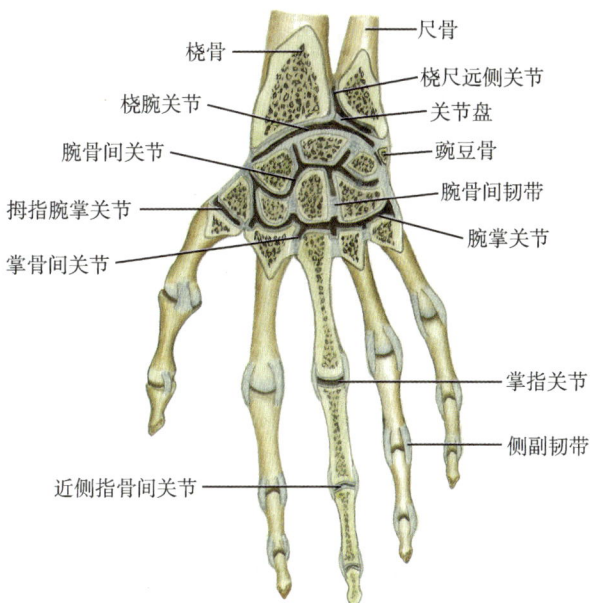

图 6-12　手关节

二、下肢骨的连结

下肢骨的连结包括下肢带骨的连结和自由下肢骨的连结。

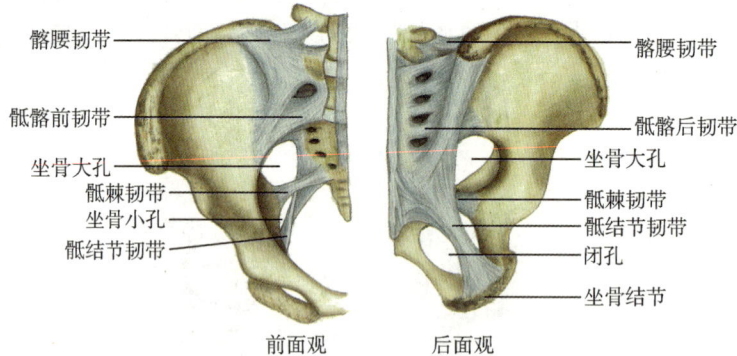

图 6-13　骨盆的连结

（一）下肢带骨的连结

1. 髋骨间的连结　即耻骨联合，是由左、右耻骨联合面借纤维软骨构成的耻骨间盘相连而成。耻骨间盘内部有一矢状裂隙，称耻骨联合腔。女性耻骨间盘较厚，裂隙较大，于孕妇和经产妇更为明显，分娩时耻骨联合腔稍分离，有利于胎儿娩出。

2. 髋骨与脊柱的连结

（1）**骶髂关节**　由骶骨和髂骨的耳状面构成，左、右各一。关节面粗糙互相嵌合，关节囊紧张，前后有韧带加强。骶髂关节连结牢固，活动性小，以适应下肢支撑体重的功能。

（2）**髂腰韧带**　坚厚，由第5腰椎横突横行至髂嵴后上部。

（3）**骶结节韧带**　呈扇形，位于骨盆后方。连结在骶、尾骨侧缘和坐骨结节之间。

（4）**骶棘韧带**　较小，位于骨盆前方。从骶、尾骨侧缘连至坐骨棘。在临床产科骶棘韧带是判断骨盆是否狭窄的重要标志。

骶棘韧带与坐骨大切迹围成坐骨大孔；骶棘韧带、骶结节韧带与坐骨小切迹围成坐骨小孔。两孔均有肌肉、神经和血管通过。

3. 骨盆　由左、右髋骨和骶骨、尾骨及其间的骨连结构成（图6-13）。

（1）**骨盆的分部**　骨盆由骶骨岬向两侧，经弓状线、耻骨梳、耻骨结节、耻骨嵴和耻骨联合上缘，围成环形，称**界线**。骨盆被界线分为大骨盆和小骨盆两部分。界线以上称**大骨盆**，又称**假骨盆**，界线以下为**小骨盆**，又称**真骨盆**。

小骨盆即临床上通常所指的骨盆。其上口称**骨盆上口**，由界线围成。小骨盆的下口称**骨盆下口**，由尾骨尖、骶结节韧带、坐骨结节、坐骨支、耻骨下支和耻骨联合下缘共同围成。骨盆上、下两口之间称**骨盆腔**，是前壁短、侧壁和后壁长的弯曲的骨性通道。两侧耻骨下支和坐骨支形成耻骨弓，其间的夹角称**耻骨下角**。

（2）**骨盆的性别差异**　在人的全身骨骼中，男、女骨盆的性别差异最为显著（图6-14）。这与骨盆功能有关，虽然骨盆的主要功能是运动，但女性骨盆还要适合分娩的需要。从青春期开始，男、女骨盆的形态出现一定的性别差异。女性骨盆外形短而宽，骨盆上口近似圆形，较宽大，骨盆下口和耻骨下角较大，女性耻骨下角可达90°～100°，男性则为70°～75°。

（二）自由下肢骨的连结

1. 髋关节　由髋臼和股骨头构成（图6-15）。其结构特点是：髋臼窝深，股骨头圆，几乎全部

男性　　　　　　　　　　　女性

图 6 – 14　骨盆的性别差异

纳入髋臼内。关节囊厚而坚韧，股骨颈除后外侧 1/3 外，其余全部包被在关节囊内。因此，股骨颈骨折有囊内、囊外之分。关节囊的前、后及上壁均有韧带加强，唯有下壁较薄弱，故股骨头脱位常发生在此处。此外，关节腔内有股骨头韧带，连于股骨头和髋臼之间，内含营养股骨头的血管。髋关节可做屈、伸、收、展、旋内、旋外和环转运动，但其运动幅度远不及肩关节。

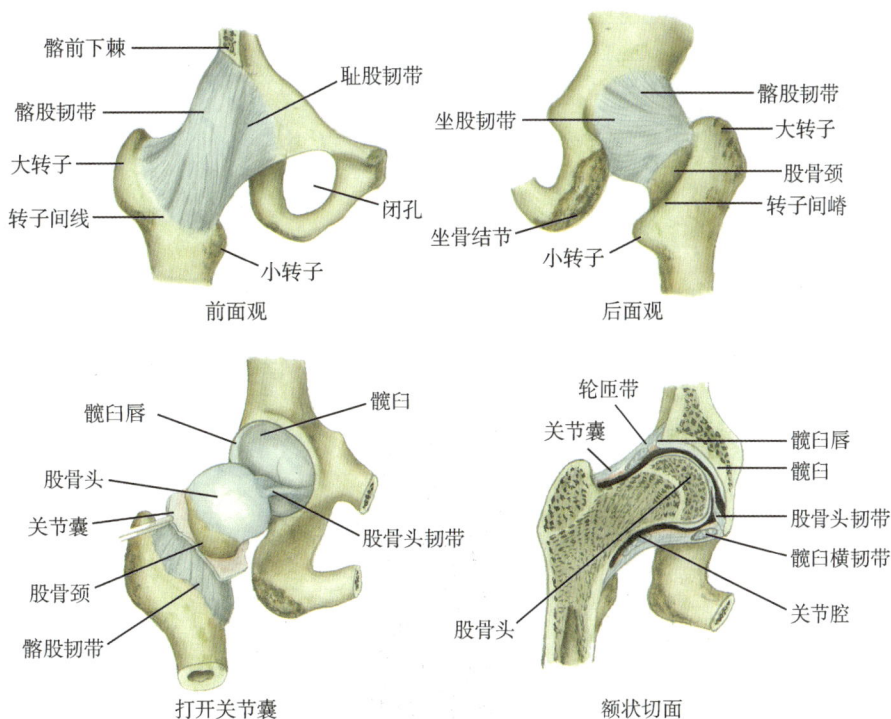

图 6 – 15　髋关节

2. 膝关节　是人体最大、最复杂的关节。由股骨下端、胫骨上端和髌骨构成（图 6 – 16）。

其特点是：关节囊薄而松弛，前壁有髌韧带加强，两侧有胫侧副韧带和腓侧副韧带加强。其关节腔内有前、后交叉韧带和内、外侧半月板。前、后交叉韧带可防止胫骨前后移位，内、外侧半月板可增强关节的灵活性和稳定性。膝关节主要做屈、伸运动，在半屈位时可做轻微的旋内和旋外运动。

3. 胫腓骨的连结　胫、腓两骨的连结紧密，上端由胫骨与腓骨头的关节面构成微动的胫腓关节，两骨骨干之间有小腿骨间膜，下端借韧带构成连结，故小腿两骨间活动度极小。必要时可以部分切除腓骨，术后不影响小腿功能。

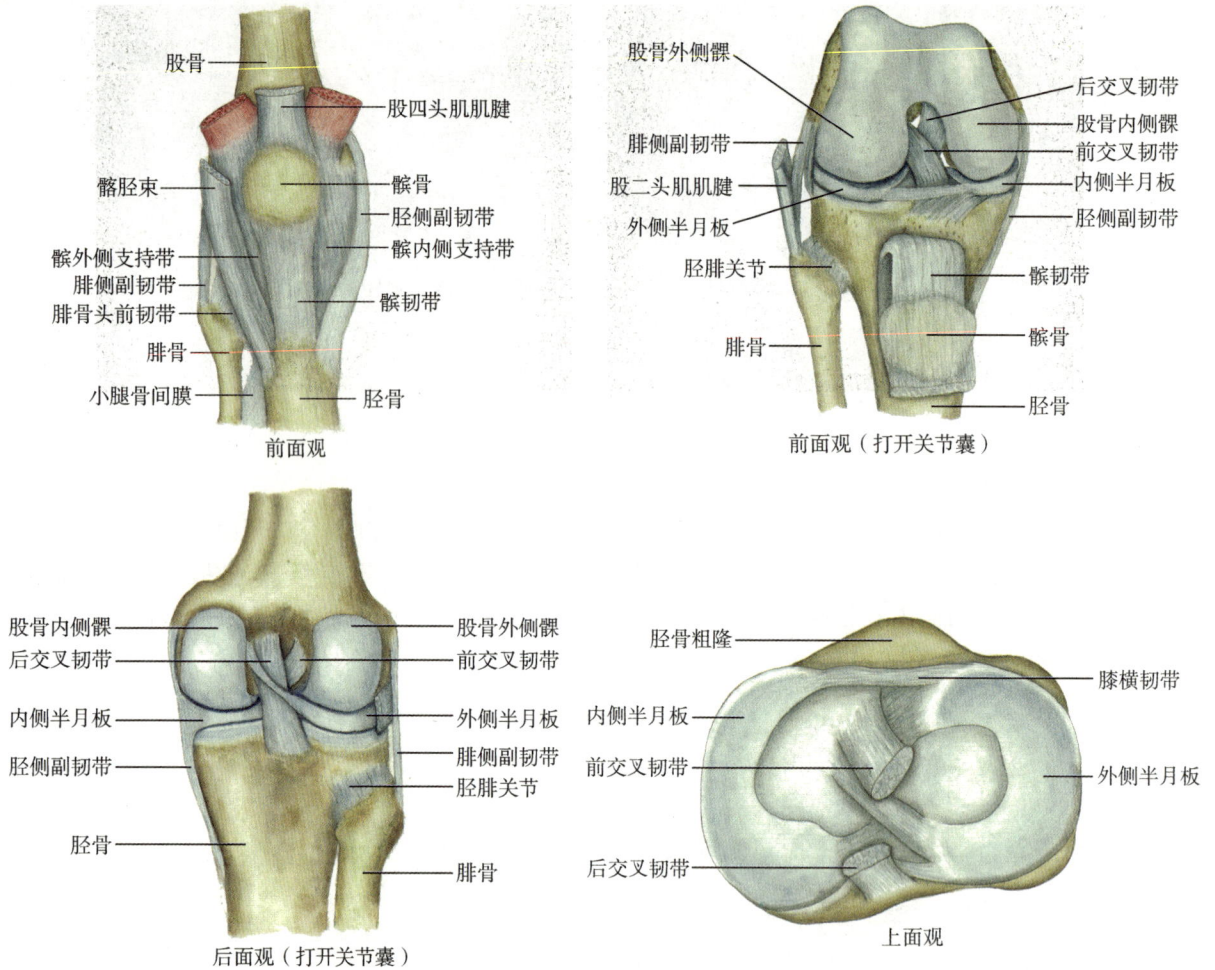

前面观

前面观（打开关节囊）

后面观（打开关节囊）

上面观

图 6 – 16　膝关节

4. 足骨的连结　包括距小腿关节、跗骨间关节、跗跖关节、跖趾关节和趾骨间关节（图 6 – 17）。

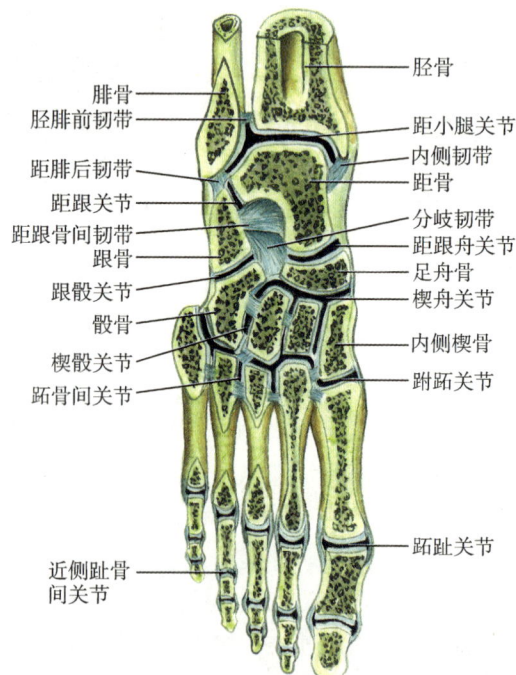

图 6 – 17　足关节

（1）**距小腿关节**　又称**踝关节**，由胫骨下端、腓骨下端和距骨构成。其关节囊前、后壁松弛，两侧有韧带加强，内侧韧带较坚韧，外侧韧带较薄弱。当足跖屈并过度内翻时，易发生踝关节扭伤。距小腿关节主要可做背屈和跖屈的运动。在踝关节高度跖屈时，还可做轻度的侧方运动。

除上述关节外，还有跗骨间关节、跗跖关节、跖趾关节和趾骨间关节。前两个关节运动幅度较小，后两个关节可做屈、伸运动。

（2）**足弓**　跗骨和跖骨借关节和韧带紧密相连，形成凸向上的弓形，称**足弓**（图6-18）。能保持人体站立时的稳定，具有弹性，缓冲震荡，保护足底血管、神经。如果维持足弓的结构发育不良或损伤，便可造成足弓塌陷，形成**扁平足**。

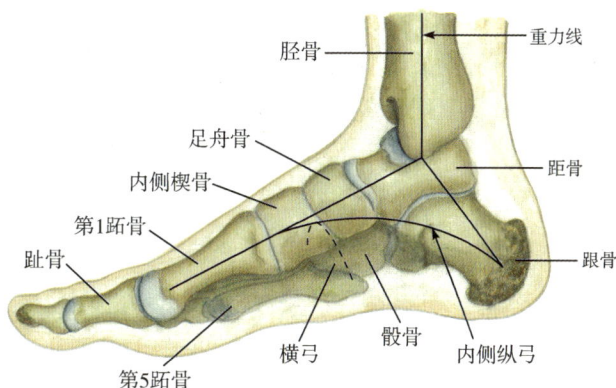

图6-18　足弓

答案解析

目标检测

一、单项选择题

1. 关节腔内的滑液来自
　　A. 关节软骨　　　　　　　　B. 关节囊纤维膜　　　　　　C. 关节囊滑膜
　　D. 滑膜囊　　　　　　　　　E. 关节面

2. 人体最大最复杂的关节是
　　A. 肩关节　　　　　　　　　B. 肘关节　　　　　　　　　C. 膝关节
　　D. 髋关节　　　　　　　　　E. 踝关节

3. 骨盆界线的围成不包括
　　A. 骶骨岬　　　　　　　　　B. 弓状线　　　　　　　　　C. 耻骨梳
　　D. 耻骨联合上缘　　　　　　E. 耻骨联合下缘

4. 膝关节的囊内韧带有
　　A. 髌韧带　　　　　　　　　B. 胫侧副韧带　　　　　　　C. 腓侧副韧带
　　D. 前、后交叉韧带　　　　　E. 以上都不对

5. 通过肩关节囊内的肌腱是
　　A. 冈上肌腱　　　　　　　　B. 冈下肌腱　　　　　　　　C. 肱二头肌短头腱
　　D. 肱二头肌长头腱　　　　　E. 肱三头肌长头腱

6. 下列具有关节盘的是
　　A. 肘关节　　　　　　　　　B. 髋关节　　　　　　　　　C. 膝关节
　　D. 指间关节　　　　　　　　E. 距小腿关节

二、思考题

1. 简述关节的基本结构。

2. 简述脊柱是如何组成的，其形态和功能如何？

3. 简述肩关节、肘关节、髋关节、膝关节的构成、结构特点及运动。

（汲　军）

书网融合……

重点小结　　　　　微课　　　　　习题

第七章 肌

PPT

学习目标

知识目标：掌握肌的构造、起止与作用；头肌的分群；胸锁乳突肌及前、中斜角肌的位置和作用；胸肌、背肌的名称、位置和作用；膈的位置、形态及作用，膈的裂孔及其通过的结构；腹前外侧壁肌的名称、层次；三角肌的位置和作用。臂肌的分群、主要肌的名称及作用；前臂肌的分群及作用；大腿肌的分群、主要肌的名称及作用；小腿肌的分群、主要肌的名称及作用。熟悉咀嚼肌的位置和作用；腹直肌鞘、腹白线的构成，腹股沟管的位置、组成及通过的结构；前臂肌的分层、名称；髋肌的分群、名称及作用。了解肌的命名和辅助装置；面肌的配布及作用；手肌的分群、名称及作用；足肌的分群、位置和作用。

能力目标：能运用肌学相关知识，通过直接触摸或观察人体肌肉模型了解肌的分布和工作方式。

素质目标：能用所学知识进行自我保健，树立促进自我健康的意识。

情境导入

情境：患者，男，18岁，体育专业学生。在训练时不小心摔倒，无法站立和行走，右下肢疼痛、肿胀，活动受限。经X光拍片提示：无骨折。超声检查提示：右下肢股四头肌撕裂。

思考：1. 股四头肌的位置在哪？

2. 股四头肌有哪四个头？

第一节　概　述

骨骼肌是动力器官，受躯体运动神经支配。骨骼肌附于骨骼及皮肤，分布于头、颈、躯干、四肢，全身共有600多块，约占体重的40%。每块肌都有一定的形态，具有特定的功能。

一、肌的形态和构造

肌由**肌腹**和**肌腱**两部分构成。肌腹主要由肌纤维（肌细胞）组成，色红而柔软，具有收缩性。肌腱主要由平行排列的胶原纤维束构成，色白、强韧而无收缩功能，大多位于肌的两端并附于骨骼。扁肌的腱性部分呈薄膜状，称**腱膜**。

肌的形态多样，按其外形大致可分长肌、短肌、扁肌和轮匝肌（图7-1）。**长肌**多位于四肢，肌束通常与肢体长轴平行，收缩时肌腹显著缩短，可引起大幅度运动；**短肌**多位于躯干深部，小而短，收缩幅度较小；**扁肌**宽扁呈薄片状，多位于躯干浅部，除运动功能外还兼有保护内脏的作用；**轮匝肌**主要由环形肌纤维构成，位于孔裂周围，收缩可使孔裂关闭。

二、肌的起止、配布和作用

大多数肌跨过一个或多个关节，以两端附着于骨面上。当肌收缩时，牵引骨发生位移，产生运动。通常将靠近身体正中面或四肢近端的附着点作为肌的**起点**（定点），另一端则作为**止点**（动点）（图7-2）。肌的定点和动点是相对的，在一定条件下可以相互转换。

| 长肌 | 短肌 | 扁肌 | 轮匝肌 | 二腹肌 |

| 二头肌 | 三头肌 | 半羽肌 | 羽肌 | 多羽肌 |

图 7 – 1　肌的形态和构造

肌的配布方式与关节运动轴相关。配布于运动轴同侧的肌，因作用协同互为**协同肌**；配布于运动轴两侧的肌，因作用相反互为**拮抗肌**。如跨过肘关节前方的肱二头肌与肱肌均具有屈肘作用，互为协同肌；跨过肘关节后方的肱三头肌具有伸肘作用，与肱二头肌和肱肌互为拮抗肌。

起点　　肌腹
肌腱　　　止点

图 7 – 2　肌的起、止点示意图

三、肌的辅助装置

肌的辅助装置包括筋膜、滑膜囊和腱鞘。

（一）筋膜

筋膜（fascia）遍布全身，分浅筋膜、深筋膜。

1. 浅筋膜　又称**皮下筋膜**，包被全身，由疏松结缔组织构成，富含脂肪，有浅动脉、浅静脉、皮神经和淋巴管走行。胸部浅筋膜内有乳腺，面颈部浅筋膜内有皮肌。浅筋膜对深部结构有保护作用。

2. 深筋膜　又称**固有筋膜**，由致密结缔组织构成，位于浅筋膜深面，包被骨骼肌和血管、神经等结构。深筋膜可深入肌群之间，附于骨构成**肌间隔**；可包绕血管、神经形成**血管神经鞘**。

（二）滑膜囊

滑膜囊（synovial bursa）为封闭的结缔组织囊，壁薄，内有滑液，多位于肌腱与骨面之间，以减少二者之间的摩擦。

（三）腱鞘

腱鞘（tendinous sheath）是包围在肌腱外面的鞘管（图 7 – 3），位于活动性较大的部位，如腕、踝、指和趾等处。腱鞘由**纤维层**和**滑膜层**两部分构成。纤维层又称**腱纤维鞘**，位于外层，为深筋膜增厚形成，并与骨围成管道，有约束肌腱的作用。滑膜层又称**腱滑膜鞘**，位于腱纤维鞘内，分为内、外两层，内层紧贴肌腱表面，外层贴于腱纤维鞘内面和骨面。内、外两层之间含少量滑液，使肌腱能在鞘内自由滑动。腱滑膜鞘从骨面移行到肌腱的部分，称**腱系膜**，有供应肌腱的血管通过。若手指长期

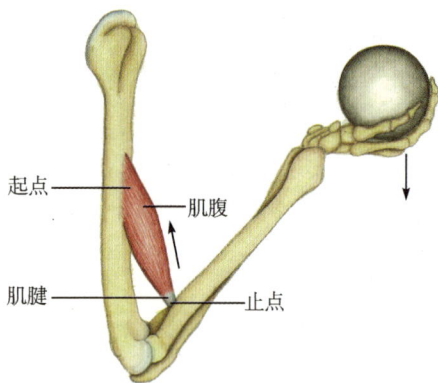

过度且快速的活动，可导致腱鞘损伤，产生疼痛并影响肌腱的滑动，即临床上的腱鞘炎。

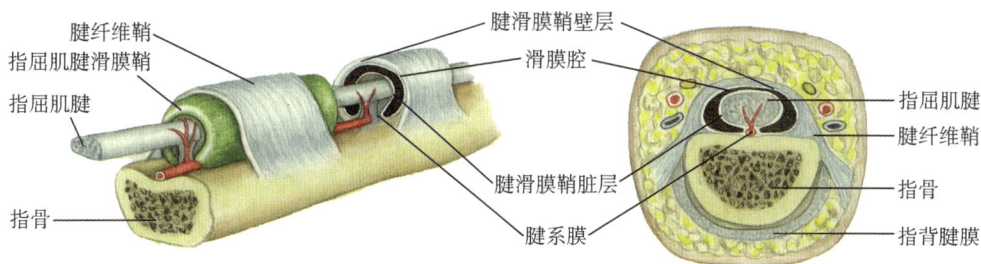

图 7 - 3　腱鞘示意图

第二节　头颈肌

一、头肌

头肌分为**面肌**和**咀嚼肌**两部分。面肌属皮肌，位置浅表，起自颅骨，止于面部皮肤，多分布于眼裂、口裂和鼻孔的周围，呈环形或辐射状，环形肌收缩使孔裂关闭，辐射状肌收缩使孔裂开大。因同时牵动皮肤，表现出喜怒哀乐等表情，故面肌又称**表情肌**（图 7 - 4）。

（一）面肌

1. 枕额肌　阔而薄，位于颅盖中线两侧，左右各一。起自枕骨，止于眉部皮肤，由额部皮下的**额腹**、枕部皮下的**枕腹**和中间的**帽状腱膜**构成。它们与颅顶皮肤和皮下组织紧密结合共同组成头皮。额腹收缩可提睑扬眉，形成额纹；枕腹收缩可向后牵拉帽状腱膜。

2. 眼轮匝肌　环绕于睑裂周围，收缩时使其闭合。

3. 口周围肌　人类的口周围肌在结构上高度分化，形成复杂的肌群，主要包括**口轮匝肌**和**颊肌**。口轮匝肌环绕口裂周围，收缩时可闭口，并使上、下唇与牙紧贴。颊肌位于面颊深部，收缩时可外拉口角，并使唇颊紧贴牙齿，协助咀嚼和吸吮，与口轮匝肌共同作用，能做吹口哨动作。

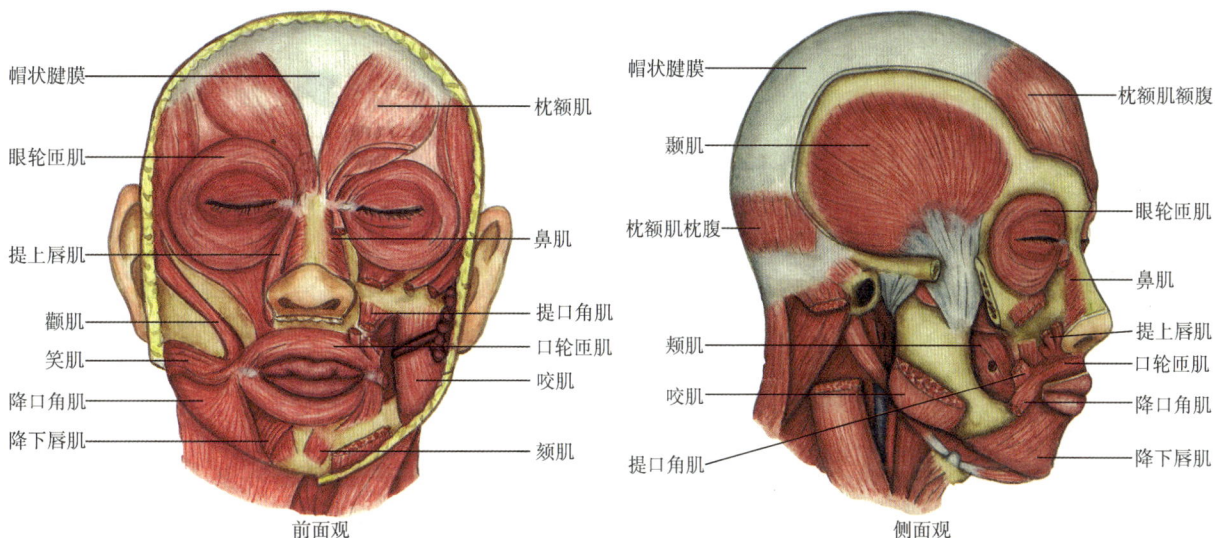

图 7 - 4　头肌前面、侧面

（二）咀嚼肌

咀嚼肌共四对，包括咬肌、颞肌、翼内肌和翼外肌，配布于颞下颌关节周围，参与咀嚼运动。咀嚼运动是下颌骨的上提、下降、前移、后退、侧向运动的整合；研磨运动是由两侧翼内肌、翼外肌交替作用下形成的下颌骨侧向运动。

二、颈肌

颈肌可依其所在位置分颈浅、颈前和颈深肌三群。

（一）颈浅肌群

1. 颈阔肌　位于颈前部两侧浅筋膜中，为一宽而薄的皮肌，起自胸大肌和三角肌表面的筋膜，向上止于两侧口角。收缩时拉口角向下，并使颈部皮肤出现皱褶。

2. 胸锁乳突肌　位于颈部两侧，颈阔肌深面，起自胸骨柄和锁骨的胸骨端，两头斜向后上会合，止于颞骨乳突。双侧同时收缩使头后仰，单侧收缩使头屈向同侧、面转向对侧（图7-5）。

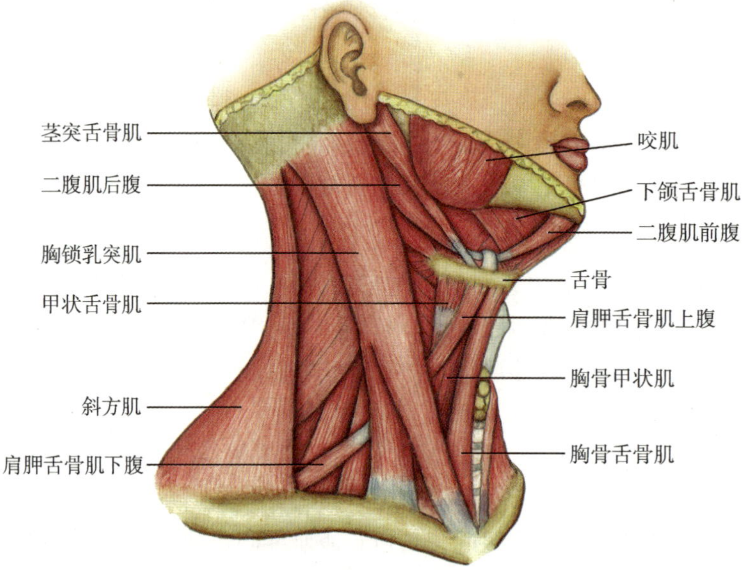

茎突舌骨肌
二腹肌后腹
胸锁乳突肌
甲状舌骨肌
斜方肌
肩胛舌骨肌下腹

咬肌
下颌舌骨肌
二腹肌前腹
舌骨
肩胛舌骨肌上腹
胸骨甲状肌
胸骨舌骨肌

图7-5　胸锁乳突肌

（二）颈前肌群

1. 舌骨上肌群　位于舌骨上方，舌骨与下颌骨之间，每侧四块，包括二腹肌、下颌舌骨肌、茎突舌骨肌和颏舌骨肌。当舌骨固定时，舌骨上肌群收缩可拉下颌骨向下而张口；当下颌骨固定时，舌骨上肌群收缩可上提舌骨，推挤食团入咽（图7-6）。

2. 舌骨下肌群　位于舌骨下方，舌骨与胸骨和锁骨之间，覆盖在喉、气管、甲状腺的前方，每侧四块，包括胸骨舌骨肌、肩胛舌骨肌、胸骨甲状肌和甲状舌骨肌。舌骨下肌群收缩可降舌骨和喉，甲状舌骨肌在吞咽时可提喉（图7-6）。

（三）颈深肌群

颈深肌主要包括**前斜角肌**、**中斜角肌**和**后斜角肌**。它们均起自颈椎横突，前、中斜角肌止于第1肋，后斜角肌止于第2肋。前、中斜角肌与第1肋围成的三角形间隙称**斜角肌间隙**，有锁骨下动脉和臂丛通过。当颈部固定时，双侧斜角肌同时收缩可提第1、2肋助深吸气；当胸廓固定时，双侧收缩屈颈，单侧收缩使颈侧屈（图7-7）。

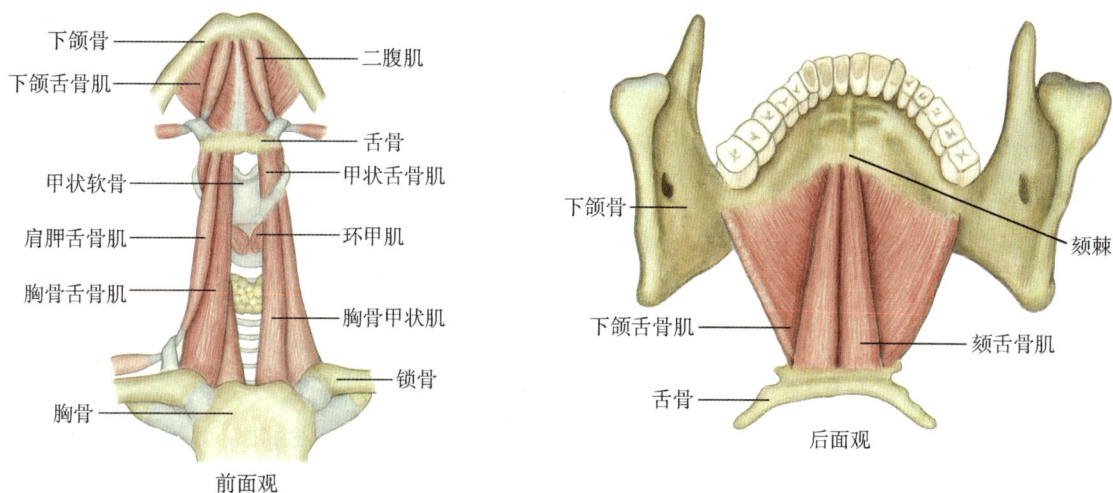

图 7-6　舌骨上、下肌群

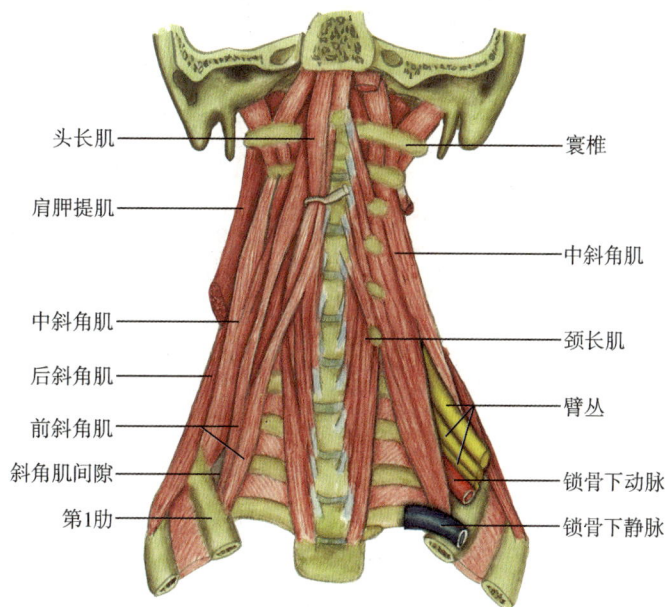

图 7-7　颈深肌群

第三节　躯干肌

躯干肌包括背肌、胸肌、膈、腹肌和会阴肌。会阴肌在生殖系统讲述。

一、背肌

背肌分浅、深两层。

（一）浅层肌

浅层多为扁肌，主要有斜方肌、背阔肌、肩胛提肌和菱形肌（图 7-8）。

1. 斜方肌　斜方肌位于项、背部浅层，单侧呈三角形，双侧合在一起呈斜方形。起点从枕外隆凸向下到第 12 胸椎棘突，上部肌束斜向外下，中部水平向外，下部斜向外上方，三部肌束汇聚止于锁骨外侧 1/3、肩峰和肩胛冈。收缩时可使肩胛骨向脊柱靠拢，上部肌束可上提肩胛骨（耸肩），下部肌束可降肩胛骨（沉肩）。

2. 背阔肌 为全身最大的扁肌，位于背下部、腰部和胸外侧部。以腱膜起于第 6 胸椎以下棘突和髂嵴后份，肌束贴胸侧壁向外上汇聚成扁腱，止于肱骨小结节嵴。收缩时使肱骨内收、后伸和旋内。当上肢上举固定时，可引体向上。

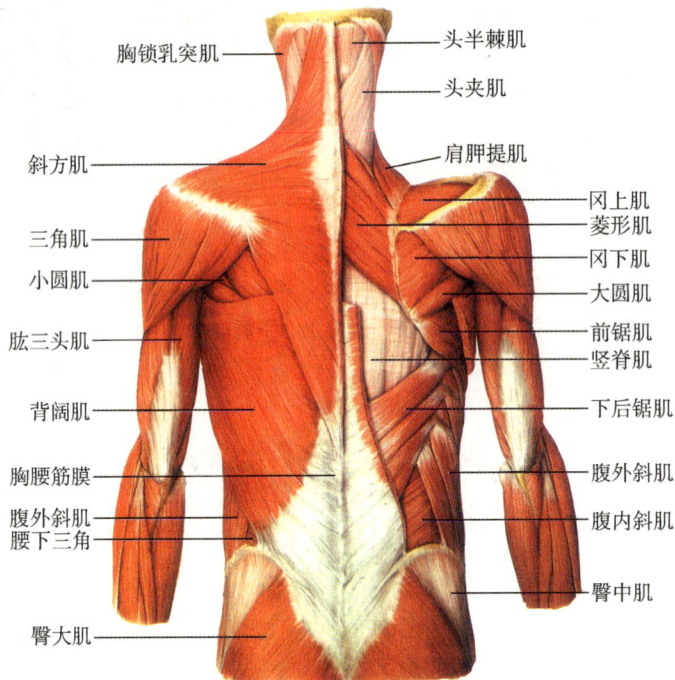

胸锁乳突肌	头半棘肌
斜方肌	头夹肌
三角肌	肩胛提肌
小圆肌	冈上肌
肱三头肌	菱形肌
背阔肌	冈下肌
胸腰筋膜	大圆肌
腹外斜肌	前锯肌
腰下三角	竖脊肌
臀大肌	下后锯肌

图 7-8 背肌

（二）深层肌

竖脊肌（骶棘肌） 为背肌中最长的肌，位于背深部棘突两侧的纵沟内，起自骶骨背面、髂嵴后部和腰椎棘突，肌束分三组，向外上分别止于椎骨、肋骨和颞骨乳突。作用是维持人体直立，双侧同时收缩使脊柱后伸及头后仰，单侧收缩使脊柱侧屈。

（三）胸腰筋膜

胸腰筋膜 是被覆于竖脊肌和腰方肌周围的深筋膜，分为浅、中和深层。其中浅层和中层包裹竖脊肌形成竖脊肌鞘；中层和深层包绕腰方肌。由于腰部活动度较大，胸腰筋膜易扭伤。

知识链接

听诊三角

斜方肌的外下缘、肩胛骨脊柱缘、背阔肌上缘之间围成的一个三角形区域，临床称听诊三角，又称肩胛旁三角。三角的底为脂肪组织、深筋膜和第 6 肋间隙，表面覆以皮肤和浅筋膜，是背部听诊呼吸音最清楚的部位。当肩胛骨向前、外移位时，该三角范围会扩大。

二、胸肌

胸肌可分为两群，一群起自胸廓，止于上肢骨，运动上肢，称**胸上肢肌**；另一群起止均在胸廓上，称**胸固有肌**（图 7-9）。

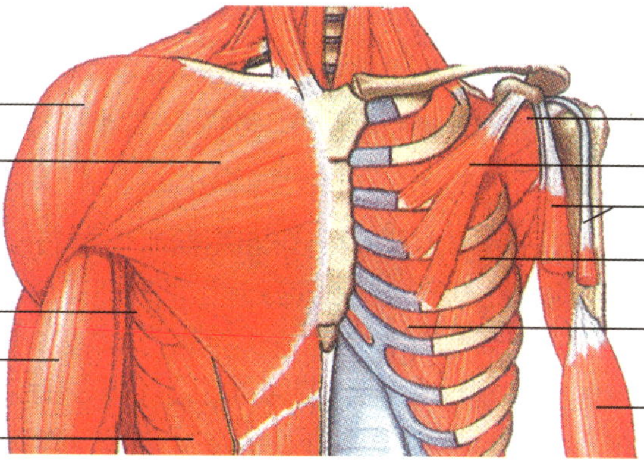
三角肌
胸大肌
前锯肌
肱二头肌
腹外斜肌
肩胛下肌
胸小肌
肱二头肌
肋间外肌
肋间内肌
肱肌

图 7-9 胸肌

(一) 胸上肢肌

1. 胸大肌 位于胸前壁浅层，宽而厚。起自锁骨内侧半、胸骨和第 1 ~6 肋软骨，止于肱骨大结节嵴，可使臂前屈、内收和旋内，并可提肋助深吸气。

2. 胸小肌 位于胸大肌深面，呈三角形，胸小肌起自第 3 ~5 肋，止于肩胛骨的喙突。胸小肌收缩，牵拉肩胛骨向前下方。

3. 前锯肌 位于胸廓前外侧壁，起自上 8 个肋骨的外面，止于肩胛骨内侧缘和下角。可使肩胛骨向前紧贴胸廓；助臂上举。此肌瘫痪时，肩胛骨内侧缘翘起，称为“翼状肩”。

(二) 胸固有肌

1. 肋间外肌 位于肋间隙的浅层，起自上位肋骨的下缘，肌束斜向前下，止于下一肋骨的上缘，其前部肌束仅达肋与肋软骨的结合处，向前移行为肋间外膜（肋间前膜）。作用是提肋助吸气。

2. 肋间内肌 位于肋间外肌的深面，与肋间外肌肌纤维方向相反，起自下位肋骨的上缘，肌束斜向前上方，止于上位肋骨的下缘，但至肋角后为肋间内膜所代替。作用是降肋助呼气。

三、膈 e 微课

膈是位于胸、腹腔之间的穹窿状扁肌，顶凸向胸腔。膈附于胸廓下口周围，肌纤维以三部分起于胸骨剑突后面、下 6 对肋骨和肋软骨内面、上 2 ~3 个腰椎体的前面，肌束向中央移行止于**中心腱**（图 7 -10）。

膈有三个裂孔：在第 12 胸椎体前方有**主动脉裂孔**，有主动脉和胸导管通过；在主动脉裂孔的左前上方，约平第 10 胸椎高度有**食管裂孔**，有食管和迷走神经通过；在食管裂孔右前上方的中心腱内，约平第 8 胸椎高度有**腔静脉孔**，有下腔静脉通过。

膈是主要的呼吸肌，收缩时，膈穹窿顶部下降，胸腔容积增加，有利于吸气；松弛时，穹窿上升恢复原位，胸腔容积减小，有利于呼气。膈与腹肌同时收缩，可增加腹压，协助排便、呕吐、咳嗽及分娩等活动。

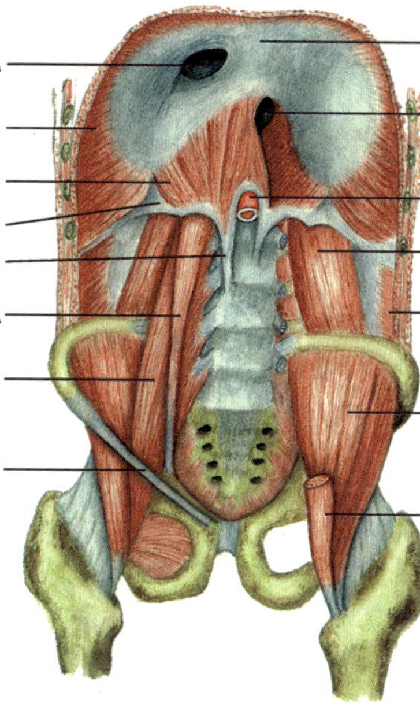
腔静脉孔
膈（肋部）
膈（腰部）
腰肋三角
膈脚
腰小肌
腰大肌
腹股沟韧带
中心腱
食管裂孔
主动脉裂孔
腰方肌
腹横肌
髂肌
腰大肌

图 7-10 膈

四、腹肌

腹肌位于胸廓与骨盆之间，参与构成腹腔的前壁、侧壁和后壁，分为前外侧群和后群。

（一）前外侧群

腹前外侧群包括由浅入深的腹外斜肌、腹内斜肌和腹横肌三层扁肌，以及正中线两侧的腹直肌（图 7 - 11）。前外侧群肌有保护腹盆腔脏器、维持腹压、运动脊柱、协助呼吸等作用。

1. 腹外斜肌 为宽阔扁肌，位于腹前外侧壁浅层，以锯齿状起自下 8 个肋骨外面，肌束斜向前下，近腹直肌外侧缘时移行为腱膜，参与组成腹直肌鞘前层，止于腹前壁正中的白线。

腹外斜肌腱膜下缘卷曲增厚，连于髂前上棘与耻骨结节之间，称**腹股沟韧带**。在耻骨结节外上方，腹外斜肌腱膜上一近似三角形的裂孔，称**腹股沟管浅环（皮下环）**。

2. 腹内斜肌 位于腹外斜肌深面，起自胸腰筋膜、髂嵴和腹股沟韧带的外侧 1/2，肌纤维方向与腹外斜肌相反，近腹直肌外侧缘时移行为腱膜，分前后两层包绕腹直肌，参与构成腹直肌鞘前层和后层，止于白线。

3. 腹横肌 位于腹内斜肌深面，肌束横行向前延为腱膜，腱膜越过腹直肌后面参与组成腹直肌鞘后层，止于白线。

腹内斜肌和腹横肌下部肌纤维呈弓形跨过男性精索或女性子宫圆韧带后延续为腱膜，再向内侧构成**腹股沟镰**，也称**联合腱**；腹内斜肌和腹横肌最下部分肌纤维包绕精索和睾丸，称**提睾肌**，收缩时有上提睾丸的作用。

4. 腹直肌 位于正中线两旁的腹直肌鞘中，上宽下窄，起自耻骨联合和耻骨嵴，肌束向上止于胸骨剑突和第 5 ~ 7 肋软骨的前面。肌的全长被 3 ~ 4 条致密结缔组织构成的**腱划**分成几个肌腹。

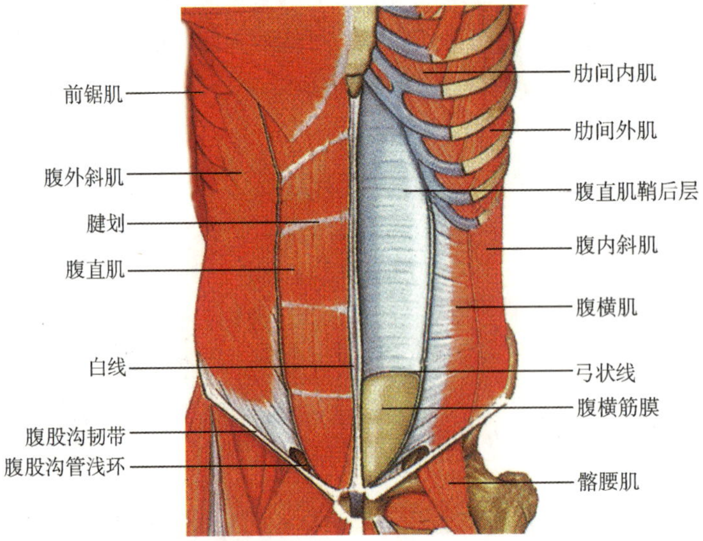

图 7 - 11　腹前外侧群肌

（二）后群

1. 腰大肌 见下肢肌。

2. 腰方肌 位于腹后壁，脊柱两侧，竖脊肌前方。作用是下降和固定第 12 肋。单侧收缩可侧屈脊柱。

（三）腹肌及腱膜形成的结构

1. 腹直肌鞘 腹前外侧壁三层扁肌的腱膜包绕腹直肌形成的腱膜鞘，分为前、后两层（图 7 - 12）。前层由腹外斜肌腱膜、腹内斜肌腱膜前层构成；后层由腹内斜肌腱膜后层和腹横肌腱膜构成。在脐下

4～5cm 处，腹直肌鞘后层转至前层，其游离下缘形成的弧形线称**弓状线（半环线）**。

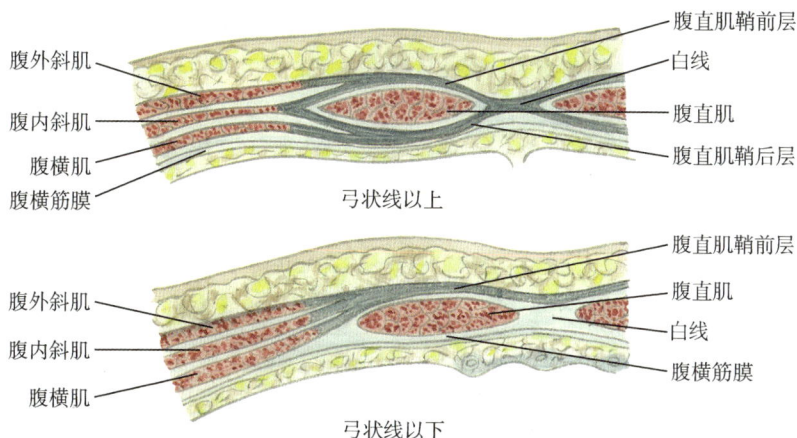

图 7 - 12　腹前外侧壁水平切面（示腹直肌鞘）

2. 白线　位于腹前正中线上，为两侧三层扁肌腱膜交织形成，坚韧，缺乏血管。其中部有圆形**脐环**，胎儿时期有脐血管通过，此为腹壁的薄弱点，若腹腔脏器由此处膨出，称为**脐疝**。

3. 腹股沟管　是位于腹前外侧壁下部、腹股沟韧带内侧半上方的肌和腱膜之间的裂隙（图 7 - 13），由外上斜向内下，长约 4.5cm。男性管内有精索，女性有子宫圆韧带通过。管的内口称**腹股沟管深环**（**腹环**），在腹股韧带中点上方约 1.5cm 处，为腹横筋膜向外的突口，其内侧有腹壁下动脉通过；管的外口即**腹股沟管浅环**。腹股沟管有四个壁：前壁是腹外斜肌腱膜和腹内斜肌；后壁是腹横筋膜和腹股沟镰；上壁为腹内斜肌和腹横肌的弓状下缘；下壁为腹股沟韧带。

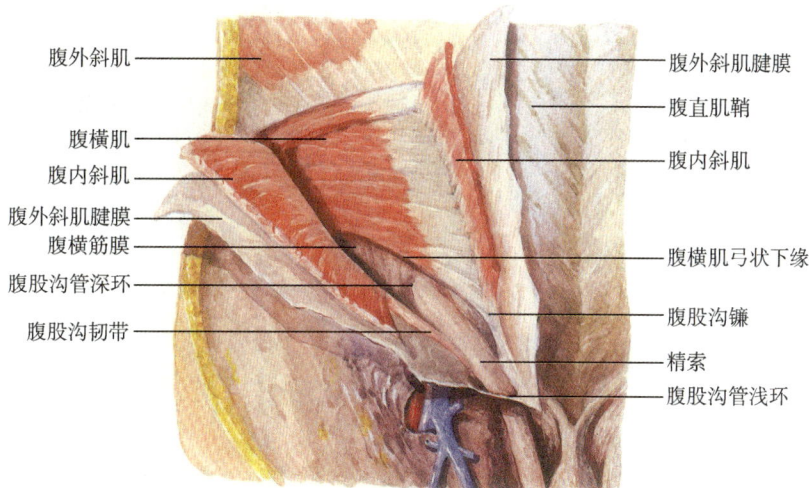

图 7 - 13　腹股沟管

4. 腹股沟三角　又称**海氏三角**。位于腹前壁下部，是由腹直肌外侧缘、腹股沟韧带和腹壁下动脉围成的三角形区域。

腹股沟管和腹股沟三角是腹前壁下部的薄弱区，在病理情况下，腹腔内容物若经腹股沟管深环进入腹股沟管，经浅环突出，形成腹股沟斜疝；若经腹股沟三角膨出，则形成腹股沟直疝。

第四节　四肢肌

一、上肢肌

上肢肌按部位分为上肢带肌、臂肌、前臂肌和手肌。上肢带肌配布于肩关节周围，起自上肢带骨，止于肱骨，能运动肩关节并增强关节的稳固性（图7-14）。

（一）上肢带肌

1. 三角肌 位于肩部，呈三角形。起自锁骨的外侧段、肩峰和肩胛冈，与斜方肌的止点对应，肌束逐渐向外下方集中，止于肱骨体外侧的三角肌粗隆。作用是外展肩关节，前部肌束可以使肩关节屈和旋内，后部肌束能使肩关节伸和旋外。三角肌是肌肉注射的常用部位。

2. 冈上肌 位于冈上窝，斜方肌的深面，肌束向外经肩峰和喙肩韧带的下方，越过肩关节，止于肱骨大结节上部。作用是使肩关节外展。

3. 冈下肌 位于冈下窝，肌束向外经肩关节的后面，止于肱骨大结节的中部。作用是使肩关节旋外。

4. 小圆肌 位于冈下肌的下方，起自肩胛骨外侧缘上2/3的背侧面，止于肱骨大结节的下部。作用是使肩关节旋外。

5. 大圆肌 位于小圆肌的下方，起自肩胛骨下角的背面，肌束向上外方，经肱骨前面，止于肱骨小结节嵴。作用是使肩关节内收、后伸和旋内。

6. 肩胛下肌 位于肩胛下窝，肌束向外上，经肩关节前方，止于肱骨小结节。作用是使肩关节内收和旋内。

（二）臂肌

位于肱骨周围，分前、后两群，前群为屈肌，有肱二头肌、喙肱肌、肱肌；后群为伸肌，有肱三头肌（图7-14）。

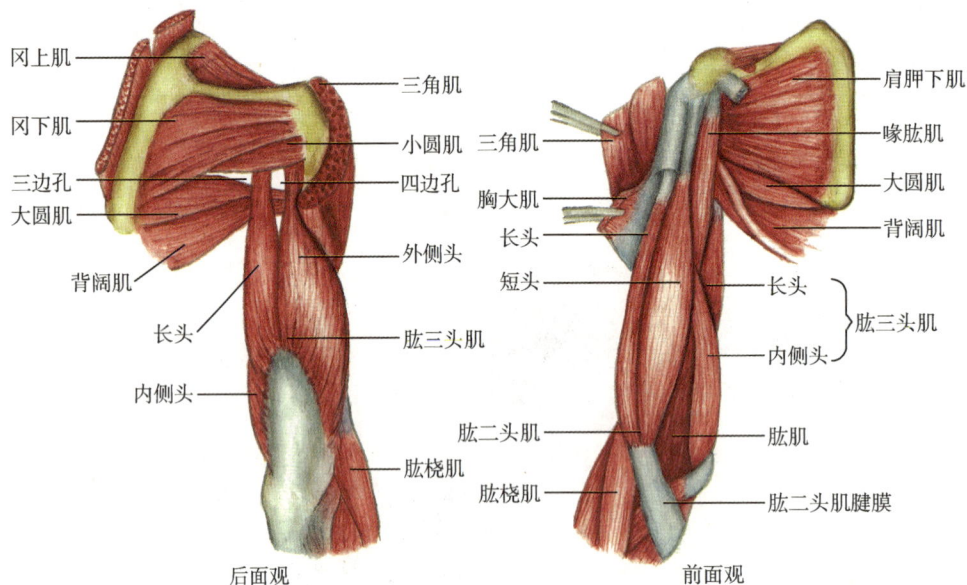

图7-14 肩肌和臂前、后群肌

1. 肱二头肌 呈梭形，位于臂前部，长头起自肩胛骨盂上结节，以长腱穿经肩关节囊后，沿结节间沟下行，短头起自肩胛骨喙突，两头合成梭形肌腹，越过肘关节前面，止于桡骨粗隆。作用是屈肘关节；当前臂处于旋前位时，可使其旋后。此外，还能协助屈肩关节。

2. 喙肱肌 位于肱骨上内侧，肱二头肌短头的深面，起自喙突，止于肱骨体中部的内侧，可使肩关节前屈和内收。

3. 肱肌 位于肱骨下半，肱二头肌的深面，肌束越过肘关节前面，止于尺骨粗隆，可屈肘关节。

4. 肱三头肌 位于臂后部，起端有三个头，长头以长腱起自肩胛骨盂下结节，向下行经大、小圆肌之间，外侧头起自肱骨桡神经沟上方，内侧头起自桡神经沟下方的骨面，三头汇合成梭形肌腹，向下以坚韧的腱止于尺骨鹰嘴。作用是伸肘关节。长头还可使肩关节后伸和内收。

（三）前臂肌

位于尺、桡骨的周围，分前、后两群，前群为屈肌，后群为伸肌。

前群位于前臂前面和尺侧，共九块，分四层。第一层（浅层）五块，自桡侧向尺侧依次为：**肱桡肌**、**旋前圆肌**、**桡侧腕屈肌**、**掌长肌**、**尺侧腕屈肌**。肱桡肌起自肱骨外上髁的上方，其余四块肌以屈肌总腱起自肱骨内上髁和前臂深筋膜。第二层一块，即**指浅屈肌**。第三层两块，**拇长屈肌**和**指深屈肌**。第四层一块，即**旋前方肌**（图7-15）。

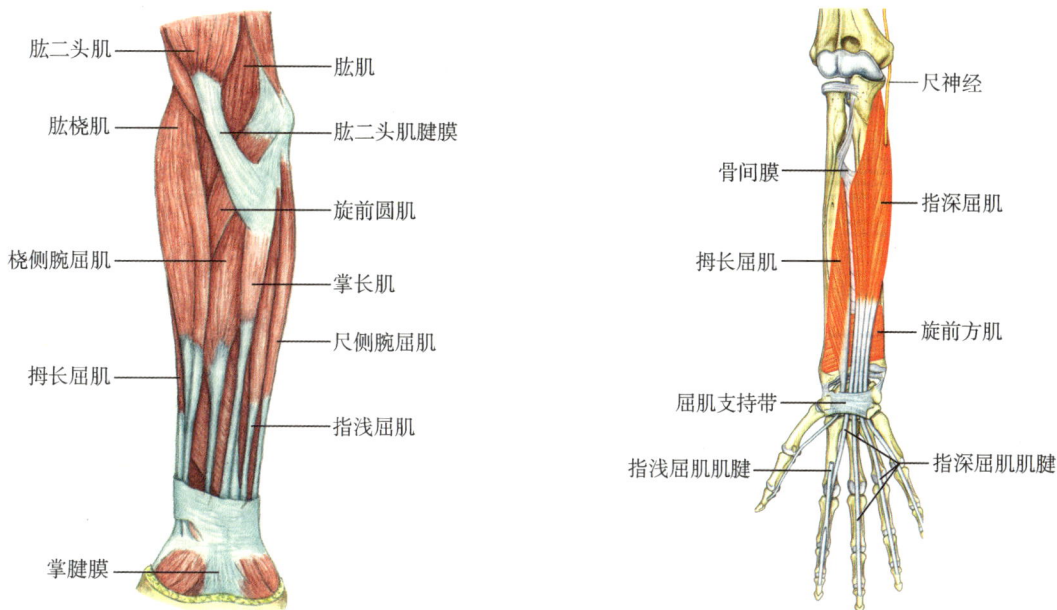

图7-15　前臂肌前群浅层、深层

后群共十块，分浅、深两层。浅层有五块，自桡侧向尺侧依次为：**桡侧腕长伸肌**、**桡侧腕短伸肌**、**指伸肌**、**小指伸肌**、**尺侧腕伸肌**。五块肌以一个伸肌总腱起自肱骨外上髁。深层也有五块，从上外向下内依次为：**旋后肌**、**拇长展肌**、**拇短伸肌**、**拇长伸肌**、**示指伸肌**（图7-16）。

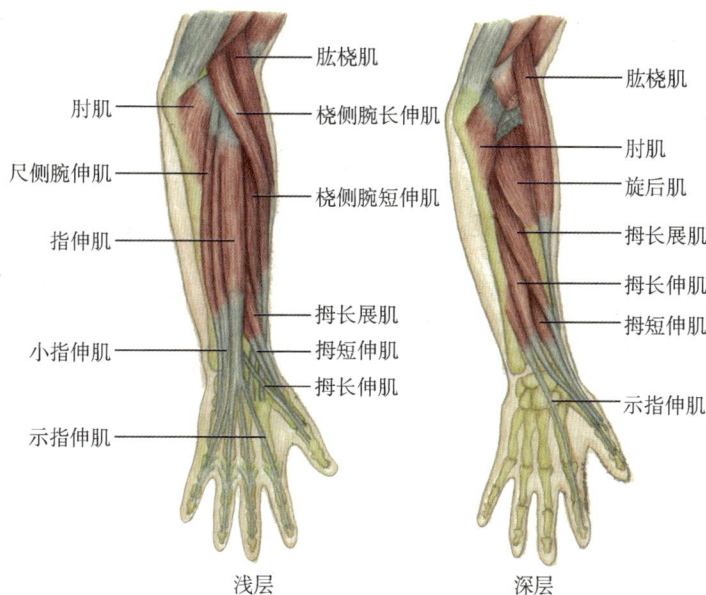

浅层　　　　　深层

图7-16　前臂肌后群浅层、深层

（四）手肌

手肌主要集中于手的掌侧面，较短小，分外侧群、中间群和内侧群（图 7 – 17）。外侧群形成隆起的**鱼际**，内侧群形成**小鱼际**，中间群位于掌心。

图 7 – 17 手肌前面观

二、下肢肌

下肢肌按部位分髋肌、大腿肌、小腿肌和足肌四部分。下肢肌较上肢肌粗大，以适应负重、维持人体直立等功能。

（一）髋肌

髋肌位于髋关节周围，分前、后两群，主要运动髋关节。

1. 前群 有髂腰肌和阔筋膜张肌（图 7 – 18）。

（1）**髂腰肌** 由腰大肌和髂肌组成。**腰大肌**起自腰椎体侧面和横突。**髂肌**呈扇形，位于腰大肌的外侧，起自髂窝。两肌向下会合，经腹股沟韧带深面，止于股骨小转子。作用是使髋关节前屈和旋外。下肢固定时，可使躯干前屈，如仰卧起坐。

（2）**阔筋膜张肌** 位于大腿上部前外侧，起自髂前上棘，肌腹位于两层阔筋膜之间，向下移行为髂胫束，止于胫骨外侧髁。作用是前屈髋关节，紧张阔筋膜。临床上常取阔筋膜做韧带或肌腱的重建。

2. 后群 位于臀部，又称**臀肌**，包括臀大肌、臀中肌、臀小肌、梨状肌及髋关节囊后面的其他小肌（图 7 – 19）。

（1）**臀大肌** 位于臀部浅层、大而肥厚，形成特有的臀部隆起，覆盖臀中肌下半部及其他小肌，起自髂骨翼外面和骶骨背面，肌束斜向下外，止于髂胫束和股骨的臀肌

图 7 – 18 髋肌和大腿前内群肌

粗隆。作用：使髋关节后伸和旋外。下肢固定时，能伸直躯干，防止躯干前倾，是维持人体直立的重要肌肉。

（2）**臀中肌** 前上部位于皮下，后下部位于臀大肌的深面。

（3）**臀小肌** 位于臀中肌的深面。

臀中肌和臀小肌都呈扇形，均起自髂骨翼外面，肌束向下集中形成短腱，止于股骨大转子。两肌作用相同：使髋关节外展，前部肌束能使髋关节旋内，后部肌束则使髋关节旋外。

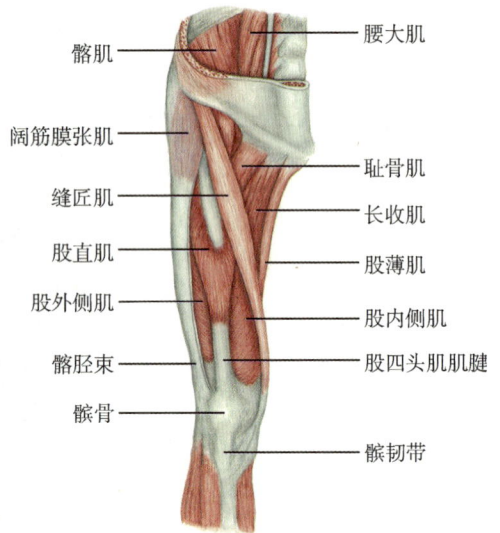

（4）**梨状肌** 起自盆内骶骨前面，纤维向外出坐骨大孔达臀部，止于股骨大转子。作用是使髋关节外展和旋外。

（二）大腿肌

大腿肌位于股骨周围，分前群、后群和内侧三群（图7-18，图7-19）。

1. 前群

（1）**缝匠肌** 是全身最长的肌，呈扁带状，起于髂前上棘，经大腿的前面，斜向下内，止于胫骨上端的内侧面。作用是屈髋关节和屈膝关节，并使已屈的膝关节旋内。

（2）**股四头肌** 是全身最大的肌，共四个头，即股直肌、股内侧肌、股外侧肌和股中间肌。股直肌起自髂前下棘；股内侧肌和股外侧肌分别起自股骨粗线内、外侧唇；股中间肌位于股直肌的深面，在股内、外侧肌之间，起自股骨体的前面。四个头向下形成一长的肌腱，包绕髌骨的前面和两侧，向下续为髌韧带，止于胫骨粗隆。作用是肌四头肌是膝关节强有力的伸肌，股直肌还可屈髋关节。

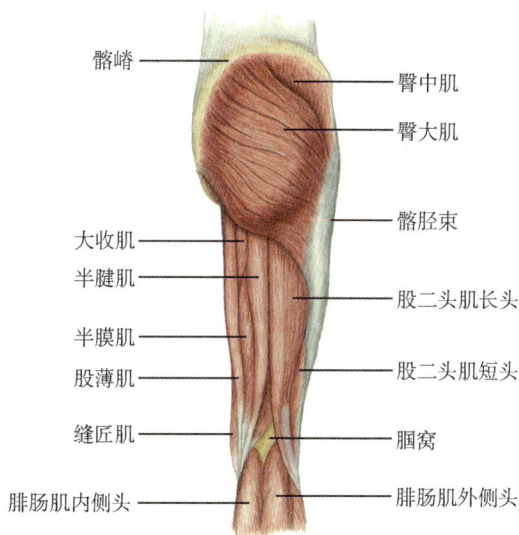

图7-19 髋肌和大腿后群肌

（髂嵴、臀中肌、臀大肌、大收肌、髂胫束、半腱肌、半膜肌、股二头肌长头、股薄肌、股二头肌短头、缝匠肌、腘窝、腓肠肌内侧头、腓肠肌外侧头）

2. 后群

后群3块肌。作用是屈膝关节、伸髋关节。屈膝时股二头肌可以使小腿旋外，而半腱肌和半膜肌使小腿旋内（图7-19）。

（1）**股二头肌** 位于股后部的外侧，有长、短两个头，长头起自坐骨结节，短头起自股骨粗线，两头会合后，以长腱止于腓骨头。

（2）**半腱肌** 位于股后部的内侧，起自坐骨结节，肌腱细长，几乎占肌的一半，止于胫骨上端的内侧。半腱肌是一块适合作转移肌瓣或肌皮瓣的良好供肌，临床常用来覆盖修补坐骨部压疮或外伤引起的缺损。

（3）**半膜肌** 在半腱肌的深面，上部是扁薄的腱膜，几乎占肌的一半，肌的下端以腱止于胫骨内侧髁的后面。

3. 内侧群

共有五块肌，位于大腿的内侧，均起自闭孔周围的耻骨支、坐骨支和坐骨结节等骨面，分层排列。

（1）**耻骨肌** 长方形的短肌，在髂腰肌的内侧。

（2）**长收肌** 三角形，在耻骨肌的内侧。

（3）**股薄肌** 长条状，在最内侧。

（4）**短收肌** 近似三角形的扁肌，在耻骨肌和长收肌的深面。

（5）**大收肌** 在上述肌的深面，大而厚，呈三角形。

除股薄肌止于胫骨上端的内侧以外，其他各肌都止于股骨粗线，大收肌还有一个腱止于股骨内上髁上方的收肌结节，此腱与股骨之间形成一裂孔，称**收肌腱裂孔**，有股血管通过。内侧群肌作用：内收髋关节。股薄肌位置表浅，是内收肌群中的非主要作用肌，切除后对功能影响不大，为临床常用的肌瓣移植的供体，用以修复肛门括约肌或肌袢成型术治疗下肢深静脉瓣功能不全。

> ■■ **知识链接**
>
> **臀部肌肉注射**
>
> 臀部肌肉注射时注意坐骨神经体表投影：自大转子尖至坐骨结节中点向下至腘窝。定位方法有两

种：①十字法，从臀裂顶点向左或向左作一水平线，然后从髂嵴最高点作一垂直线，这样一侧臀部被划分成 4 个象限，其外上象限为注射部位，注意避开内角。②连线法，取髂前上棘与尾骨尖连线的外 1/3 处为注射部位。

（三）小腿肌

小腿肌位于胫、腓骨周围，分前群（图 7-20）、外侧群（图 7-20）和后群（图 7-21）。

1. 前群

（1）**胫骨前肌** 起自胫骨外侧面，肌腱向下穿经伸肌上、下支持带的深面，止于内侧楔骨内侧面和第 1 跖骨底。作用：伸踝关节（背屈），足内翻。

（2）**踇长伸肌** 起自腓骨内侧面下 2/3 和小腿骨间膜，止于踇趾远节趾骨底。作用：伸踝关节、伸踇趾。

（3）**趾长伸肌** 起自腓骨前面、胫骨上端和小腿骨间膜，向下经伸肌上、下支持带深面至足背分为四个腱到第 2～5 趾，成为趾背腱膜，止于中节、远节趾骨底。作用：伸踝关节、伸趾，可使足外翻。

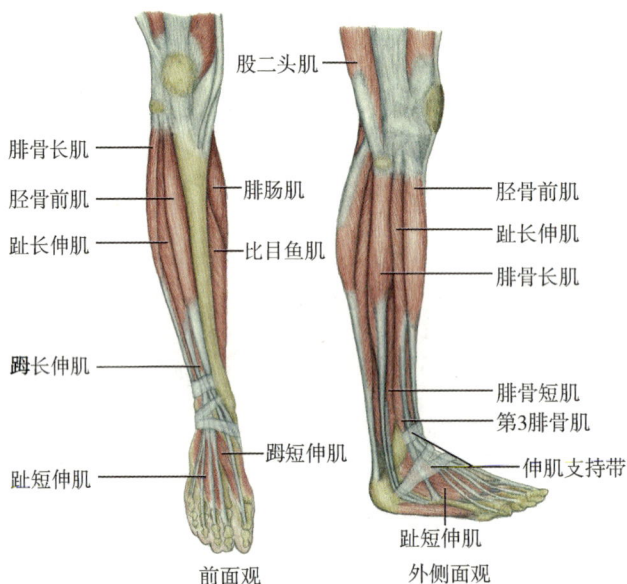

图 7-20 小腿前群、外侧群肌

2. 外侧群 腓骨长肌和**腓骨短肌**皆起自腓骨外侧面，长肌起点较高，并掩盖短肌。两肌的腱均经外踝后方转向前，通过腓骨肌上、下支持带的深面，腓骨短肌腱向前止于第 5 跖骨粗隆，腓骨长肌腱绕至足底，斜行向足内侧，止于内侧楔骨和第 1 跖骨底。作用：足外翻和屈踝关节（跖屈）。此外，腓骨长肌腱和胫骨前肌腱共同形成"腱环"，对维持足横弓、调节足的内翻、外翻有重要作用。

3. 后群 分浅、深两层。

（1）**浅层** 为**小腿三头肌**，有三个头，浅表的两个头称**腓肠肌**，起自股骨内、外侧髁的后面，内、外侧头会合，约在小腿中点移行为腱性结构；位置较深的一个头是**比目鱼肌**，起自腓骨后面的上部和胫骨的比目鱼肌线，肌束向下移行为肌腱，和腓肠肌的腱合成粗大的**跟腱**，止于跟骨。作用：屈踝关节和屈膝关节。在站立时，能固定踝关节和膝关节，以防止身体向前倾斜。腓肠肌在行走、跑、跳中提供推动力，比目鱼肌富含慢性、抗疲劳的红肌纤维，主要与站立时小腿与足之间的稳定有关。

（2）**深层** 有四块肌，腘肌在上方，另 3 块在下方。①**腘肌**：位于腘窝底。屈膝关节并使小腿旋内。②**趾长屈肌**：位于胫侧，起自胫骨后面，止于第 2～5 趾的远节趾骨底。作用：屈踝关节和屈第 2～5 趾。③**踇长屈肌**：起自腓骨后面。作用：屈踝关节和屈踇趾。④**胫骨后肌**：位于趾长屈肌和蹈长屈肌之间。作用：屈踝关节和使足内翻。

图 7–21　小腿后群肌浅层、深层

（四）足肌

足肌分足背肌、足底肌（图 7–22）。

足背肌较薄弱，为伸蹈趾的蹈短伸肌和伸第 2~5 趾的趾短伸肌。

足底肌的配布情况和作用与手肌相似，分为内侧群、外侧群和中间群，但没有与拇指和小指相当的对掌肌。足底肌内侧群有蹈展肌、蹈短屈肌和蹈收肌；外侧群有小趾展肌和小趾短屈肌；中间群由浅入深排列有趾短屈肌、足底方肌、四条蚓状肌、三块骨间足底肌和四块骨间背侧肌。各肌的作用同其名，足底方肌的作用是协助趾长屈肌腱向正后方屈足趾。总的来说，足底肌的主要作用在于维持足弓。

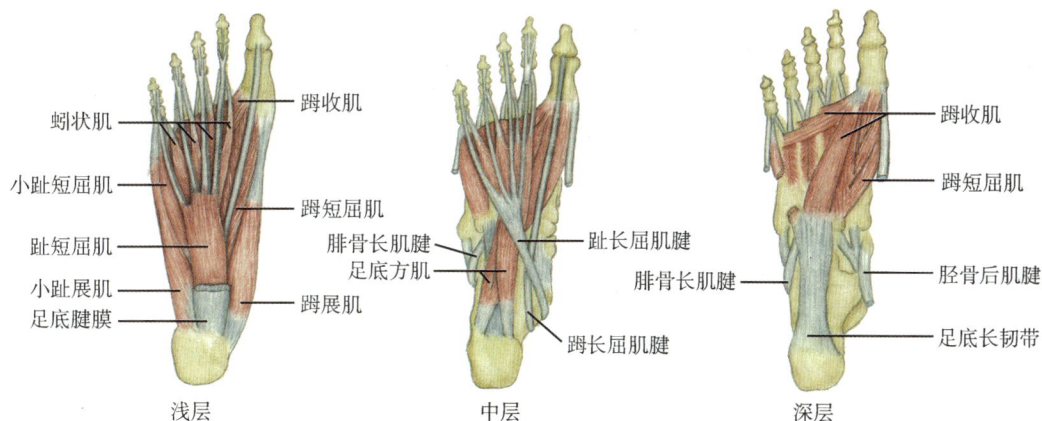

图 7–22　足底肌浅层、中层、深层

（五）下肢的局部解剖

1. 股三角　位于大腿前上部，底朝上、尖朝下的三角形区域。三角内有股神经、股动脉、股静脉和淋巴结等。

2. 收肌管　位于大腿中部，缝匠肌深面的三棱形管道。管内有股血管、隐神经通过。

3. 腘窝 位于膝关节后方的菱形窝。窝内有腘动脉、腘静脉、胫神经、腓总神经、脂肪和淋巴结等。

第五节　体表重要的肌性标志

一、头颈部

1. 咬肌 上下牙用力咬合时，在下颌角前上方、颧弓下方可触摸到条状隆起。

2. 颞肌 上下牙用力咬合时，在颞窝、颧弓上方可触摸到坚硬隆起。

3. 胸锁乳突肌 头转向一侧时，颈部呈现从前下到后上方的条状隆起。

二、躯干部

1. 斜方肌 在项部两侧和背上部，可见斜方肌的外侧缘的轮廓。

2. 背阔肌 在背下部可见此肌的轮廓，其外下缘参与形成腋后壁。

3. 竖脊肌 脊柱两旁的纵行肌性隆起。

4. 胸大肌 胸前壁较膨隆的肌性隆起，其下缘构成腋前壁。

5. 前锯肌 在胸前外侧壁凸出呈锯齿状肌齿。

6. 腹直肌 腹前正中线两侧的纵行隆起，肌肉发达者可见脐以上有三条横沟，即为腹直肌的腱划。

三、上肢

1. 三角肌 在肩部形成圆形隆起，其止点在臂外侧中部呈现一小凹。

2. 肱二头肌 在臂的前面，当屈肘旋后时，臂前部明显膨隆。在肘窝中央，亦可摸到此肌的肌腱。

3. 肱三头肌 在臂的后面，三角肌后缘的下方可见到肱三头肌长头。

四、下肢

1. 股四头肌 在大腿屈和内收时，可见股直肌在缝匠肌和阔筋膜张肌所组成的夹角内。股内侧肌和股外侧肌在大腿前面的下部，分别位于股直肌的内、外侧。

2. 臀大肌 在臀部形成圆隆外形。

3. 股二头肌 在腘窝外上界可触摸到肌腱止于腓骨头。

4. 小腿三头肌（腓肠肌和比目鱼肌） 在小腿后面，可见明显隆起的肌腹及粗大的跟腱。

•••• **目标检测**

答案解析

一、单项选择题

1. 人体最重要的呼吸肌是
   A. 前锯肌　　　　　　　　B. 胸大肌　　　　　　　　C. 胸小肌
   D. 膈肌　　　　　　　　　E. 胸锁乳突肌

2. 屈髋屈膝的肌肉是

    A. 股四头肌   B. 股二头肌   C. 缝匠肌

    D. 半膜肌   E. 臀大肌

3. 最强大的脊柱伸肌是

    A. 背阔肌   B. 竖脊肌   C. 斜方肌

    D. 腰大肌   E. 腹直肌

4. 位于胸上部最表浅的肌是

    A. 前锯肌   B. 胸大肌   C. 胸小肌

    D. 肋间内肌   E. 肋间外肌

5. 屈肘关节的肌肉是

    A. 肱二头肌   B. 肱三头肌   C. 三角肌

    D. 背阔肌   E. 斜方肌

二、思考题

1. 参与呼吸运动的肌有哪些?

2. 为预防（或治疗）椎间盘脱出，应锻炼哪些肌?

（李 松）

书网融合……

    重点小结   微课   习题

第三篇　内脏学

解剖学上将位于胸腔、腹腔、盆腔内的消化、呼吸、泌尿和生殖系统的器官称为**内脏（viscera）**。研究内脏各器官位置和形态结构的科学，称为**内脏学**。在形态与发生上，胸膜、腹膜和会阴等结构与内脏器官关系密切，也归于内脏学范畴。

内脏各系统都有共同的特点：①在形态结构上，都由一套连续的管道和一个或几个实质性器官组成，并借孔道与外界相通。②在位置上，内脏大部分器官位于胸腔、腹腔和盆腔内；消化、呼吸两个系统的部分器官位于头颈部，泌尿、生殖和消化系统的部分器官位于会阴部。③在功能上，内脏器官的主要功能是进行物质代谢和繁殖后代。

一、内脏的一般结构

内脏各器官形态不一，但从基本构造上来看，可分为中空性器官和实质性器官两大类。

1. 中空性器官　此类器官呈管状或囊状，内部均有空腔，如消化道、呼吸道、泌尿道和生殖道。中空性器官的管壁通常由三层或四层组织构成。以消化道为例，由内向外依次为黏膜、黏膜下层、肌层和外膜。

2. 实质性器官　此类器官内部没有特定的空腔，表面包裹结缔组织被膜，如肝、胰、肾及生殖腺等。结缔组织被膜深入器官实质内，将其分割成若干个小单位，称小叶，如肝小叶。每个实质性器官的血管、神经、淋巴管以及该器官的导管出入之处常有凹陷，称为该器官的门，如肺门、肝门等。

二、胸部的标志线和腹部分区

内脏各器官的位置可随体型、体位、性别及功能活动等不同情况而有一定的变化，但它们在胸、腹腔内的位置是相对固定的。掌握内脏器官的正常位置，对于临床检查诊断有重要的意义。因此，为了描述胸、腹腔内各器官的位置及其体表投影，通常在胸部、腹部确定一些体表标志和划分一些区域（内脏学图－1）。

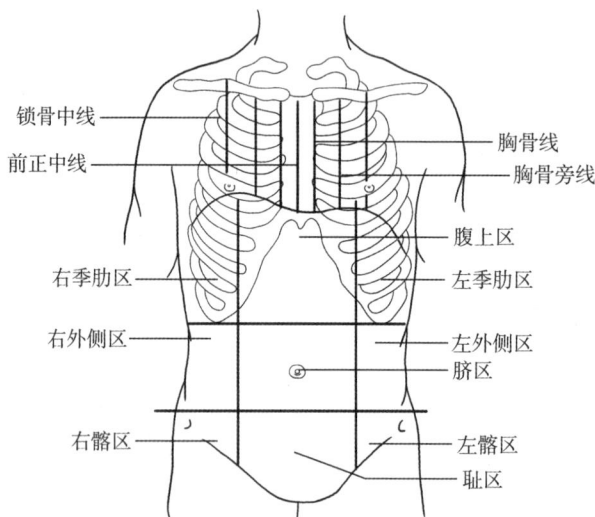

内脏学图－1　胸腹部的标志及分区

（一）胸部的标志线

胸部的标志线指通过胸部的垂直线，常用以表示胸部器官的前、后和内、外侧的位置关系。

1. 前正中线　沿身体前面正中所作的垂直线。

2. 胸骨线　沿胸骨外侧缘最宽处所作的垂直线。

3. 锁骨中线　通过锁骨中点向下所作的垂直线。

4. 胸骨旁线　在胸骨线与锁骨中线之间的中点所作的垂直线。

5. 腋前线　通过腋前襞向下所作的垂直线。

6. 腋后线　通过腋后襞向下所作的垂直线。

7. 腋中线　通过腋前线和腋后线之间的中点所作的垂直线。

8. 肩胛线通过肩胛骨下角所作的垂直线。

9. 后正中线　沿身体后面正中所作的垂直线。

（二）腹部的分区

为了描述和确定腹腔脏器的位置，临床上通常用两条水平线和两条垂直线将腹部分为九个区（九分法）。两条水平线是分别通过两侧肋弓最低点的连线（上横线）和通过两侧髂结节所做的连线（下横线），它们把腹部分成腹上、腹中、腹下三部。两条垂直线是分别通过两侧腹股沟韧带中点向上的垂直线。这四条线将腹部分为九个区：腹上部分为腹上区和左、右季肋区；腹中部分为脐区和左、右腹外侧区；腹下部分为腹下区和左、右髂区。

此外，尚有简便的"四分法"，即用通过脐的垂直线和水平线，将腹部分为左上腹、右上腹、左下腹、右下腹四个区，这也是临床上常用的方法。

（马志宁）

第八章 消化系统 📱微课1

PPT

学习目标

知识目标：掌握消化管的组成及上、下消化道的定义；牙和舌的形态与结构；颏舌肌的起止位置和作用；食管的三处狭窄；胃的形态、位置和分部；十二指肠的位置、形态、分部及结构；空肠和回肠的形态、位置；阑尾的位置和体表投影；肝的位置、形态及微细结构特点；输胆管道的组成；胰的微细结构及功能。熟悉咽的分部；舌黏膜的特征；胆囊的形态分部；胰的位置和形态。了解大唾液腺的结构与功能；肛门的结构；空肠与回肠的主要区别。

能力目标：能描述消化系统的组成，能结合大体标本辨认消化道不同器官的名称、解剖结构及分界；能描述肝、阑尾的体表投影；能在显微镜下辨认胃、小肠、肝和胰的组织结构。

素质目标：树立正确的饮食观念，具有尊重生命、关心患者、无私奉献的职业素养。

情境导入

情境：患者，男，39岁，上腹部疼痛2个月，饭后加重，时而反酸，因饮酒后出现腹部剧痛入院。查体：体温38℃，脉搏100次/分，血压150/95mmHg；腹部弥漫性压痛、反跳痛。行剖腹探查术，术中见胃小弯幽门部一溃疡穿孔，腹腔内见胃内容物，遂行胃大部切除手术。经术后病理镜下检查确诊其为胃溃疡。

思考：1. 试述正常胃的形态、位置以及分部。

2. 胃溃疡的好发部位在哪？

消化系统（alimentary system）由消化管和消化腺两部分组成（图8-1），主要功能是消化食物、吸收营养、排出食物残渣。口腔和咽还参与呼吸和语言的活动。

第一节 消化管

消化管（alimentary canal）是一条粗细不等的弯曲管道，包括口腔、咽、食管、胃、小肠（十二指肠、空肠与回肠）和大肠（盲肠、阑尾、结肠、直肠与肛管）。临床上通常把口腔至十二指肠的部分称为**上消化道**，把空肠及其以下的部分称为**下消化道**。

知识链接

消化道出血

按照出血部位不同，以十二指肠悬韧带为界，可分为上消化道出血及下消化道出血。其中60%~70%的出血源于上消化道。临床表现为呕血、黑便或血便，轻者可无症状，重者伴有贫血及血容量减少，甚至休克，危及生命；下消化道出血的典型表现为血便，少量出血时可能为黑便，少数患者可能出现腹部绞痛等症状。上消化道出血的原因包括胃溃疡、十二指肠溃疡、食管静脉曲张破裂等；下消化道出血的原因包括肠道炎症、肠道息肉、肠道肿瘤等。如果无法明确出血部位，应该进行胃镜或肠镜检查，以明确出血部位和原因。医护人员在对患者进行生命体征监测、出血和皮肤与黏膜观察的基础上，需保持患者体位以确保呼吸道通畅。

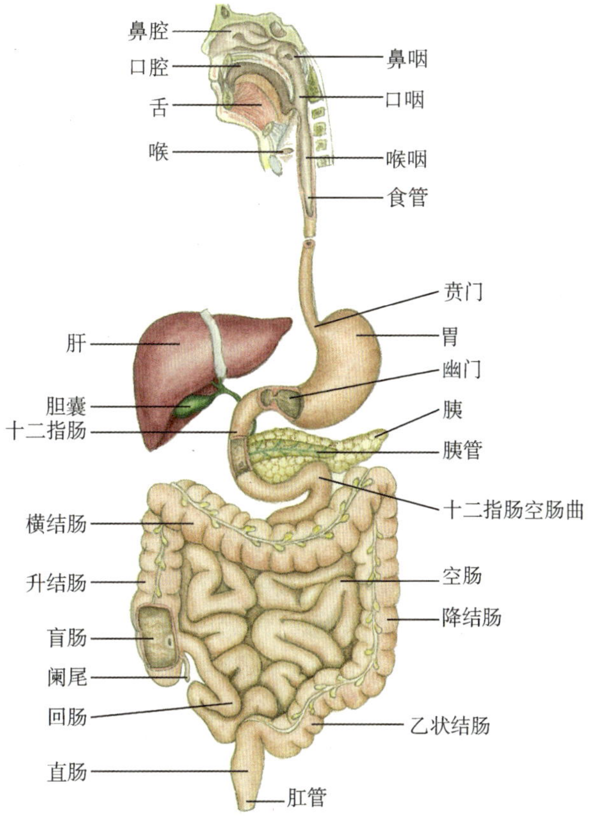

图 8-1 消化系统模式图

一、口腔

口腔（oral cavity）是消化管的起始部，向前经口裂通外界，向后经咽峡与咽交通，主要具有味觉和咀嚼功能，对食物进行初步消化。

（一）分部

口腔以上、下牙弓为界，分为口腔前庭和固有口腔两部分。当上、下牙列咬合时，口腔前庭只能经第3磨牙后方的间隙与固有口腔相通。临床上，患者牙关紧闭时可经此间隙插管或注入营养物质。

（二）境界

1. 唇 构成口腔的**前壁**，分为上唇和下唇，两唇之间的裂隙称**口裂**，两唇左右结合处称**口角**。两侧鼻翼旁与口角间各有一浅沟，称**鼻唇沟**，是上唇与颊的分界，上唇前正中有一纵行的浅沟，称**人中沟**，其中上 1/3 有人中穴，患者昏迷时，可在此进行指压或针刺促其苏醒。唇的游离缘含有丰富的毛细血管，正常呈鲜红色，当机体缺氧时，可变为暗红色甚至紫色，临床上称**发绀**。

2. 颊 构成口腔的**侧壁**，上颌第2磨牙相对的颊黏膜处，有腮腺导管的开口。

3. 腭 构成口腔的**顶壁**，呈穹窿状，分隔口腔和鼻腔。腭前 2/3 以骨腭为基础，表面覆以黏膜，称**硬腭**；后 1/3 以肌和腱为基础，称**软腭**，是硬腭向后延伸的部分，其后部斜向后下称**腭帆**。腭帆后缘游离，中央有一向下的突起，称**腭垂**（或悬雍垂）。自腭帆向两侧外下各形成一对弓状黏膜皱襞，前方一对连于舌根，称**腭舌弓**；后方一对连于咽侧壁，称**腭咽弓**。两弓之间为扁桃体窝，容纳腭扁桃体。

4. 咽峡 构成口腔的**后壁**，由腭垂、腭帆游离缘、两侧腭舌弓及舌根共同围成，是口腔与咽的交界处（图 8 - 2）。

5. 口腔底 构成口腔的下壁，主要由舌和软组织构成。

（三）口腔内器官

1. 舌 位于口腔底，以骨骼肌为主，表面被覆黏膜，主要具有搅拌、协助咀嚼、吞咽食物、感受味觉和辅助发音等功能。

（1）**舌的形态** 舌分上、下两面，上面称**舌背**，其后部有"V"形的界沟，将舌分为两部分，即前 2/3 的舌体和后 1/3 的舌根，舌体前端称**舌尖**。舌下面中线处有一纵行的黏膜皱襞连于口腔底，称**舌系带**，儿童舌系带过短可影响其发音。在舌系带根部两侧的口腔底上各有一圆形小隆起，称**舌下阜**，是下颌下腺导管和舌下腺大导管的共同开口处。舌下阜向后外侧延续形成的黏膜皱襞，称**舌下襞**，舌下腺位于其深面，舌下腺的小导管开口于舌下襞表面（图 8 - 2，图 8 - 3）。

（2）**舌的黏膜** 呈淡红色，覆于舌的表面。在舌背和舌的侧缘黏膜上有许多小突起，称**舌乳头**，按形状可分为四种（图 8 - 4）。①丝状乳头：数量最多，体积最小，呈白色，丝绒状，具有一般感觉功能；②菌状乳头：呈鲜红色圆点状，分散于丝状乳头之间，含有味蕾，具有感受味觉的功能；③轮廓乳头：体积最大，排列在界沟前方，有 7～11 个，其中央隆起，周围有环状沟，含有味蕾，具有感受味觉的功能；④叶状乳头：人类已基本退化，较少，形似柳叶，分布在舌的侧缘后部，含有味蕾，具有感受味觉的功能。

菌状乳头、叶状乳头、轮廓乳头含有味蕾，是味觉感受器，感受酸、甜、苦、咸等各种味觉的功能；丝状乳头含有丰富的神经末梢，是一般感受器，感受痛、温、触、压觉。

舌背根部的黏膜内有淋巴组织构成的大小不等的突起，称为**舌扁桃体**，具有防御作用。脱落的舌黏膜上皮和表面的食物残渣形成舌苔。

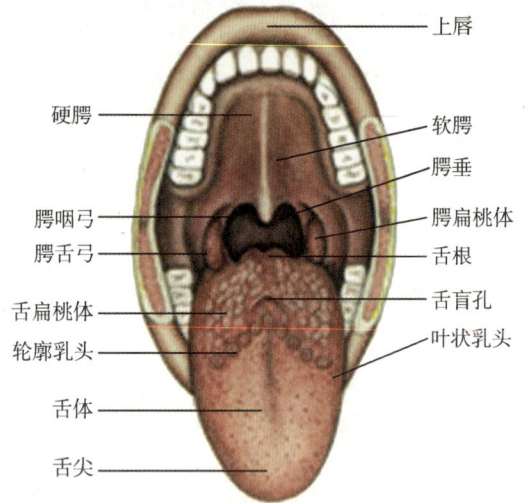

图 8 - 2 口腔与咽峡

图 8 - 3 口腔底与舌下面

图 8 - 4 舌

（3）**舌肌** 分为舌内肌和舌外肌两种，均为骨骼肌，二者协调活动可改变舌的形态和舌的运动方式。舌内肌的起止点均在舌内，构成舌的主体，其肌纤维纵、横和垂直交错，收缩时可改变舌的形态；舌外肌起自舌外，止于舌内，有四对，其中以颏舌肌较为重要，该肌起自下颌体后面的颏棘，肌纤维呈扇形向后上进入舌内，止于舌中线两侧，若两侧同时收缩，舌伸向前下方（伸舌）；一侧颏舌肌收缩，舌尖偏向对侧。其他舌外肌有：舌骨舌肌、茎突舌肌、腭舌肌。

2. 牙　镶嵌于上、下颌骨的牙槽内，排列成上、下牙弓，是人体最坚硬的器官，具有对食物进行机械加工和辅助发音等功能。

（1）**牙的形态**　牙在外形上可分为牙冠、牙颈和牙根三部分（图 8 - 5）。暴露在口腔内的称**牙冠**，嵌于牙槽内的称**牙根**，牙冠与牙根交界部分称**牙颈**。牙内有牙髓腔，借牙根尖孔开口于牙根尖。

（2）**牙的构造**　牙由牙质、牙釉质、牙骨质和牙髓四部分构成。牙质构成牙的主体，呈白色或淡黄色；牙釉质覆盖于牙冠的牙质表面，是人体内最坚硬的组织，色透明；牙骨质覆于牙颈和牙根的牙质外面；牙髓由神经、血管和结缔组织等构成，位于牙髓腔内，牙髓炎症时常引起剧烈疼痛。

（3）**牙周组织**　牙周组织由牙龈、牙槽骨和牙周膜三部分构成，具有保护、固定和支持牙的作用。牙龈是被覆于牙槽骨与牙颈表面的口腔黏膜，直接与骨膜紧密相连，故不能活动，富含血管，易出血；牙槽骨即构成上、下牙槽的骨质；牙周膜即牙槽骨膜，是介于牙根与牙槽骨之间的致密结缔组织，具有固定牙根、缓冲咀嚼时的压力等作用。

（4）**牙的分类及萌出**　人的一生有两套牙，即**乳牙**和**恒牙**（图 8 - 6 ~ 图 8 - 9）。根据形态和功能，乳牙分为乳切牙、乳尖牙和乳磨牙三类，恒牙分为切牙、尖牙、前磨牙和磨牙四类。切牙呈凿形，尖牙呈锥形，前磨牙、磨牙近似方形。切牙和尖牙绝大部分是 1 个牙根，下颌前磨牙多数为 1 个牙根，上颌前磨牙多数为 2 个牙根，磨牙一般有 2 ~ 3 个牙根。

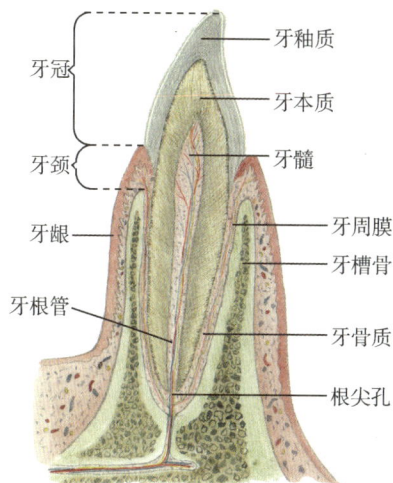

图 8 - 5　牙的形态与构造模式图

乳牙共 20 颗，一般自出生后 6 ~ 7 个月开始萌出，到 3 岁左右出齐。最先出现的是乳切牙，以后是第一乳磨牙、乳尖牙和第二乳磨牙，从 6 ~ 7 岁开始先后脱落，并逐渐萌出恒牙。恒牙共 32 颗，第一磨牙首先长出，一般 12 ~ 14 岁恒牙基本出齐（除外第 3 磨牙），而第 3 磨牙萌出最迟，称**迟牙（智齿）**，成年后才长出或终身不出。因此，恒牙数量是 28 ~ 32 颗均属正常。

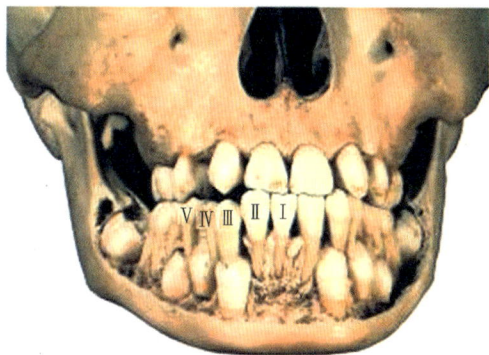

图 8 - 6　乳牙的名称与排列

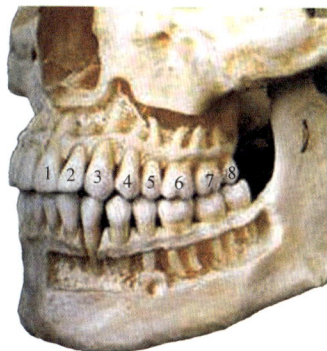

图 8 - 7　恒牙的名称与排列

（5）**牙式**　乳牙分上下两列，各列 10 颗，每列左右侧各 5 颗，共 20 颗；自前向后计数切牙 2 颗，尖牙 1 颗，磨牙 2 颗。恒牙上下列各 16 颗，每列左右侧各 8 颗，共 32 颗；自前向后计数切牙 2 颗，尖牙 1 颗，前磨牙 2 颗，磨牙 3 颗（图 8 - 8，图 8 - 9）。临床上，常以被检查者的方位为准，以"十"字划分为四区，表示上、下颌及左、右侧的牙位，并以罗马数字"Ⅰ ~ Ⅴ"表示乳牙，以阿拉伯数字"1 ~ 8"表示恒牙。如：十Ⅳ 表示左下颌第 1 乳磨牙，十7 表示左上颌第 2 磨牙。

					上颌
乳中切牙	乳侧切牙	乳尖牙	第一乳磨牙	第二乳磨牙	
I	II	III	IV	V	
					下颌

图 8-8　乳牙的名称和符号

								上颌
中切牙	侧切牙	尖牙	第一前磨牙	第二前磨牙	第一磨牙	第二磨牙	第三磨牙	
1	2	3	4	5	6	7	8	
								下颌

图 8-9　恒牙的名称和符号

二、咽

(一) 咽的位置与形态

咽 (pharynx) 为上宽下窄、前后略扁的肌性管道，形似漏斗，长 12～14cm。位于 1～6 颈椎前方，上起颅底，下至第 6 颈椎体下缘延续为食管。咽的前壁不完整，分别与鼻腔、口腔和喉腔相通，而其后壁及两侧壁完整 (图 8-10)。咽是消化道和呼吸道的共同通道。

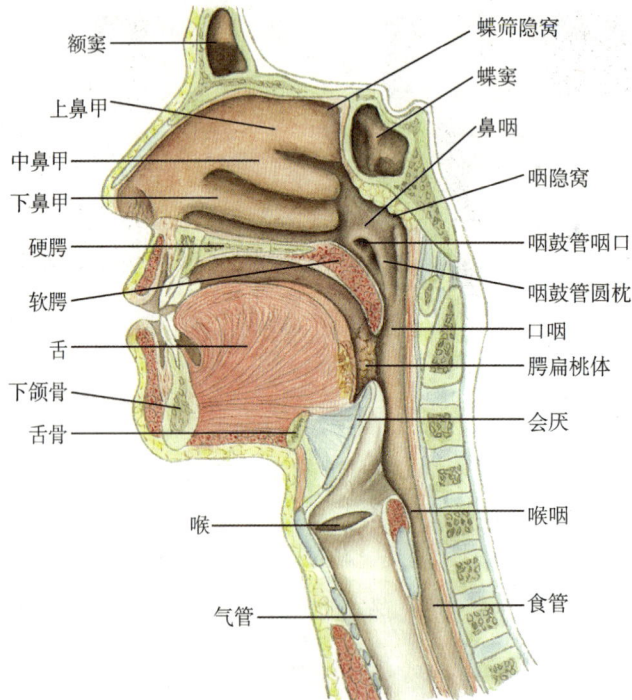

图 8-10　头颈部正中矢状切面

（二）咽的分部与沟通

咽以软腭和会厌上缘平面为界，分为鼻咽、口咽和喉咽三部分（图 8 - 11）。

1. 鼻咽 位于鼻腔后方，颅底与软腭平面之间，向前经鼻后孔通鼻腔。在鼻咽的侧壁，正对下鼻甲后方 1.5cm 处有一镰状或三角形的**咽鼓管咽口**，鼻咽经咽鼓管与中耳鼓室相通，咽部感染时，细菌可经此通道延及中耳，引起中耳炎。围绕咽鼓管咽口的前、上、后方有一明显的软骨隆起，称**咽鼓管圆枕**，是寻找咽鼓管咽口的标志；其后上方有一纵行的凹陷，称**咽隐窝**，是鼻咽癌的好发部位。鼻咽后上壁黏膜内有丰富的淋巴组织聚集，称**咽扁桃体（腺样体）**，幼儿时期较发达，十岁左右完全退化。若幼儿发生鼻咽部慢性感染可致咽扁桃体过度增生，使鼻咽阻塞，影响呼吸道的通畅，常在熟睡时打鼾或张口呼吸。

2. 口咽 位于口腔后方，在软腭下缘与会厌上缘平面之间，向前经咽峡通口腔。两侧壁腭舌弓与腭咽弓之间有扁桃体窝，容纳**腭扁桃体**。腭扁桃体由淋巴组织和上皮构成，具有防御功能，青春期后萎缩。

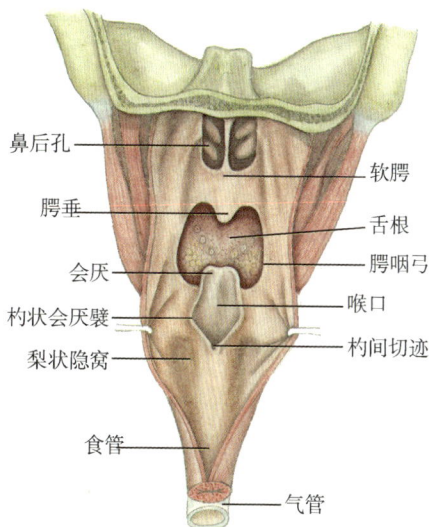

图 8 - 11 咽后面观

舌扁桃体、咽扁桃体和腭扁桃体在鼻腔、口腔通咽处共同围成**咽淋巴环**，是消化道和呼吸道的重要防御装置。

3. 喉咽 位于喉的后方，会厌上缘与第 6 颈椎下缘之间，向前经喉口通喉腔，向下与食管相续。在喉口两侧各有一凹陷，称**梨状隐窝**，是异物容易滞留的部位。

咽壁的肌层为骨骼肌，包括咽缩肌和咽提肌。吞咽时，各咽缩肌由上而下依次收缩，将食团推入食管，咽提肌收缩可使咽、喉上提，以协助吞咽和封闭喉口。

三、食管

（一）食管的位置和分部

食管（esophagus）上端在第 6 颈椎体下缘处与咽相连，沿脊柱前方下降，经胸廓上口入胸腔，穿膈食管裂孔进入腹腔，在第 11 胸椎体左侧与胃相续，全长约 25cm（图 8 - 12）。

根据食管的行程，将其分为颈部、胸部和腹部三部分。颈部较短，长约 5cm，为食管起始处至胸骨颈静脉切迹平面之间的部分；胸部较长，18～20cm，为胸骨颈静脉切迹平面至膈食管裂孔之间的部分；腹部最短，长 1～2cm，为膈食管裂孔至胃贲门的部分。

（二）食管的形态和狭窄

食管是前后略扁的肌性管道，为消化管中最细的部分。全长有三处生理性狭窄：**第 1 狭窄**位于食管起始处，平对第 6 颈椎体下缘，距中切牙约 15cm；**第 2 狭窄**位于食管与左主支气管交叉处，相当于第 4、5 胸椎之间的平面，距中切牙约 25cm；**第 3 狭窄**位于食管穿膈食管裂孔处，相当于第 10 胸椎平面，距中切牙约 40cm（图 8 - 12）。

这些狭窄是食管异物容易滞留和食管癌的好发部位。临床进行食管内插管时，要注意这三个狭窄，以免损伤狭窄处食管黏膜。

四、胃

胃（stomach）是消化管中最膨大的部分，上接食管，下续十二指肠。成人胃的容积约 1500ml，

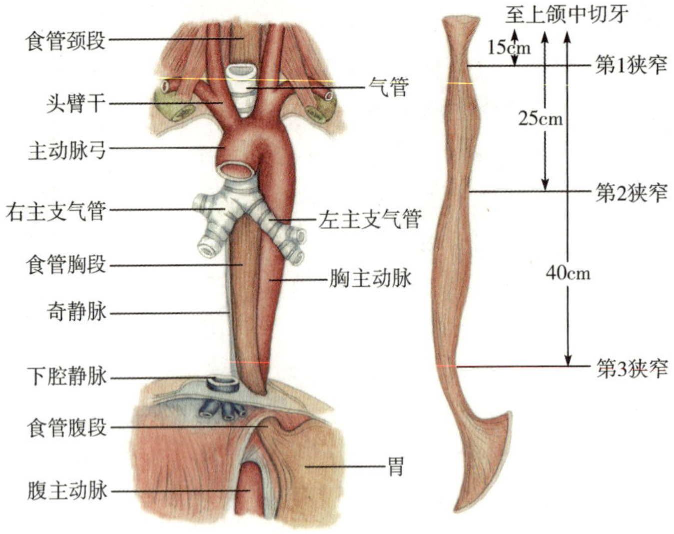

图 8 - 12　食管的位置与狭窄

大者可达3000ml，新生儿胃的容积约30ml。胃具有分泌胃液、容纳和初步消化食物及内分泌功能。

（一）胃的形态与分部

1. 胃的形态　胃的形态因体型不同而有差异，可分为三种类型：角形胃，多见于矮胖型；长形胃，多见于瘦长型；钩型胃，较为常见。胃有上下两缘、前后两壁和入出两口（图 8 - 13）。胃的上缘凹陷且短，朝向右上方，称**胃小弯**。在胃小弯最低点转折处称**角切迹**，是胃体与幽门部在胃小弯的分界。胃的下缘隆凸而长，朝向左下方，称**胃大弯**。胃的前壁朝向前上方，胃的后壁朝向后下方。胃的入口为**贲门**，向上接食管，胃大弯起始处与食管左缘所夹的锐角称**贲门切迹**；胃的出口为**幽门**，向下续十二指肠。

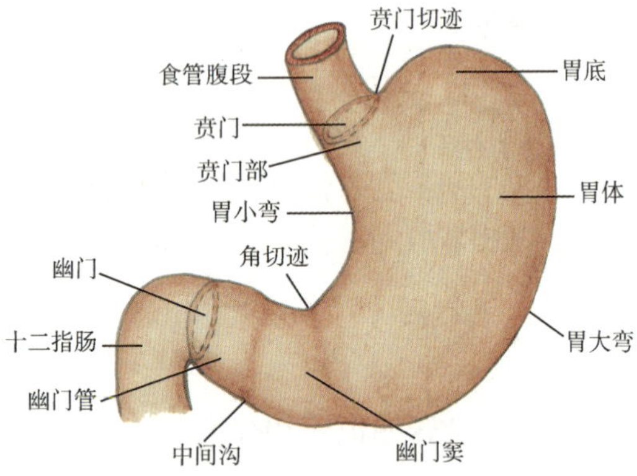

2. 胃的分部　胃可分为贲门部、胃底、胃体和幽门部四部分（图 8 - 14）。

（1）**贲门部**　位于贲门附近的部分。

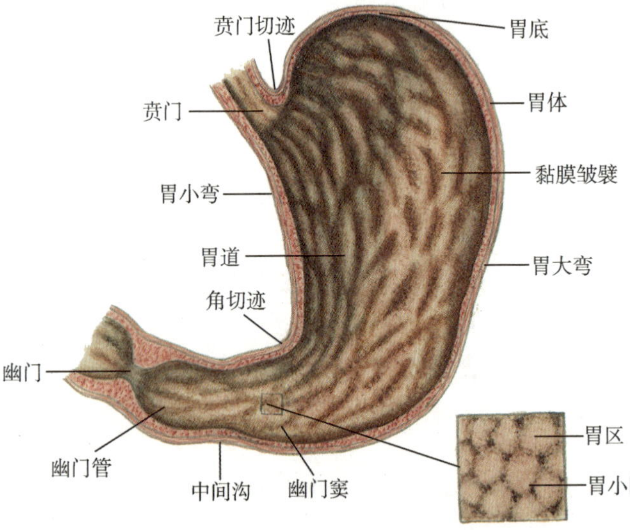

图 8 - 13　胃的形态和分部

图 8 - 14　胃腔内的结构

（2）**胃底**　贲门平面以上，向左上方凸出的部分，临床上称**胃穹窿**，此处常存有气体，X 线片上表现为低密度气影，称**胃泡**。

（3）**胃体**　胃底与角切迹之间的部分。

（4）**幽门部**　角切迹与幽门之间的部分。在幽门部的大弯侧有一不明显的浅沟，称为**中间沟**，把幽门部分为左侧的幽门窦和右侧的幽门管两部分。幽门窦近胃小弯附近是胃溃疡和胃癌的好发部位。

（二）胃的位置与毗邻

1. 胃的位置　胃为一肌性囊状器官，其形态和大小由于充盈程度、体位和体型不同而有很大变化。在半卧位中等充盈状态时，胃大部分位于左季肋区，小部分位于腹上区。

2. 胃的毗邻　正常情况下，贲门位于第 11 胸椎体左侧，幽门在第 1 腰椎体右侧。胃前壁右侧与肝左叶下面相邻；左侧与膈相邻，被左肋弓所遮盖；在剑突下方的胃前壁直接与腹前壁接触，该处是胃的触诊部位。胃后壁与横结肠、胰、左肾和左肾上腺相邻。胃底紧邻膈和脾。

五、小肠 🅔 微课 2

小肠（small intestine）是消化管中最长的部分，成人全长 5～7m，上起胃的幽门部，下续盲肠，是食物消化和营养吸收的主要部位。小肠自上而下分三部分：十二指肠、空肠和回肠。

（一）十二指肠

十二指肠为小肠的起始部，长约 25cm，呈"C"形环抱胰头。上接胃的幽门，下续空肠，贴于胃后壁，位置较深且固定。按部位不同，可分为上部、降部、水平部和升部（图 8-15）。

1. 上部　较短，长约 5cm，在第 1 腰椎体右侧起自幽门，行向右后上方，至肝门下方再转向下，移行为十二指肠降部，此转折处称十二指肠上曲。其起始部管腔较大，壁较薄，黏膜光滑无皱襞，称**十二指肠球**，是十二指肠溃疡的好发部位。

2. 降部　长 7～8cm，起自十二指肠上曲，向下行于 1～3 腰锥体和胰头右侧，至第 3 腰椎水平转向左，移行为十二指肠水平部，此转折处称**十二指肠下曲**。十二指肠降部后内侧壁有一纵行的黏膜皱襞，称为十二指肠纵襞，其下端有一圆形隆起，称**十二指肠大乳头**，是胆总管和胰管的共同开口。有时在十二指肠大乳头稍上方可见十二指肠小乳头，是副胰管的开口处。

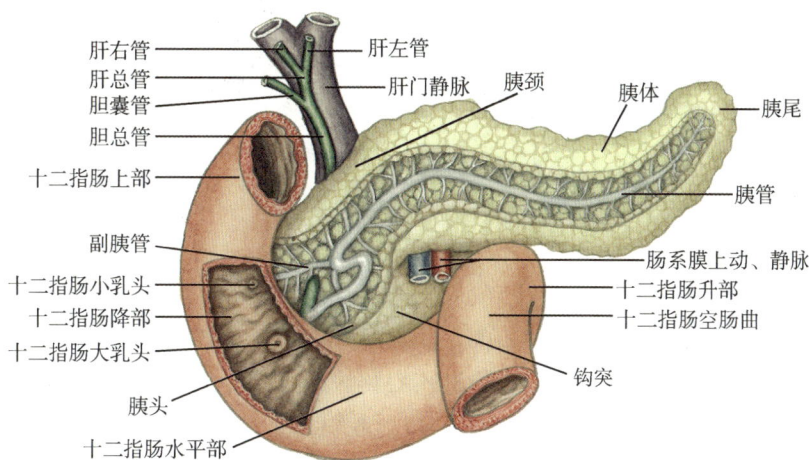

图 8-15　十二指肠和胰

3. 水平部　长约 10cm，起自十二指肠下曲，在第 3 腰椎前方横行向左，在第 3 腰椎左侧移行为升部。

4. 升部　最短，长仅 2～3cm，自第 3 腰椎左侧斜向左上至第 2 腰椎左侧，再向前下折转续接空肠。转折处形成的弯曲称十二指肠空肠曲，此曲被十二指肠悬肌固定于腹后壁。十二指肠悬肌和包绕它的腹膜构成十二指肠悬韧带。

（二）空肠与回肠

1. 空肠和回肠的位置　空肠起自十二指肠空肠曲，**回肠**末端续接盲肠。空肠和回肠相互延续，在腹腔的中、下部迂回盘绕形成许多小肠袢，由肠系膜固定于腹后壁，周围为大肠所环抱。空肠与回肠之间无明显界限。空肠约占全长的近端 2/5，主要位于腹腔的左上部；回肠约占全长的远端 3/5，主要位于腹腔的右下部。

2. 空肠和回肠的形态结构　空、回肠在形态结构上并无明显的分界，二者结构特点见表 8 - 1。

表 8 - 1　空肠和回肠的比较

项目	空肠	回肠
位置	腹腔的左上部	腹腔的右下部
长度	近端 2/5	远端 3/5
管径	较粗	较细
管壁	较厚	较薄
血供	丰富、颜色较红	较少、颜色较浅
环状皱襞	高而密	低而疏
淋巴小结	孤立淋巴小结	孤立、集合淋巴小结

六、大肠

大肠（large intestine）是消化管的末段，在右髂窝处与回肠相接，止于肛门。成人大肠全长约 1.5 m，分为盲肠、阑尾、结肠、直肠与肛管五部分。大肠的主要功能是吸收水分、无机盐和维生素；分泌黏液，使食物残渣形成粪便并排出体外。

大肠与小肠有明显的区别，一般大肠口径较粗，肠壁较薄。盲肠和结肠占据大肠的大部，在外形上有三个特征性结构。①**结肠带**：沿肠的纵轴平行排列，共有三条，由肠壁的纵行平滑肌聚集增厚而形成，三条结肠带汇集于阑尾的根部；②**结肠袋**：肠壁受结肠带紧缩性牵拉而向外膨出的囊袋状结构；③**肠脂垂**：是附着于结肠带上的大小不等的脂肪突起（图 8 - 16）。这三个特征是腹部手术中鉴别盲肠、结肠与小肠的主要标志。

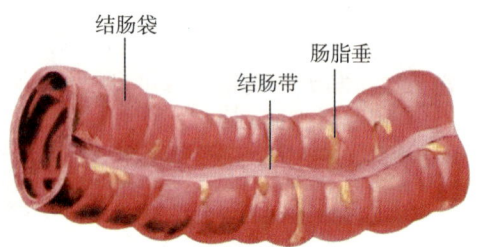

图 8 - 16　结肠的结构特征

（一）盲肠

盲肠位于右髂窝内，长 6~8 cm，是大肠的起始部。盲肠下端为盲端，左接回肠，向上延续为升结肠。回肠末端与盲肠连接的部位，称**回盲部**。回肠通向盲肠的开口处称**回盲口**，其上、下各有一片唇状黏膜皱襞，称**回盲瓣**，可控制回肠内容物进入大肠的速度，使食物在小肠内充分的消化吸收，又可阻止大肠内容物逆流入回肠（图 8 - 17）。回盲口下方约 2 cm 处，有阑尾的开口。

（二）阑尾

阑尾位于右髂窝内，为连于盲肠后内侧壁的蚓状盲管，长 6~8 cm，直径 0.6~0.8 cm。阑尾末端游离，位置变化较大，中国人多见于回肠前、下位和盲肠后位。但阑尾根部的位置较固定，为盲肠的后内侧部三条结肠带的汇集点，故临床手术可沿着结肠带寻找阑尾（图 8 - 17）。阑尾根部的体表投影，通常在脐与右髂前上棘连线的中、外 1/3 交点处，临床上称**麦氏点**（**McBurney 点**）。当急性阑

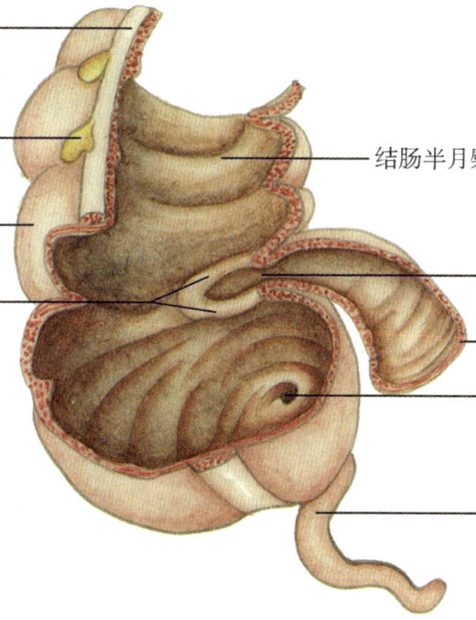

图 8 – 17 盲肠和阑尾

尾炎时，此处可有明显的压痛和反跳痛，阑尾切除手术切口常选择此处。

知识链接

阑尾的作用

多年来，不少学者认为阑尾是人类进化过程中退化的器官，无重要生理功能，还容易发炎，切除阑尾对机体无不良影响。现代医学研究发现，阑尾具有丰富的淋巴组织，含有 T、B 淋巴细胞，参与机体的免疫反应，在青少年时期起到重要的作用。最新研究成果证实，阑尾还具有分泌细胞，能分泌促进肠管蠕动和生长有关的激素及多种消化酶。因此，生理学家呼吁应严格掌握阑尾切除术的适应证。

（三）结肠

结肠 在右髂窝内续于盲肠，呈 "M" 状围绕在空肠和回肠周围，在第 3 骶椎平面接直肠。根据位置特点可分为升结肠、横结肠、降结肠和乙状结肠四部分（图 8 – 1）。

1. 升结肠 为盲肠向上的延续部分，自右髂窝沿腹后壁右侧上升至肝右叶下方，向左前弯曲移行为横结肠，其弯曲部称结肠右曲或称肝曲。升结肠后面借结缔组织附着于腹后壁，活动度较小。

2. 横结肠 起自结肠右曲，向左横行至脾的下方，再弯曲向下，移行为降结肠，其弯曲部称结肠左曲或称脾曲。横结肠全部被腹膜包裹，并借横结肠系膜连于腹后壁，活动度较大。

3. 降结肠 起于结肠左曲，沿腹后壁左侧下降，至左髂嵴处移行为乙状结肠。降结肠后面借结缔组织附着于腹后壁，活动度很小。

4. 乙状结肠 于左髂嵴处接降结肠，继而呈 "乙" 字形弯曲降入盆腔，向下至第 3 骶椎平面移行为直肠。乙状结肠全部被腹膜包裹，并借乙状结肠系膜连于左髂窝和小骨盆后壁，其活动度较大，易发生肠扭转。

（四）直肠

直肠 位于盆腔内，全长 10 ~ 14cm，上端在第 3 骶椎前面与乙状结肠相连接，沿骶、尾骨前面下行，穿过盆膈移行为肛管。直肠下段的膨大部分，称**直肠壶腹**，其内面有三个由直肠黏膜和环行平滑肌突起形成的半月形皱襞，称**直肠横襞（Houston 瓣）**，其中最大且位置较恒定的直肠横襞位于直肠壶腹的右前壁，距肛门约 7cm，是直肠指检确认直肠的重要标志。直肠不直，在矢状面上有两个生理弯曲，即直肠上段在骶骨前面下降形成凸向后的弯曲，称**骶曲**；直肠下段绕过尾骨尖形成凸向前的弯曲，称**会阴曲**（图 8 – 18）。临床上进行直肠镜或乙状结肠镜检查时，必须注意这些弯曲，以免损伤肠壁。

直肠前面的毗邻男女不同，男性直肠的前方有膀胱、前列腺、输精管壶腹和精囊腺；女性直肠的前方有子宫及阴道。直肠指检可触及这些器官。

（五）肛管

肛管是大肠最末的一段，长 3 ~ 4cm。在盆膈处上接直肠，末端终于**肛门**（图 8 – 19）。肛管上段内面的黏膜形成 6 ~ 10 条纵行皱襞，称**肛柱**，肛柱的下端有半月形的皱襞相连，称**肛瓣**。肛瓣、相邻肛柱下端和肠壁之间共同围成开口向上的袋状隐窝，称**肛窦**，粪屑易积存于此，如发生感染可诱发肛窦炎。肛瓣边缘和肛柱下端共同连成锯齿状的环行线，称**齿状线**（或称肛皮线），是皮肤和黏膜的分界线。齿状线以上的管腔面被覆单层柱状上皮；齿状线以下被覆复层扁平上皮。齿状线上、下区域的动脉供应、静脉回流和神经支配等有明显的区别，了解此区别，具有重要的临床意义。在齿状线上、下的黏膜和皮下有丰富的静脉丛，当此处静脉回流受阻时，可导致静脉丛瘀血曲张而形成**痔**。发生在齿状线以上的痔称**内痔**，在齿状线以下者称**外痔**，上、下均有者称**混合痔**。在齿状线下方约 1cm 处，可见浅蓝色的环形线，称**白线**，是肛门内、外括约肌的分界线。齿状线与白线之间形成一略微突起的光滑环状带，称**肛梳**（或称痔环）。

环绕在肛管和肛门周围的肌称**肛门括约肌**，分为肛门内、外括约肌。肛门内括约肌为肛管的环形平滑肌增厚而成，其主要功能是协助排便，无括约肛门的作用。肛门外括约肌属骨骼肌，围绕在肛门内括约肌周围，可随意括约肛门，控制排便。手术中应保护好肛门外括约肌，以免造成大便失禁。

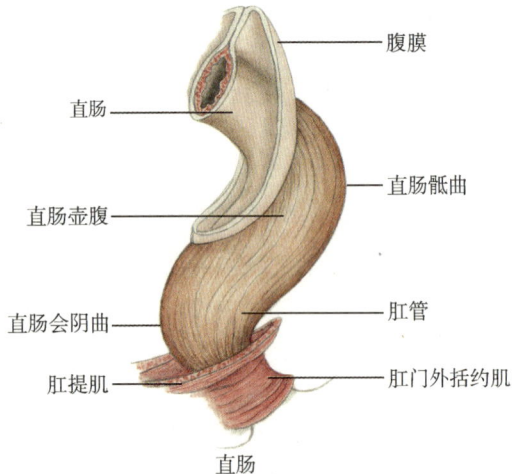

图 8 – 18　直肠

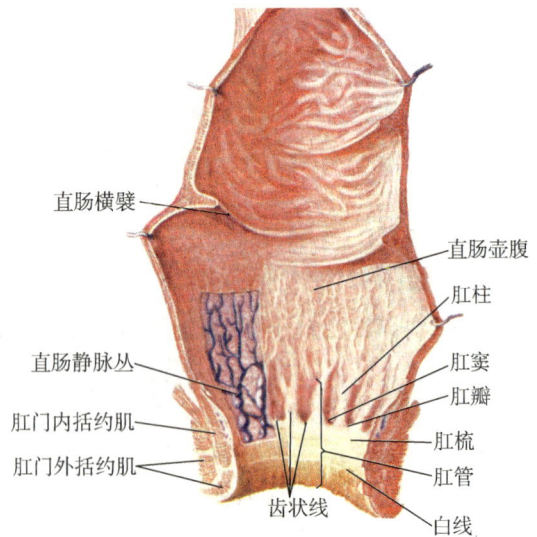

图 8 – 19　直肠和肛管

第二节　消化腺

消化腺（digestive gland）包括位于消化管壁内的小消化腺（如胃底腺、小肠腺等）和位于消化管壁外的大消化腺两种，大消化腺包括肝、胰和三对大唾液腺。消化腺的主要功能是分泌消化液，参与食物的消化。

一、大唾液腺

口腔腺又称**唾液腺**，分大、小两种，具有分泌唾液、清洁口腔和消化食物等功能。小唾液腺数量较多，如唇腺、颊腺、腭腺等。大唾液腺有三对，即腮腺、下颌下腺和舌下腺（图 8－20）。

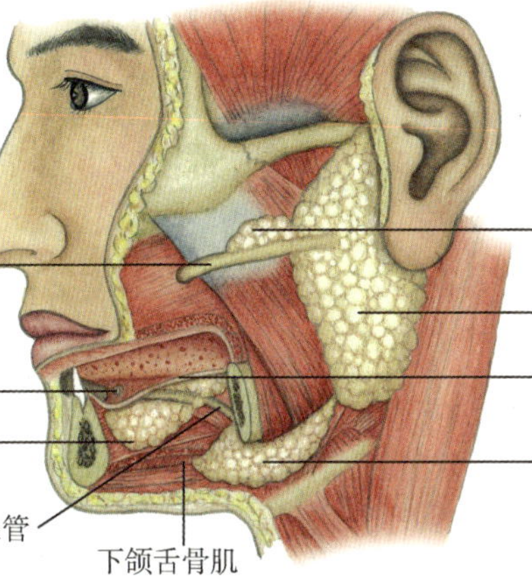

图 8－20　唾液腺

1. 腮腺　最大，呈不规则的三角形，位于面侧区，耳郭的前下方，上达颧弓，下平下颌角，前邻咬肌，后邻乳突。腮腺导管从腮腺前缘穿出，在颧弓下约一横指处越过咬肌前面，穿颊肌开口于平对上颌第 2 磨牙相对的颊黏膜处。

2. 下颌下腺　呈卵圆形，位于下颌体内面的下颌下腺凹内，其导管开口于舌下阜。

3. 舌下腺　最小，呈扁长椭圆形，位于口腔底舌下襞深面。舌下腺导管分大、小两种，舌下腺大导管只有一条，开口于舌下阜，舌下腺小导管有 10 余条，开口于舌下襞表面。

二、胰

胰（pancreas）是人体第二大消化腺，其实质由内分泌部和外分泌部组成。内分泌部即**胰岛**，主要分泌胰岛素和胰高血糖素等，参与调节糖代谢；外分泌部分泌胰液，成人胰液日分泌量为 1～2L，内含多种消化酶，参与糖、蛋白质和脂肪等物质的代谢。

（一）胰的位置与毗邻

胰的位置较深，位于胃的后方，横跨第 1～2 腰椎体的前方，横贴于腹后壁，为网膜囊后壁的腹膜所覆盖，属腹膜外位器官。右起十二指肠降部左侧，左达脾门。

（二）胰的形态与分部

胰呈长棱锥状，质地柔软，灰红色，全长 17～20cm，重量为 82～117g。依据胰的形态结构，自右向左可分为胰头、胰体、胰尾三部分（图 8－21）。**胰头**为胰右端膨大的部分，位于第 2 腰椎的右前方，被十二指肠环抱，向左下方伸出一钩突。胰头病变肿大时，可压迫胆总管而引起梗阻性黄疸。**胰体**位于胰中部呈三棱柱状较长的部分，其前面与胃相邻。**胰尾**为胰的末端较细的部分，伸向脾门。

胰的输出管称**胰管**，位于胰的实质内，贯穿胰的全长，在行程中收集胰小叶的导管，最后与胆总管汇合成**肝胰壶腹**，开口于十二指肠大乳头。在胰头胰管上方常有一条副胰管，开口于十二指肠小乳头（图 8－21）。

三、肝

肝（liver）是人体最大的实质性腺体，也是最大的消化腺，是机体新陈代谢最活跃的器官。肝

肝右管
肝总管
胆囊管
胆总管
十二指肠上部
副胰管
十二指肠小乳头
十二指肠降部
十二指肠大乳头
胰头
十二指肠水平部

肝左管
肝门静脉
胰颈
胰体
胰尾
胰管
肠系膜上动、静脉
十二指肠升部
十二指肠空肠曲
钩突

图 8 – 21　十二指肠和胰

的主要功能有参与蛋白质、脂类、糖类和维生素等营养性物质的合成、转化与分解代谢，参与非营养性物质（激素、药物、毒物）等的生物转化，分泌胆汁以及吞噬防御等功能。胚胎期，肝为造血器官之一。

（一）肝的形态

肝的血液供应非常丰富，活体上呈红褐色，质软而脆，受外力冲击易破裂。肝呈左薄右厚的楔形，可分为前、后两缘和上、下两面。

1. 前、后两缘　肝的前缘锐薄，是肝的膈面和脏面的分界线；肝的后缘厚而钝圆，在近腔静脉沟处有 2～3 条肝静脉和若干条肝小静脉经此出肝注入下腔静脉，此处称**第二肝门**。

2. 上、下两面　以前、后缘为界，肝可分为上、下两面。

（1）**上面**　肝上面膨隆，与膈肌毗邻，故称**膈面**（图 8 – 22）。膈面的前部有一矢状位的镰状韧带将其分为左、右两叶，肝右叶大而厚，肝左叶小而薄。在膈面后部，冠状韧带的前、后层间无腹膜被覆的三角区，称**肝裸区**。

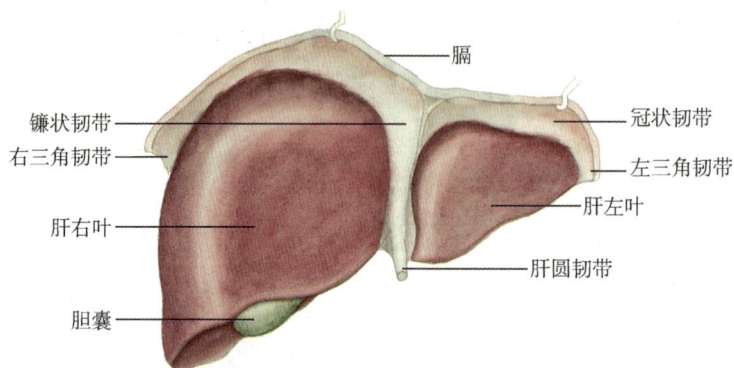

镰状韧带
右三角韧带
肝右叶
胆囊

膈
冠状韧带
左三角韧带
肝左叶
肝圆韧带

图 8 – 22　肝的膈面

（2）**下面**　肝下面凹凸不平，与腹腔脏器毗邻，故称**脏面**（图 8 – 23）。脏面有近似"H"形的沟，把肝的脏面分为四叶：右纵沟右侧为**肝右叶**；左纵沟左侧为**肝左叶**；左、右纵沟之间在横沟前方为**方叶**；左、右纵沟之间在横沟后方为**尾状叶**。左纵沟前部有肝圆韧带裂，内有肝圆韧带通过，肝圆韧带是胎儿时期脐静脉闭锁后的遗迹；后部有静脉韧带裂，内有静脉韧带，是胎儿时期静脉导管闭锁后的遗迹。右纵沟前部为胆囊窝，容纳胆囊；后部为较宽的腔静脉沟，有下腔静脉通过。在左、右纵沟中部的横沟，称**肝门**，是肝左右管、肝固有动脉、肝门静脉、淋巴管和神经等出入肝的部位。这些结构被结缔组织包裹后构成**肝蒂**。

图 8-23　肝的脏面

（二）肝的位置、毗邻和体表投影

1. 肝的位置　肝大部分位于右季肋区和腹上区，小部分位于左季肋区，大部分被胸廓所遮盖，仅在剑突下直接与腹前壁相贴。肝的位置可随呼吸时膈的运动、内脏活动及体位的改变而有移动。

2. 肝的毗邻　肝的脏面在右叶从前向后分别邻接结肠右曲、十二指肠、右肾和右肾上腺；在左叶与胃前壁相邻，后上部邻接食管的腹部。

3. 肝的体表投影　肝上界与膈穹窿一致，其右侧最高点在右锁骨中线与第 5 肋相交处，左侧最高点在左锁骨中线与第 5 肋间隙相交处。成人的肝下界在右侧与右肋弓一致，不能触及；在腹上区可达剑突下 3 ~ 5cm，可触及。因此，正常情况下，成人如在肋弓下触及肝脏，则多为病理性肝肿大。3 岁以下健康幼儿，由于腹腔的容积较小，而肝体积相对较大，肝前缘常低于右肋弓下 1 ~ 2cm，临床可在右肋弓下触及；到 7 岁以上儿童在右肋弓下已不能触及。肝上面借韧带与膈紧密相连，故肝的位置可随膈的呼吸运动而上、下移动，平静呼吸时升降可达 2 ~ 3cm。

（三）肝的分叶和分段

肝门静脉、肝固有动脉及肝管的各级分支或属支均相伴而行，三者在肝内的分布基本一致，并由结缔组织囊（Glisson 囊）包裹，组成了 Glisson 系统。按照 Glisson 系统在肝内的分支和分布情况，将肝分成左半肝、右半肝、五叶、六段。肝脏外科就是根据这些分叶、分段进行定位诊断和肝段、肝叶或半肝的切除（图 8-24）。

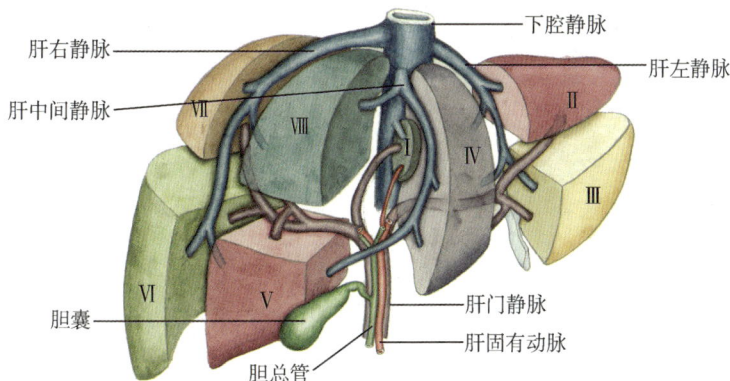

图 8-24　肝叶和肝段

乙醇对肝的损害

乙醇对肝的伤害非常大。饮酒时，摄入体内的乙醇 95% 以上在肝内分解代谢，并氧化为乙醛。乙醛对肝细胞有明显的毒性，能使肝脏代谢障碍，导致肝细胞变性坏死及纤维化，严重时可致肝硬化、肝癌。

（四）肝外胆道系统

肝外胆道系统是指肝门以外的胆道系统，包括胆囊和输胆管道，主要有贮存和输送胆汁的功能。

1. 胆囊　呈梨形，位于肝下面的胆囊窝内，是贮存、浓缩胆汁和调节胆道压力的囊状器官，可容纳胆汁 40～60ml，其上面借结缔组织与肝相连。胆囊按形态特点可分为底、体、颈和管四部分。胆囊前端钝圆称**胆囊底**，中间大部分称**胆囊体**，后端变细的部分称**胆囊颈**，颈弯曲向左下移行于**胆囊管**。胆囊内面衬有黏膜，其中胆囊底和体的黏膜呈蜂窝状。而胆囊颈和胆囊管的黏膜形成螺旋襞，可控制胆汁的进出，胆囊结石易嵌顿于此。

胆囊底的体表投影：当胆囊充盈时，胆囊底突出于肝前缘，与腹前壁相贴，其体表投影在右锁骨中线与右肋弓交点稍下方。胆囊炎症时，此处有明显压痛，临床上称为**墨菲征（Murphy 征）阳性**。同时，胆囊底也是胆囊穿孔的好发部位。

2. 输胆管道　输胆管道包括肝左管、肝右管、肝总管和胆总管（图 8-25）。

（1）**肝总管**　由肝左、右管出肝后汇合而成，长约 3cm，在肝十二指肠韧带内下行，并在韧带内与胆囊管以锐角汇合成胆总管。

（2）**胆总管**　由肝总管在肝十二指肠韧带内与胆囊管以锐角汇合形成，向下与胰管汇

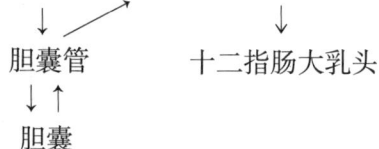

图 8-25　输胆管道模式图

合，长 4～8cm，直径 0.6～0.8cm。胆总管在肝十二指肠韧带内下行，经十二指肠上部后方下行至十二指肠降部与胰头之间，最后斜穿十二指肠降部中份的后内侧壁与胰管汇合，形成略膨大的**肝胰壶腹（Vater 壶腹）**，开口于十二指肠大乳头。肝胰壶腹周围有增厚的环行平滑肌环绕，称**肝胰壶腹括约肌（Oddi 括约肌）**，括约肌的收缩与舒张，可控制胆汁和胰液的排出。

胆汁产生与排出途径：

肝细胞分泌胆汁→胆小管→小叶间胆管→肝左、右管→肝总管→胆总管→肝胰壶腹
　　　　　　　　　　　　　　　　　　　　　↓　　↗　　　　　　　　↓
　　　　　　　　　　　　　　　　　胆囊管　　　　十二指肠大乳头
　　　　　　　　　　　　　　　　　↓　↑
　　　　　　　　　　　　　　　　　胆囊

第三节　消化管的微细结构

一、消化管壁的一般结构

消化管壁（除口腔和咽以外）由内向外一般分为四层，依次为黏膜、黏膜下层、肌层和外膜

（图 8 - 26）。

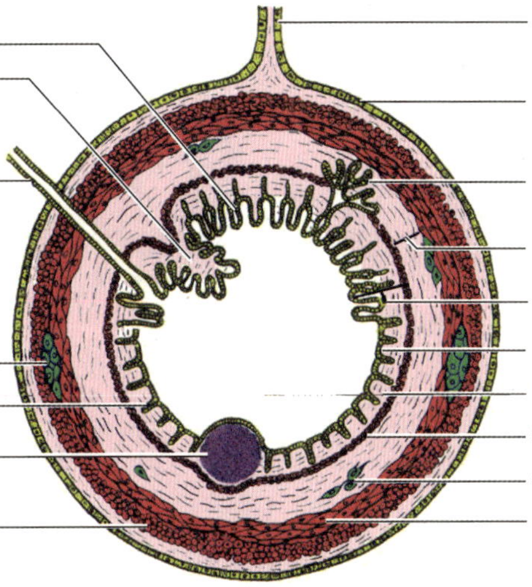

图 8 - 26 消化管壁结构模式图

（一）黏膜

黏膜为消化管壁的最内层，是食物消化、吸收的重要部位，黏膜由内向外分为上皮、固有层和黏膜肌层三层。在消化管的不同部位，黏膜的结构差异很大。

1. 上皮 口腔、咽、食管和肛管下段的上皮为复层扁平上皮，以保护功能为主；其余部位的上皮为单层柱状上皮，以消化吸收功能为主。

2. 固有层 由疏松结缔组织构成，内含丰富的腺体（胃腺和肠腺）、毛细血管、毛细淋巴管等。

3. 黏膜肌层 属于薄层平滑肌，分内环、外纵两种走向。

（二）黏膜下层

黏膜下层由结缔组织构成，含小消化腺（食管腺、十二指肠腺）、黏膜下神经丛等。黏膜和黏膜下层一起向消化管腔内突出形成突起，称**皱襞**，皱襞有扩大黏膜表面积的作用。

（三）肌层

口腔、咽、食管上段和中段的一部分肌层和肛门外括约肌为骨骼肌，除此之外，其余各部为平滑肌。肌层一般分为内环、外纵两层。胃壁肌层分为内斜行、中环行和外纵行三层平滑肌。

（四）外膜

外膜为消化管的外层。咽、食管和大肠末段的外膜为**纤维膜**，由薄层结缔组织构成，其余部位的外膜为**浆膜**，由间皮和薄层结缔组织构成。

二、食管的微细结构

食管管壁由黏膜、黏膜下层、肌层和外膜构成（图 8 - 27）。

1. 黏膜 包括未角化的复层扁皮上皮、结缔组织构成的固有层和平滑肌构成的黏膜肌层。

2. 黏膜下层 主要为结缔组织，内含食管腺，能分泌黏液，具有润滑食物和保护食管管壁的作用。

3. 肌层 主要由肌组织构成，食管上 1/3 段为骨骼肌，中 1/3 段由骨骼肌和平滑肌混合组成，下 1/3 段为平滑肌。

4. 外膜 为较薄的纤维膜。

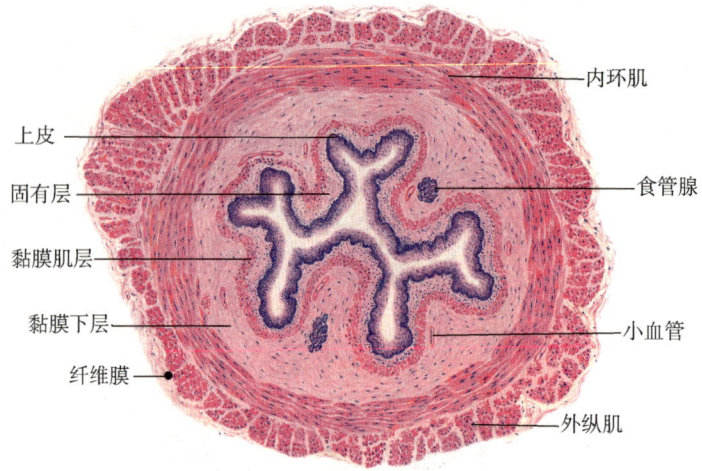

图 8 – 27　食管壁的微细结构模式图

三、胃的微细结构

胃壁由黏膜、黏膜下层、肌层和外膜构成（图 8 – 28）。

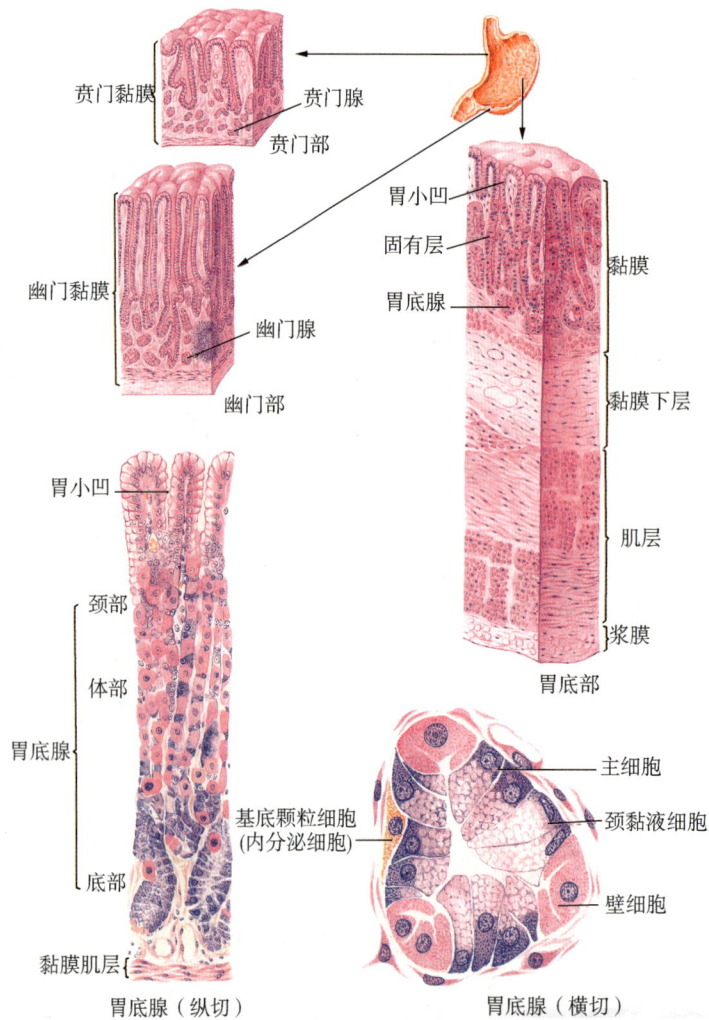

图 8 – 28　胃的微细结构模式图

（一）黏膜

黏膜由上皮、固有层和黏膜肌层组成。

1. 上皮 为单层柱状上皮，主要由表面黏液细胞组成，分泌不可溶性黏液，正常的胃上皮内没有杯状细胞。黏膜表面遍布约350万个不规则的凹陷，称**胃小凹**，每个胃小凹底部与3~5条腺体相连。

2. 固有层 内含大量管状腺，根据腺体的结构及所在部位的不同，分为胃底腺、贲门腺和幽门腺，均开口于胃小凹。贲门腺和幽门腺分别位于贲门和幽门，均为黏液性腺，可分泌黏液等。

胃底腺又称泌酸腺，分布于胃底和胃体。胃底腺主要由主细胞、壁细胞、颈黏液细胞、内分泌细胞和干细胞组成。

（1）**主细胞** 又称胃酶细胞，数量最多，细胞呈柱状，核圆形，位于细胞基部，胞质基部呈强嗜碱性。主细胞分泌**胃蛋白酶原**，胃蛋白酶原暂无活性，经盐酸激活后，变为有活性的胃蛋白酶，促进蛋白质消化。

（2）**壁细胞** 又称泌酸细胞，胞质呈明显的嗜酸性，胞体较大，核圆而深染，位于细胞中央，可有双核。壁细胞在胃底腺的上半部较多，主要分泌盐酸和内因子。**盐酸**有杀菌作用，还能将胃蛋白酶原激活成胃蛋白酶。**内因子**在胃腔内与维生素 B_{12} 结合成复合物，从而减少维生素 B_{12} 在肠道内被分解，并能促进回肠吸收维生素 B_{12}，维生素 B_{12} 是生成红细胞所需原料之一。

（3）**颈黏液细胞** 数量较少，形态不规则，核扁平，其分泌物为可溶性酸性黏液。

3. 黏膜肌层 由内环、外纵两种走向的薄层平滑肌组成。

（二）黏膜下层

黏膜下层为较致密的结缔组织。可见较粗的血管、成群的脂肪细胞等。

（三）肌层

肌层较厚，为内斜行、中环行和外纵行三层平滑肌。其中环行肌在贲门和幽门处明显增厚，形成贲门括约肌和幽门括约肌，幽门括约肌表面覆以胃黏膜突向管腔，称**幽门瓣**，是控制胃排空和防止小肠内容物逆流的重要结构。

（四）外膜

外膜为浆膜。

四、小肠的微细结构

小肠是消化和吸收的主要部位，管壁由黏膜、黏膜下层、肌层和外膜构成（图8-29）。

（一）黏膜

1. 上皮 小肠上皮为单层柱状上皮，由吸收细胞、杯状细胞和少量内分泌细胞构成。

（1）**吸收细胞** 数量最多，呈高柱状，细胞游离面有纹状缘，由微绒毛构成，可以使细胞游离面的面积扩大30倍。

（2）**杯状细胞** 散在于吸收细胞间，分泌黏液，十二指肠的上皮内只有少量的杯状细胞，从十二指肠至大肠，杯状细胞的数量逐渐增多。

（3）**内分泌细胞** 数量不多但种类很多。

2. 固有层 有大量的小肠腺、丰富的淋巴组织、巨噬细胞、浆细胞等。小肠黏膜的上皮和固有层向肠腔内伸出的指

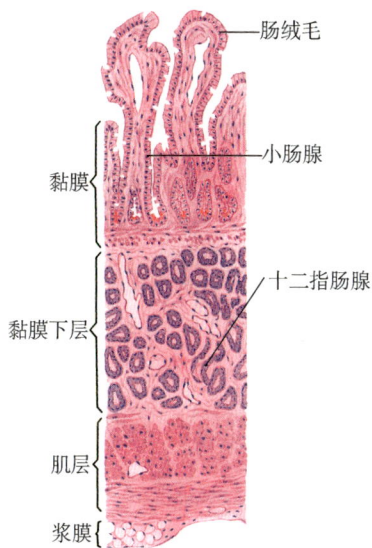

图8-29 十二指肠的微细结构模式图

状突起称**小肠绒毛**，小肠绒毛中轴的固有层内有丰富毛细血管和 1~2 条**中央乳糜管**，中央乳糜管是小肠绒毛内纵行的毛细淋巴管，以盲端起始于小肠绒毛顶部。

（1）**小肠腺**　开口于小肠绒毛根部之间，为小肠绒毛根部的上皮内陷而成。小肠腺的细胞主要有吸收细胞、杯状细胞内分泌细胞、干细胞和潘氏细胞。

（2）**淋巴组织**　小肠壁固有层内有大量分散的淋巴细胞，还有淋巴滤泡，或称淋巴小结，十二指肠的淋巴滤泡少而小，向下逐渐增多。

3. 黏膜肌层　由内环、外纵两种走向的薄层平滑肌组成。

（二）黏膜下层

十二指肠的黏膜下层内含大量十二指肠腺，为复管泡状的黏液性腺。此腺分泌黏稠的碱性黏液，可保护十二指肠黏膜，避免其受胃酸侵蚀。

小肠的黏膜和黏膜下层向肠腔内突起形成环形皱襞，它扩大了小肠黏膜的表面积。微绒毛、肠绒毛和皱襞这三级突起使小肠腔的表面积扩大约 600 倍。

（三）肌层

肌层由内环、外纵两种走向的平滑肌组成。

（四）外膜

除部分十二指肠为纤维膜，其余大部分为浆膜。

五、大肠的微细结构

大肠分盲肠、阑尾、结肠、直肠和肛管。盲肠、结肠和直肠的组织学结构基本相同。

（一）盲肠、结肠和直肠的微细结构

1. 黏膜　无绒毛，上皮为单层柱状上皮，由吸收细胞和大量的杯状细胞组成，固有层内有丰富的大肠腺和散在的孤立淋巴小结。

2. 黏膜下层　为结缔组织，可见小血管、淋巴管和成群的脂肪细胞等。

3. 肌层　由内环、外纵两种走向的平滑肌组成。

4. 外膜　小部分为纤维膜，大部分为浆膜。盲肠、横结肠、乙状结肠为浆膜；升结肠和降结肠的前壁都是浆膜，后壁都是纤维膜；直肠上 1/3 段的大部和中 1/3 段的前壁是浆膜。

（二）阑尾的微细结构

阑尾管壁薄，管腔小而不规则，无绒毛。固有层内有大量淋巴小结，肌层较薄，外膜为浆膜。

（三）肛管的微细结构

在齿状线上的肛管黏膜结构与直肠相似，仅在肛管上段出现了纵行皱襞（肛柱）。肛管内在齿状线处，单层柱状上皮骤变为轻度角化的复层扁平上皮，大肠腺与黏膜肌层消失。环行平滑肌在肛门处增厚形成肛门内括约肌，外纵行肌周围有骨骼肌形成的肛门外括约肌。

第四节　消化腺的微细结构

一、大唾液腺

大唾液腺有腮腺、下颌下腺、舌下腺各一对，分泌的唾液经导管排入口腔。

（一）大唾液腺的一般结构

腺实质由分支的导管及末端的腺泡组成。

1. 腺泡　由单层立方或锥形腺细胞组成。腺泡一般分浆液性、黏液性和混合性三种类型。**浆液性腺泡**由浆液性腺细胞组成。在 HE 染色切片中，细胞核呈圆形，位于基部，细胞质染色较深，顶部含有嗜酸性的酶原颗粒。**黏液性腺泡**由黏液性腺细胞组成。在 HE 染色切片中，细胞核呈扁圆形，居细胞底部，胞质着色较浅，因分泌颗粒在切片中不能显示，细胞呈空泡状，分泌物为糖蛋白和水结合而成的黏液，较黏稠。**混合性腺泡**由浆液性腺细胞和黏液性腺细胞共同组成。

2. 导管　导管的起始部为闰管，闰管直接与腺泡相连，管壁多为单层立方上皮；闰管汇合为纹状管，纹状管的管壁为单层高柱状上皮；纹状管再汇合成小叶间导管，最后汇合成一条或几条总导管，总导管在近口腔开口处逐渐移行为复层扁平上皮，与口腔黏膜的复层扁平上皮相续。

（二）大唾液腺的结构特点

1. 腮腺　为人体最大的唾液腺，属于纯浆液性腺，分泌物含唾液淀粉酶和溶菌酶，两种酶分别具有消化食物中的淀粉和抵抗细菌入侵的作用。

2. 下颌下腺　属于混合性腺，浆液性腺泡多，而黏液性腺泡和混合性腺泡少。分泌物中含黏液较多，含唾液淀粉酶较少。

3. 舌下腺　属于混合性腺，以黏液性腺泡和混合性腺泡为主。分泌物以黏液为主。

二、胰的微细结构

胰的表面被覆薄层结缔组织被膜，被膜的结缔组织伸入胰实质内将其分为许多小叶。胰实质由外分泌部和内分泌部两部分组成。

（一）外分泌部

外分泌部为纯浆液性腺，分泌的胰液含多种消化酶，参与食物中蛋白质、脂肪和糖的消化。外分泌部由腺泡和导管组成（图 8 – 30）。

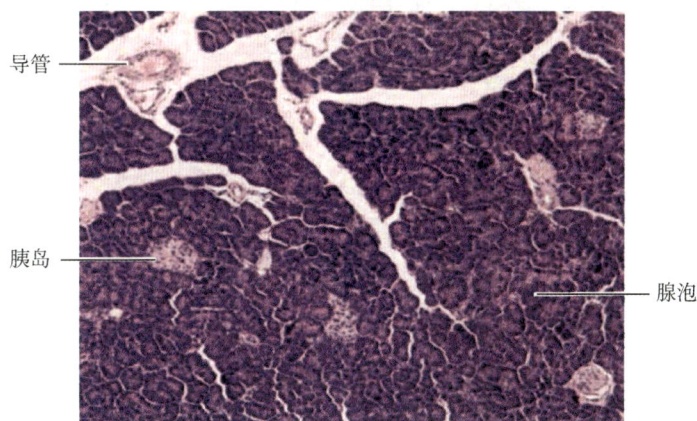

图 8 – 30　胰（低倍）

1. 腺泡　为浆液性腺泡，由一层锥体形的腺细胞组成，细胞核较大，圆形，位于细胞基部，胞质顶部含有嗜酸性酶原颗粒，可分泌胰淀粉酶、胰脂肪酶、胰蛋白酶原及糜蛋白酶原等消化酶。在腺泡腔内常见泡心细胞，泡心细胞染色较浅，为延伸到腺泡腔内的闰管上皮细胞。

2. 导管　由闰管、小叶内导管、小叶间导管和主导管构成。管壁依次增厚，管腔逐渐变大，管壁上皮表面被覆一层黏液，可保护导管本身不被胰液消化。

暴饮暴食与急性胰腺炎

正常情况下，胰液中的消化酶不会消化胰腺本身，它们通常是以酶原的形式存在于腺泡细胞并通过导管运输；另外，腺细胞还分泌胰蛋白酶抑制物，可以阻止腺细胞及导管内的酶原激活。暴饮暴食使胰液分泌旺盛，胰管内压增大，严重者导致胰腺导管或腺泡破裂，胰液溢出；同时引起十二指肠乳头水肿和括约肌痉挛，造成胆汁反流进入胰管，激活胰蛋白酶原等酶原，导致胰腺自身消化而发生急性胰腺炎。主要表现是腹部剧痛、恶心、呕吐和发热等症状。

（二）内分泌部

胰腺的内分泌部又称**胰岛**，是由大小不等的内分泌细胞组成的细胞团，散在于腺泡之间。人胰岛主要有 A、B、D、PP、D_1 五种类型细胞，通过特殊染色可区分出 A、B、D 三种主要细胞（图 8-31）。

1. A 细胞 约占胰岛细胞总数的 20%，主要分布在胰岛周边部，胰体和胰尾的胰岛内较多，A 细胞分泌胰高血糖素，其作用是促进糖原的分解，抑制糖原的合成，使血糖升高。

2. B 细胞 约占胰岛细胞总数的 70%，主要分布于胰岛的中央。B 细胞分泌胰岛素，其作用是调节糖代谢，加速糖原合成，使血糖降低。若胰岛素分泌不足，血糖升高，可致糖尿病。

3. D 细胞 约占胰岛细胞总数的 5%，分散于胰岛周边，分泌生长抑素，可调节 A 细胞、B 细胞的分泌活动。

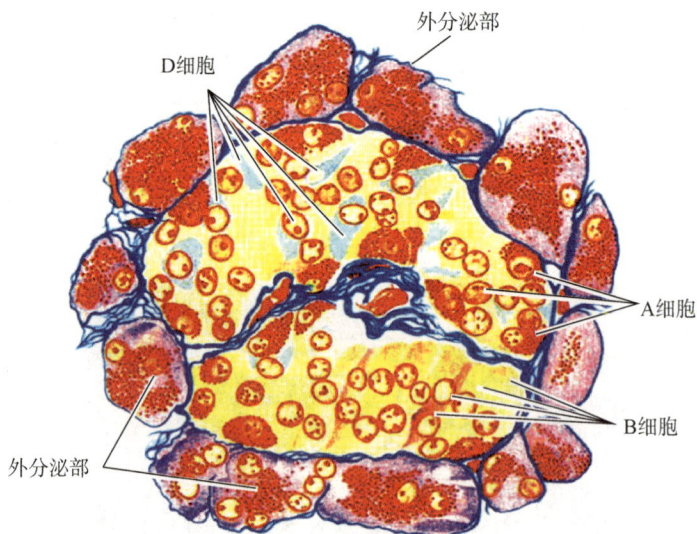

图 8-31　胰岛结构模式图

三、肝的微细结构

肝是人体最大的腺体，除肝裸区外，肝的表面被覆被膜，被膜的结缔组织在肝门处随血管和肝管的分支伸入肝内，将肝实质分隔成 50 万~100 万个肝小叶。

（一）肝小叶

肝小叶是肝的基本结构和功能单位，呈多面棱柱体，高约 2mm，宽约 1mm。有些动物（如猪等）的肝小叶分界明显，而人的肝小叶之间结缔组织很少，故相邻肝小叶常分界不清。肝小叶中间有一条**中央静脉**，肝细胞以中央静脉为中心呈放射状排列，形成**肝索或肝板**，肝索或肝板之间的空隙为**肝血窦**（图 8-32）。血液从小叶间动脉和小叶间静脉经肝血窦流入中央静脉。

图 8 - 32 肝的微细结构模式图

1. 肝细胞 占肝内所有细胞总数的 90%，体积较大，呈多边形，胞质呈嗜酸性，核大而圆，居中，多为单核，少数为双核。

2. 肝板 肝细胞以中央静脉为中心呈放射状排列成肝板，在切片上呈条索状，又称肝索。

3. 中央静脉 位于肝小叶中央，沿肝小叶长轴走行，有许多肝血窦开口，管壁薄而不完整。

4. 胆小管 位于相邻肝细胞之间的微细管道，由相邻肝细胞的胞膜凹陷围成，在肝板内连接成网格状管道。正常情况下，肝细胞分泌的胆汁直接进入胆小管，胆汁不会从胆小管溢出至窦周隙；当肝细胞发生变性、坏死或胆道堵塞内压增高时，胆小管的正常结构被破坏，胆汁会溢入窦周隙，从而出现黄疸。

5. 肝血窦 是位于肝板之间相互吻合的窦状毛细血管，腔大而不规则，通透性较大，有利于肝细胞与血液进行物质交换（图 8 - 33）。肝血窦内的肝巨噬细胞也称**库普弗细胞（Kupffer cell）**，该细胞具有很强的吞噬功能，可吞噬细菌、病毒、异物及衰老、破碎的红细胞，在肝内起重要的防御作用。

6. 窦周隙 是肝血窦内皮细胞与肝细胞之间的狭窄间隙，又称 Diss 间隙，宽约 $0.4\mu m$，仅在电镜下可见，窦周隙内充满来自肝血窦渗出的血浆。肝细胞有许多微绒毛伸入窦周隙，进行物质交换。窦周隙内还存在一种贮脂细胞，在病理状况下，贮脂细胞增生并转化为成纤维细胞，产生大量纤维，与肝纤维化的发生有关。

图 8 - 33 肝索和肝血窦结构模式图

（二）门管区

相邻的几个肝小叶之间隔以结缔组织，该区域有小叶间动脉、小叶间静脉和小叶间胆管伴行通过，此区域称门管区。

1. 小叶间动脉 是肝固有动脉左右支在肝内的分支，管腔小而圆，管壁厚，由内皮和数层环行平滑肌构成。

2. 小叶间静脉 是肝门静脉在肝内的分支，管腔大而不规则，管壁薄，内皮外只有少量散在平滑肌和结缔组织。

3. 小叶间胆管 由胆小管汇集而成，管腔圆，管壁由单层立方上皮构成。小叶间胆管在肝内反复汇集，最后形成肝左、右管，引流胆汁出肝。

（三）肝内血液循环

肝的血供十分丰富，分功能性血管和营养性血管。从肝门入肝的血管有肝门静脉和肝固有动脉。

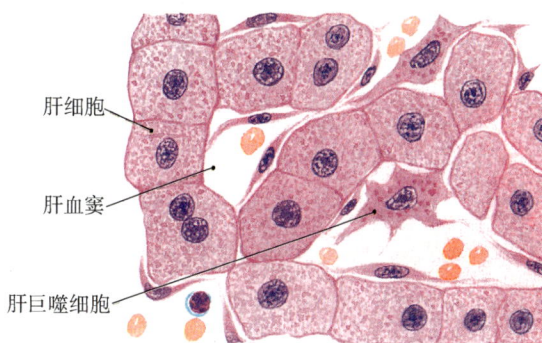

肝门静脉属于肝的功能性血管，其分支形成小叶间静脉；肝固有动脉属于肝的营养性血管，其分支形成小叶间动脉。小叶间动、静脉的血液都注入肝血窦，然后从肝小叶周围缓慢地流入中央静脉。数条中央静脉汇合成小叶下静脉，最后汇合成肝左、中、右静脉出肝，注入下腔静脉。

..... 目标检测

答案解析

一、单项选择题

1. 消化管自上而下为
   A. 口腔、胃、咽、食管、小肠、大肠　　　B. 口腔、咽、食管、胃、小肠、大肠
   C. 口腔、咽、食管、胃、大肠、小肠　　　D. 口腔、咽、胃、食管、小肠、大肠
   E. 口腔、咽、胃、食管、大肠、小肠

2. 上消化道是口腔至
   A. 贲门　　　　　　　　B. 幽门　　　　　　　　C. 十二指肠空肠曲
   D. 回盲口　　　　　　　E. 小肠

3. 不含味蕾的舌乳头是
   A. 丝状乳头　　　　　　B. 菌状乳头　　　　　　C. 轮廓乳头
   D. 舌扁桃体　　　　　　E. 叶状乳头

4. 没有结肠带的肠管是
   A. 横结肠　　　　　　　B. 盲肠　　　　　　　　C. 直肠
   D. 乙状结肠　　　　　　E. 升结肠

5. 下列关于食管结构的描述，错误的是
   A. 固有层中常有血管和淋巴管　　　　　　B. 黏膜肌层为一层纵行的平滑肌
   C. 黏膜下层内含有食管腺　　　　　　　　D. 黏膜上皮为角化的复层扁平上皮
   E. 管壁内既有平滑肌，又有骨骼肌

6. 构成空肠黏膜的上皮组织是
   A. 单层扁平上皮　　　　B. 单层柱状上皮　　　　C. 假复层纤毛柱状上皮
   D. 复层扁平上皮　　　　E. 变移上皮

二、简述题

1. 大唾液腺有哪几对？分别位于何处？其导管开口在哪？
2. 试述胆汁的产生及排出途径。
3. 简述食管的分部及狭窄部位。

（冯　瑶）

书网融合……

重点小结　　　　微课1　　　　微课2　　　　习题

第九章 呼吸系统

学习目标

知识目标：掌握呼吸系统的组成和主要功能；鼻旁窦的名称及开口部位；喉的位置、主要喉软骨的名称；气管的位置；肺的形态和结构；肺的位置和体表投影；肋膈隐窝的位置；胸膜的体表投影；气管壁和肺的组织结构；气－血屏障的组织结构及功能。熟悉上、下呼吸道的划分；喉腔的分部；左、右主支气管的区别。了解外鼻的形态；弹性圆锥和喉肌的位置；气管的构成；纵隔的概念和分部。

能力目标：能在标本上辨认呼吸系统各器官结构；具有呼吸系统健康知识宣教的能力。

素质目标：树立保护环境的意识以及预防呼吸系统传染性疾病传播的意识。

情境导入

情境：患者，男，28 岁，自诉半年来常感左侧鼻塞，多脓涕并时有腐臭味，左上颌及颧部痛，伴头痛，为闷痛或胀痛，上午稍重，夜间较轻，休息或滴鼻药、改善引流、鼻腔通气后头痛减轻。鼻镜检查：左鼻腔黏膜充血、肿胀、肥厚；中鼻甲肥大，中鼻道变窄，后下段可见脓性分泌物。临床诊断：慢性上颌窦炎。

思考：1. 上颌窦的位置及开口在哪？

2. 鼻旁窦包括哪几个？

呼吸系统（**respiratory system**）由呼吸道和肺两部分组成（图 9 – 1）。主要功能是与外界环境进行气体交换，即从外界吸入 O_2 并排出体内产生的 CO_2。呼吸道是输送气体的通道，包括鼻、咽、喉、气管及各级支气管等。临床上通常把鼻、咽、喉称为**上呼吸道**，把气管及各级支气管称为**下呼吸道**。肺组织由肺实质（支气管树和肺泡）和肺间质（结缔组织、血管、淋巴管和神经等）构成，是进行气体交换的器官。

第一节　呼吸道 微课

一、鼻

鼻（**nose**）既是呼吸道的起始部位，又是嗅觉器官，并辅助发音。分为外鼻、鼻腔和鼻旁窦三部分。

（一）外鼻

外鼻位于面部中央，呈三棱锥体形，以骨和软骨为支架，外被皮肤，内覆黏膜。外鼻上端较狭窄的部分称**鼻根**，外鼻的末端游离而隆起，称**鼻尖**，鼻根与鼻尖之间的隆嵴称**鼻背**。鼻根和鼻背部皮肤较薄而松弛，鼻翼和鼻尖部皮肤较厚，含丰富的皮脂腺和汗腺，是疖肿和痤疮的好发部位。鼻尖两侧的隆起部称**鼻翼**，此处只有软骨支撑，呼吸困难的患者会有鼻翼扇动的症状，鼻翼下方的开口称**鼻孔**，是气体进出呼吸道的门户。

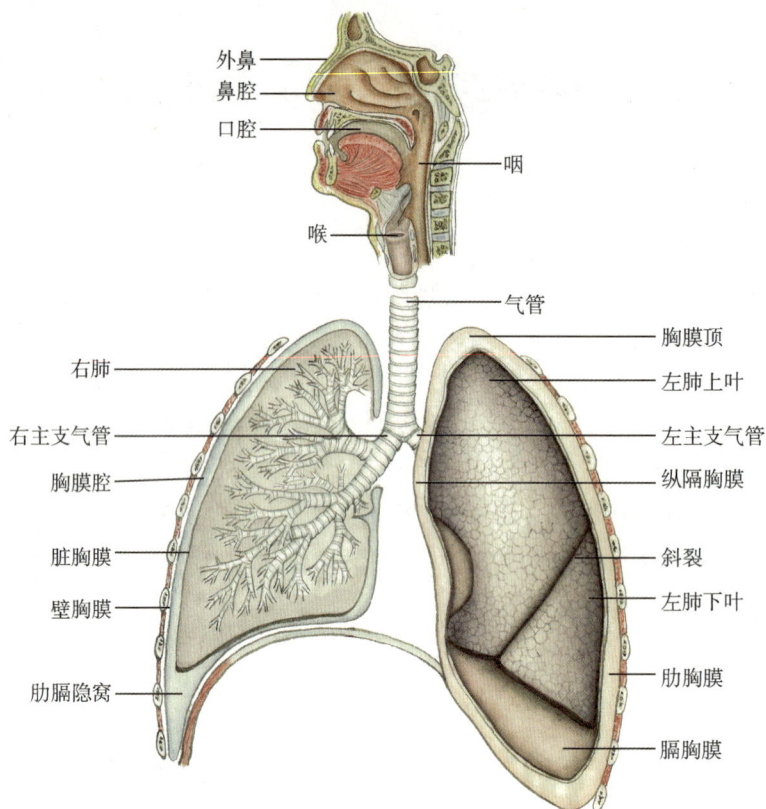

图 9-1 呼吸系统的组成

（二）鼻腔

鼻腔是以骨和软骨为支架，内面由黏膜和皮肤所围成的不规则腔隙，是呼吸道的起始部。鼻腔被一呈矢状位的**鼻中隔**分为左、右两部分，向前借鼻孔与外界相通，向后借鼻后孔通鼻咽部。鼻中隔由犁骨、筛骨垂直板和鼻中隔软骨及被覆的黏膜构成。鼻中隔前下部的黏膜较薄，血管丰富而表浅，易因外界刺激而引起出血，故称此区为**易出血区（Little 区）**。在成人，鼻中隔的位置常略偏向一侧，其中以偏向左侧最为常见，故两侧鼻腔大小和形态多不对称。每侧鼻腔又以**鼻阈**为界，分为前后两部，前为鼻前庭，后为固有鼻腔（图 9-2）。

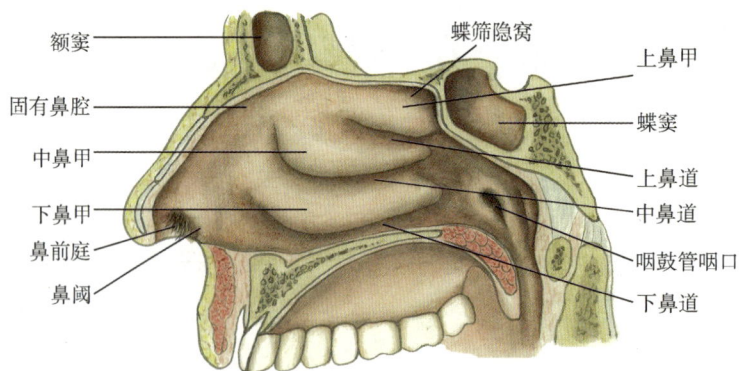

图 9-2 鼻腔外侧壁

1. 鼻前庭 为鼻腔的前下部，由鼻翼围成，内衬以皮肤，生有鼻毛，对空气有滤过、加温、加湿作用。鼻前庭缺乏皮下组织，是疖肿的好发部位。鼻前庭借后上方弧形隆起的鼻阈与固有鼻腔分界。

2. 固有鼻腔　位于鼻腔的上部，是鼻腔的主要部分，即临床所称的鼻腔。固有鼻腔主要由骨性鼻腔被覆黏膜构成。内侧壁为鼻中隔，在外侧壁上，自上而下有上、中、下3个**鼻甲**突向鼻腔。在三个鼻甲的下方各有一裂隙，分别称为**上、中、下鼻道**。在下鼻道前部有鼻泪管开口，距鼻前孔约3cm。在上鼻甲的后上方与鼻腔顶部的蝶骨体之间有一凹陷，称**蝶筛隐窝**。固有鼻腔的黏膜分为嗅区和呼吸区两部分。嗅区位于上鼻甲与其相对应的鼻中隔平面以上的黏膜，具有感受嗅觉的功能；其余部分的黏膜为呼吸区，范围较大，对吸入的空气起加温、湿润和净化作用。

（三）鼻旁窦

鼻旁窦为骨性副鼻窦内衬黏膜而成，均开口于鼻腔，能温暖和湿润空气，对发音产生共鸣作用。鼻旁窦包括上颌窦、额窦、筛窦和蝶窦四对（图9-3，9-4）。

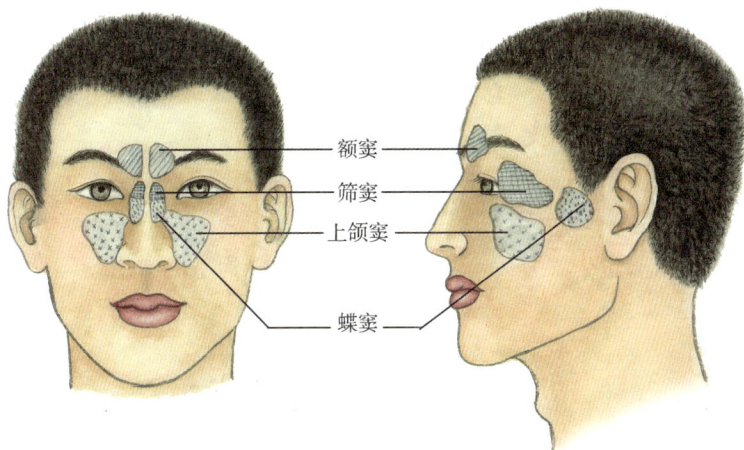

额窦
筛窦
上颌窦
蝶窦

图9-3　鼻旁窦的体表投影

额窦
额窦开口
上颌窦开口
鼻泪管开口
前、中筛窦开口
蝶窦开口
蝶窦
咽鼓管咽口

图9-4　鼻旁窦的开口

1. 额窦　位于额骨额鳞下部的两层骨板之间，相当于两侧眉弓的深面，左、右两侧常不对称。额窦开口于中鼻道。

2. 筛窦　位于筛骨迷路内，是众多相互连通的筛窦小房的总称。每一侧的筛窦可分为前、中、后三群。其中前群和中群开口于中鼻道，后群开口于上鼻道。

3. 蝶窦　位于蝶骨体内，常被薄骨板分隔为左、右不对称的两腔隙，分别经其前壁的窦口开口于蝶筛隐窝。

4. 上颌窦 位于上颌骨体内，是鼻旁窦中最大的一对，开口于中鼻道。

知识链接

上颌窦炎体位引流

上颌窦窦口高于窦底，引流时患者取侧卧位，患侧向上，采取足高头低位，使上颌窦底慢慢抬高，窦口降低，并轻轻晃动患者头部，促使分泌物排出，当患者自觉鼻腔内充满分泌物时，将头抬起使分泌物经鼻前孔排出。重复该动作，直至分泌物排完。每天 2~3 次，持续 3~5 天。除消炎抗菌外，同时要注意少食油腻及辛辣刺激性食物，保持室内空气清新、整洁，保持鼻腔干燥干净，预防感冒。

二、咽

详见消化系统。

三、喉

喉（larynx） 既是呼吸管道，又是发音器官，喉是以软骨为基础，借韧带、关节和肌肉等构成的管状器官。

（一）喉的位置

喉位于颈前部中份，成年人的喉相当于第 3~6 颈椎高度，上借甲状舌骨膜与舌骨相连，向下与气管相续，小儿喉的位置比成年人的高，随着年龄的增长，喉的位置逐渐降低；成年女性喉的位置一般比成年男性的略高。喉的活动较大，可随吞咽或发音而上、下移动。喉的前面被舌骨下肌群覆盖，后面紧邻喉咽，其两侧为颈部的大血管、神经和甲状腺侧叶。

（二）喉软骨及其连结

喉由软骨作支架，以关节、韧带和肌肉连结，内面衬以黏膜（图 9-5）。

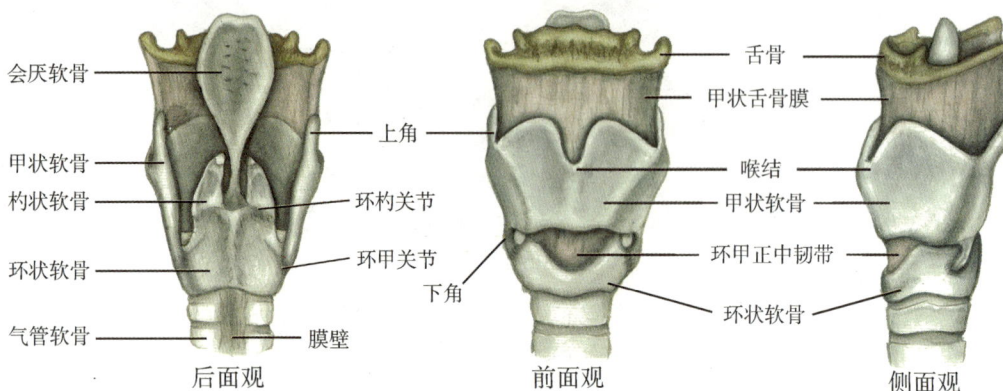

图 9-5 喉软骨及其连结

1. 喉软骨 构成喉的支架，包括成对的杓状软骨和不成对的甲状软骨、环状软骨和会厌软骨。

（1）**甲状软骨** 是喉软骨中最大的一块，位于甲状舌骨膜与环状软骨之间，构成喉的前外侧壁。甲状软骨由左、右两块近似方形的软骨板在前方正中线处愈合而成，愈合部的上端向前突出，称**喉结**，成年男性喉结尤为明显。两软骨板的后缘游离，并向上、下各伸出一对突起，分别称**上角**和**下角**。上角借韧带连舌骨大角，下角与环状软骨相关节。

（2）**环状软骨** 位于甲状软骨下方，形如指环，是喉软骨中唯一呈完整环形的软骨，对保持呼吸道的畅通具有重要作用，损伤后易致喉腔狭窄。

（3）**杓状软骨** 位于环状软骨后部上缘，左右各一，呈锥体形，有一尖、一底、两突起。由底向前伸出的突起，称**声带突**，有声韧带附着；由底向外侧伸出的突起，称**肌突**，有肌肉附着。

（4）**会厌软骨** 位于甲状软骨的后上方，呈上宽下窄，形似树叶。会厌软骨上缘游离，下端借韧带连于甲状软骨上切迹的后下方。会厌软骨表面被以黏膜，构成会厌。吞咽时，喉上提，会厌盖住喉口，阻止食物进入喉腔。

2. 喉软骨的连结 喉的连结包括喉软骨之间的连结以及喉与舌骨、喉与气管之间的连结。

（1）**环甲关节** 由环状软骨外侧面与甲状软骨下角构成，属联合关节。甲状软骨在冠状轴上作前倾和复位运动，使声带紧张或松弛。

（2）**环杓关节** 由环状软骨板上缘的关节面与杓状软骨底构成。杓状软骨可沿此关节的垂直轴做旋转运动，使声带突向内、外侧转动，使声门开大或缩小。同时，杓状软骨亦能向侧方滑动。

（3）**弹性圆锥** 又称**环甲膜**，为弹性纤维构成的膜状结构。自甲状软骨前角的后面，向后下附着于环状软骨上缘和杓状软骨声带突。此膜上缘游离，紧张于甲状软骨前角与杓状软骨声带突之间，称**声韧带**，是构成声带的基础。弹性圆锥的前部较厚，于甲状软骨下缘与环状软骨弓上缘之间，称**环甲正中韧带**。当急性喉阻塞时，为抢救患者生命，可在环甲正中韧带处施行穿刺术，以建立暂时的通气道。

（4）**甲状舌骨膜** 是连于甲状软骨上缘与舌骨之间的结缔组织膜。

（5）**环气管韧带** 是自环状软骨下缘连于第一气管软骨环之间的结缔组织膜。

（三）喉腔

喉腔向上经喉口通咽，向下与气管相续，其入口称**喉口**（图9-6，图9-7）。

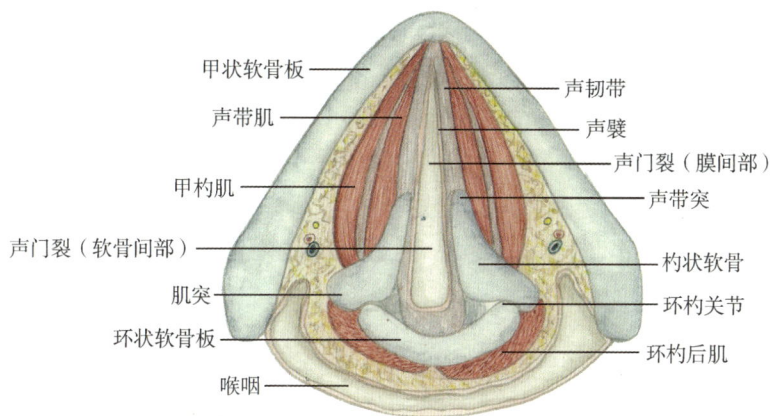

图9-6 喉口（上面观）

喉口朝向后上方，由会厌上缘、杓状会厌襞和杓间切迹围成。喉腔内衬黏膜，在其中部的侧壁上，有两对自外侧壁呈前后方向突入喉腔中的黏膜皱襞，上方的一对称**前庭襞**，在左、右前庭襞之间有呈前窄后宽的裂隙，称**前庭裂**；下方的一对称**声襞**，较前庭襞更为突向喉腔。两声襞及杓状软骨基底部之间的裂隙，称**声门裂**，是喉腔中最狭窄的部位。通常所称的**声带**是由声襞及其襞内的声韧带和声带肌构成，是发音的结构。声带也是声带息肉、声带小结和癌肿的易发部位。

喉腔借两对黏膜皱襞分为三部分：①从喉口至前庭裂之间的部分，称**喉前庭**；②前庭裂与声门裂之间的部分，称**喉中间腔**，在喉腔三部分中其容积最小。喉中间腔向两侧突至前庭襞与声襞之间的隐窝，称**喉室**；③声门裂至环状软骨下缘之间的部分，称**声门下腔**，此腔上窄下宽，且黏膜下组织疏松，炎症时易引起水肿，特别是婴幼儿因喉腔较窄小，水肿时易引起喉阻塞而导致呼吸困难。

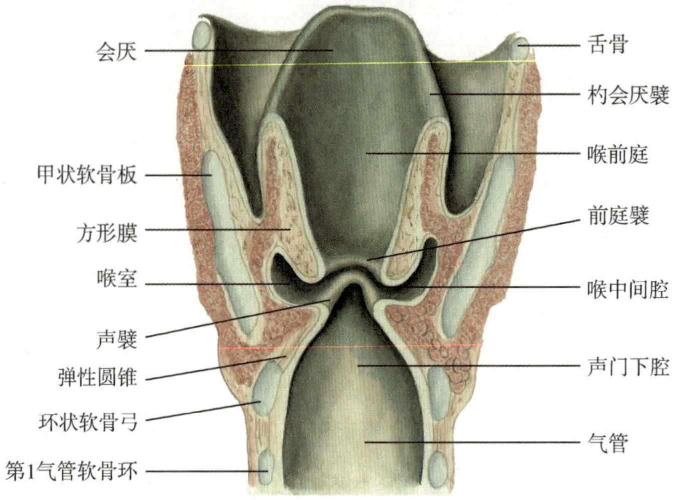

图9-7　喉腔（冠状切面）

（四）喉肌

喉肌属于骨骼肌，附着于喉软骨的内、外侧面。按其功能可分为两群：外侧群主要有环甲肌，主要作用于环甲关节，使声带紧张或松弛。内侧群主要有环杓后肌、环杓侧肌等，主要作用于环杓关节，使声门裂开大或缩小。通过喉肌的运动可控制发音的强弱或调节音调的高低。

四、气管和主支气管

1. 气管　位于颈前正中食管的前方，上接环状软骨，向下入胸腔，至胸骨角平面分为左、右主支气管，其分叉处称**气管杈**。在气管杈的底壁上偏左，有一上凸的半月形软骨隆嵴，称**气管隆嵴**，是支气管镜检查的定位标志。按气管的位置和行程，可分为气管颈部和气管胸部两部分。

气管全长10~12cm，由16~20个呈"C"形的软骨环以及各软骨环之间的环状韧带和平滑肌、结缔组织构成（图9-8）。气管腔面衬贴有黏膜。气管软骨环后壁的缺口由平滑肌和结缔组织构成的膜壁所封闭。临床上急性喉阻塞时，常在第3~5气管软骨环处，施行气管切开术。

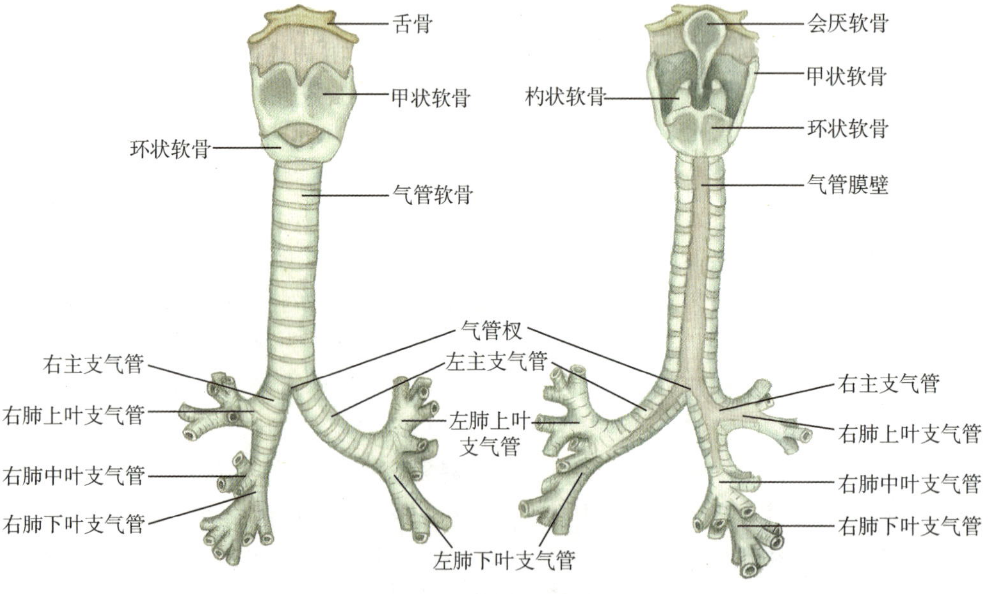

图9-8　气管与主支气管

2. 主支气管　是气管的第一级分支，即左、右主支气管（图 9 - 8）。左主支气管平均长 4 ~ 5cm，细、长走向倾斜，与气管中线的延长线形成 35° ~ 40° 的夹角，经左肺门入左肺。右主支气管平均长 2 ~ 3cm，粗、短走向陡直，与气管中线延长线形成 22° ~ 25° 的夹角，经右肺门入右肺。

第二节　肺

一、肺的位置和形态

肺（lung） 左右各一，是进行气体交换的器官。肺位于胸腔内，纵隔的两侧。两肺下面借膈与腹腔脏器相隔。左肺因心位置偏左，故左肺狭长；右肺因肝的影响而位置较高，故宽而短（图 9 - 9）。肺质软而轻，呈海绵状，富有弹性，内含空气，比重小于 1，故浮水不沉。胎儿肺内不含有空气，质实而重，比重大于 1，入水则沉。法医常依据此特点来判断新生儿是否为宫内死亡。肺的颜色随年龄、职业的不同发生变化，小儿呈淡红色，成人由于大量尘埃的吸入和沉积，多呈深灰色，并混有很多黑色斑点，吸烟者尤甚。

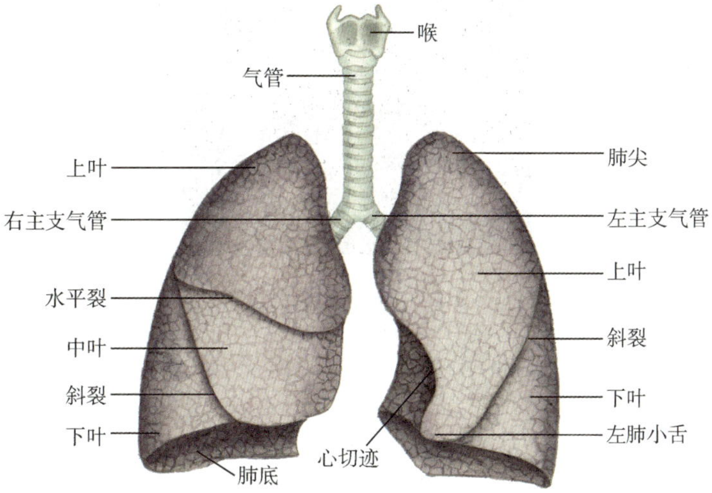

图 9 - 9　肺的前面观

左肺借斜裂分为上、下两个肺叶，右肺借斜裂与水平裂将其分为上、中、下 3 个叶。肺形似圆锥形，包括一尖、一底、两面、三缘。**肺尖**钝圆，经胸廓上口突入颈根部。**肺底**又称膈面，位于膈肌上面，受膈肌压迫肺底呈半月形凹陷。**肋面**为邻接肋和肋间隙的面，膨隆。**内侧面**即纵隔面（图 9 - 10），为朝向纵隔的面，其中央凹陷称**肺门**，是主支气管、血管、淋巴管和神经等出入的门户，这些出入肺门的结构，被结缔组织包裹在一起叫**肺根**。肺的**前缘**较锐利，为肋面与纵隔面在前方的移行处，左肺前缘下部有心切迹。**下缘**也较锐利，为膈面、纵隔面与肋面的移行处，伸向膈与胸壁所夹的间隙内。**后缘**圆钝，为肋面与纵隔面在后方的移行处。

二、支气管树与肺段

左、右主支气管入肺后反复分支，形成树枝状结构，称**支气管树**（图 9 - 11）。

左、右主支气管在肺门附近分出肺叶支气管，左肺有上、下肺叶支气管，右肺有上、中、下肺叶支气管。各肺叶支气管及其分支和他们所属的肺组织，称为一个**肺叶**。各肺叶支气管在相应的肺叶内再分出 2 ~ 5 支肺段支气管。每一肺段支气管及其分支和它们所属的肺组织，称**支气管肺段**，简称肺

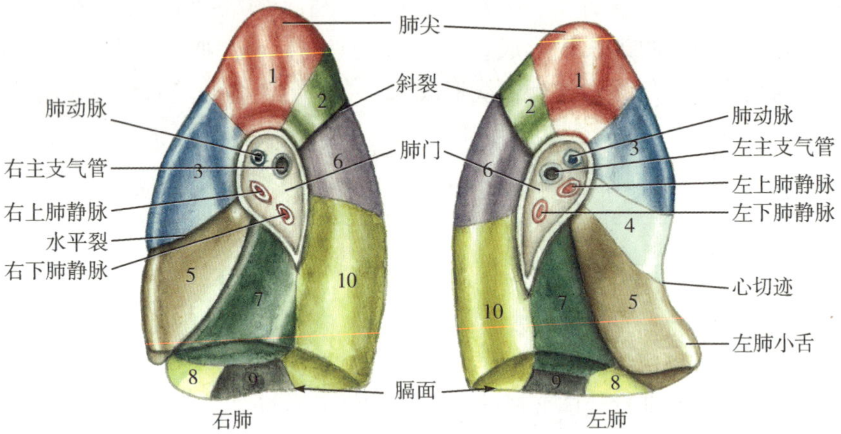

图 9-10　肺的内侧面及肺段

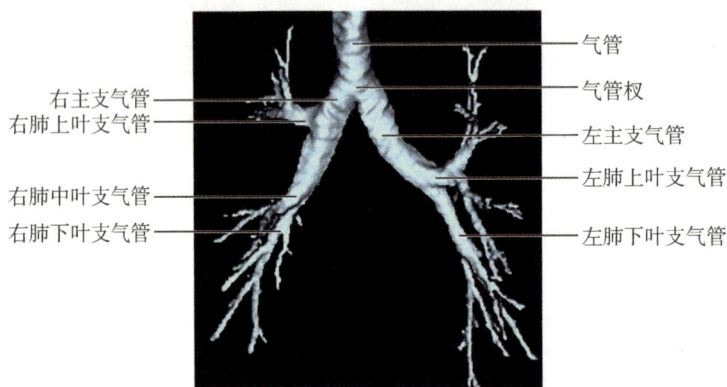

图 9-11　支气管树

段（图 9-10）。各肺段呈圆锥形，尖朝向肺门，底朝向肺表面。按肺段支气管的分支分布，左、右肺各分为 10 个肺段。各相邻肺段之间有薄层结缔组织间隔，肺段支气管的分支与肺动脉的分支伴行，肺静脉的分支走行于相邻肺段之间。因此，每个肺段构成了肺的形态学和功能学上的基本单位。由于支气管肺段在结构和功能上的相对独立性，临床上常以支气管肺段为单位施行定位诊断或肺段切除。

第三节　胸膜与纵隔

一、胸膜

　　胸膜（pleura）是一层薄而光滑的浆膜，具有分泌和吸收浆液的功能，可分为脏胸膜与壁胸膜两部分。脏胸膜贴在肺表面；壁胸膜贴在胸壁内面、膈上面和纵隔两侧。

　　1. 胸膜腔　胸膜脏、壁两层在肺根处互相移行，两者之间形成的封闭腔隙称**胸膜腔**。胸膜腔左右各一，互不相通。胸膜腔内呈负压状态，腔内含有少量浆液，以减少呼吸时胸膜脏、壁层之间的摩擦。胸膜腔的存在，使肺可随膈、胸廓的运动而扩张和缩小，完成气体的吸入和呼出。任何原因导致胸膜破裂，气体进入胸膜腔，均可产生气胸。

　　2. 壁胸膜的分部　壁胸膜依其所被覆的部位不同可分为四部分：①**胸膜顶**，是包被在肺尖上方的部分，肋胸膜与纵隔胸膜向上延续的移行部，突出胸廓上口，高出锁骨内侧 1/3 上方 2～3cm。②**肋胸膜**，贴附在胸壁内面的部分，与胸壁易于剥离。③**纵隔胸膜**，贴附于纵隔的两侧面，呈矢状位，其中部向外侧包绕肺根移行于脏胸膜，在肺根下方前后两层重叠，构成肺韧带，有固定肺的作用，亦是肺手术的标志。④**膈胸膜**，贴附于膈的胸腔面，与膈紧密相贴，不易剥离。

3. 肋膈隐窝 不同部位的壁胸膜各部转折并相互移行处的胸膜腔为**胸膜隐窝**，又称胸膜窦。其中最大、最重要的一对是位于左、右侧肋胸膜与膈胸膜转折处的半环形间隙，称**肋膈隐窝（肋膈窦）**。肋膈隐窝容量最大且位置最深，是胸膜腔的最低部位，即使在深吸气时，肺下缘也不会伸入其内，因此胸腔积液首先积聚于此，同时，也是易发生粘连的部位。肋膈隐窝是临床上胸膜穿刺抽液或引流的部位。

知识链接

胸膜腔穿刺术

胸膜腔穿刺术是对胸膜腔内有积液或者积气的患者，经胸壁将穿刺针刺入胸膜腔，抽出胸膜腔内积液或积气，进行诊断或治疗的一种技术。胸腔积液的穿刺部位，应根据患侧呼吸音消失或叩诊实音最明显的部位以及X线检查或超声波检查结果确定，通常在肩胛线第7~9肋间或腋中线第5~7肋间隙下位肋骨的上缘进针；胸膜腔积气穿刺点选在患侧呼吸音消失及叩诊鼓音区，通常在锁骨中线第2或第3肋间隙进针。术后需保持引流管通畅，预防感染，密切观察穿刺部位有无红、肿、热、痛、渗血、渗液等异常。

二、胸膜和肺的体表投影

壁胸膜各部相互移行之处，形成了胸膜的返折线。胸膜的体表投影就是胸膜的返折线在体表的投影位置。胸膜前界的体表投影即肋胸膜和纵隔胸膜前缘之间的返折线。两侧均起自胸膜顶，斜向内下方经胸锁关节后方至胸骨柄后面，约在第2胸肋关节水平，左右侧靠拢，并沿中线稍左垂直下行。左侧前返折线在第4肋软骨处弯转向外下，沿胸骨缘附近下行至第6肋软骨后方移行于胸膜下返折线，右侧在第6胸肋关节处右转，移行于胸膜下返折线。左、右胸膜前返折线上、下两端彼此分开，所以在胸骨后面形成两个三角形间隙，上方的间隙称**胸腺区**，下方的间隙称**心包区**。

胸膜下界的体表投影是肋胸膜与膈胸膜的返折线。两侧大致相同，右侧起自第6胸肋关节处，左侧起自第6肋软骨后方，起始后两侧均行向下外方，在锁骨中线与第8肋相交，在腋中线与第10肋相交，在肩胛线与第11肋相交，在脊柱旁平第12胸椎棘突高度（图9-12，表9-1）。

肺前界体表投影几乎与胸膜前界相同，肺尖与胸膜顶体表投影一致，高出锁骨内侧1/3上方2~3cm；肺下界体表投影比胸膜下界的返折线高出约两个肋，即在锁骨中线与第6肋相交，在腋中线与第8肋相交，在肩胛线与第10肋相交，在后正中线上平第10胸椎棘突高度（图9-12，表9-1）。

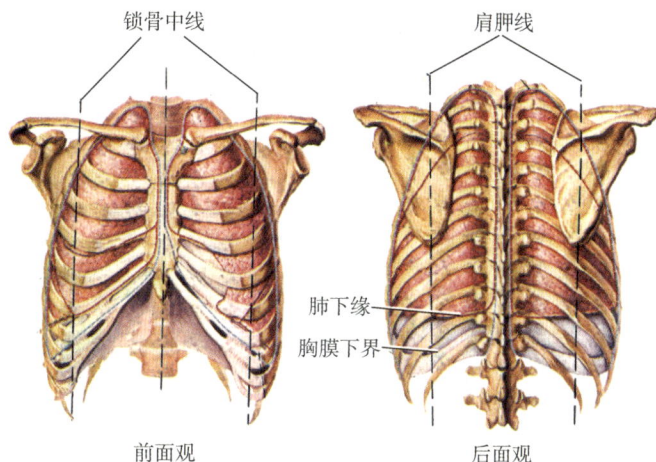

图9-12 胸膜和肺的体表投影

表 9 - 1 胸膜与肺下界的体表投影

	锁骨中线	腋中线	肩胛线	后正中线
胸膜下界	第 8 肋	第 10 肋	第 11 肋	平第 12 胸椎棘突
肺下界	第 6 肋	第 8 肋	第 10 肋	平第 10 胸椎棘突

三、纵隔

纵隔（mediastinum） 是左、右两侧纵隔胸膜之间所有器官的总称。纵隔内的器官主要包括心包、心脏及出入心的大血管、气管、食管、胸导管、神经、胸腺和淋巴结等。它们借疏松的结缔组织互相连结，以利于各器官的活动。纵隔的前界是胸骨，后界为脊柱胸段，两侧壁为纵隔胸膜，上经胸廓上口与颈部相通，底为膈。成人纵隔稍偏向左侧。纵隔的正常位置的维持取决于两侧胸膜腔压力的平衡。当一侧胸膜腔压力增高（如气胸）、或降低（如肺不张）时，可引起纵隔的位移或摆动。

纵隔以胸骨角平面分为**上纵隔**和**下纵隔**，下纵隔又以心包为界，分为**前纵隔、中纵隔**和**后纵隔**（图9 - 13）。上纵隔主要有：胸腺、头臂静脉、上腔静脉、膈神经、迷走神经、喉返神经、主动脉弓及三大分支（头臂干、左颈总动脉和左锁骨下动脉）、气管、食管、胸导管和淋巴结。前纵隔内有胸腺下部、前纵隔淋巴结及疏松结缔组织。中纵隔内有：心包、心及出入的大血管、奇静脉弓、膈神经、心包膈血管及淋巴结。后纵隔内有：主支气管、食管、胸导管、胸主动脉及分支、奇静脉、半奇静脉、迷走神经、胸交感干和淋巴结。

图 9 - 13 纵隔的分部

第四节 气管与肺的微细结构

一、气管与主支气管的微细结构

（一）气管

气管管壁由内向外一般分为三层，依次为黏膜、黏膜下层和外膜（图 9 - 14）。

1. 黏膜 由上皮和固有层构成：①上皮为假复层纤毛柱状上皮，电镜下可见由纤毛细胞、杯状细胞、刷细胞、基细胞和小颗粒细胞构成（图 9 - 15）。②固有层为致密结缔组织，含较多的弹性纤维和淋巴细胞，还有浆细胞和肥大细胞，血管也很丰富。

2. 黏膜下层 由疏松结缔组织构成，含有血管、淋巴管和气管腺。

3. 外膜 气管的外膜较厚，由 16～20 个"C"

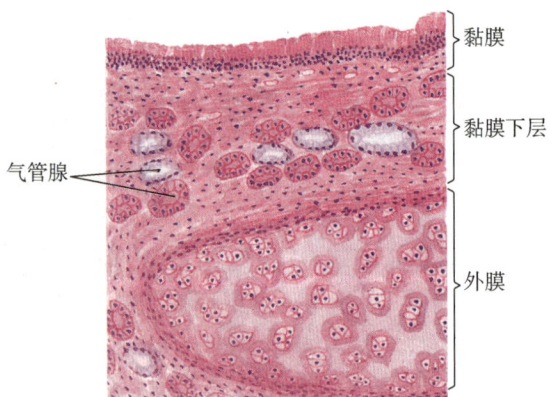

图 9 - 14 气管的微细结构

形的透明软骨环和结缔组织构成，软骨环之间有弹
性纤维相连接，可使气管保持通畅并具有一定弹
性。气管后壁为软骨环的缺口处，即膜性部，内有
弹性纤维组成的韧带和平滑肌束。咳嗽时平滑肌收
缩，气管腔缩小，有利于痰液的清除。

（二）主支气管

主支气管的管壁结构与气管类似，但管腔变
小，管壁变薄。其透明软骨环逐渐变为不规则的软
骨片，平滑肌逐渐增多。

图 9 – 15　气管上皮超微结构模式图

二、肺的微细结构

肺的表面有一层光滑的浆膜，即脏胸膜。由于浆膜深面结缔组织的伸入，肺分为许多小叶。肺组
织分实质和间质两部分。肺内支气管树及终末的肺泡为肺的实质，肺内结缔组织及其中的血管、淋巴
管等为肺的间质。主支气管由肺门进入肺内后，依次分支为叶支气管、段支气管、小支气管、细支气
管、终末细支气管、呼吸性细支气管、肺泡管、肺泡囊和肺泡。

（一）肺的导气部

通常将从叶支气管到终末细支气管称肺的导气部。肺导气部随着支气管的反复分支，其管径逐渐
变小，管壁逐渐变薄，结构渐趋简单。

1. 叶支气管至小支气管　管壁结构的变化是：①上皮均为假复层纤毛柱状上皮，但逐渐变薄，
杯状细胞也逐渐减少。②腺体逐渐减少。③软骨呈片状，并逐渐减少。④平滑肌逐渐增多，形成环形
肌束围绕管壁。

2. 细支气管　起始段与小支气管相似，但分层不明显，黏膜可见皱襞，上皮较薄，杯状细胞、
腺体和软骨更少乃至消失，环形平滑肌则相对增多。每一细支气管连同它的各级分支和肺泡组成一个
肺小叶，每叶肺有 50~80 个肺小叶（图 9 – 16）。

3. 终末细支气管　为细支气管的末
端分支。管壁薄，分层更不明显，黏膜
皱襞明显，上皮为单层纤毛柱状，无杯
状细胞、腺体和软骨，平滑肌增多形成
完整的环形肌层。

（二）肺的呼吸部

肺的呼吸部包括呼吸性细支气管、
肺泡管、肺泡囊和肺泡，各部的共同特
点是都有肺泡。肺的呼吸部具有气体交
换功能（图 9 – 17）。

1. 呼吸性细支气管　是终末细支
管的分支。管壁上皮由单层柱状移行为

图 9 – 16　肺小叶模式图

单层立方，上皮下的结缔组织内有少量平滑肌。由于呼吸性细支气管上有肺泡开口，故具有气体交换
功能。

2. 肺泡管　是呼吸性细支气管的分支，管壁上有许多肺泡和肺泡囊的开口，在相邻肺泡开口之
间，表面为单层立方或扁平上皮，上皮下有薄层结缔组织和少量环形平滑肌，故肺泡管断面上，在肺
泡开口处的肺泡隔末端呈结节状膨大。

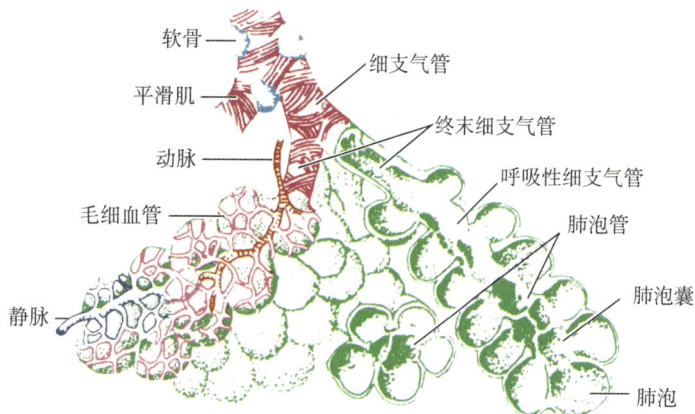

3. 肺泡囊 与肺泡管相连续，为数个肺泡共同开口的管腔，无平滑肌，故无结节状膨大。

4. 肺泡 是多面形薄壁囊泡，开口于肺泡囊、肺泡管或呼吸性细支气管，是气体交换的场所。成人肺内有 3 亿～4 亿个肺泡，吸气时总面积可达 140m² 左右。肺泡内表面覆以肺泡上皮及其基膜。

（1）**肺泡上皮** 为单层上皮，由 I 型和 II 型肺泡细胞组成（图 9－18）：① I 型肺泡细胞，数量较少，覆盖面广。肺泡表面大部分由 I 型细胞覆盖，细胞扁平，胞核扁圆形，细胞含核部分略厚，其余部分很薄，仅 0.2μm，细胞质内可见少量细胞器及大量吞饮小泡，相邻细胞之间有紧密连接。 I 型肺泡细胞是进行气体交换的部位。

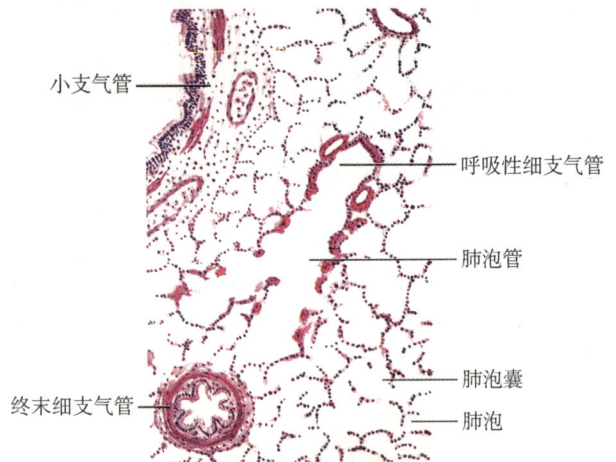

图 9－17 肺的微细结构

② II 型肺泡细胞，数量较多，覆盖肺泡表面约 5% 的表面积。细胞呈圆形或立方形，位于 I 型细胞之间，凸向肺泡腔，胞核圆形，胞质着色浅，呈泡沫状。电镜下，可见胞质内有高电子密度的圆形板层结构，其表面有膜包被，称**嗜锇性板层小体**，主要含有二棕榈酰卵磷脂。细胞以胞吐方式将其排至肺泡表面，形成一层薄膜，称**肺泡表面活性物质**。该物质能降低肺泡表面张力，防止肺泡塌陷及肺泡过度扩张，起到稳定肺泡直径的作用。创伤、休克、中毒或感染时，肺泡表面活性物质的合成与分泌受到抑制或破坏，可引起肺泡塌陷，影响肺泡的气体交换功能。 II 型肺泡细胞还有增殖分化能力，可修复受损的 I 型肺泡细胞。

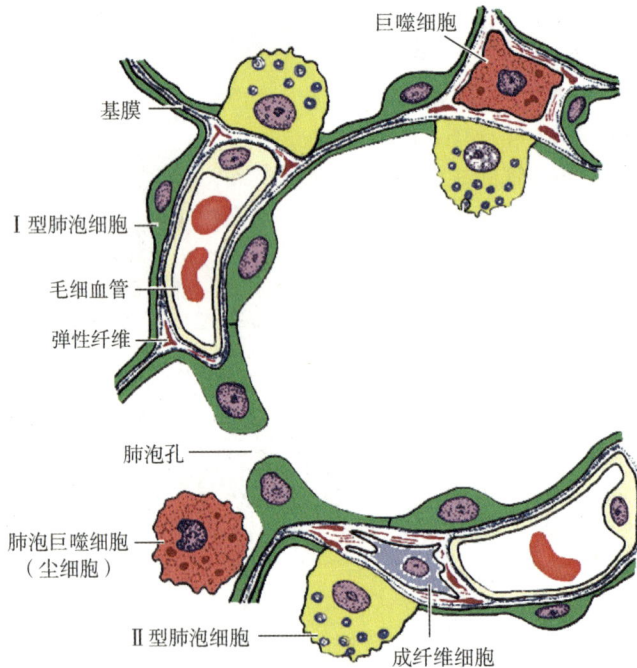

图 9－18 肺泡与肺泡隔

（2）**肺泡隔** 位于相邻肺泡之间，其内含有丰富的毛细血管网、大量的弹性纤维及成纤维细胞和巨噬细胞。肺泡隔中的毛细血管网紧贴肺泡上皮，两者在血液与肺泡内气体交换中具有重要作用。肺泡隔内的大量弹性纤维与吸气后肺泡的弹性回缩有关。当肺泡弹性纤维变性时，可使肺泡弹性减弱，肺泡扩大，导致肺气肿。肺泡隔内的**巨噬细胞**是构成机体防御体系的重要成分之一，该细胞体积较大，形状不一，能吞噬吸入的灰尘、细菌、异物及渗出的红细胞等。吞噬灰尘后的巨噬细胞又称**尘细胞**。巨噬细胞除位于肺泡隔，也可积存于肺间质的其他部位及肺门淋巴结内，还可进入肺泡腔，随呼吸道分泌物排出。

（3）**肺泡孔**　相邻肺泡之间有小孔相通，称**肺泡孔**。它是肺泡间气体通路，当细支气管阻塞时，可通过肺泡孔与邻近肺泡建立侧支通气，有利于气体交换，但肺部感染时，病原体也可经此孔扩散而造成炎症蔓延。

（4）**气 – 血屏障**　又称**呼吸膜**，是肺泡腔内氧气与肺泡隔毛细血管内的二氧化碳进行气体交换所通过的结构，由肺泡表面液体层、Ⅰ型肺泡细胞与基膜、薄层结缔组织、毛细血管基膜与连续内皮构成。正常的气 – 血屏障厚 $0.2 \sim 0.5\mu m$，当肺纤维化或肺水肿时，气 – 血屏障增厚，影响气体交换，导致机体缺氧。

目标检测

答案解析

一、单项选择题

1. 喉腔最狭窄的部位是
   A. 前庭裂　　　　　　　　　B. 声门裂　　　　　　　　　C. 喉口
   D. 喉中间腔　　　　　　　　E. 喉室

2. 肋膈隐窝位于
   A. 脏胸膜、壁胸膜移行处　　　　　　　B. 肋胸膜、膈胸膜移行处
   C. 膈胸膜与纵隔胸膜移行处　　　　　　D. 胸膜顶处膜
   E. 以上都不对

3. 出入肺门的结构不包括
   A. 肺动脉　　　　　　　　　B. 肺静脉　　　　　　　　　C. 门静脉
   D. 主支气管　　　　　　　　E. 神经和淋巴

4. 终末细支气管管壁结构有
   A. 杯状细胞　　　　　　　　B. 腺体　　　　　　　　　　C. 软骨
   D. 完整的环形平滑肌　　　　E. 骨骼肌

5. 相邻肺泡气体流通的通道是
   A. 气 – 血屏障　　　　　　　B. 肺泡隔　　　　　　　　　C. 肺泡孔
   D. 终末细支气管　　　　　　E. 肺泡上皮

二、思考题

1. 简述异物更易坠入右主支气管的原因。
2. 试述肺泡上皮结构和功能。

（刘美晓）

书网融合……

重点小结　　　　　　微课　　　　　　习题

第十章 泌尿系统

PPT

学习目标

知识目标：掌握泌尿系统的组成及功能；肾的形态、位置，肾门的概念及出入肾门的主要结构；输尿管的行程、分段及狭窄；膀胱的形态、位置及膀胱三角；肾单位的组成，滤过膜的概念。熟悉肾的剖面结构，肾小管、集合管的组织结构和功能，球旁复合体的组成。了解肾的被膜；肾、输尿管、膀胱的毗邻；输尿管、膀胱的微细结构。

能力目标：能运用泌尿系统所学知识解释膀胱穿刺术途径的解剖部位。

素质目标：树立关注饮水健康、关心尊重患者的意识和良好的职业素养。

情境导入

情境：患者，男，35岁，腰疼、排尿不适1天，间断出现粉红色尿液，无恶心、呕吐、发热，泌尿系彩超示：左侧输尿管上段结石并左侧肾积水。

思考：输尿管结石易发生嵌顿的部位有哪些？

泌尿系统（urinary system）由肾、输尿管、膀胱和尿道组成（图10-1）。主要功能是排出机体新陈代谢中产生的废物和多余的水，保持机体内环境的平衡和稳定。肾产生尿液，输尿管输送尿液到膀胱暂时储存，尿道排出尿液。

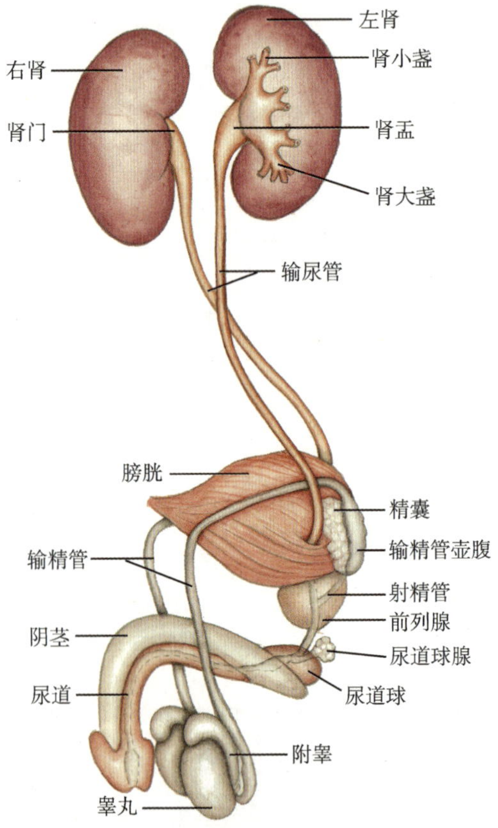

图 10-1 男性泌尿生殖系统模式图

第一节 肾 @微课

一、肾的位置和毗邻

肾（kidney） 位于腹后壁的上部，脊柱的两侧，为腹膜外位器官。左肾上端平第 11 胸椎下缘，下端平 2 腰椎下缘。右肾上端平第 12 胸椎上缘，下端达第 3 腰椎上缘。第 12 肋斜过左肾后面的中部，斜过右肾后面的上部（图 10-2）。肾门约平对第 1 腰椎体平面，距正中线约 5cm。临床上常将竖脊肌外侧缘与第 12 肋之间的部位，称**肾区**，当肾有病变时，此部位常有触痛或叩击痛。

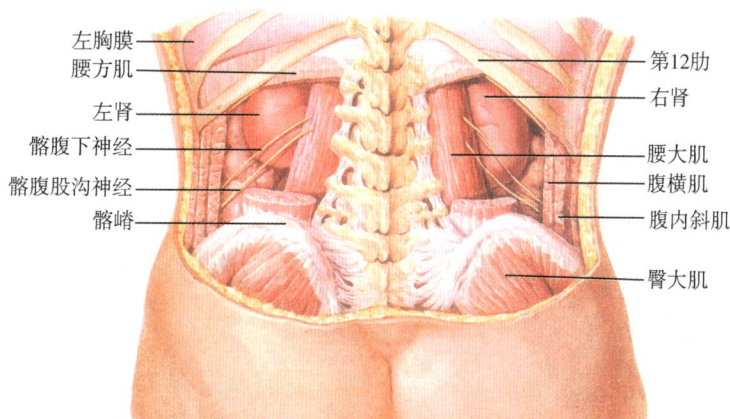

图 10-2 肾的位置后面观

左肾前上部与胃底后面相邻，中部与胰尾和脾血管相邻，下部邻接空肠和结肠左曲。右肾前上部与肝相邻，下部与结肠右曲相邻，内侧邻接十二指肠降部。两肾上端邻接肾上腺。两肾后面的上 1/3 与膈相邻，下部自内向外与腰大肌、腰方肌及腹横肌相邻（图 10-3）。

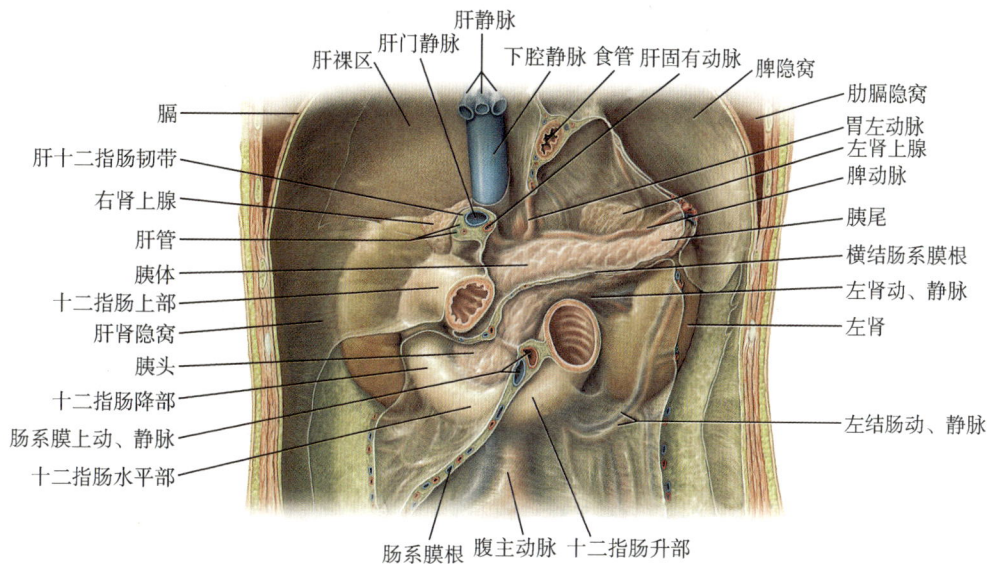

图 10-3 肾的毗邻结构

二、肾的被膜

肾的表面有三层被膜，由内向外依次为纤维囊、脂肪囊和肾筋膜（图 10 - 4）。

1. 纤维囊　贴在肾表面，薄而坚韧，由致密结缔组织和少量弹性纤维构成。在肾破裂或肾部分切除时，必须缝合此囊，以防肾下垂和肾实质撕裂。

2. 脂肪囊　位于纤维囊的外面，为肾周围的囊状脂肪层。临床上的肾囊封闭术，就是将药液注入脂肪囊内。

3. 肾筋膜　位于脂肪囊的外面，由致密结缔组织构成，包绕于肾和肾上腺的周围。肾筋膜可分为前、后两层，在肾上腺上方和肾的外侧，前、后层互相融合；在肾的下方，两层互相分离，其间有输尿管通过；在肾的内侧，两侧肾筋膜前层互相移行，后层与腰大肌和腰方肌的筋膜相融合。肾筋膜向深面发出许多结缔组织小束，穿过脂肪囊与肾纤维囊紧密相连，对肾起固定作用。

肾的正常位置主要依靠肾筋膜、肾脂肪囊、肾血管维持，肾的邻近器官、腹膜和腹内压等对肾也有一定的固定作用。当肾的固定结构薄弱时，肾可向下移位，造成肾下垂或游走肾。

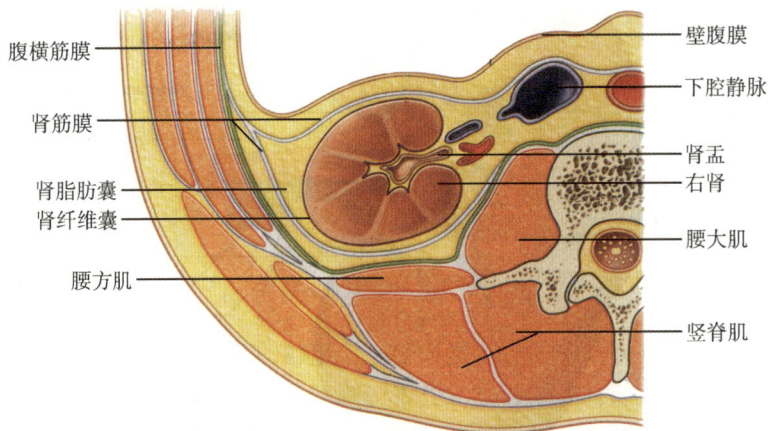

图 10 - 4　肾的被膜（横切面）

三、肾的形态结构

肾是实质性器官，左右各一，形似蚕豆，新鲜时呈红褐色，质地柔软，表面光滑。肾可分为上、下两端，前、后两面和内、外侧两缘。肾的上端较宽而薄，下端较窄而厚；肾的前面较凸朝向前外侧，后面较平坦紧贴腹后壁；肾的外侧缘隆凸，内侧缘中部凹陷，称**肾门**，是肾盂、肾动脉、肾静脉、淋巴管和神经等结构出入的部位。这些出入肾门的结构被结缔组织包裹，称**肾蒂**。肾门向肾实质内凹陷形成的腔隙称**肾窦**，内有肾动脉、肾静脉、淋巴管、肾小盏、肾大盏、肾盂和脂肪组织等结构（图 10 - 5）。

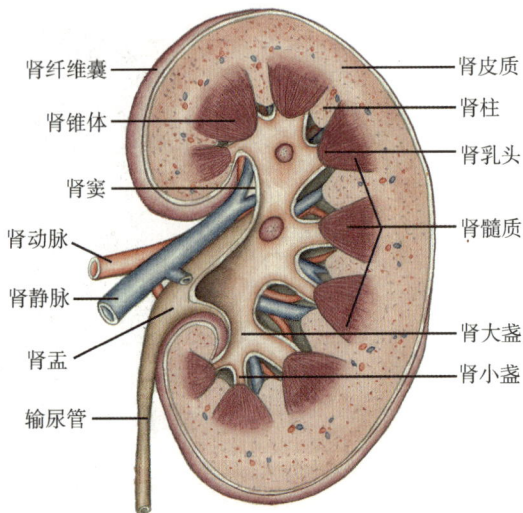

图 10 - 5　肾的内部结构（冠状切面）

肾移植

肾移植是将健康的肾移植给丧失肾脏功能的患者，主要适用于各种原因导致的肾病终末期患者。肾移植手术后应将患者置于重症监护病房隔离观察，行 24～48 小时心电监护，观察患者的体温、脉搏、呼吸、血压和血氧饱和度的情况，监测患者伤口渗血、渗液以及引流管引流情况，观察记录引流液的量、颜色和性质，记录 24 小时出入水量。

第二节 输尿管

一、输尿管的分段

输尿管（ureter）起自肾盂，终于膀胱，是一对细长的管道，成人管径平均为 0.5～0.7cm，全长 20～30cm。位于腹膜后，沿腰大肌的前面下行，于小骨盆上口处跨越髂总动脉分叉处的前方入盆腔，至膀胱底的外上角，斜穿膀胱壁，开口于膀胱底。输尿管按行程可分为腹段、盆段和壁内段（图 10-6）。

1. 腹段 为输尿管起始部至小骨盆上口处。

2. 盆段 自小骨盆上口处，左输尿管越过左髂总动脉末端前方，右输尿管越过右髂外动脉起始部前方进入盆腔至膀胱底处。男性输尿管在膀胱底与输精管后外方交叉，女性输尿管在子宫颈外侧约 2cm 处，从子宫动脉后下方绕过。

3. 壁内段 是输尿管斜穿膀胱壁的部分，止于膀胱腔内面的输尿管口。当膀胱充盈时，膀胱内压升高，压迫壁内段，使管腔闭合，可阻止尿液由膀胱反流入输尿管。

二、输尿管的生理狭窄

输尿管全程有三处生理性狭窄：第一处狭窄位于输尿管的起始处，即肾盂与输尿管移行处；第二处狭窄位于小骨盆的上口处，即输尿管越过髂血管处；第三处狭窄为输尿管穿膀胱壁处。这些狭窄是输尿管结石容易滞留的部位。

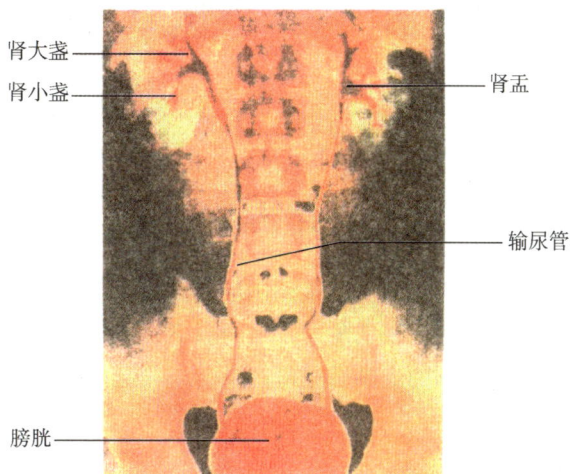

图 10-6 输尿管（造影）

第三节 膀 胱

膀胱（urinary bladder）是肌性囊状的储尿器官，有较大的伸缩性，其形态、位置及壁的厚度可随尿液的充盈程度而发生变化。成人膀胱的容量为 350～500ml，最大可达 800ml，新生儿膀胱容量约为成人的 1/10，女性膀胱容积略小于男性。

一、膀胱的位置和毗邻

膀胱空虚时位于盆腔前部，耻骨联合后方，膀胱尖一般不超过耻骨联合上缘；膀胱充盈时，膀胱尖高出耻骨联合上缘，此时由腹前壁返折到膀胱上面的腹膜也随之上移，膀胱前下壁则直接与腹前壁相贴（图 10 - 7）。因此，膀胱充盈时，在耻骨联合上方进行膀胱穿刺或手术，可不伤及腹膜。

膀胱底的后方，在男性与精囊、输精管壶腹和直肠相邻；在女性则与子宫和阴道相邻。膀胱颈下方，在男性邻接前列腺，女性邻接尿生殖膈。

图 10 - 7　男性盆腔正中矢状面

二、膀胱的形态结构

膀胱空虚时呈三棱锥体形，可分为尖、体、底和颈四部分（图 10 - 8）。膀胱尖细小，朝向前上方；膀胱底略呈三角形，朝向后下方；膀胱尖与膀胱底之间的大部分为膀胱体；膀胱的最下部称膀胱颈，膀胱颈的下端有尿道内口，与尿道相接。

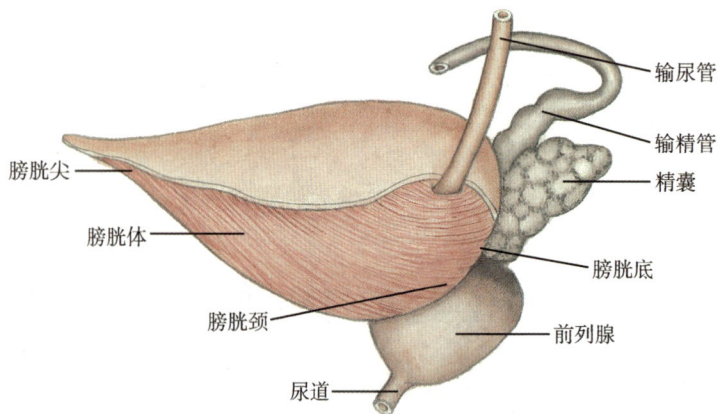

图 10 - 8　男性膀胱的形态和毗邻

膀胱空虚时，膀胱内壁黏膜形成许多皱襞，充盈时皱襞则消失。在膀胱底内面，位于两侧输尿管口和尿道内口之间的三角形区域，无论膀胱充盈或空虚，黏膜均光滑无皱襞，称**膀胱三角**。膀胱三角是肿瘤、结核和炎症的好发部位。两输尿管口之间的横行皱襞，称**输尿管间襞**，是膀胱镜检查时寻找输尿管口的标志（图10-9）。

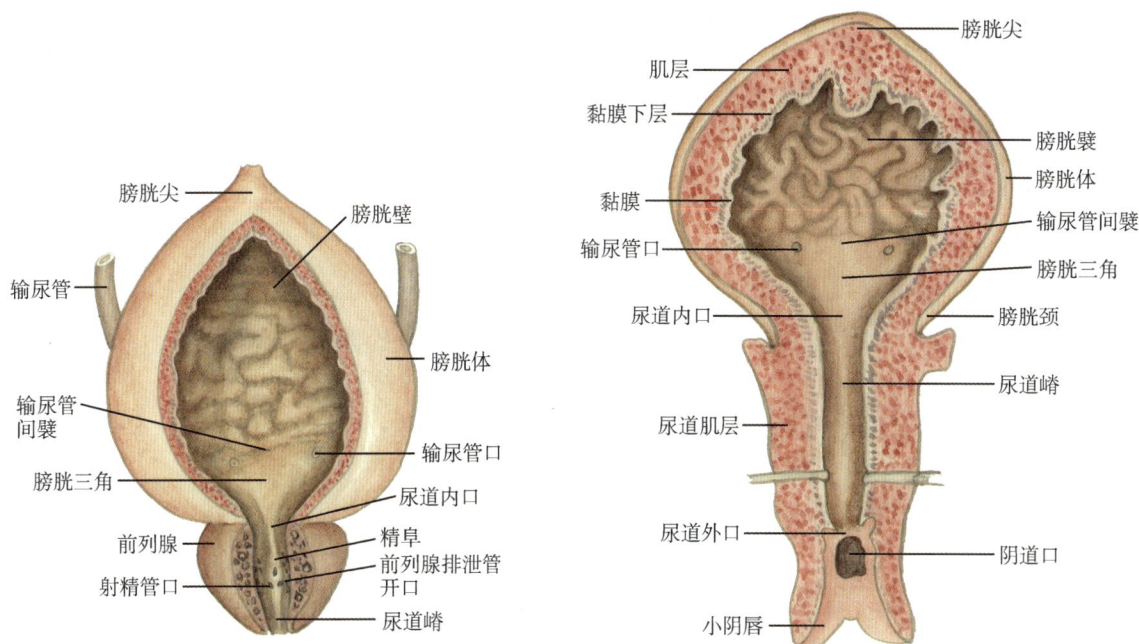

图10-9 膀胱壁的结构和膀胱三角（左图为男性、右图为女性）

> **知识链接**
>
> **男、女性尿道的差异**
>
> 男、女性尿道的结构和功能差异很大，女性尿道仅有排尿功能，男性尿道除了排尿，还有排精的功能。女性尿道较男性尿道宽、短而直，易于扩张，长3~5cm。女性尿道起于膀胱的尿道内口，经阴道前方行向前下，穿尿生殖膈，终于阴道前庭前方的尿道外口。女性尿道穿尿生殖膈处，周围有尿道括约肌环绕，有控制排尿和紧缩阴道的作用。由于男女性排尿管道的结构差异，女性患尿路感染的概率高于男性。

第四节 泌尿系统的微细结构

一、肾的微细结构

肾实质分为皮质和髓质两部分（图10-5）。**肾皮质**主要位于肾实质浅层，富含血管，新鲜时呈红褐色。皮质伸入髓质内的部分，称**肾柱**。**肾髓质**位于肾实质深层，血管较少，新鲜时呈淡红色，主要由10~20个肾锥体构成。肾锥体呈锥体形，其底朝向皮质，尖端钝圆呈乳头状，朝向肾门，称**肾乳头**。肾乳头上有许多乳头孔，肾生成的尿液经乳头孔流入肾小盏内。

在肾窦内有肾小盏，为漏斗形的膜状小管，围绕肾乳头。每侧肾有7~8个肾小盏，相邻2~3个肾小盏合成一个肾大盏。每侧肾有2~3个肾大盏，肾大盏汇合成扁漏斗状的**肾盂**。肾盂出肾门后逐渐缩窄变细，移行为输尿管。

肾实质由大量肾单位和集合管构成，肾内的少量结缔组织、血管、淋巴管和神经等构成肾间质。肾单位是肾结构和功能的基本单位，由肾小体和肾小管组成。肾小体由血管球和肾小囊组成（图10-10）。

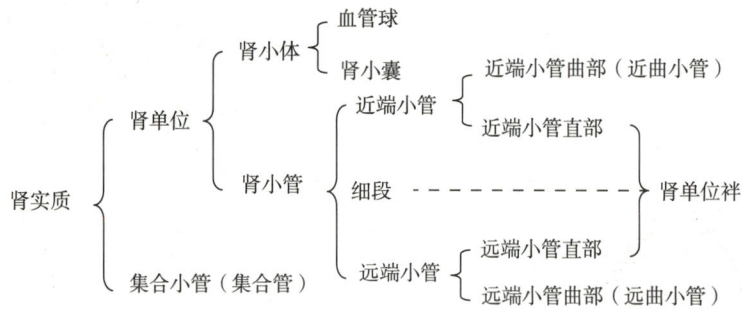

图 10-10　肾实质的组成

（一）肾单位

肾单位（nephron） 是肾结构和功能的基本单位，由肾小体和肾小管构成（图10-11）。每个肾约有150万个肾单位，肾单位与集合管共同行使泌尿功能。

图 10-11　肾单位和集合管模式图

1. 肾小体（renal corpuscle） 位于肾皮质内，呈球形，由血管球和肾小囊组成（图10-12），主要作用是滤过血浆形成原尿。

（1）血管球 是位于入球微动脉与出球微动脉之间的盘曲成球状的毛细血管。血管球的毛细血管壁极薄，由一层有孔的内皮细胞及其外面的基膜构成，入球微动脉较粗短，出球微动脉较细长，所以血管球的毛细血管内形成较高的压力，有利于原尿的生成。

（2）**肾小囊**　为肾小管的起始端扩大并凹陷而成的双层盲囊，两层囊壁之间的腔隙称肾小囊腔。肾小囊外层称**壁层**，由单层扁平上皮构成；内层称**脏层**，紧贴血管球毛细血管基膜的外面，由单层有突起的**足细胞**构成。电镜下可见足细胞的胞体较大，从胞体伸出几个较大的初级突起，每个初级突起又发出许多次级突起。相邻足细胞的次级突起互相交错，突起之间有微小的裂隙，称**裂孔**。裂孔上覆盖有薄膜，称**裂孔膜**（图 10 – 13）。

当血液流经肾小球时，除血细胞和血浆蛋白质外，血液中的其他小分子物质均可滤入肾小囊腔形成原尿，必须经过毛细血管的有孔内皮、基膜和裂孔膜，这三层结构组成**滤过膜**，又称**滤过屏障**（图 10 – 14）。

图 10 – 12　肾小体和球旁复合体模式图

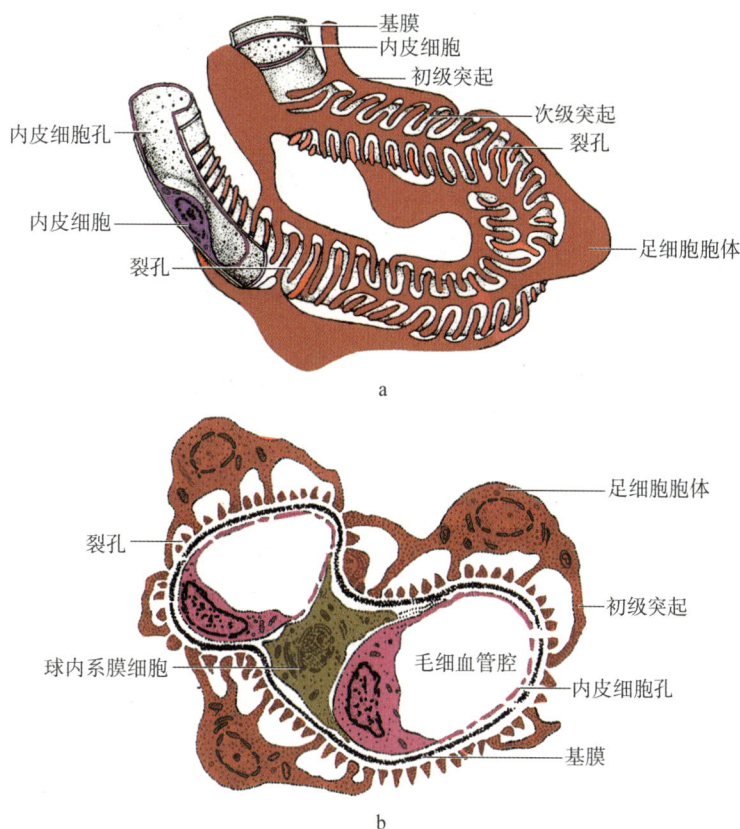

图 10 – 13　足细胞、毛细血管超微结构模式图
（a. 立体模式图；b. 横切面模式图）

2. 肾小管（renal tubule）　是与肾小囊壁层相连续的一条细长而弯曲的管道，由单层上皮构成，从近端至远端依次分为近端小管、细段和远端小管三部分（图 10 – 11，图 10 – 15）。

（1）**近端小管**　管壁由单层立方上皮构成，分为近端小管曲部和近端小管直部。曲部盘曲于肾小体附近，粗而长。近端小管壁的上皮细胞呈立方形或锥体形，细胞界限不清，其游离面有微绒毛。

近端小管是重吸收原尿中水、营养物质和部分无机盐的重要场所。

（2）**细段** 近端小管直部管径骤然变细移行为细段。管壁由单层扁平上皮构成，有利于水和离子通过。

（3）**远端小管** 管壁由单层立方上皮构成，无刷状缘。依次分为远端小管直部和远端小管曲部两部分，其末端与集合管相连。远端小管是离子交换的重要部位，上皮细胞可重吸收水、Na^+ 和排出 K^+、H^+、NH_3 等，对维持体液的酸碱平衡起重要作用。

髓袢 又称**肾单位袢**，为近端小管直部、细段和远端小管直部共同构成的"U"形结构。髓袢能减缓原尿在肾小管中的流速，有利于吸收原尿中的水分和无机盐。

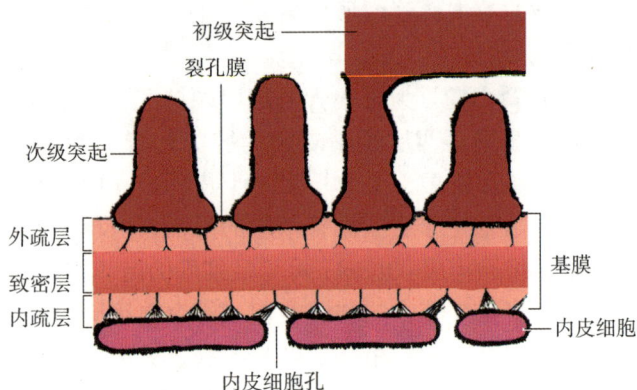

图 10 - 14 滤过膜模式图

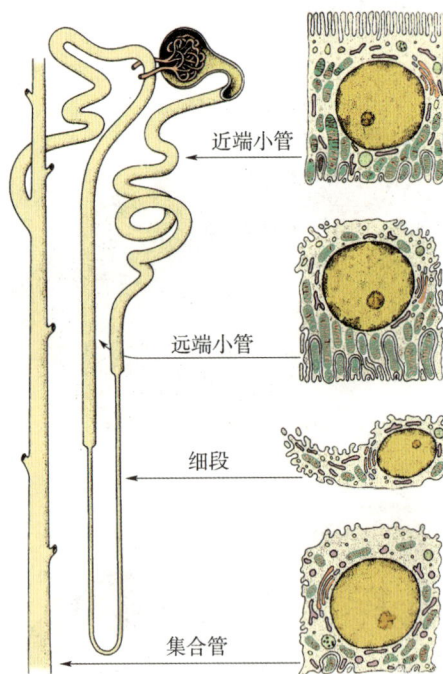

图 10 - 15 泌尿小管各段上皮结构

（二）集合管

集合管 由远曲小管汇合而成。它自皮质行向髓质，最后移行为乳头管开口于乳头孔。集合管由单层立方上皮构成（图 10 - 15），至乳头管成为单层柱状上皮，主要功能是重吸收水和交换离子，使原尿进一步浓缩。

肾小体形成的原尿，经过肾小管和集合管后，绝大部分的水、营养物质和无机盐等被重吸收入血液，部分离子也在此进行交换，肾小管的上皮细胞还分泌和排出机体的部分代谢产物，原尿经进一步浓缩，最后形成终尿。终尿经乳头管排入肾小盏，其量为每天 1 ~ 2L，占原尿的 1%。因此，肾在生成尿液的过程中不仅排出了机体的代谢废物，而且对维持机体的水盐平衡和内环境的稳定起着重要的调节作用。

（三）球旁复合体

球旁复合体位于肾小体的血管极处，由球旁细胞、致密斑和球外系膜细胞组成（图10-16）。

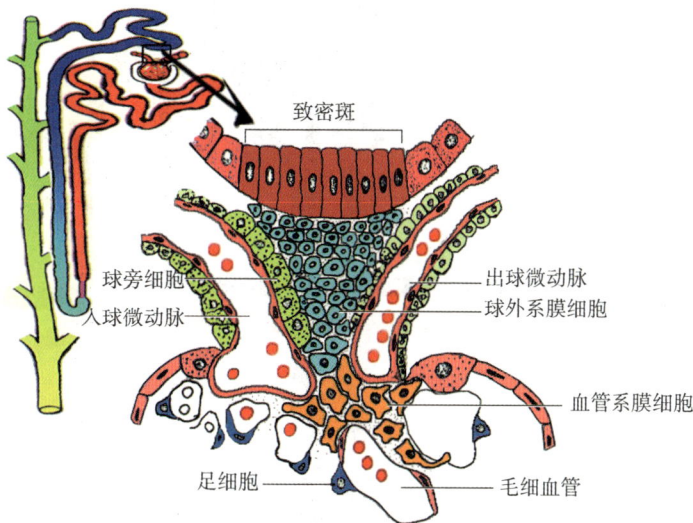

图10-16　球旁复合体模式图

1. 球旁细胞　入球微动脉接近肾小体血管极处管壁的平滑肌细胞特化成上皮样细胞，称球旁细胞。球旁细胞呈立方形或多边形，细胞核大而圆，细胞质呈弱嗜碱性，含有分泌颗粒。球旁细胞可分泌**肾素**，肾素能引起小动脉收缩，使血压升高。

2. 致密斑　是远端小管曲部接近肾小体血管极处一侧的管壁上皮细胞增高变窄形成的一个椭圆形隆起。每个致密斑由排列紧密的20~30个柱状细胞构成。致密斑是一种离子感受器，有调节球旁细胞分泌肾素的作用。

3. 球外系膜细胞　位于入球微动脉、出球微动脉和致密斑围成的三角形区域内。球外系膜细胞在球旁复合体的功能活动中起到信息传递的作用。

（四）肾的血液循环

肾的血液循环与尿液的产生有密切的关系，肾的血液循环特点构成了产生尿液的结构基础。肾的血液循环有以下特点。

1. 肾动脉直接起于腹主动脉，粗而短，血流量大且流速快（图10-17）。

2. 出球微动脉管径较入球微动脉细，因此血管球毛细血管内的压力比较高，有利于滤过。

3. 血管通路中两次形成毛细血管网，入球微动脉反复分支形成的血管球为动脉型毛细血管网，起滤过作用；出球微动脉在肾间质中形成球后毛细血管网分布于肾小管周围，因球后毛细血管网内的胶体渗透压较高，有利于泌尿小管重吸收的物质进入血液。

4. 肾单位袢周围存在着伴行的"U"形血管袢，有利于尿液的浓缩。

5. 皮质血流量占肾血流量的90%左右，流速快。如果短时间内大量失血，肾内中、小动脉发生痉挛导致皮质的血供不足，肾小体滤过功能低下，可出现少尿甚至无尿，发生急性肾功能衰竭。

二、输尿管的微细结构

输尿管黏膜形成许多纵行皱襞，黏膜上皮细胞有4~5层，固有层为致密结缔组织，输尿管上2/3段的肌层为内纵、外环两层走向不同的平滑肌，下1/3段肌层增厚，为内纵、中环和外纵三层平滑肌，外膜为疏松结缔组织。

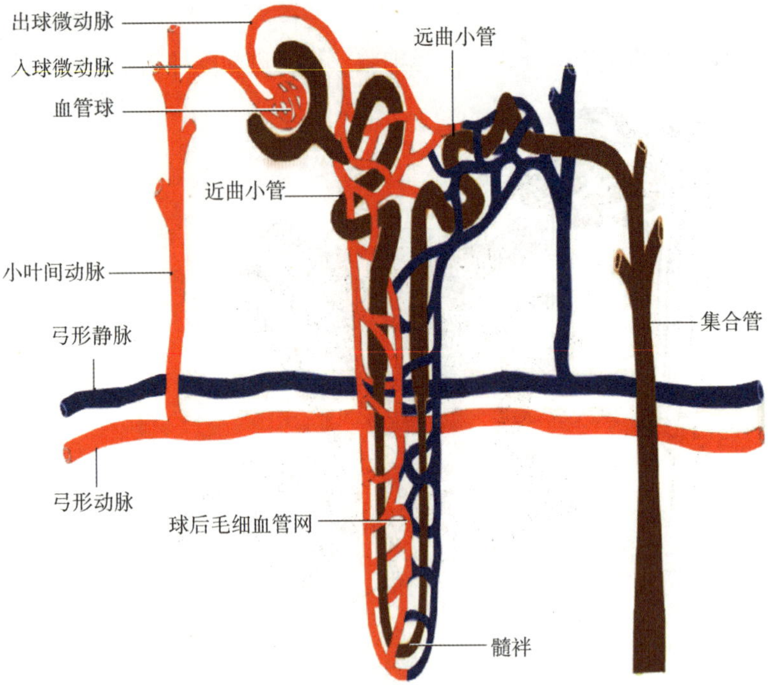

图 10 - 17　肾的血液循环模式图

三、膀胱的微细结构

膀胱壁由内向外依次为黏膜、肌层和外膜（图 10 - 18）。黏膜由上皮和固有层组成，黏膜的上皮为变移上皮，膀胱空虚时黏膜上皮有 8~10 层细胞的厚度，表层的盖细胞呈立方形；膀胱充盈时上皮变为 3~4 层，盖细胞变扁。上皮表层细胞之间有广泛的紧密连接和桥粒，起防止尿液渗漏的作用。固有层内胶原纤维和弹性纤维的数量较多。膀胱肌层为平滑肌，亦称膀胱逼尿肌，有内纵、中环、外纵三层，在尿道内口周围环形平滑肌增厚形成膀胱括约肌。膀胱上面的外膜为浆膜，其他部分为纤维膜。

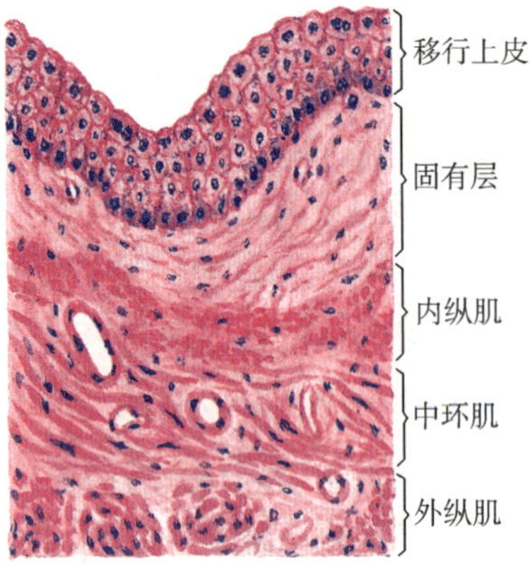

图 10 - 18　膀胱的微细结构

目标检测

答案解析

一、单项选择题

1. 下列不属于泌尿系统结构的是
   A. 肾
   B. 前列腺
   C. 膀胱
   D. 尿道
   E. 输尿管
2. 成人肾门的位置约平
   A. 第 11 胸椎
   B. 第 12 胸椎
   C. 第 1 腰椎
   D. 第 2 腰椎
   E. 第 3 腰椎
3. 肾单位的组成为
   A. 肾小体和泌尿小管
   B. 肾小体和肾小管
   C. 肾小体和髓袢
   D. 肾小球和集合管
   E. 肾小囊和肾小球

4. 输尿管的第一处狭窄位于

    A. 肾盂与输尿管移行处　　　　　　B. 小骨盆入口处

    C. 穿膀胱壁处　　　　　　　　　　D. 跨越髂血管处

    E. 与子宫动脉交叉处

5. 能分泌肾素的细胞是

    A. 致密斑　　　　　B. 球旁细胞　　　　　C. 足细胞

    D. 球外系膜细胞　　E. 血管球内皮细胞

二、思考题

1. 简述肾的位置以及固定肾的结构。

2. 简述肾小管的组成和功能。

（李明蓉）

书网融合……

重点小结　　　　　微课　　　　　习题

第十一章　男性生殖系统

知识目标: 掌握男性生殖系统的组成；睾丸的位置、形态、结构及功能；输精管的行程及分部；男性尿道的狭窄、扩大及弯曲；睾丸的组织结构和功能。熟悉附睾的形态及功能；前列腺的位置形态、分叶和功能；射精管的合成和开口；阴茎的分部及结构。了解精囊腺的形态、位置和功能；尿道球腺的位置及腺管的开口；阴囊的构造和功能；附睾的微细结构。

能力目标: 能运用男性生殖系统的知识理解导尿时导管的走行路线。

素质目标: 树立关注生殖健康、关心尊重患者的意识和良好的职业素养。

情境: 患者，男，73岁，因"进行性排尿困难3年，无法排尿且膀胱区胀痛1天"入院。患者于3年前无明显诱因出现尿无力、尿不尽、尿等待，逐渐加重，曾到附近医院就诊考虑为前列腺增生。查体：膀胱区隆起，双侧肾叩痛（－），双侧输尿管走行区压痛（－），膀胱区叩诊浊音，压痛（＋）。彩超检查：前列腺增生、尿潴留。

思考: 请运用解剖学知识分析患者出现排尿困难的可能原因。

男性生殖系统包括内生殖器和外生殖器。内生殖器由睾丸、输精管道（附睾、输精管、射精管、男性尿道）和附属腺（精囊、前列腺、尿道球腺）组成（图11-1）。睾丸为男性生殖腺，可产生精子、分泌雄激素；附属腺的分泌物参与精液的组成；外生殖器包括阴囊和阴茎。

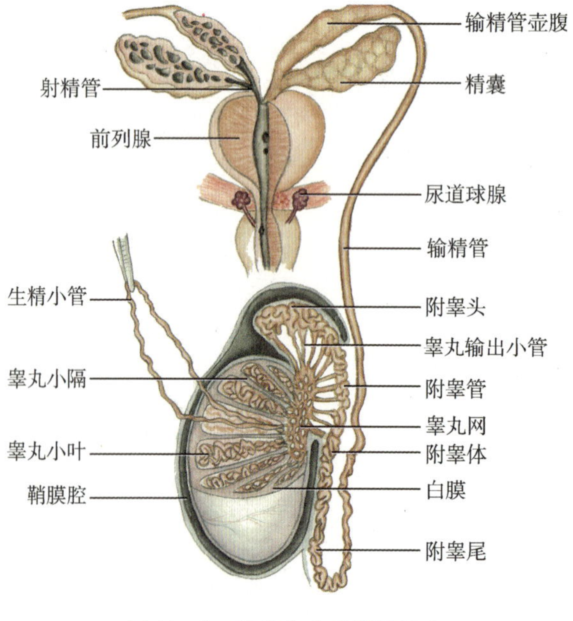

图 11-1　男性内生殖器的组成

第一节　内生殖器

一、睾丸

（一）睾丸的位置和形态

睾丸（testis） 为男性的生殖腺，位于阴囊内，大部分表面被覆浆膜，称**鞘膜脏层**，浆膜深部有一层比较厚且坚韧的纤维膜，称**白膜**。睾丸呈扁卵圆形，表面光滑，可分为内、外两面，前、后两缘和上、下两端。内侧面较平坦，与阴囊中隔相邻；外侧面较隆凸，与阴囊壁相贴。前缘游离，后缘与附睾和输精管起始段相接触，睾丸的血管、神经和淋巴由此出入，上端被附睾头遮盖，下端游离（图11-2）。

（二）睾丸的功能

睾丸能产生精子、分泌雄激素，调节男性第二性征。

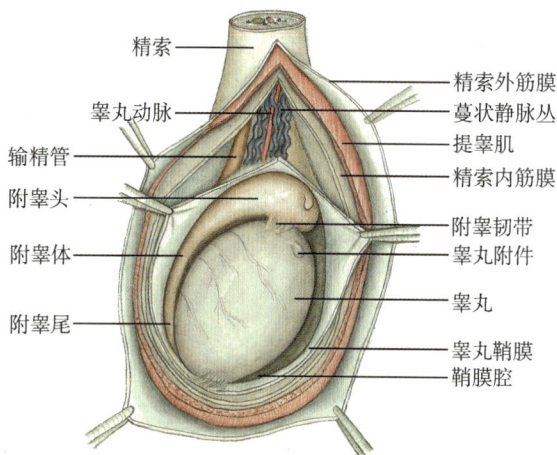

图11-2　睾丸及附睾

二、输精管道

（一）附睾

附睾（epididymis） 位于睾丸的后外侧，分头、体、尾三部（图11-2），头部主要由睾丸输出小管组成，体部和尾部由附睾管组成。**附睾管**为一条高度盘曲的管道，远端与输精管相连，管腔规则，充满精子和分泌物。精子在附睾内停留2~3周，才能获得运动能力，达到功能上的成熟。附睾的功能异常也会影响精子的成熟，导致不育。

（二）输精管和射精管

1. 输精管 为附睾管的直接延续，长45~50cm，管壁较厚，肌层较发达而管腔较小，于活体触摸时呈较细的圆索状（图11-1）。输精管行程较长，全程可分为以下四部。

（1）**睾丸部** 始于附睾尾，沿睾丸后缘及附睾内侧上升，至睾丸上端进入精索。

（2）**精索部** 介于睾丸上端与腹股沟管浅环之间，在精索其他结构的后内侧。此段位于皮下，又称皮下部，易于触及，输精管结扎常在此部进行。

（3）**腹股沟管部** 位于腹股沟管的精索内。

（4）**盆部** 输精管自腹股沟管深环进入腹腔后，立即转向内下，并沿盆腔侧壁下降，在膀胱的后外侧跨过输尿管末端的前上方，到达膀胱底的后面，末端膨大形成输精管壶腹（图11-3），壶腹的下端变细与精囊腺的排泄管汇合成射精管。

2. 射精管 由输精管壶腹末端和精囊排泄管汇合而成，长约2cm，向前穿入前列腺实质，开口于尿道的前列腺部（图11-3）。

3. 精索 为一对柔软的圆索状结构，从腹股沟管深环延至睾丸上端，它主要由输精管、睾丸动脉、蔓状静脉丛、输精管动脉、输精管静脉、淋巴管、神经丛和鞘韧带等组成（图11-2）。精索表面包有三层被膜，从内向外依次为精索内筋膜、提睾肌和精索外筋膜。

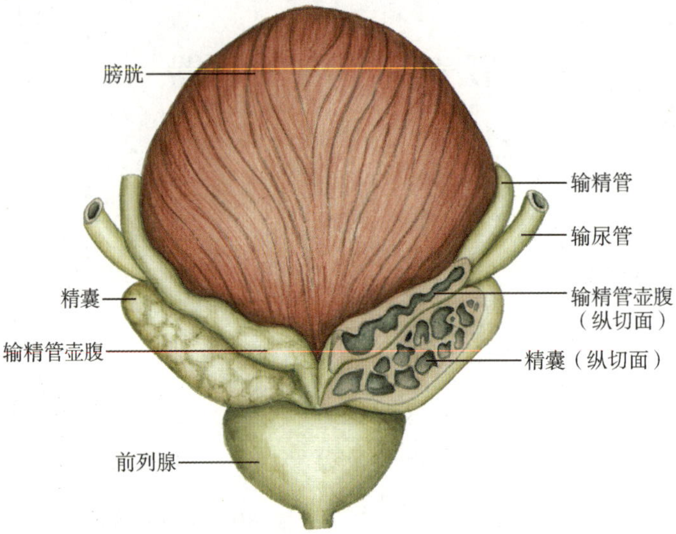

图 11 - 3　膀胱、前列腺和精囊（后面观）

三、附属腺

（一）精囊腺

精囊腺（seminal vesicle）又称精囊，为一对梭形囊状腺体，表面凹凸不平，位于膀胱底后面及输精管壶腹的下外侧（图 11 - 3）。精囊腺的排泄管与输精管末端合成射精管。精囊能分泌呈弱碱性淡黄色黏稠的液体，为精液的主要成分。

（二）前列腺

前列腺（prostate）是不成对的实质性器官，由腺组织和平滑肌构成，其表面包有坚韧的筋膜鞘，称**前列腺囊**，囊与腺体之间有前列腺静脉丛。前列腺能分泌乳白色稀薄的弱酸性液体，组成精液的一部分。

1. 前列腺的位置和形态　前列腺位于膀胱下方，包绕尿道起始部，呈前后略扁的栗子形（图 11 - 3）。前列腺上端宽大称前列腺底，与膀胱颈相接，有尿道穿入，前列腺下端尖细，称前列腺尖，与尿生殖膈相邻，尿道由此穿出。前列腺前面凸隆，距耻骨联合后面约 2cm，二者之间有静脉丛、脂肪组织和疏松结缔组织。腺体后面较平坦，正中有一纵行浅沟称前列腺沟，此面与直肠相邻，肛门指诊可触及此面与前列腺沟。前列腺肥大症时此沟变浅或消失。

2. 前列腺的结构和分叶　前列腺由腺组织、平滑肌和结缔组织构成，质地较坚实，前列腺的排泄管开口于尿道前列腺部。前列腺可分为五叶，即前、中、后叶和两个侧叶（图 11 - 4）。前叶很小，位于尿道前方；中叶呈上宽下尖的楔形，位于尿道之后，射精管之前；后叶位于射精管的后下方；两个侧叶紧贴尿道的侧壁，在后叶的前面。

小儿前列腺甚小，腺组织未发育，性成熟期腺组织迅速增长，24 岁左右达最高峰，老年期腺组织逐渐萎缩，整个腺体随之缩小，但也常见有老年前列腺内结缔组织增生者，称前列腺肥大，常发生在中叶和侧叶，压迫尿道引起排尿困难。

（三）尿道球腺

尿道球腺是一对呈豌豆形的小腺体，埋于尿生殖膈内，其排泄管细长，开口于尿道球部。尿道球腺的分泌物参与精液的组成，有利于精子的活动。

精液由生殖管道及附属腺的分泌物和精子共同组成，其中最主要的成分是来自前列腺和精囊的分泌物。精液为乳白色液体，呈弱碱性。健康成年男性一次射精 2～5ml，含 3 亿～5 亿个精子，如果精子总数过少则为少精症，可导致男性不育。

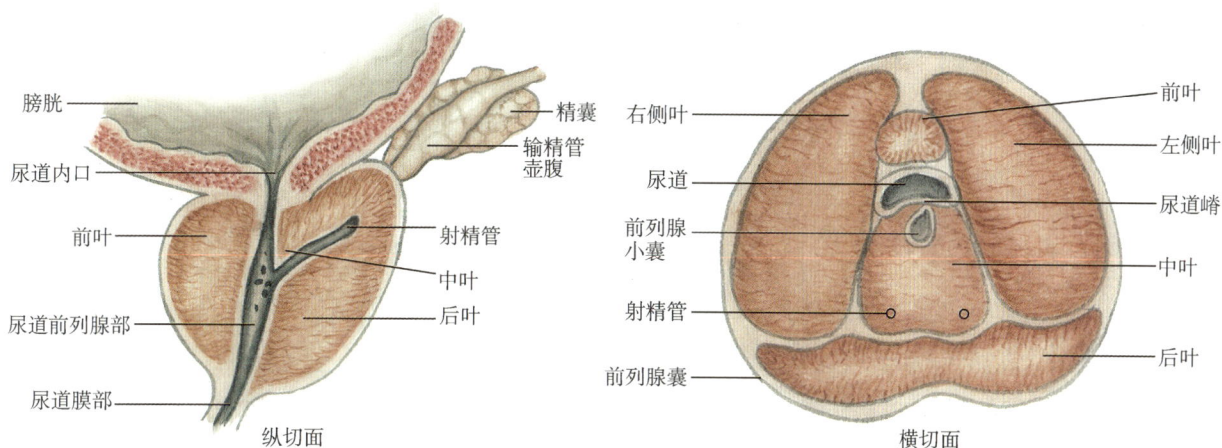

图 11 - 4　前列腺的结构

第二节　外生殖器 📱微课

一、阴囊

　　阴囊（scrotum）为囊袋状结构，由皮肤、肉膜、精索外筋膜、提睾肌和精索内筋膜组成，位于阴茎的后下方。阴囊皮肤薄而柔软，颜色深暗，成人生有少量阴毛，正中有一纵向阴囊缝。阴囊的皮下缺乏脂肪组织而较致密，含有平滑肌纤维，称肉膜。肉膜舒缩可使阴囊松弛或收缩，以调节阴囊内的温度，常保持在34℃左右，有利于精子的发育。肉膜在正中线向深部发出阴囊中隔，将阴囊分为左、右两部，各容纳一侧睾丸和附睾。肉膜的深面有三层包绕睾丸和精索的被膜，浅层为精索外筋膜，是腹外斜肌腱膜的延续；中层为提睾肌，有上提睾丸的作用；深层为鞘膜，分脏、壁两层，两层之间为**鞘膜腔**（图 11 -2），腔内有少量浆液，若液体增多可形成睾丸鞘膜积液。

二、阴茎

（一）形态

　　阴茎（penis）为男性的性交器官，可分为头、体、根三部分（图 11 -5）。前部膨大为阴茎头，其矢状位的裂口为尿道外口；中部为阴茎体，呈圆柱状，悬垂于耻骨联合前下方；头与体交界处有一环形沟称阴茎颈；后部为阴茎根，附着于耻骨下支、坐骨支及尿生殖膈。

（二）结构

　　阴茎主要由两个阴茎海绵体和一个尿道海绵体构成，外包以筋膜和皮肤。

　　1. 阴茎海绵体　位于阴茎背侧，左右并列构成阴茎的主体，前端变细嵌入阴茎头，后端分为两个阴茎脚，分别附着于两侧耻骨下支和坐骨支。

　　2. 尿道海绵体　位于两阴茎海绵体腹侧，尿道贯穿其全长，前后两端均膨大，前端膨大即阴茎头，后端膨大为尿道球，附着于尿生殖膈下面。

　　3. 阴茎的被膜和皮肤　每个海绵体外面都包有一层坚厚的纤维膜，称**海绵体白膜**（图 11 -6）。海绵体由许多海绵体小梁及其间的腔隙组成，腔隙实际上是与血管相通的窦隙，当这些海绵体腔隙充

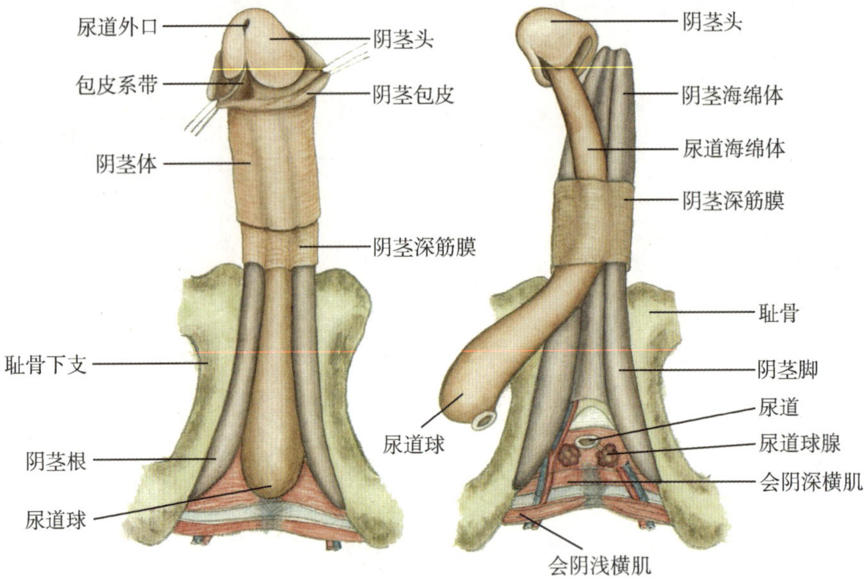

图 11 – 5　阴茎

血时，阴茎即变粗变硬而勃起；反之，则变细变软。三个海绵体外面共同包有深、浅筋膜和皮肤。阴茎的皮肤薄而柔软，富有伸展性，阴茎浅筋膜疏松而无脂肪组织。皮肤在阴茎颈处游离向前延伸，形成双层环形皱襞，包被阴茎头，称**阴茎包皮**。包皮的长短因人而异，幼儿包皮较长，包着整个阴茎头，随年龄的增长，包皮逐渐向后退缩，包皮口逐渐扩大，阴茎头显露于外表。在阴茎头腹侧中线上尿道外口下方与包皮移行处，形成一条矢状位的皮肤皱襞，称**包皮系带**，为男性性敏感区，包皮手术时，注意勿损伤此系带。

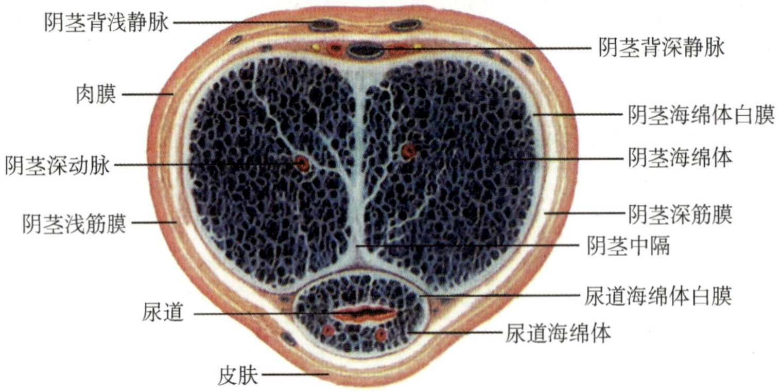

图 11 – 6　阴茎中部水平切面

第三节　男性尿道

　　男性尿道（male urethra） 兼有排尿和排精功能，起自膀胱的尿道内口，终于阴茎头的尿道外口，全长 16～22cm，管径 5～7mm。整个尿道可分为前列腺部、膜部和海绵体部。临床上称海绵体部为前尿道，前列腺部和膜部为后尿道。

　　1. 前列腺部　为尿道贯穿前列腺的部分，长约 2.5cm。管腔中部扩大，后壁中线处有一纵行隆起，称**尿道嵴**，嵴的中部有膨大称**精阜**。精阜中央有前列腺小囊，其两侧有射精管的开口。尿道嵴两侧的沟内，有前列腺的开口。

2. 膜部 为尿道贯穿尿生殖膈的部分，短而窄，长约 1.2cm，周围环绕有尿道括约肌，此肌为横纹肌，可控制排尿。

3. 海绵体部 贯穿尿道海绵体的全长，长约 15cm，在尿道球内略扩大称**尿道球部**，有尿道球腺开口于此。在阴茎头处尿道扩大称**尿道舟状窝**。

男性尿道全程，有三个狭窄、三个扩大和两个弯曲。**三个狭窄**：位于尿道内口、膜部和尿道外口，以尿道外口最窄。**三个扩大**：位于前列腺部、尿道球部和尿道舟状窝。**两个弯曲**：一是耻骨下弯，凹向前上方，位于尿道前列腺部、膜部和海绵体部的起始段，此弯曲是固定的；另一个是耻骨前弯，位于海绵体部，凹向后下方，若将阴茎向上提起，可使此弯曲消失。

第四节　睾丸与附睾的微细结构

一、睾丸的微细结构

睾丸表面有一层比较厚且坚韧的纤维膜，称**白膜**。白膜在睾丸后缘增厚并突入睾丸内形成**睾丸纵隔**。睾丸纵隔向睾丸实质内发出许多放射状睾丸小隔，将睾丸实质分为 200 多个锥体形的**睾丸小叶**，每个小叶内含 1～4 条盘曲的精曲小管，管壁的上皮能产生精子，又称**生精小管**（seminiferous tubule）。生精小管在睾丸小叶的尖部移行为短而直的直精小管，进入睾丸纵隔后相互吻合形成**睾丸网**。睾丸网发出 12～15 条睾丸输出小管，经睾丸后缘上部进入附睾（图 11－1，图 11－7）。

图 11－7　睾丸与附睾模式图

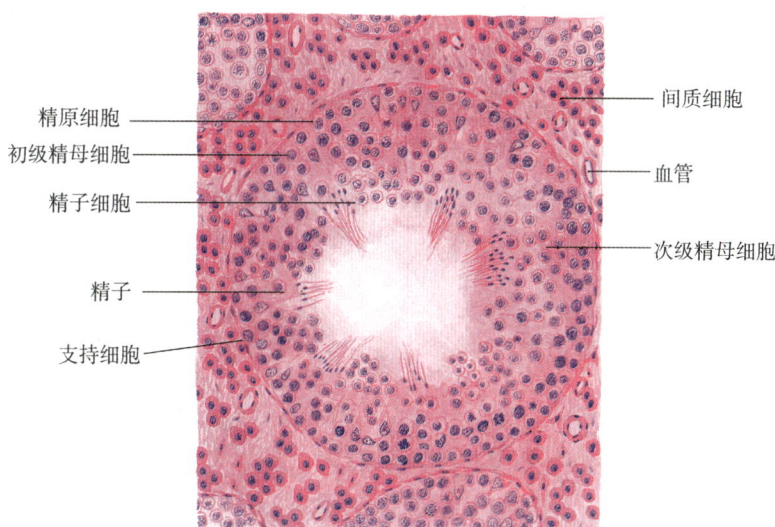

（一）生精小管

生精小管是精子产生的部位，管壁由生精上皮、基膜及其外部的肌样细胞和胶原纤维构成。生精上皮由支持细胞和 5～8 层生精细胞组成（图 11－8）。

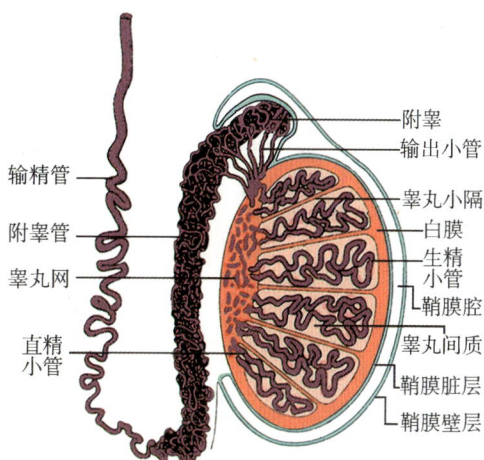

图 11－8　睾丸的组织结构图

1. 生精细胞 成人的生精细胞是一组细胞，包括精原细胞、初级精母细胞、次级精母细胞、精子细胞和精子。从精原细胞增殖分化形成精子的过程称**精子发生**，此过程包括精原细胞的增殖、精母细胞的减数分裂和精子的形成。

（1）**精原细胞**　紧贴基膜，细胞体积较小，直径约12μm，呈圆形或椭圆形，核圆形，染色浅。精原细胞分A、B两型，A型是生精细胞中的干细胞，不断分裂增殖为A、B型精原细胞；B型经数次分裂后，成为初级精母细胞。

（2）**初级精母细胞**　位于精原细胞的近腔侧，体积较大，直径约18μm，常有数层，核大而圆，内含或粗或细的染色质丝（丝球状），染色体核型为46,XY。细胞经过DNA复制后，进行第一次减数分裂，形成两个次级精母细胞。

（3）**次级精母细胞**　位于初级精母细胞的近腔侧，细胞体积小，直径约12μm，核型为23,X或23,Y。由于无DNA复制，存在时间短，迅速完成第二次减数分裂而形成两个精子细胞，故光镜下不易见到。

（4）**精子细胞**　位于管腔面，体积小，直径约8μm，不再进行分裂。精子细胞经过形态结构变化，由圆形变成蝌蚪形精子的过程，**称精子的形成**（图11-9）。

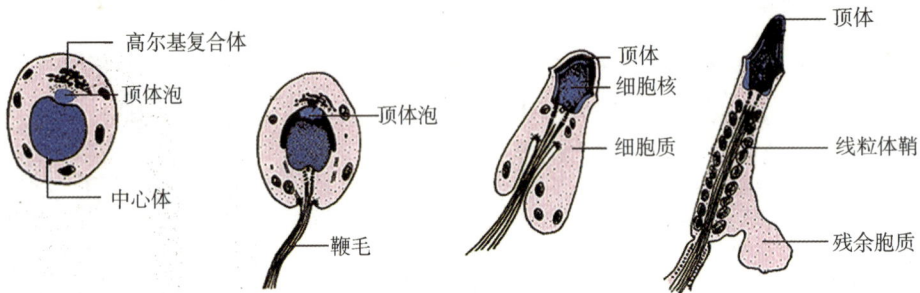

图11-9　精子形成模式图

（5）**精子**　形似蝌蚪，全长约60μm，分头、尾两部分。头部为浓缩的细胞核和顶体，顶体是一种特殊的溶酶体，在受精过程中起重要作用。尾部的轴心是轴丝，是精子运动的主要结构基础。

2. 支持细胞　又称**Sertoli细胞**，体积较大，呈不规则长锥形，从生精上皮基底一直伸达腔面，其侧面和顶部镶嵌着各阶段的生精细胞，故光镜下细胞轮廓不清，核近似卵圆形或呈三角形，色浅，核仁明显（图11-8，图11-10）。成人的支持细胞不再分裂，数量恒定。支持细胞的功能包括：支持、营养、保护各阶段的生精细胞；合成和分泌**雄激素结合蛋白**，有利于生精细胞的分化；吞噬精子形成过程中脱落下来的残余胞质和退化的生精细胞；支持细胞内微丝和微管的收缩可促进成熟生精细胞向腔面移动和精子的释放；相邻支持细胞之间的紧密连接还参与构成**血-睾屏障**。血-睾屏障由毛细血管内皮及其基膜、结缔组织、生精上皮基膜和支持细胞的紧密连接构成，维持生精小管与血液之间精子发育微环境的稳定。

（二）睾丸间质

分布于生精小管之间的疏松结缔组织，含有**睾丸间质细胞**（图11-8），体积较大，为圆形或多边形，核圆，染色浅，细胞质呈嗜酸性，具有类固醇激素分泌细胞的超微结构特征。从青春期开始，间质细胞在垂体分泌的黄体生成素（间质细胞刺激素）作用下，分泌**雄激素**。

（三）直精小管和睾丸网

1. 直精小管　为生精小管近睾丸纵隔处移行而成，

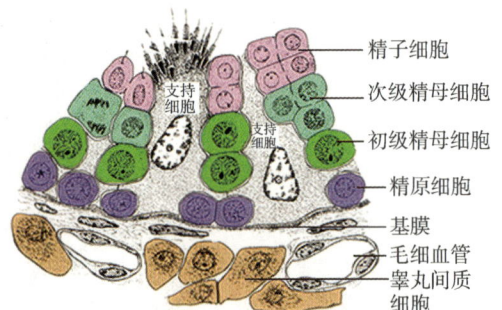

图11-10　支持细胞与生精细胞关系模式图

管道直而短细，管壁上皮为单层柱状或单层立方，无生精细胞。

2. 睾丸网　为直精小管进入睾丸纵隔的分支相互吻合所形成的网状管道，管壁由单层立方上皮构成，管腔大而不规则。

二、附睾的微细结构

附睾由输出小管和附睾管组成（图 11 - 1，图 11 - 7），既是贮存和运输精子的通道，又为精子进一步达到功能上的成熟提供适宜微环境。

1. 输出小管　是连接睾丸网的 10～15 条螺旋状弯曲小管，上皮由高柱状纤毛细胞和低柱状无纤毛细胞相间排列组成，故管腔不规则（图 11 - 11）。

2. 附睾管　是一条高度盘曲的管道，管壁上皮为假复层纤毛柱状上皮，由带有许多静纤毛（细长的纤毛）的高柱状细胞和基细胞组成；管腔规则，腔内充满精子与分泌物（图 11 - 11）。

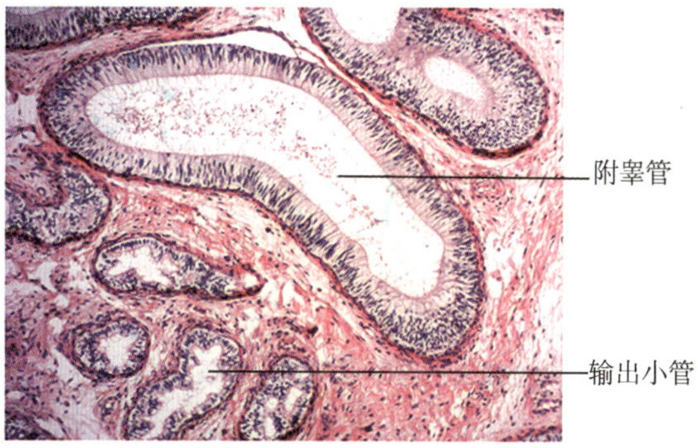

附睾管
输出小管

图 11 - 11　附睾（低倍）

知识链接

输精管的微细结构

输精管为壁厚腔小的肌性管道，管壁由内向外依次为黏膜、肌层和外膜。黏膜由较薄的假复层柱状上皮和富含弹性纤维的固有层构成；肌层较厚，由内纵、中环、外纵三层平滑肌组成；外膜为疏松结缔组织。输精管具有运输精子的作用，输精管结扎后，精子排出的道路被阻断，但各附属腺的分泌物排出不受影响，因此射精时仍有无精子的精液排出体外。

目标检测

答案解析

一、单项选择题

1. 男性直肠指检，其前壁可触及
   A. 精囊腺　　　　　　　　B. 前列腺　　　　　　　　C. 尿道球腺
   D. 输精管壶腹　　　　　　E. 射精管

2. 产生精子和雄激素的器官是
   A. 睾丸　　　　　　　　　B. 射精管　　　　　　　　C. 输精管
   D. 精囊腺　　　　　　　　E. 前列腺

3. 男性尿道最狭窄的部位是
   A. 尿道外口　　　　　　　B. 尿道膜部　　　　　　　C. 前列腺部
   D. 尿道内口　　　　　　　E. 尿道海绵体部

4. 分泌雄激素的细胞是
   A. 睾丸间质细胞　　　　　B. 支持细胞　　　　　　　C. 精子细胞
   D. 生精小管　　　　　　　E. 直精小管

二、思考题

1. 为男性患者导尿时，应注意哪些问题？
2. 简述前列腺的形态和主要毗邻。

（李明蓉）

书网融合······

重点小结

微课

习题

第十二章 女性生殖系统

学习目标

知识目标：掌握女性生殖器的组成；卵巢的位置、形态及功能；卵泡的发育过程；子宫的形态、分部及周期性变化；会阴的概念和分部。熟悉子宫的固定装置输卵管的分部及功能；阴道的位置、形态及阴道穹的意义。了解女阴的结构，乳房的位置和形态结构特点。

能力目标：能在标本上识别各级卵泡及各期子宫内膜的结构，能运用所学的本章知识对女性会阴部的清洁护理进行健康宣教。

素质目标：提高理论联系实践的能力，开展优生优育的健康宣传，关爱女性、关注女性生殖健康。

情境导入

情境：患者，女，30岁，因婚后备孕5年未孕入院。体格检查：体型肥胖，毛发较浓密，面部及胸部可见大量丘疹，伴有痛、痒，自买药膏涂抹无效。盆腔超声提示双侧卵巢多囊样结构；性激素检查结果显示：黄体生成素高于卵泡刺激素、睾酮明显升高。临床初步诊断为多囊卵巢综合征。

思考：1. 简述卵泡的发育过程。

2. 该患者不孕的可能原因是什么？

女性生殖系统（female genital system）包括内生殖器和外生殖器（图12-1）。女性内生殖器由生殖腺（卵巢）、输送管道（输卵管、子宫和阴道）以及附属腺（前庭大腺）组成（图12-2）。外生殖器即女阴。卵巢是产生卵子和分泌性激素的器官，卵子排出后经输卵管腹腔口进入输卵管，受精后移至子宫内膜，发育成胎儿。分娩时，胎儿出子宫口，经阴道娩出。

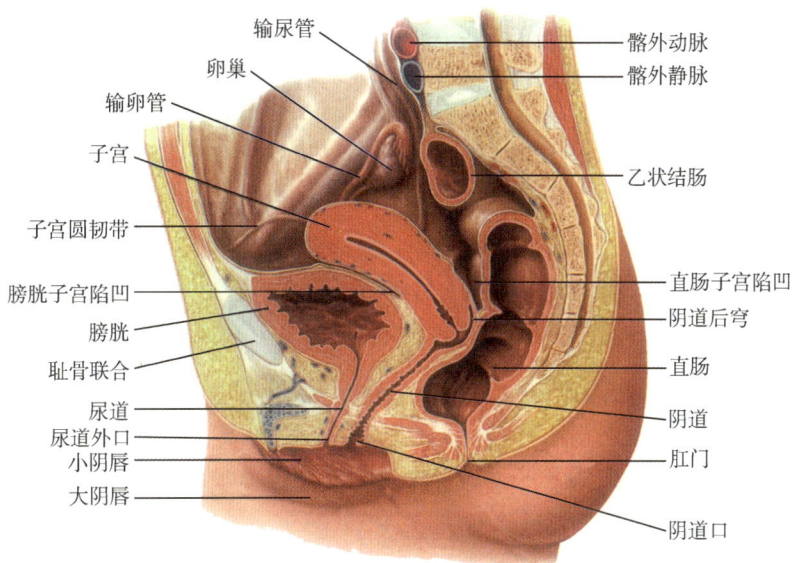

图12-1　女性盆腔正中矢状面

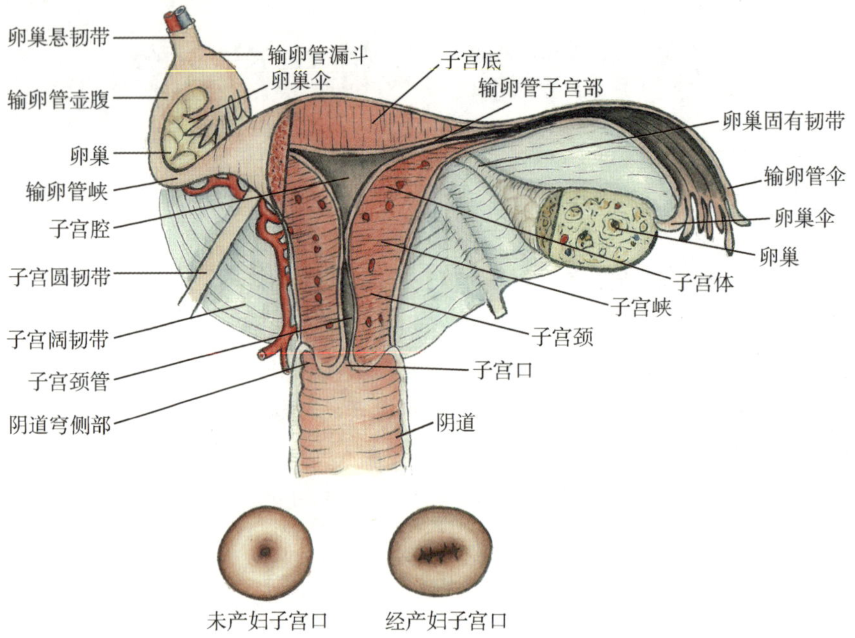

图 12 - 2 女性内生殖器

第一节 内生殖器

一、卵巢

(一) 卵巢的位置和形态

卵巢 (ovary) 左右各一，位于小骨盆侧壁，相当于髂内、外动脉夹角处的卵巢窝内。呈扁卵圆形，略呈灰红色。可分为内、外侧两面，前、后两缘和上、下两端。外侧面与卵巢窝相依，内侧面朝向盆腔，与小肠相邻；后缘游离称独立缘，前缘借卵巢系膜连于子宫阔韧带，称卵巢系膜缘，其中部有血管、神经等出入，称**卵巢门**；上端与输卵管伞相接触并与卵巢悬韧带相连，下端借卵巢固有韧带连于子宫。

成年女子的卵巢重 6~9g，通常左侧卵巢大于右侧。卵巢的大小和形态随年龄而变化，幼女卵巢较小，表面光滑；性成熟期卵巢最大，以后由于多次排卵，其表面形成瘢痕，凹凸不平；35~40 岁开始缩小；50 岁左右逐渐萎缩，月经停止。

(二) 固定装置

卵巢在盆腔内的正常位置主要靠韧带维持。卵巢悬韧带起自小骨盆侧缘，向内下至卵巢的上端。韧带内含有卵巢动脉、静脉、淋巴管、神经丛、少量结缔组织和平滑肌纤维。卵巢固有韧带自卵巢下端连至输卵管与子宫结合处的后下方。此外，子宫阔韧带的后层覆盖卵巢和卵巢固有韧带，对卵巢也起固定作用。

二、输卵管

输卵管 (uterine tube) 是输送卵子的肌性管道，长 10~14cm，左、右各一，由卵巢上端连于子宫底的两侧，位于子宫阔韧带的上缘内 (图 12-2)。其内侧端以输卵管子宫口与子宫腔相通，外侧端以输卵管腹腔口开口于腹膜腔。输卵管由内侧向外侧分为以下四部。

1. 子宫部　为输卵管穿过子宫壁的部分，直径最细处约1mm，以输卵管子宫口通子宫腔。

2. 峡部　短而直，管腔狭窄，壁较厚，水平向外移行为壶腹部。峡部是输卵管结扎术的常选部位。

3. 壶腹部　约占输卵管全长的2/3，粗而弯曲，血管丰富，卵子通常在此与精子结合成受精卵，经输卵管子宫口进入子宫。

4. 漏斗部　为输卵管外侧端呈漏斗状膨大的部分，漏斗末端的中央有输卵管腹腔口，开口于腹膜腔，卵巢排出的卵子即由此进入输卵管。腹腔口周围，输卵管末端的边缘形成许多细长的指状突起，称**输卵管伞**，遮盖于卵巢表面。

三、子宫

子宫（uterus）是壁厚腔小的肌性器官（图12-2），是产生月经和孕育胎儿的场所。

（一）子宫的形态

成人未孕子宫呈前后稍扁、倒置的梨形，长7~9cm，宽4~5cm，厚2~3cm。子宫分为底、体、颈三部。子宫底为输卵管子宫口以上的部分，宽而圆凸。子宫颈为下端较细且呈圆柱状的部分，在成人长2.5~3cm，由突入阴道的子宫颈阴道部和阴道以上的子宫颈阴道上部组成；子宫颈为肿瘤的好发部位。子宫底与子宫颈之间为子宫体。子宫与输卵管相接处称**子宫角**。子宫体与子宫颈移行部之间较为狭细部分称**子宫峡**。非妊娠时，子宫峡不明显，长约1cm；妊娠期子宫峡逐渐伸展变长，形成"子宫下段"；妊娠末期，此部可延长至7~11cm，峡壁逐渐变薄（图12-3）。产科常在此处进行剖宫产术。

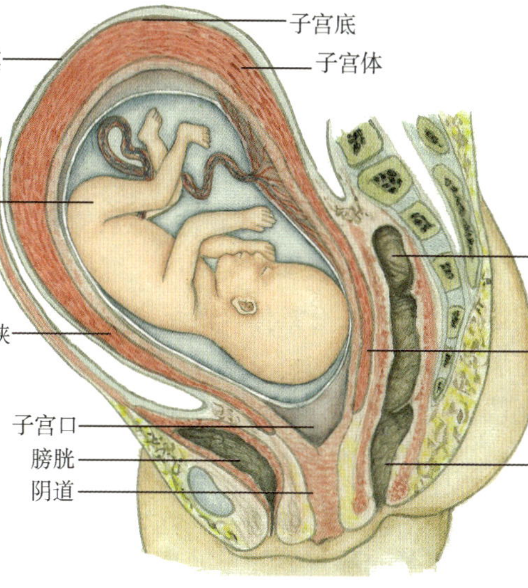

图12-3　妊娠和分娩期的子宫

子宫内的腔隙较为狭窄，可分为上、下两部：上部称**子宫腔**，下部在子宫颈内，称**子宫颈管**，其上口通子宫腔，下口称**子宫口**，通阴道。未产妇的子宫口为圆形，边缘光滑整齐；经产妇子宫口为横裂状，其前、后缘分别称为前唇和后唇，后唇较长，位置也较高。

（二）子宫的位置

子宫位于小骨盆中央，膀胱与直肠之间（图12-1），下端接阴道。两侧有输卵管和卵巢，临床上统称**子宫附件**。未妊娠时，子宫底位于骨盆上口平面以下，朝向前上方。子宫颈的下端在坐骨棘平面稍上方。当膀胱空虚时，成人子宫呈轻度的前倾前屈位；人体直立时，子宫体伏于膀胱上面。前倾指整个子宫向前倾斜，子宫的长轴与阴道的长轴形成一个向前开放的钝角；前屈指子宫体与子宫颈之间形成的一个向前开放的钝角。子宫有较大的活动性，膀胱和直肠的充盈程度可影响子宫的位置。

（三）子宫的固定装置

子宫借韧带、阴道、尿生殖膈和盆底肌等维持其正常位置（图 12 - 4）。

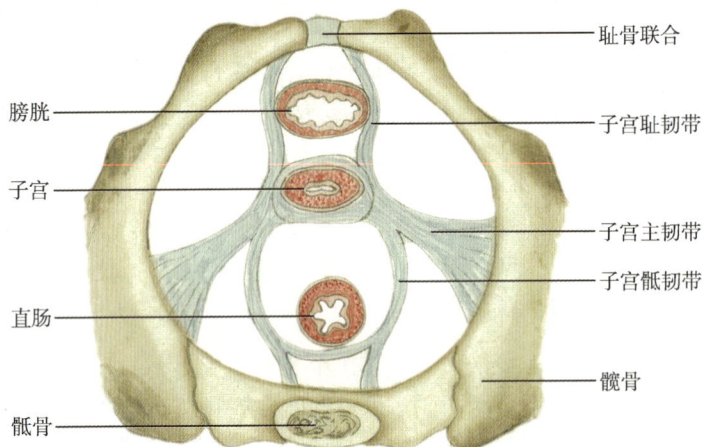

图 12 - 4　子宫的固定装置（上面观）

1. 子宫阔韧带　位于子宫两侧，略呈冠状位，由子宫前、后的腹膜自子宫侧缘向两侧延伸至盆侧壁和盆底的双层腹膜构成，可限制子宫向两侧移动，维持正中位。子宫阔韧带的上缘游离，包裹输卵管。

2. 子宫圆韧带　是由结缔组织和平滑肌构成的圆索。起于子宫体前面的上外侧、输卵管与子宫连接处的下方，在阔韧带前层的覆盖下向前外侧弯行，到达盆腔侧壁，然后通过腹股沟管止于阴阜和大阴唇皮下。子宫圆韧带的主要功能是维持子宫前倾。

3. 子宫主韧带　位于子宫阔韧带的基部，从子宫颈两侧缘延至盆侧壁。子宫主韧带由结缔组织和平滑肌纤维构成，较坚韧。它是维持子宫颈正常位置，防止向下脱垂的重要结构之一。

4. 子宫骶韧带　从子宫颈阴道上部后面，绕过直肠的两侧，止于骶骨前面。由结缔组织和平滑肌纤维构成，此韧带向后上牵引子宫颈，与子宫圆韧带协同，维持子宫的前屈位。

除上述韧带外，盆底肌和阴道的承托，还有其他一些子宫周围的结缔组织，也是维持子宫正常位置的重要因素。如果子宫的固定装置薄弱或损伤，可导致子宫位置、姿势的异常，或出现不同程度的子宫脱垂；严重者子宫可脱垂至阴道口外。

（四）子宫的年龄变化

新生儿子宫高出骨盆上口，输卵管和卵巢位于髂窝内，子宫颈较子宫体长而粗。性成熟前期，子宫迅速发育，壁增厚。性成熟期，子宫颈和子宫体的长度几乎相等。经产妇的子宫较大，除各径和内腔都增大外，重量可增加一倍。绝经期后，子宫萎缩变小，壁变薄。

四、阴道

阴道（vagina） 为前后略扁的肌性管道，是女性的性交器官，也是排出月经和娩出胎儿的管道。阴道位于小骨盆中央，前有膀胱和尿道，后邻直肠。隔直肠前壁可触诊到直肠子宫陷凹和子宫颈等。阴道上端宽阔包绕子宫颈阴道部，两者之间的环形凹陷称**阴道穹**。阴道穹分为互相连通的前部、后部和侧部，以阴道穹后部最深，其后上方即为直肠子宫陷凹，两者间仅隔以阴道后壁和覆盖其上的腹膜。阴道下端以阴道口开口于阴道前庭，处女的阴道口周缘有环形或半月形的黏膜皱襞，称**处女膜**，破裂后成为处女膜痕。阴道下部穿过尿生殖膈，膈内的尿道阴道括约肌及肛提肌均对阴道有括约作用。

第二节　外生殖器

女性外生殖器，即女阴（图12-5），包括阴阜、大阴唇、小阴唇、阴道前庭、阴蒂和前庭球。

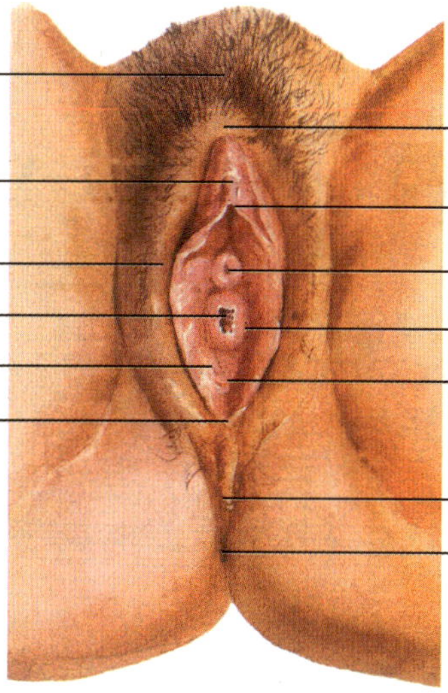

阴阜　　　　　　　　　　　　　唇前连合
阴蒂头　　　　　　　　　　　　阴蒂系带
大阴唇　　　　　　　　　　　　尿道外口
阴道口　　　　　　　　　　　　前庭大腺开口
小阴唇　　　　　　　　　　　　阴道前庭
唇后连合　　　　　　　　　　　会阴（狭义）
　　　　　　　　　　　　　　　肛门

图12-5　女性外生殖器

一、阴阜

阴阜为耻骨联合前方的皮肤隆起，皮下富含脂肪。性成熟期以后，生有阴毛。

二、大阴唇

大阴唇为一对纵长隆起的皮肤皱襞。大阴唇的前端和后端左右互相连合，形成唇前连合和唇后连合。

三、小阴唇

小阴唇位于大阴唇的内侧，为一对较薄的皮肤皱襞，表面光滑无毛。其前端延伸为阴蒂包皮和阴蒂系带，后端两侧互相会合，形成阴唇系带。

四、阴道前庭

阴道前庭是位于两侧小阴唇之间的裂隙。阴道前庭的前部有尿道外口，后部有阴道口，阴道口两侧各有一个前庭大腺导管的开口。

五、阴蒂

阴蒂由两个阴蒂海绵体组成，它们相当于男性的阴茎海绵体，亦分脚、体、头三部。阴蒂脚埋于会阴浅隙内，附于耻骨下支和坐骨支，向前与对侧的结合成阴蒂体。阴蒂头露于表面，含有丰富的神经末梢（图12-6）。

图 12 - 6　阴蒂、前庭球和前庭大腺

六、前庭球

前庭球相当于男性的尿道海绵体，呈蹄铁形，分为较细小的中间部和较大的外侧部。中间部位于尿道外口与阴蒂体之间的皮下，外侧部位于大阴唇的皮下（图 12 - 6）。

第三节　乳房和会阴

一、乳房

乳房（mamma）为人类和哺乳动物特有的结构，虽不是生殖器官，但其结构与功能的变化与女性激素的分泌状况密切相关，且是哺育婴儿的器官，因而将其纳入本章描述。小儿及男性的乳房不发达，女性乳房于青春期开始生长发育，妊娠和哺乳期有分泌活动（图 12 - 7）。

（一）位置

乳房位于胸前部，胸大肌和胸筋膜的表面，上起第 2～3 肋，下至第 6～7 肋，内侧至胸骨旁线，外侧可达腋中线。

（二）形态

图 12 - 7　成年女性乳房矢状面

成年未产妇女的乳房呈半球形，紧张而有弹性。乳房中央有乳头，其位置因发育程度和年龄而异，通常在第 4 肋间隙或第 5 肋与锁骨中线相交处。乳头顶端有输乳管的开口。乳头周围的皮肤色素较多，形成乳晕，表面有许多小隆起，其深面为乳晕腺，可分泌脂性物质滑润乳头。乳头和乳晕的皮肤较薄，易受损伤而感染。妊娠和哺乳期，乳腺增生，乳房增大；停止哺乳后，乳腺萎缩，乳房变小；老年时，乳房萎缩而下垂。

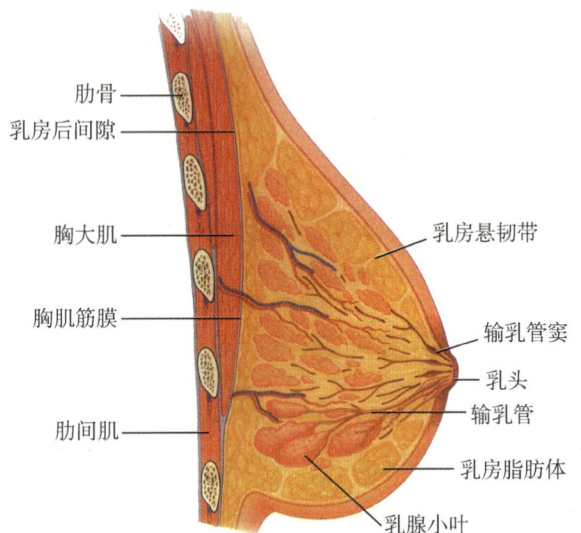

（三）结构

乳房由皮肤、皮下脂肪、结缔组织和乳腺构成。乳腺被结缔组织和脂肪组织分割成15～20个乳腺叶，每叶又分为若干小叶，每个小叶为一个复管泡状腺，包绕有结缔组织和脂肪组织。每个乳腺叶有一个排泄管，称**输乳管**，行向乳头，在近乳头处膨大为输乳管窦，其末端变细，开口于乳头。乳腺叶和输乳管均以乳头为中心呈放射状排列，故乳腺手术时宜做放射状切口，以减少对乳腺叶和输乳管的损伤。乳腺周围的结缔组织发出许多小的纤维束，向深面连于胸肌筋膜，向浅面连于皮肤和乳头，对乳房起支持和固定作用，称**乳房悬韧带或 Cooper 韧带**（图12－7）。当乳腺癌侵及此韧带时，韧带缩短，牵引皮肤向内凹陷，致使皮肤表面出现许多点状小凹，类似橘皮，临床上称橘皮样变，是乳腺癌早期常有的体征。乳腺是皮肤中最大的腺体，女性乳腺构成女性第二性征，青春期开始发育，其结构随年龄和生理状况的变化而异。性成熟期未孕女性的乳腺称静止期乳腺；妊娠期与哺乳期的乳腺称活动期乳腺。

1. 静止期乳腺　腺泡小，数量少，导管不发达，有较丰富的脂肪组织和结缔组织。在月经周期的分泌期排卵前后，受雌激素和孕激素的影响，腺泡和导管略有增生，乳腺稍有增大。

2. 活动期乳腺　妊娠期，在雌激素、孕激素和绒毛膜促性腺激素的作用下，乳腺腺体迅速增生，腺泡增大，结缔组织和脂肪组织相对减少。妊娠后期，在催乳激素的刺激下，腺泡开始分泌。分娩前后数天内，乳腺的分泌物称**初乳**，初乳内富含脂滴、乳蛋白、乳糖、初乳小体（吞噬脂肪的巨噬细胞）以及浆细胞和腺上皮细胞联合产生的免疫球蛋白。哺乳期乳腺中的腺体更加发达，合成与分泌活动在不同的小叶内交替进行，腺泡腔内充满乳汁。

▌知识链接

母乳喂养的益处

母乳含有丰富的营养，如乳清蛋白、乳糖、必需脂肪酸、维生素、铁、钙及免疫球蛋白等，易消化吸收，尤其是初乳，含有丰富的免疫球蛋白，可增强免疫力，还有通便的作用；母乳喂养有利于母婴之间的感情交流、促进母婴心理健康，有助于婴儿心智发育；帮助产妇子宫收缩，预防产后出血；减少产妇患乳腺癌、卵巢癌的危险；消耗产妇多余的脂肪，利于产妇保持身材。

二、会阴

广义上的会阴是指封闭骨盆下口的全部软组织。狭义的会阴即临床上所说的会阴，指外生殖器与肛门之间的区域，在女性是指阴道口的后端与肛门之间的区域。

（一）会阴的境界和分区

会阴境界呈菱形，前界为耻骨联合下缘，后方为尾骨尖，两侧界为耻骨下支、坐骨支、坐骨结节和骶结节韧带。以左、右坐骨结节前缘的连线为界，分为前、后两个三角形区。前区在男性有尿道穿过，女性有尿道和阴道穿过，称**尿生殖区**，又称**尿生殖三角**。后区有肛管穿过，称**肛门区**，又称**肛门三角**（图12－8）。

（二）会阴区的重要结构

会阴的结构，除男性或女性外生殖器外，其深部主要是会阴肌（包括肛门三角和尿生殖三角的肌群）和筋膜。

1. 盆膈　由肛提肌、尾骨肌及覆盖于它们上、下面的盆膈上、下筋膜共同构成，作为盆腔的底，有直肠穿过，对托持盆腔器官起重要作用。

2. 尿生殖膈　由会阴深横肌和尿道括约肌及覆盖于它们上、下面的尿生殖膈上、下筋膜共同构成。封闭尿生殖三角，加固盆底。男性有尿道通过，女性有尿道和阴道通过（图12－8）。

图 12 – 8 会阴的境界和分部

3. 坐骨肛门窝 位于坐骨结节与肛门之间，左、右各一。它呈底向下、尖向上的楔形间隙。窝内充填有大量的脂肪组织。

（三）会阴筋膜

会阴筋膜分为浅筋膜和深筋膜。在肛门三角，浅筋膜为富含脂肪的大量疏松结缔组织，充填在坐骨直肠（肛门）窝内。在尿生殖三角，浅筋膜分为两层。深筋膜在肛门三角，覆盖于坐骨肛门窝的各壁。在尿生殖三角，深筋膜分为两层，分别形成尿生殖膈上筋膜和尿生殖膈下筋膜，两侧附着于骨面，其前、后缘相互融合。

会阴浅筋膜与尿生殖膈下筋膜之间围成的间隙称**会阴浅隙**。尿生殖膈上、下筋膜之间的间隙称**会阴深隙**，此间隙内的结构男、女有所不同。

第四节 卵巢、输卵管与子宫的微细结构

一、卵巢的微细结构

卵巢为女性生殖腺，表面覆有一层立方或扁平上皮，并与腹膜间皮相移行，其深层为白膜，由薄层致密结缔组织构成。卵巢实质位于白膜深层，分为皮质和髓质两部分。皮质位于卵巢实质的浅层，含有原始卵泡、各级生长卵泡、黄体、闭锁卵泡、白体及分布于其间的低分化的基质细胞、网状纤维及散在的平滑肌纤维。髓质位于卵巢的中央，为富含弹性纤维、血管、淋巴管的疏松结缔组织（图12–9）。近卵巢门处有类似睾丸间质细胞的**门细胞**，可分泌雄激素。

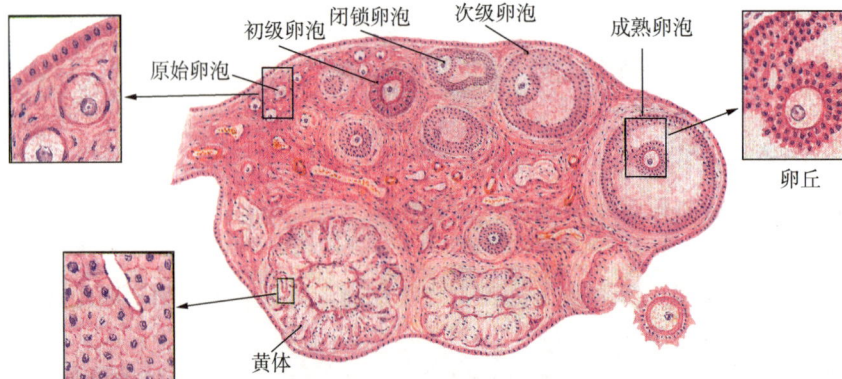

图 12 – 9 卵巢的组织结构

（一）卵泡的发育与成熟

卵泡（follicle）是由卵母细胞及其周围的卵泡细胞组成的球泡状结构。卵泡的发育与成熟是连续的过程，其结构也发生一系列变化。女婴出生时，两侧卵巢约有数十万个原始卵泡，此后部分原始卵泡闭锁，至青春期约存留 4 万个。自青春期起，卵巢在垂体分泌的卵泡刺激素（FSH）和黄体生成素（LH）的作用下，每个月经周期约有 20 个原始卵泡生长发育，但通常只有 1 个发育成熟并排卵。卵泡的发育一般分为原始卵泡、生长卵泡和成熟卵泡三个阶段（图 12 - 9）。

1. 原始卵泡 位于皮质浅层，数量多，体积小，由中央的一个初级卵母细胞和周围一层扁平的卵泡细胞构成。初级卵母细胞为球形，核大而圆，染色浅，核仁明显，胞质嗜酸性。初级卵母细胞在胚胎时期由卵原细胞分化形成，并长期（12～50 年不等）停滞在第一次减数分裂前期。卵泡细胞较小，核扁圆、深染，与结缔组织之间有很薄的基膜，为卵母细胞提供支持和营养。

2. 生长卵泡 青春期后，由部分原始卵泡生长发育而来。在生长发育过程中，结构和形态变化较大，分为初级卵泡和次级卵泡两个阶段。

（1）**初级卵泡** 从青春期开始，在 FSH 的作用下，每个月经周期都有一批原始卵泡发育为**初级卵泡**。初级卵泡的初级卵母细胞体积增大，胞质内核糖体、粗面内质网等增多。卵泡细胞增生，由扁平变为立方或柱状，由单层变为多层，直至 5～6 层，最里面的一层卵泡细胞为柱状，呈放射状排列，称**放射冠**。在卵泡细胞与初级卵母细胞之间出现一层均质状嗜酸性的带状结构，称**透明带**，是卵泡细胞与初级卵母细胞共同分泌的产物。基质细胞向卵泡周围聚集成卵泡膜。

（2）**次级卵泡** 初级卵泡后期，卵泡细胞间出现一些大小不等的腔隙，称**卵泡腔**，此时改称次级卵泡；多个卵泡腔逐渐融合成一个大腔。在 FSH 的作用下，卵泡细胞增至 6～12 层，卵泡腔内充满卵泡液，卵泡液含有雌激素、营养成分和多种生物活性物质。初级卵母细胞、透明带、放射冠及部分卵泡细胞突入卵泡腔内形成**卵丘**。卵泡腔周围的数层卵泡细胞构成卵泡壁，称**颗粒层**，卵泡细胞改称**颗粒细胞**。卵泡膜分化为内、外两层：内层毛细血管丰富，基质细胞分化为膜细胞，具有类固醇激素分泌细胞的超微结构特征；外层的细胞、血管少，富含环形排列的胶原纤维和平滑肌纤维。卵泡有内分泌功能，能产生多种物质，其中颗粒细胞和膜细胞可协同分泌雌激素。

3. 成熟卵泡 次级卵泡发育的最后阶段。因卵泡液急剧增多，卵泡体积显著增大，但卵泡细胞的数目不再增加，故卵泡壁越来越薄并向卵巢表面突出。在排卵前 36～48 小时，初级卵母细胞完成第一次减数分裂，形成次级卵母细胞和第一极体，后者位于透明带内的卵周隙中。次级卵母细胞迅速进入第二次减数分裂，并停滞在分裂中期。

（二）排卵

成熟卵泡破裂，次级卵母细胞、透明带和放射冠随卵泡液自卵巢排出的过程，称**排卵**。每个月经周期的生长卵泡中，一般只有一个发育成熟并排出，偶尔也有两个或两个以上者。排卵一般发生在月经周期的第 14 天，左右卵巢交替排卵。排卵期间，输卵管伞紧贴卵巢表面，将所排出的卵摄入输卵管。排卵后 24 小时内若不受精，次级卵母细胞将退化被吸收；若受精，次级卵母细胞将完成第二次减数分裂，形成一个大的成熟卵细胞（23,X）和一个很小的第二极体。

（三）黄体

排卵后，残留在卵巢内的卵泡壁塌陷并形成皱褶，在 LH 的作用下，卵泡膜的结缔组织和毛细血管伸入其内，将塌陷的颗粒层和卵泡膜内层的细胞，分隔成具有内分泌功能的细胞团，外包结缔组织膜，新鲜时呈黄色，称**黄体**。黄体的内分泌细胞有两种：颗粒黄体细胞和膜黄体细胞。颗粒黄体细胞由颗粒细胞分化而来，数量多，体积大，染色浅，位于黄体中央，具有类固醇激素分泌细胞的超微结构特点，分泌孕激素；膜黄体细胞由膜细胞分化而来，数量少，体积小，染色深，位于黄体周边或随结缔组织进入颗粒黄体细胞团之间。两种黄体细胞协同作用，分泌一定量的雌激素。黄体的发育取决于排出的卵是否受精。如果受精，黄体继续发育，可维持 4～6 个月，称**妊娠黄体**。妊娠黄体除分泌大量的孕激素和雌激素外还分泌一种肽类的松弛素，促使子宫内膜增生，子宫平滑肌松弛，以维持妊娠。妊娠黄体退化后，其内分泌功能被胎盘取代。如果没有受精，黄体维持 12～14 天后退化，称**月经黄体**。黄体退化后被致密结缔组织取代，称**白体**。

（四）闭锁卵泡

绝大多数卵泡在发育的各个阶段停止生长发育并逐渐退化，称**闭锁卵泡**。因卵泡的闭锁可发生在卵泡发育的各个时期，原始卵泡闭锁时，一般不留痕迹；近成熟的卵泡退化时，卵泡膜内层细胞被结缔组织和毛细血管分隔成不规则的细胞团或索，类似黄体，称为**间质腺**，能分泌少量的雌激素。

二、输卵管的微细结构

输卵管管壁由内向外依次分为黏膜、肌层和浆膜。黏膜向管腔突出形成纵行皱襞，有分支，故管腔不规则。壶腹部的皱襞最发达，为受精的部位。

1. 黏膜　由上皮和固有层构成。上皮为单层柱状上皮，由纤毛细胞和分泌细胞构成。纤毛细胞的纤毛向子宫定向摆动，可将卵子推向子宫，并阻止外来细菌进入腹膜腔；分泌细胞分泌的输卵管液可辅助卵子运行，并对卵子有营养作用。固有层为薄层结缔组织，含有丰富的毛细血管和散在的平滑肌纤维。

2. 肌层　为平滑肌，以内环行和外纵行排列，峡部肌层最厚，漏斗部薄，壶腹部环行肌多，纵行肌分散。

3. 浆膜　由富含血管的疏松结缔组织和间皮构成。

三、子宫的微细结构 📱微课

子宫壁厚，由外膜、肌层和内膜构成（图 12－10）。

（一）子宫壁的一般组织结构

1. 外膜　除宫颈部为纤维膜外，其余部分均为浆膜。

2. 肌层　很厚，由平滑肌构成，其间含较多血管。平滑肌纤维长约 50μm，妊娠末期可长达 500μm，且肌纤维分裂增殖，肌层增厚。肌纤维的增殖还可来自结缔组织中未分化的间充质细胞。子宫平滑肌纤维增生肥大主要受卵巢激素调节。分娩后肌纤维逐渐变小恢复原状，有些肌纤维则凋亡，子宫复原。

3. 内膜　由单层柱状上皮和固有层构成。

（1）**上皮**　由分泌细胞和散在的纤毛上皮细胞组成。

（2）**固有层**　较厚，富含血管、基质细胞、子宫腺和网

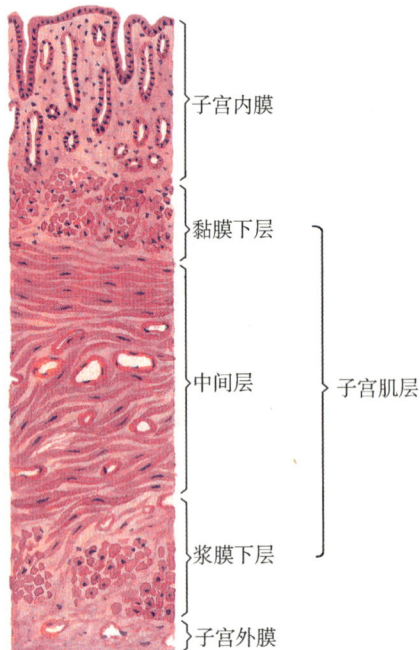

图 12－10　子宫壁的组织结构模式图

状纤维。基质细胞呈梭形或星形，有很强的分裂增生能力。子宫腺为单管状腺，由上皮向固有层下陷形成。

子宫内膜可分为表浅的功能层和深部的基底层。功能层较厚，自青春期至绝经期，在卵巢激素的作用下，发生周期性剥脱、出血，即月经。基底层较薄，月经期不脱落，月经后，增生修复功能层。子宫动脉的分支进入肌层的中间层后呈弓状走行，向子宫内膜发出放射状分支，小分支进入基底层，不受卵巢激素的影响；主干进入功能层后呈螺旋走行，称**螺旋动脉**，对卵巢激素极为敏感，螺旋动脉分支至内膜浅层形成毛细血管和血窦，经小静脉穿过肌层后汇入子宫静脉。

（二）子宫内膜的周期性变化

自青春期开始，在卵巢分泌的雌激素和孕激素的作用下，子宫体与子宫底的内膜功能层发生周期

性剥脱、出血、修复和增生的过程，称**月经周期（menstru alcycle）**。月经周期一般为28天，从月经的第一天起至下次月经来潮的前一天止，分三个期：第1~4天为月经期，第5~14天为增生期，第15~28天为分泌期（图12-11）。

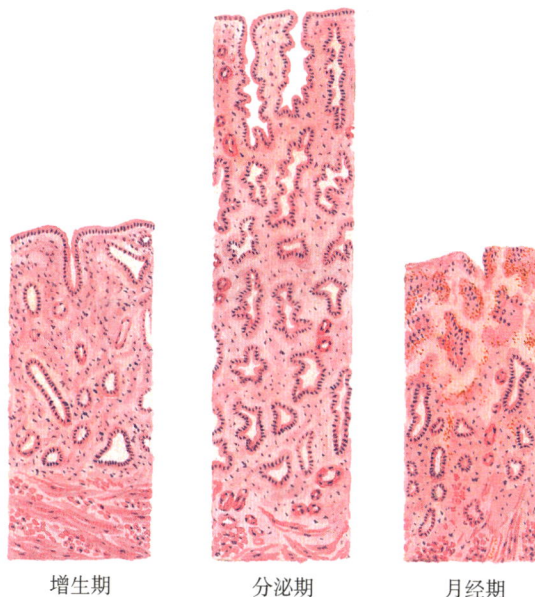

增生期　　　　　　　分泌期　　　　　　月经期

图 12-11　子宫内膜周期性变化

1. 增生期　又称卵泡期，此期卵巢内卵泡在迅速生长并产生雌激素，在雌激素作用下，剥脱的子宫内膜由基底层增生修复，上皮细胞与基质细胞不断分裂增生，使子宫内膜逐渐增厚至2~4mm。增生早期，子宫腺少、细而短。增生晚期，子宫腺增长，腺腔增大，腺上皮细胞内出现糖原；螺旋动脉增长，弯曲。

2. 分泌期　又称黄体期，此期卵巢排卵后，黄体形成。在黄体分泌的雌激素和大量孕激素的作用下，子宫内膜继续增厚至5~7mm。子宫腺极度弯曲，腺腔扩大呈锯齿状，腔内充满含大量糖原的分泌物。固有层基质中含有大量组织液而出现水肿。基质细胞肥大，胞质内充满糖原、脂滴。螺旋动脉增长，更加弯曲，并伸到内膜浅层。排出的卵若未受精，则黄体退化，血中雌激素和孕激素水平明显下降，内膜功能层脱落，进入月经期。

3. 月经期　由于卵巢内的月经黄体退化，血中雌激素和孕激素的水平下降，螺旋动脉呈痉挛性收缩，内膜缺血致组织细胞坏死，继而螺旋动脉短暂扩张，血管破裂，血液涌入内膜功能层致其崩溃，坏死脱落的内膜组织连同血液进入子宫腔，经阴道排出体外，即形成**月经**。月经持续3~5天，直至功能层全部脱落流出。基底层的子宫腺上皮迅速分裂增生，向子宫腔面铺展，修复内膜上皮，其他组织亦开始增生，子宫内膜又进入增生期。如此反复循环，直到绝经期为止。

（三）子宫颈

子宫颈黏膜在月经周期中不剥脱，由上皮和固有层构成，形成的皱襞高而有分支，相邻皱襞之间的裂隙为腺样隐窝。上皮分泌物的性质受卵巢激素的影响，排卵前后分泌物量多，黏稠度低，利于精子通过；其余时间分泌物量少，黏稠度高呈凝胶状，妊娠时更甚，可阻碍精子和微生物进入子宫。黏膜上皮在子宫颈口附近由单层柱状上皮移行为复层扁平上皮，分界清晰。两者交界处为宫颈癌的好发部位。子宫颈肌层由平滑肌和富含弹性纤维的结缔组织构成。子宫颈外膜为纤维膜。

知识链接

宫颈癌

宫颈癌是妇科最常见的恶性肿瘤之一，好发于 35 岁以上的妇女，但目前该病发病年龄大大提前，其发病原因尚不清楚。大量资料证实，早婚、早育、多产及性生活紊乱的妇女有较高的患病率，高危型人乳头瘤病毒（HR–HPV）生殖道持续感染是引发子宫颈癌的重要病原学因素。宫颈癌虽然危险，但容易早期发现，早期治疗宫颈癌治愈率高，预后相对较好，而且接种 HPV 疫苗可有效预防宫颈癌。

目标检测

答案解析

一、单项选择题

1. 输卵管中最长的一部分是
   A. 峡部　　　　　　　　B. 漏斗部　　　　　　　　C. 壶腹部
   D. 子宫部　　　　　　　E. 输卵管伞

2. 关于子宫的说法，正确的是
   A. 未孕子宫呈前后稍扁、倒置的梨形
   B. 分为底、体两部
   C. 底的两端通子宫颈管
   D. 位于膀胱与结肠之间
   E. 是腔小壁薄的肌性器官

3. 维持子宫颈正常位置防止向下脱垂的主要韧带是
   A. 子宫圆韧带　　　　　B. 子宫阔韧带　　　　　　C. 子宫骶韧带
   D. 子宫主韧带　　　　　E. 以上都是

4. 初级卵母细胞完成第一次成熟分裂发生在
   A. 原始卵泡阶段　　　　B. 初级卵泡阶段　　　　　C. 次级卵泡阶段
   D. 排卵时　　　　　　　E. 排卵前 36～48 小时

5. 卵巢中黄体形成时，子宫内膜处于
   A. 月经期　　　　　　　B. 增生期　　　　　　　　C. 卵泡期
   D. 分泌期　　　　　　　E. 月经前期

二、思考题

1. 试述女性生殖器的组成。
2. 试述子宫的位置及其固定装置。
3. 简述卵巢的组织结构特点。

（丁祥云　马志宁）

书网融合……

重点小结　　　　　　微课　　　　　　习题

第十三章 腹 膜 🔲微课

学习目标

知识目标：掌握腹膜的定义和分类；腹膜腔的定义和结构特点；腹膜形成的结构及其特点。熟悉大网膜、小网膜、网膜孔和网膜囊的位置及组成。了解腹膜的功能；直肠膀胱陷凹、直肠子宫陷凹的位置及意义。

能力目标：能够在图片、标本上指认腹腔、盆腔韧带、网膜、系膜。

素质目标：树立健康饮食观念，养成健康生活习惯。

情境导入

情境：患者，男，30 岁。患者 12 小时前晚餐后突然出现上腹部"刀割样"疼痛，呈持续性，伴恶心、呕吐。30 分钟后腹痛波及右下腹，逐渐弥漫至全腹，自行服用止痛药无效。起病以来未进食，未排尿、排便。既往有十二指肠溃疡病史 4 年，未规范治疗。无药物过敏史及手术、外伤史，无烟酒嗜好。

思考：患者疼痛弥漫全腹的原因可能与腹部何种结构有关？

一、概述

腹膜（peritoneum）是被覆于腹盆壁内面及腹盆腔脏器表面的浆膜，由间皮和少量结缔组织构成，薄而光滑，呈半透明状。腹膜可分为壁腹膜和脏腹膜两部分（图 13 - 1）。被覆于腹、盆壁的内面和膈下面的称**壁腹膜**；被覆于腹、盆腔脏器表面的称**脏腹膜**。脏、壁两层腹膜互相延续、移行，共同围成不规则的潜在性腔隙，称**腹膜腔**（图 13 - 1），内含少量浆液。男性腹膜腔完全密闭，女性腹膜腔借输卵管腹腔口、子宫、阴道与外界间接相通。

腹腔与腹膜腔在解剖学上是不同的概念，**腹腔**是指小骨盆上口以上由腹壁和膈围成的腔隙，而腹膜腔是脏腹膜和壁腹膜之间的腔隙。腹膜与腹膜腔均位于腹腔内，而腹、盆腔内所有器官均在腹膜腔之外。

腹膜具有分泌、吸收、保护、支持、修复和防御等功能。①腹膜产生少量浆液，可润滑和减少脏器间摩擦；②腹膜可吸收腹膜腔内的液体和空气等，上腹部腹膜的吸收力比下腹部的强，故临床对腹部炎症或手术后的患者多采取半卧位，使炎性分泌物流向下腹部，以延缓腹膜对有害物质的吸收；③腹膜具有很强的修复和再生能力；④腹膜形成的网膜、韧带和系膜等结构对脏器有支持和固定作用；⑤腹膜及腹膜腔内浆液中含有大量的巨噬细胞，可吞噬细菌和有害物质。

知识链接

腹膜透析

腹膜透析是一种治疗慢性肾脏疾病的方法，该方法利用人体自身腹膜作为透析膜，通过向腹膜腔内注入透析液，使其与腹膜内的毛细血管血液进行物质交换，从而清除体内潴留的废物和多余液体，维持水电解质平衡。此过程不仅有助于替代肾脏功能或支持治疗，还能补充机体所需物质，从而达到维持身体健康的目的。

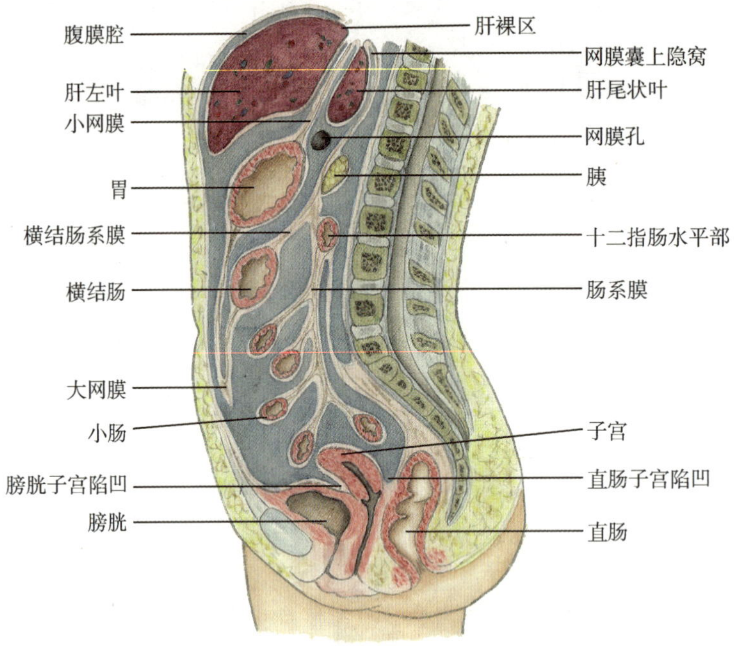

图 13 - 1　腹膜腔正中矢状面（女性）

二、腹膜与腹、盆腔脏器的关系

根据腹、盆腔脏器被腹膜覆盖范围和包被程度，可将腹、盆腔器官分为三类，即腹膜内位、间位和外位器官。

（一）腹膜内位器官

此类器官几乎全部包被腹膜，活动度较大。如胃、十二指肠上部、空肠、回肠、盲肠、阑尾、横结肠、乙状结肠、脾、卵巢和输卵管等。

（二）腹膜间位器官

此类器官三面或大部分包被腹膜，活动度较小。如肝、胆囊、升结肠、降结肠、子宫、膀胱和直肠上段等。

（三）腹膜外位器官

此类器官只有一面包被腹膜，几乎不能活动。如胰、肾、肾上腺、输尿管、十二指肠降部和水平部、直肠中段和下段等。

三、腹膜形成的主要结构

腹膜在腹、盆壁与脏器之间互相移行，形成韧带、系膜、网膜、陷凹等结构。这些结构不仅对器官起着连接和固定作用，也是血管和神经出入脏器的途径。

（一）网膜

网膜（omentum）是双层腹膜结构，两层间有血管、神经、淋巴管和结缔组织等，包括小网膜、大网膜和网膜囊（图 13 - 2）。

1. 小网膜　是肝门到胃小弯、十二指肠上部之间的双层腹膜结构。其中，连于肝门到胃小弯之间的部分，称**肝胃韧带**，内有胃左和胃右血管、胃左和胃右淋巴结及支配胃的神经等；连于肝门到十二指肠上部之间的部分，称**肝十二指肠韧带**，内有肝门静脉、肝固有动脉和胆总管等通过。小网膜右

图 13 - 2 网膜

侧游离，其后方有一孔，称**网膜孔**，经此孔腹膜腔与网膜囊相通。

2. 大网膜 是胃大弯与横结肠之间的双层腹膜返折而成，共有四层，形似围裙，悬垂于空、回肠和横结肠的前面。前两层是由胃前、后壁的脏腹膜自胃大弯下垂，至腹下部后返折向上构成，后两层包裹横结肠并与横结肠系膜相续。在成人，四层常已愈合在一起。其中胃大弯到横结肠的前两层大网膜，称**胃结肠韧带**。大网膜内含有丰富的血管、脂肪和吞噬细胞等，具有重要的防御功能。大网膜下端游离，当腹腔脏器发生炎症时，大网膜可向病灶部位移动，将病灶包裹，防止炎症的蔓延。

3. 网膜囊和网膜孔 **网膜囊**属腹膜腔的一部分，是位于小网膜和胃后方的扁窄间隙，又称**小腹膜腔**（图 13 - 3）。**网膜孔**是网膜囊与大腹膜腔的唯一通道。网膜囊位置较深，胃后壁穿孔时，胃内容物常积聚在囊内，给早期诊断增加难度。

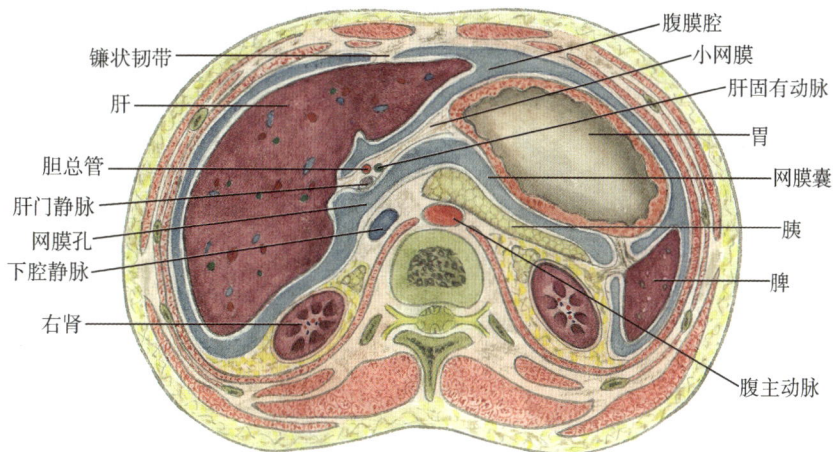

图 13 - 3 网膜囊和网膜孔

（二）系膜

系膜是指连于肠管与腹后壁之间的双层腹膜结构，分布到肠管的血管、神经、淋巴管等均走行于其内。系膜越长的肠管，其活动度也较大（图 13 - 4）。

1. 肠系膜 是将空、回肠连于腹后壁的双层腹膜结构，其根部附着于腹后壁，称肠系膜根。肠系膜根始自第 2 腰椎体左侧，越过脊柱前方斜向右下，至右骶髂关节前方。

2. 横结肠系膜 是连于横结肠与腹后壁之间的双层腹膜结构，其根部起于结肠右曲，横行向左，

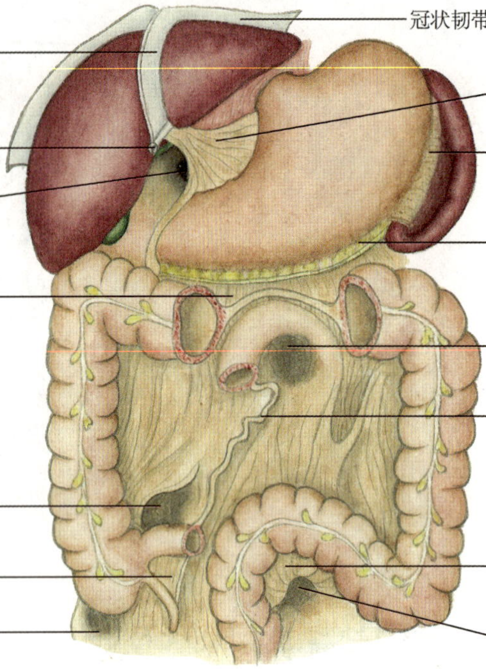

图 13－4　系膜

止于结肠左曲。系膜中份较长，故横结肠中部常呈下垂状。

3. 乙状结肠系膜　是连于乙状结肠与盆壁之间的腹膜皱襞。系膜较长，易发生肠扭转。

4. 阑尾系膜　是连于阑尾与回肠末端之间的三角形双层腹膜皱襞，其游离缘内有阑尾的血管通过。

（三）韧带

韧带是连于腹、盆壁与器官之间或连接相邻器官之间的腹膜结构，可以是单层或双层，对器官起固定作用。

1. 肝镰状韧带　腹膜自腹前壁上部移行于膈与肝之间形成的双层腹膜皱襞，呈矢状位，其下缘游离，内含肝圆韧带。

2. 肝冠状韧带　位于肝后上方，是连于膈下面和肝上面之间呈冠状位的双层腹膜皱襞，前、后两层之间为肝的裸区。冠状韧带前、后两层的左右两端相互黏合增厚形成三角韧带。

3. 胃脾韧带　是连于胃底与脾门之间的双层腹膜皱襞，其内有胃短血管、胃网膜左血管、脾和胰的淋巴管等。

4. 脾肾韧带　是连于脾门与左肾前面之间的双层腹膜皱襞，其内有脾血管、胰尾、淋巴管、神经丛等。

四、腹膜腔的分区和间隙

（一）分区

腹膜腔可分为大腹膜腔和小腹膜腔，小腹膜腔即网膜囊，网膜囊以外的腹膜腔称大腹膜腔，两者之间的唯一通道为网膜孔。

（二）间隙

腹膜在相互移行过程中形成了很多小腔隙，称**隐窝**和**凹陷**。这些小腔隙位置较低，一般为腹膜腔内液体的积聚部位。

　　肝肾隐窝位于肝右叶下面与右肾和结肠右曲之间，仰卧时为腹膜腔最低处，是液体易于积聚的部位。

　　陷凹是指盆腔器官表面的腹膜互相移行返折而形成的陷窝，主要位于盆腔内。在男性，腹膜在直肠与膀胱之间形成直肠膀胱陷凹，是男性腹膜腔的最低部位。在女性，腹膜在膀胱与子宫之间形成膀胱子宫陷凹，在直肠与子宫之间形成直肠子宫陷凹，临床上称为**道格拉斯（Douglas）**腔。直肠子宫陷凹是女性腹膜腔的最低部位，与阴道后穹仅隔薄层的阴道后壁。腹膜及腹腔内器官病变时，渗出液、积血或脓液常积聚于上述陷凹。

目标检测

答案解析

一、单项选择题

1. 下列不属于腹膜间位器官的是

    A. 降结肠　　　　　　　　B. 肝　　　　　　　　　C. 胆囊

    D. 子宫　　　　　　　　　E. 横结肠

2. 女性腹膜腔的最低部位是

    A. 直肠子宫陷凹　　　　　B. 直肠膀胱陷凹　　　　C. 膀胱子宫陷凹

    D. 腹膜陷凹　　　　　　　E. 肝肾隐窝

3. 关于腹膜腔的正确说法是

    A. 由大网膜围成　　　　　B. 由黏膜围成　　　　　C. 由腹壁围成

    D. 腹膜腔即腹腔　　　　　E. 由壁层腹膜和脏层腹膜共同围成

4. 下列属于腹膜形成的结构是

    A. 子宫阔韧带　　　　　　B. 子宫圆韧带　　　　　C. 胆囊窝

    D. 子宫骶韧带　　　　　　E. 肝圆韧带

二、思考题

1. 怎样区分腹腔和腹膜腔？
2. 腹膜形成的结构有哪些？

（唐加峰）

书网融合……

重点小结　　　　　　　微课　　　　　　　习题

第十四章　心血管系统

PPT

学习目标

知识目标：掌握心血管系统的组成；血液循环概念，体循环和肺循环的路径；心的位置、外形及心腔的结构；心的血管和心包的组成及体表投影；人体动脉主干和主要动脉的名称、起止、行程及主要分支；上、下腔静脉系的组成及收集范围；人体主要浅静脉的名称、起止、行程、收集范围和注入部位；肝门静脉的组成及侧支吻合；胸导管和右淋巴导管的组成、行径及收纳范围；心壁及中动脉的微细结构。熟悉心传导系统及心的血液供应，动脉和静脉的概念；腋淋巴结和腹股沟浅淋巴结的位置及收纳范围；乳房的淋巴回流。了解血管吻合、侧支循环、颈动脉窦心包和心包腔的概念；腹腔干、肠系膜上下动脉的位置、分支和分布范围；毛细血管的结构及分类。

能力目标：能够在标本、模型和活体上辨认心和常用血管的体表投影，能运用心血管系统知识理解心血管疾病的发病机制与预防措施。

素质目标：树立关注心血管疾病，关爱老年人及孕妇的意识。

情境导入

情境：患者，男，60岁，1周前开始，剧烈运动时感到心前区痛，并向左肩放射，经休息可缓解，2天来走路快时亦有类似情况发作，每次持续3~5分钟，含硝酸甘油迅速缓解。既往高血压病史5年，血压150~180/90~100mmHg，无冠心病史，其父有高血压病史。查体：T 36.5℃，P 84次/分，R 18次/分，BP 180/100mmHg。

思考：1. 测量血压的部位。

2. 简述心的位置和体表投影。

脉管系统（vascular system）是人体内的封闭管道系统，包括**心血管系统**（cardiovascular system）和**淋巴系统**（lymphatic system）。心血管系统由心、动脉、毛细血管和静脉组成，其内有血液流动。淋巴系统包括淋巴管道、淋巴器官和淋巴组织，淋巴（液）沿淋巴管道向心流动，最后汇入静脉。

脉管系统的主要功能是运输物质。一方面，将消化器官吸收的营养物质和肺吸入的 O_2 输送到身体各器官的组织和细胞，供其进行新陈代谢；另一方面，又将各器官组织和细胞的代谢产物，如 CO_2 及尿素等运送至肺、肾和皮肤等器官排出体外，以保证人体新陈代谢的正常进行。此外，内分泌腺（或组织）所分泌的激素也借脉管系统输送至相应的靶器官，以调节其生理功能；淋巴系统的淋巴器官和淋巴组织能产生淋巴细胞和抗体，参与机体的免疫反应。

第一节 概 述

一、心血管系统的组成

心血管系统包括心、动脉、毛细血管和静脉。

1. 心 是中空性的肌性器官，为血液循环提供动力。心借房间隔、室间隔和左、右房室口分为四个腔。心房接受静脉，心室发出动脉。同侧的心房与心室借房室口相通，在房室口和动脉口周缘附有瓣膜，如同阀门，当血液顺流时开放，逆流时关闭，保证血液定向流动。

2. 动脉 是运送血液离开心的血管。从心室发出后，多次分支，越分越细，最后移行为毛细血管。动脉管壁较厚，能承受较大的压力。

3. 毛细血管 是连于动、静脉末梢之间的细小血管，相互吻合成网，除角膜、晶状体、毛发、被覆上皮、软骨和牙釉质等结构外，几乎遍布全身各处，在代谢旺盛的器官（如脑、心、肝、肾等），毛细血管网密集，而代谢缓慢的器官（如肌腱、平滑肌等）则较为稀疏。毛细血管壁很薄，通透性较大，有利于血液与组织、细胞之间进行物质交换。

4. 静脉 是运送血液回心的血管。起自毛细血管，在向心汇集的过程中，不断接受属支，逐渐变粗，最后注入心房。与相应的动脉相比，静脉管壁较薄，管腔较大，弹性较小，收缩力微弱，血容量较大。

二、血液循环的途径

心有节律地收缩，将血液射入动脉，经毛细血管到达全身各处的组织、细胞，进行物质交换后，再经静脉返回心，如此周而复始的循环流动，称**血液循环**（图 14-1）。根据血液在心血管系统内循环的具体途径，可将血液循环分为体循环（大循环）和肺循环（小循环）。两个循环同时进行，彼此连通。

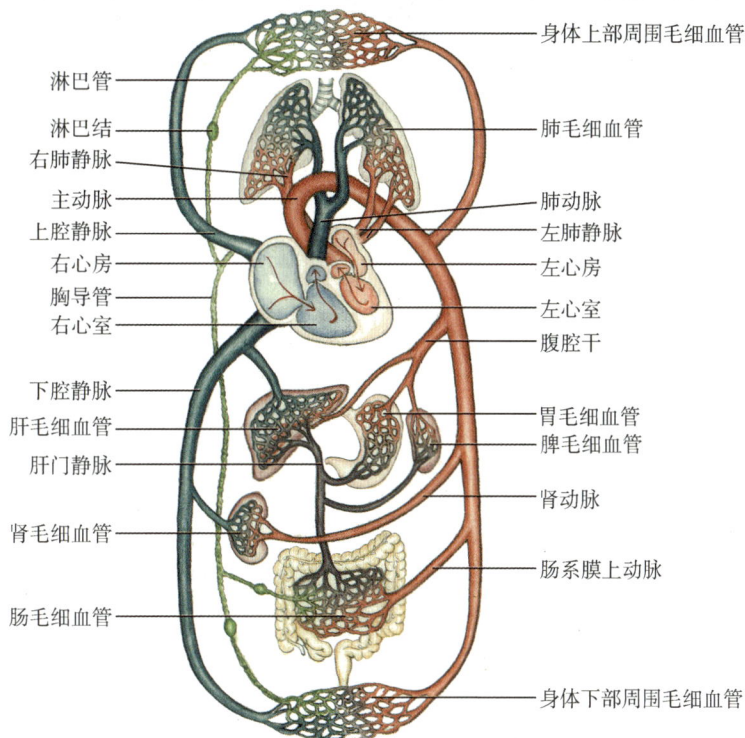

左侧标注（自上而下）：淋巴管、淋巴结、右肺静脉、主动脉、上腔静脉、右心房、胸导管、右心室、下腔静脉、肝毛细血管、肝门静脉、肾毛细血管、肠毛细血管

右侧标注（自上而下）：身体上部周围毛细血管、肺毛细血管、肺动脉、左肺静脉、左心房、左心室、腹腔干、胃毛细血管、脾毛细血管、肾动脉、肠系膜上动脉、身体下部周围毛细血管

图 14-1 血液循环示意图

1. 体循环 左心室收缩，血液自左心室射入主动脉，经主动脉的各级分支到达全身各部的毛细血管网（在此与组织、细胞进行物质交换，使含 O_2 和营养物质的鲜红色动脉血变成含有较多 CO_2 等代谢产物的暗红色的静脉血），再经各级静脉，最后经上、下腔静脉和冠状窦流回右心房的过程，称**体循环**。体循环的特点是流程长，流经范围广，主要功能是实现物质交换。

2. 肺循环 右心室收缩，血液流入肺动脉干，经肺动脉的各级分支至肺泡周围的毛细血管网（在此与肺泡进行气体交换，排出 CO_2，吸进 O_2，使静脉血变成动脉血），再经肺静脉的各级属支，最后经肺静脉（4 条）返回左心房的过程，称**肺循环**。肺循环的特点是流程短，只流经肺，主要功能是实现气体交换。

三、血管吻合与侧支循环

在动脉与动脉、静脉与静脉、动脉与静脉之间，借吻合支或交通支彼此广泛相连，形成**血管吻合**（图 14 - 2），静脉间吻合比动脉间吻合丰富，在浅静脉间常吻合成静脉弓，深静脉间常吻合成静脉丛（如子宫静脉丛、膀胱静脉丛），保证在器官受压或扩大时血流通畅。在指尖等处，动、静脉间直接有血管相连，以调节局部血流量和温度。

较大的动脉干在行程中，发出与其平行的侧副支，它与同一主干远侧发出的侧副支吻合，形成侧支吻合，当主干阻塞时，侧副支逐渐增粗，血流经扩大的侧支吻合到达远侧的血管主干，使远侧的血供得到不同程度的恢复，这种经侧支建立的循环称**侧支循环**。侧支循环的建立，对于保证器官在病理情况下的血液供应具有重要意义。

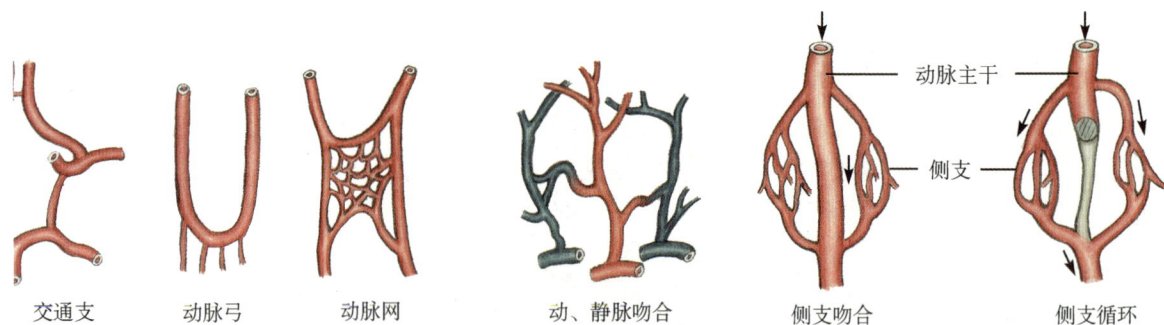

交通支　　动脉弓　　动脉网　　动、静脉吻合　　侧支吻合　　侧支循环

动脉主干
侧支

图 14 - 2　血管的吻合形式

第二节　心

一、心的位置、外形和毗邻

1. 心的位置和毗邻 心位于胸腔的中纵隔内，外面裹以心包。前方平对胸骨体和第 2～6 肋软骨，大部分被肺和胸膜遮盖，仅下部一个小区域借心包与胸骨体下半和左侧第 4～6 肋软骨相邻，此区称**心包裸区**；心两侧与纵隔胸膜和肺相邻；后方平对第 5～8 胸椎，邻近食管、迷走神经和胸主动脉等；下方贴膈；上方与出入心的大血管相连。心的 2/3 居正中矢状面的左侧，1/3 居正中矢状面的右侧（图 14 - 3）。

2. 心的外形 心似倒置的圆锥体，表面有一尖、一底、两面、三缘和四条沟。

（1）心尖　朝向左前下方，由左心室构成，其体表投影在左侧第 5 肋间隙、锁骨中线内侧 1～2cm 处，活体于此处可看到或摸到心尖搏动。

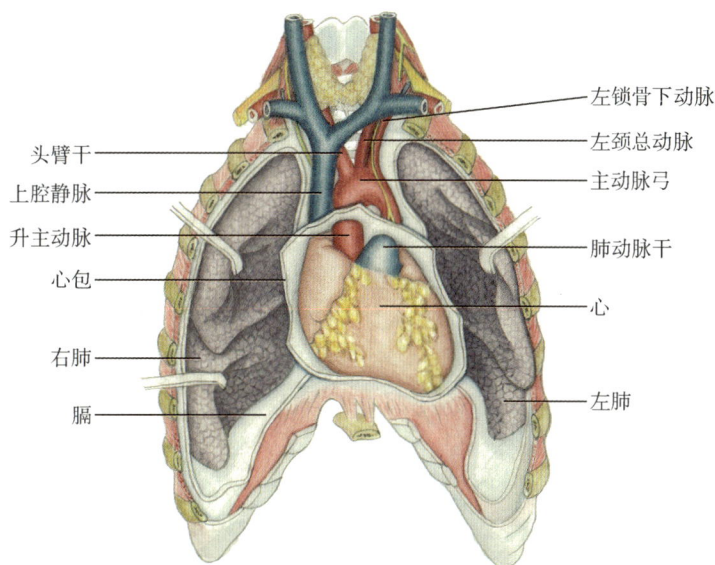

图 14 - 3　心的位置

（2）心底　朝向右后上方，由左、右心房构成，是上腔静脉、下腔静脉、肺动脉、主动脉和 4 条肺静脉出入心的部位。

（3）两面　胸肋面（前面）大部分由右心房和右心室构成，小部分由左心耳和左心室构成。膈面（下面）平坦，贴于膈上面，由左心室和部分右心室构成。

（4）三缘　心右缘垂直向下，由右心房构成。左缘钝圆，斜向左下，主要由左心室构成。下缘近乎水平，由右心室和心尖构成。

（5）四沟　近心底处，有一条近冠状位的环形沟，称**冠状沟**，分隔后上方的心房和前下方的心室，此沟前部被肺动脉干中断。在心的胸肋面和膈面上各有一条纵沟，分别称**前室间沟**和**后室间沟**；前、后室间沟是左、右心室在心表面的分界标志。冠状沟和前、后室间沟内有血管和脂肪组织填充（图 14 -4）。在心底，右肺静脉末端右侧的浅沟称**房间沟**。

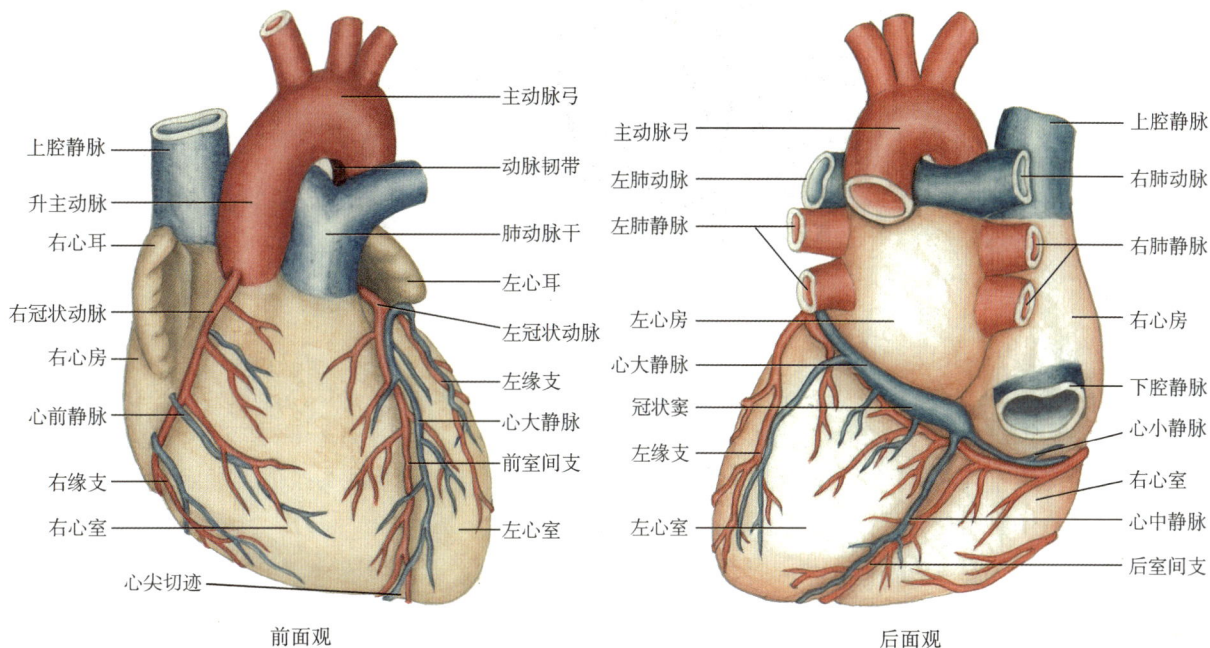

前面观　　　　　　　　　　　　　　　　后面观

图 14 - 4　心的外形和血管

知识链接

胸外心脏按压术

　　胸外心脏按压术是抢救心搏骤停患者的一项基本技术，按压部位在胸骨的中、下 1/3 交界处或剑突上 2.5~5cm 处。成人每次按压使胸骨下陷 3~4cm，5~13 岁者 3cm，婴、幼儿 2cm，随即放松。按压的力量要均匀、适度，儿童采用单手按压，按压的部位不能在剑突下或左胸部心前区，以免引起骨折。每分钟按压 60~80 次（儿童 100 次/分，婴幼儿 120 次/分），按压与放松时间比例为 1∶1。

二、心腔

　　心内腔被房、室间隔分为互不相通的左、右两半，习惯上称为左半心和右半心。每半心各有一个房室口，将心腔分为心房和心室。因此，心内腔被分为右心房、右心室和左心房、左心室 4 个腔。

　　1. 右心房　位于心的右上部，壁较薄（图 14-5）。它向左前内侧的锥形突出部分称**右心耳**。腔内可见许多平行的肌隆起，**称梳状肌**。右心房有三个入口：**上腔静脉口**、**下腔静脉口**和**冠状窦口**，分别导入人体上半身、下半身和心壁的静脉血。右心房的出口为**右房室口**，位于右心房的前下部，通右心室。

　　右心房的后内侧壁主要由房间隔组成，其下部有一浅凹，称**卵圆窝**，是胚胎时期卵圆孔闭合后的遗迹。房间隔缺损多发生于此处，是先天性心脏病的一种。

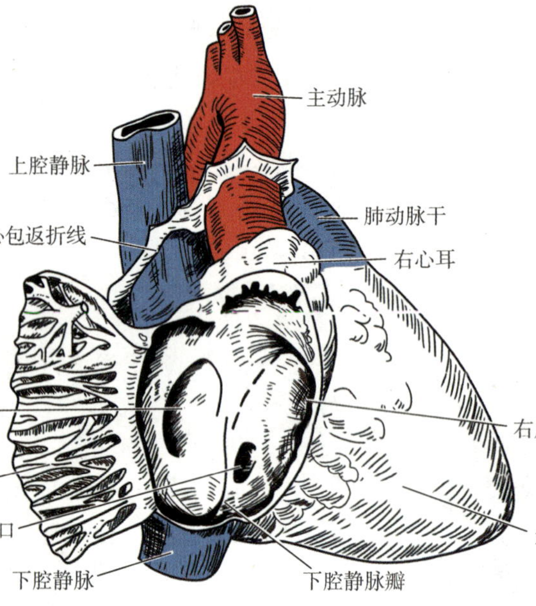

图 14-5　右心房

　　2. 右心室　位于右心房的左前下方，室壁厚 3~4mm（图 14-6）。

　　右心室的入口为**右房室口**，口周缘有三尖瓣环，其上附有 3 片呈三角形的瓣膜，称**三尖瓣**。乳头肌是从室壁突入室腔的锥体形肌隆起，有前、后、隔侧 3 个（组）。各乳头肌的尖端借腱索连于三尖瓣上。当右心室收缩时，血液推顶瓣膜，使三尖瓣合拢封闭右房室口；同时，乳头肌收缩，腱索牵拉，使各尖瓣相互紧密闭合而不致翻向右心房，以防止血液向右心房逆流。

　　右心室的出口为**肺动脉口**，通向肺动脉干。肺动脉口周围附有 3 片半月形瓣膜，称**肺动脉瓣**。当右心室收缩时，血流冲开肺动脉瓣流入肺动脉干；右心室舒张时瓣膜关闭肺动脉口，以阻止血液逆流入右心室。

3. 左心房　位于右心房的左后方，构成心底的大部分。其向右前方的突起称**左心耳**，位于肺动脉干的左侧（图14-7）。因左心耳与二尖瓣邻近，为心外科常用的手术入路之一。左心房有四个入口，位于后壁两侧，每侧各有两个，**称肺静脉口**，导入由肺回流至心的动脉血。左心房的出口为**左房室口**，在左心房的前下部，通向左心室。

4. 左心室　位于右心室的左后方，室腔近似圆锥形（图14-7）。左心室壁厚，约为右心室壁的3倍，达9~12mm。

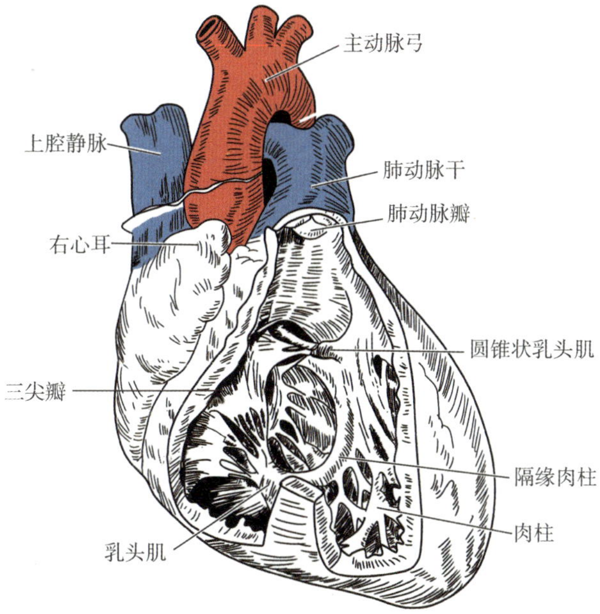

图14-6　右心室

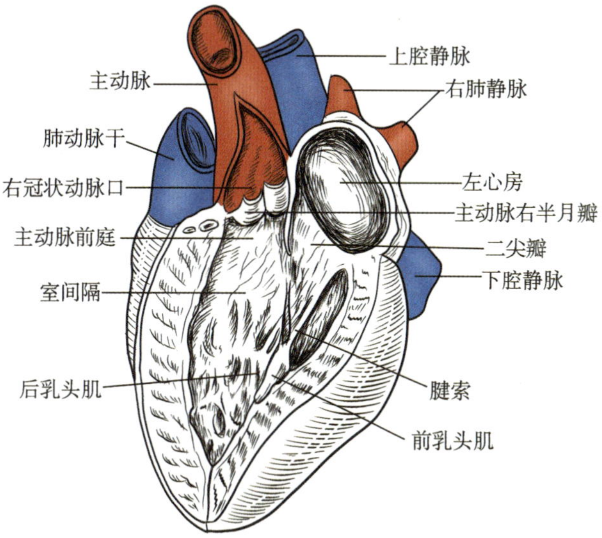

图14-7　左心房和左心室

左心室的入口为左房室口，呈卵圆形，口周缘附有两片近似三角形的瓣膜，称**二尖瓣**，有前、后两个（组），瓣的边缘有腱索连于乳头肌。左心室的乳头肌较右心室的乳头肌肥大。二尖瓣的作用与三尖瓣相似。

左心室的出口为**主动脉口**，口周缘附有3片半月形的瓣膜，**称主动脉瓣**。每片瓣膜相对的主动脉壁向外膨出，瓣膜和动脉壁之间形成的空间，**称主动脉窦**，可分为左、右、后3个窦，在左、右窦的动脉壁上分别有左、右冠状动脉的开口。主动脉瓣的功能与肺动脉瓣的功能相似。

三、心的构造

1. 心纤维性支架　又称**心纤维骨骼**，在心房肌和心室肌之间，房室口、肺动脉口及主动脉口的周围，由致密结缔组织构成。心纤维性支架坚韧并富有弹性，起支撑作用，是心肌纤维和心瓣膜的附着处。心纤维支架包括左、右2个纤维三角和肺动脉瓣环、主动脉瓣环、二尖瓣环、三尖瓣环及圆锥韧带、室间隔膜部和瓣膜间隔等。心纤维支架随年龄的增长可发生不同程度的钙化，甚至骨化。

2. 心壁　由内向外依次由心内膜、心肌膜和心外膜构成（图14-8）。心肌层构成心壁的主体，心房肌和心室肌不直接相连，分别附着于心纤维支架，故心房和心室可分别收缩。

3. 心间隔　包括房间隔和室间隔，把心分隔成容纳动脉血的左半心和容纳静脉血的右半心。

（1）**房间隔**　分隔左、右心房，由两层心内膜中间夹心房肌纤维和结缔组织构成，连接左、右心房肌，故左、右心房可同时舒缩。

（2）**室间隔**　分隔左、右心室，连接左、右心室肌，故左、右心室可同时舒缩。室间隔包括较厚的肌部和较薄的膜部。膜部薄弱，为胚胎时期室间孔闭合后的遗迹，是室间隔缺损的好发部位。

图 14 - 8　心肌层

四、心传导系统

　　心传导系统由特殊分化的心肌细胞构成，其功能是产生并传导冲动，以维持心的节律性舒缩。心传导系统包括窦房结、房室结、房室束及其分支等（图 14 - 9）。

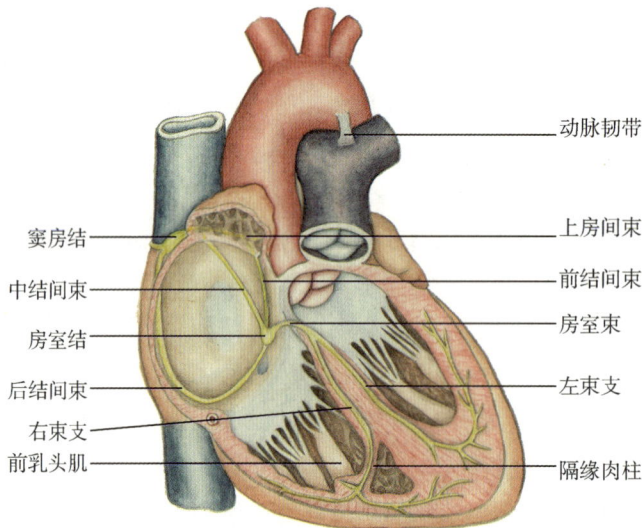

图 14 - 9　心的传导系统

　　1. 窦房结　呈长椭圆形，位于上腔静脉口附近右心房壁的心外膜下。窦房结发出冲动，传至心房肌，使心房肌收缩，同时向下传至房室结。窦房结是心节律性活动的正常起搏点。

　　2. 房室结　位于房间隔下部右心房侧的心内膜下，冠状窦口的前上方，呈扁椭圆形，其前下端续为房室束，房室结的功能是将窦房结传来的冲动传至心室，而且冲动在房室结内作短暂的延搁，使心房肌和心室肌不在同一时间内收缩。

　　3. 房室束　又称 **His 束**，起自房室结，沿室间隔膜部后下缘前行，于室间隔肌部上缘处分为左束支和右束支，分别沿室间隔左、右侧心内膜的深面向下走行。

　　（1）**右束支**　为单一的索状纤维束，沿室间隔右侧面的心内膜深面下行，分支分布于右室壁心肌。

（2）**左束支** 呈扁带状，沿室间隔左侧心内膜深面走行，通常在室间隔上、中 1/3 交界处分为两组分支，分布于左心室前上部的前乳头肌、室间隔前部、左心室壁和乳头肌。

（3）**Purkinje（浦肯野）纤维网** 左、右束支的分支在心内膜深面交织成心内膜下 Purkinje 纤维网，由该网发出的纤维进入室壁心肌，形成肌内 Purkinje 纤维网。

心传导系统各部分均可自动产生节律，但窦房结的兴奋性最高。在正常情况下，由窦房结发出的冲动传至心房肌，使心房肌收缩，同时也传至房室结，再经房室束、左右束支及 Purkinje 纤维网传至心室肌，引起心室肌收缩。若心传导系功能失调，就会出现心律失常。

五、心的血管

1. 动脉 营养心的动脉是左、右冠状动脉（图 14 - 4）。

（1）**左冠状动脉** 起于主动脉左窦，经左心耳与肺动脉干之间走向左前方，随即分为前室间支和旋支。①前室间支：是左冠状动脉主干的延续，沿前室间沟下行，绕过心切迹达后室间沟下部，与右冠状动脉的后室间支吻合。前室间支沿途分支分布于左、右心室前壁的一部分和室间隔的前上 2/3 部。②旋支：分出后沿冠状沟向左走行，绕过心左缘达膈面，沿途分布于左心房和左心室壁。

（2）**右冠状动脉** 起于主动脉右窦，经右心耳与肺动脉干之间入冠状沟，向右下方走行，绕过心右缘至膈面，继续沿冠状沟向左行，沿途分布于右心房、右心室，右冠状动脉达房室交点处，分为后室间支和左室后支。①后室间支：沿后室间沟下行，终于沟的下部，分布于膈面的左、右心室壁和室间隔的后下 1/3 部。②左室后支：较小，分布于左心室膈面心壁。

2. 静脉 心的静脉血由冠状窦、心前静脉和心最小静脉三个途径回心，统称**心静脉系统**（图 14 - 4）。**冠状窦**位于心膈面的冠状沟内，左心房与左心室之间，借冠状窦口开口于右心房，其主要属支有：①**心大静脉**，起于心尖，沿前室间沟上行至冠状沟，再沿冠状沟向左行至膈面转向右行，续为冠状窦；②**心中静脉**，起于心尖，沿后室间沟上行，注入冠状窦近右端；③**心小静脉**，行于冠状沟右侧半内，向左注入冠状窦的右端。心前静脉起于右心室前壁，有 2～3 条，越过冠状沟直接开口于右心房。心最小静脉是心壁内的小静脉，直接开口于心的各腔。

六、心包

心包为包裹心和大血管根部的锥形囊，可分为纤维心包和浆膜心包（图 14 - 10）。

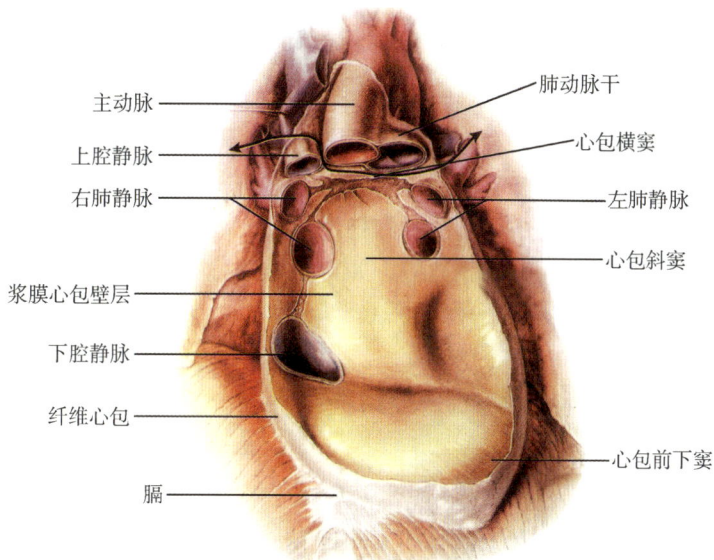

主动脉
肺动脉干
上腔静脉
心包横窦
右肺静脉
左肺静脉
心包斜窦
浆膜心包壁层
下腔静脉
纤维心包
心包前下窦
膈

图 14 - 10 心包

1. 纤维心包 是一个坚韧的结缔组织囊，向上与出入心的大血管的外膜相移行，下面与膈中心腱愈着。

2. 浆膜心包 分壁层和脏层。壁层紧贴于纤维心包的内面，脏层覆于心肌的外面，即心外膜。两层在出入心的大血管根部相移行，围成的间隙称**心包腔**，腔内含少量浆液，起润滑作用，减少心搏动时的摩擦。心包有保护、固定心和防止心过度扩张的功能。在病理情况下，可发生心包炎、心包积液等病变。

七、心的体表投影

心在胸前壁的体表投影可用下列四点的连线来表示（图 14 - 11）：①左上点，在左侧第 2 肋软骨下缘，距胸骨左缘约 1.2cm；②右上点，在右侧第 3 肋软骨上缘，距胸骨右缘约 1cm；③右下点，在右侧第 6 胸肋关节处；④左下点，在左侧第 5 肋间隙，距前正中线 7～9cm（或在左锁骨中线内侧 1～2cm 处），此点相当于心尖部。左、右上点连线为**心上界**，左、右下点连线为**心下界**，右上、下点间微凸向右侧的连线为**心右界**，左上、下点间微凸向左侧的连线为**心左界**。

心各瓣膜的体表投影见图 14 - 11 和表 14 - 1。临床听诊的部位与瓣膜的投影部位并不一致，这是由于血流方向、瓣膜位置深浅以及组织传音的性质不同所致。

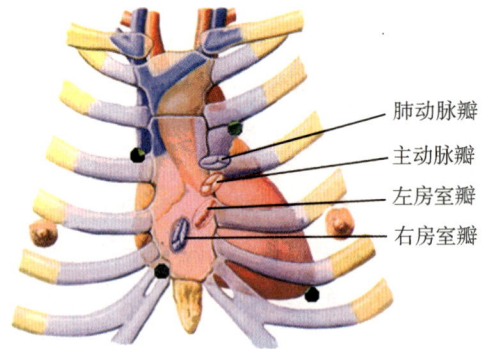

肺动脉瓣
主动脉瓣
左房室瓣
右房室瓣

图 14 - 11 心及心瓣膜的体表投影

表 14 - 1 心各瓣膜的体表投影和听诊部位

名称	投影部位	听诊部位
二尖瓣	左侧第 4 胸肋关节处	心尖处
三尖瓣	胸骨中线平第 4 肋间隙	胸骨下端偏右处
肺动脉瓣	左侧第 3 胸肋关节处	胸骨左缘第 2 肋间隙
主动脉瓣	胸骨左缘平第 3 肋间	胸骨右缘第 2 肋间隙

第三节 动 脉

动脉是运送血液离开心的血管。由右心室发出的肺动脉干及其分支运送静脉血，而由左心室发出的主动脉及其分支运送动脉血。动脉分支离开主干进入器官前，称器官外动脉，进入器官内称器官内动脉。动脉的行程和配布规律有：①一般与静脉和神经伴行；②对称性和节段性分布，如头、颈、躯干和四肢的血管；③与器官的形态和功能相适应，如胃肠等处的血管弓和关节周围的动脉网；④安全隐蔽性和短距离分布，多位于身体屈侧、深部和隐蔽部位。

一、肺循环的动脉

肺动脉干为肺循环的动脉主干，粗而短，起于右心室，越过升主动脉的前方斜行向左后上方，至主动脉弓下方分为左、右肺动脉。左肺动脉较短，横跨左主支气管的前方至左肺门，分两支进入左肺上、下叶。右肺动脉较长，向右横经升主动脉和上腔静脉的后方到达右肺门，分成三支进入右肺上、中、下叶。在肺动脉干分叉处稍左侧与主动脉弓下壁之间，有一结缔组织索相连，称**动脉韧带**（图 14 - 4），是胎儿时期动脉导管闭锁的遗迹。

二、体循环的动脉

主动脉为体循环的动脉主干（图 14 – 12）。按走行部位分为**升主动脉**、**主动脉弓**和**降主动脉**。升主动脉于胸骨左缘后方平对第 3 肋间隙起于左心室主动脉口，起始后斜向右前上方，至右第 2 胸肋关节后方延续为主动脉弓；主动脉弓形斜越左肺根上方，至第 4 胸椎体下缘左侧延续为降主动脉；降主动脉沿脊柱左侧下降，途中逐渐移至脊柱前方，至第 12 胸椎前方穿过膈的主动脉裂孔进入腹腔，向下直行至第 4 腰椎体下缘分为左、右髂总动脉，降主动脉以膈的主动脉裂孔为界分为胸主动脉和腹主动脉。

升主动脉根部膨大，发出左、右冠状动脉。主动脉弓凸侧发出三条动脉干，自右前向左后分别为头臂干、左颈总动脉和左锁骨下动脉。**头臂干**在右胸锁关节后方分为右颈总动脉和右锁骨下动脉。主动脉弓壁外膜下有丰富的游离神经末梢为压力感受器。主动脉弓下，靠近动脉韧带处有 2~3 个粟粒样小体，称**主动脉小球**，为化学感受器。

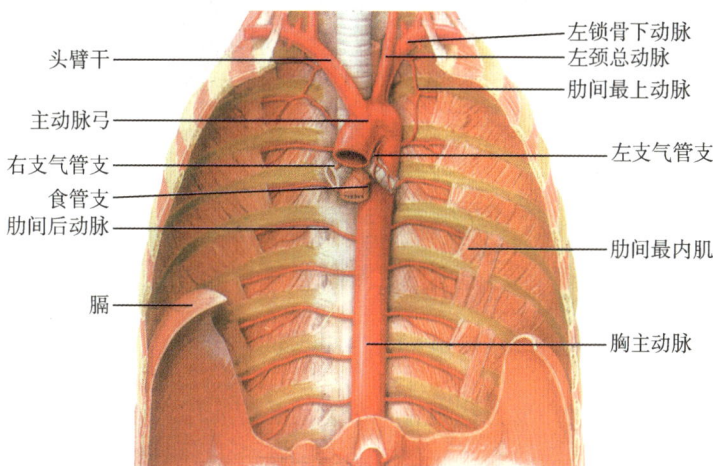

左锁骨下动脉
左颈总动脉
头臂干
肋间最上动脉
主动脉弓
右支气管支
左支气管支
食管支
肋间后动脉
肋间最内肌
膈
胸主动脉

图 14 – 12 主动脉弓、胸主动脉及其分支

（一）颈总动脉

颈总动脉是头颈部的动脉干（图 14 –13），左侧的起于主动脉弓，右侧的起于头臂干。颈总动脉经胸锁关节后方，在胸锁乳突肌的深面，沿气管、食管和喉的两侧上行，至甲状软骨上缘平面分为颈内动脉和颈外动脉。颈总动脉与颈内静脉、迷走神经共同包被于颈动脉鞘内。

在颈总动脉分叉处有两个重要结构，即颈动脉窦和颈动脉小球。**颈动脉窦**为颈总动脉末端和颈内动脉起始处的膨大部分，壁上有游离感觉神经末梢，为压力感受器。**颈动脉小球**是位于颈内、外动脉分叉处后方的一扁椭圆形小体，借结缔组织连于动脉壁上，为化学感受器。血压升高时，可使颈动脉窦和主动脉弓扩张，刺激动脉壁上的压力感受器，通过神经反射使心率减慢、血压下降。血液中 CO_2 浓度升高时，可刺激颈动脉小球和主动脉小球，通过神经反射使呼吸加深加快。

1. 颈外动脉 自颈总动脉发出后，自内侧向外侧斜行向上绕过颈内动脉前方，于下颌支深面穿过腮腺，沿途自下而上发出甲状腺上动脉、舌动脉、面动脉等分支，至下颌颈处分为颞浅动脉和上颌动脉 2 个终支（图 14 – 13）。

（1）**甲状腺上动脉** 在颈外动脉起始处稍上方发出，分支分布于甲状腺和喉。

（2）**舌动脉** 平舌骨大角处起始，分支营养舌、舌下腺和腭扁桃体等。

（3）**面动脉** 在舌动脉稍上方起始，经下颌下腺深面，至下颌骨咬肌止点的前缘绕过下颌体下缘进入面部，经鼻唇沟附近向上内方行至内眦，移行为**内眦动脉**，分支主要分布于咽、腭扁桃体、下颌下腺和面部软组织。在咬肌止点前缘与下颌体下缘相交处（距下颌角约 3cm），面动脉位置表浅，可触及其搏动，面部出血时可在此处紧急压迫止血。

（4）**颞浅动脉** 在腮腺内经下颌颈的后方上升达耳屏前方，越过颧弓根部表面到达颞区，分支分布于腮腺及颞区软组织。在耳屏前方颧弓根部，颞浅动脉位置表浅，可在该处触及动脉搏动，是计数脉搏的部位之一。

（5）**上颌动脉**　在下颌颈内面向前入颞下窝，于翼内、外肌之间向前内走行至翼腭窝。该动脉发出**脑膜中动脉**，向上穿棘孔入颅腔，在颅中窝底外侧分为前、后支，其中前支走行在翼点内面的骨沟或骨管内，当翼点区骨折时，此动脉易受损伤形成硬膜外血肿。上颌动脉的分支主要营养硬脑膜、鼻腔、腭、颞下颌关节和咀嚼肌等。

图 14 - 13　头颈部动脉

2. 颈内动脉　起始后垂直向后上方达颅底，穿颈动脉管入颅。该动脉在颅外无分支，在颅内分支分布于脑等器官。

（二）锁骨下动脉及上肢动脉

锁骨下动脉是供应上肢、肩胛区、胸前区等的动脉干（图 14 - 14），左侧起于主动脉弓，右侧起于头臂干。起始后经胸锁关节后方，呈弓形越过胸膜顶前面，穿斜角肌间隙后跨过第 1 肋，延续为腋动脉。锁骨下动脉的分支主要有椎动脉、胸廓内动脉和甲状颈干。

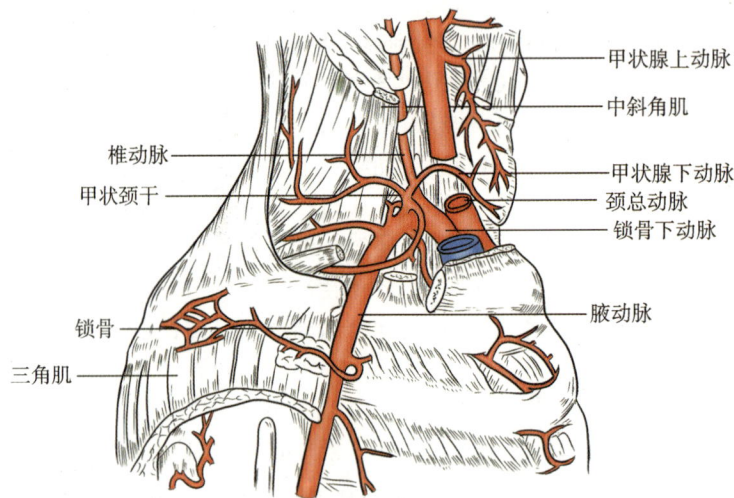

图 14 - 14　锁骨下动脉及其分支

1. 椎动脉　在前斜角肌内侧起自锁骨下动脉上壁，向上穿过第 6 ~ 1 颈椎横突孔，再穿枕骨大孔入颅腔，分布于脑和脊髓颈段。颈椎骨质增生等引起横突孔狭窄时，可压迫椎动脉，发生椎动脉型颈椎病。

2. 胸廓内动脉 起自锁骨下动脉的下壁，沿途分支分布于胸前壁、心包、膈及乳房等。

3. 甲状颈干 为一短干，在椎动脉起点外侧起于锁骨下动脉上壁，其主要分支为甲状腺下动脉，发出后由内向外横过颈动脉鞘后方，分布于甲状腺、喉、咽以及食管等。

4. 腋动脉 为锁骨下动脉的直接延续（图14–15）。腋动脉与臂丛一起被包裹于腋鞘内，自内上向外下穿过腋窝深部，至大圆肌下缘移行于肱动脉。腋动脉的主要分支有胸肩峰动脉、胸外侧动脉、肩胛下动脉、旋肱后动脉。

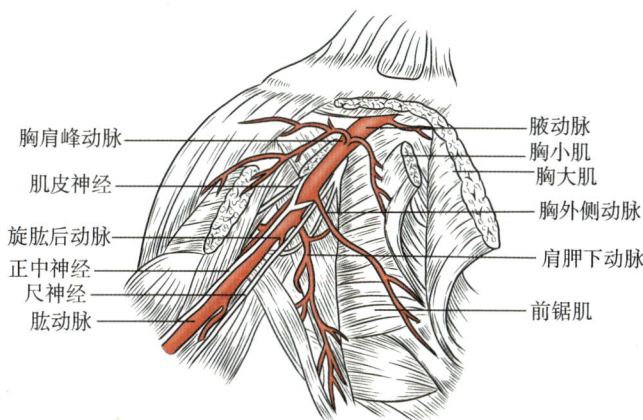

图14–15 腋动脉

5. 肱动脉 从大圆肌下缘向下，沿肱二头肌内侧紧贴肱骨下行至肘窝，在桡骨颈平面分为桡动脉和尺动脉（图14–16）。在肘窝稍上方，于肱二头肌腱内侧可摸到肱动脉的搏动，为测量血压的常用部位。前臂或手大出血时，可在臂的中部自内侧向外侧将肱动脉压向肱骨以紧急止血。肱动脉的主要分支有肱深动脉等，分布于臂部的肌和肱骨，并参与构成肘关节动脉网。

6. 桡动脉 自肱动脉发出后，经肱桡肌深面下行（图14–16），至腕上方行走在肱桡肌腱和桡侧腕屈肌腱之间，再向下外经桡骨茎突下方绕到手背，穿第1掌骨间隙入手掌深部。桡动脉的主要分支有掌浅支和拇主要动脉。掌浅支越大鱼际向下，参与构成掌浅弓。拇主要动脉供应拇指。桡动脉末端进入手掌深部与尺动脉的掌深支吻合形成掌深弓。

桡动脉在手腕桡掌侧上方3~5cm处，位置表浅在桡骨茎突稍内侧，肱桡肌肌腱与桡侧腕屈肌肌腱之间可触及其脉搏，为临床上计数脉搏和切脉的常用部位。

7. 尺动脉 自肱动脉发出后，于尺侧腕屈肌和指浅屈肌腱之间下行，在腕部绕经豌豆骨桡侧进入手掌（图14–17），其末端行于掌腱膜深面，与桡动脉掌浅支吻合构成掌浅弓。尺动脉在起始处附近发出骨间总动脉，该动脉在前臂骨间膜上缘再分为骨间前动脉和骨间后动脉，分别于骨间膜前面和后面下降，分支营养前臂前群肌和后群肌。尺动脉在豌豆骨的远侧发出掌深支，穿小鱼际至掌深部，与桡动脉末端吻合构成掌深弓。

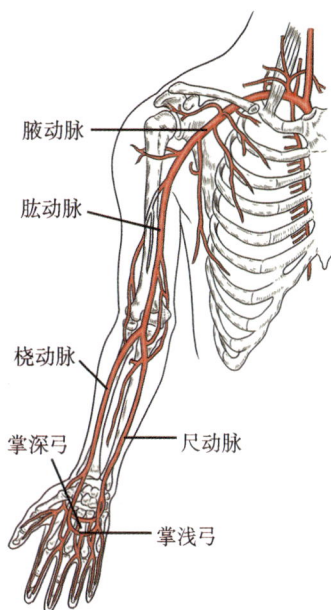

图14–16 上肢的动脉

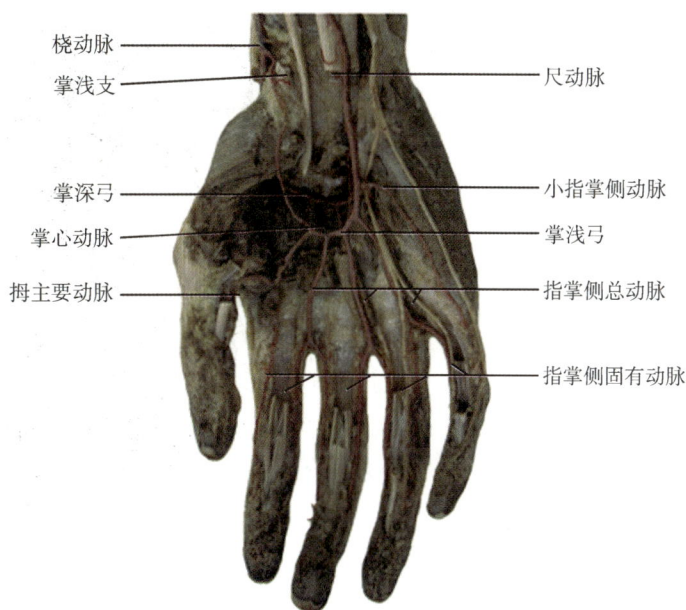

图14–17 手的动脉（掌侧面）

8. 掌浅弓和掌深弓 掌浅弓较粗大，由尺动脉的末端和桡动脉的掌浅支吻合而成（图 14 – 17），由弓的凸缘发出 1 支小指尺掌侧动脉和 3 条**指掌侧总动脉**。各指掌侧总动脉下行至掌指关节附近分为 2 支**指掌侧固有动脉**，分别供应示指至小指。掌深弓较细小，由桡动脉末端和尺动脉的掌深支组成，由凸缘发出 3 条掌心动脉，沿第 2 ~ 4 掌侧骨间肌表面下行，至掌指关节附近与指掌侧总动脉连接（图 14 – 17）。由于掌动脉弓的存在，沟通了自掌侧进入的尺动脉和从手背进入的桡动脉之间的联系，掌浅弓与掌深弓之间也借掌心动脉连接，形成了多方位的手动脉吻合，保证手在握持物体时，仍然能得到充足的血液供应。

各指掌侧固有动脉是手指的主要供血动脉，行走于手指的两侧。手指出血时，在手指根部两侧同时压迫可达到止血的目的。

（三）胸主动脉

胸主动脉是胸部的动脉主干，平第 4 胸椎体下缘的左侧接续主动脉弓，沿脊柱下降至第 12 胸椎高度穿膈的主动脉裂孔移行为腹主动脉（图 14 – 12，图 14 – 18）。胸主动脉的分支有壁支和脏支。

1. 壁支 有 9 对肋间后动脉和 1 对肋下动脉。肋间后动脉走行于第 3 ~ 11 肋间隙内，与肋间后静脉、肋间神经伴行，向前与胸廓内动脉发出的肋间前动脉吻合，沿途分支分布于脊髓、背深肌、胸壁和腹壁。肋下动脉走行于第 12 肋下缘，与肋下神经伴行，分布于腹前壁下部。

图 14 – 18　胸壁的动脉

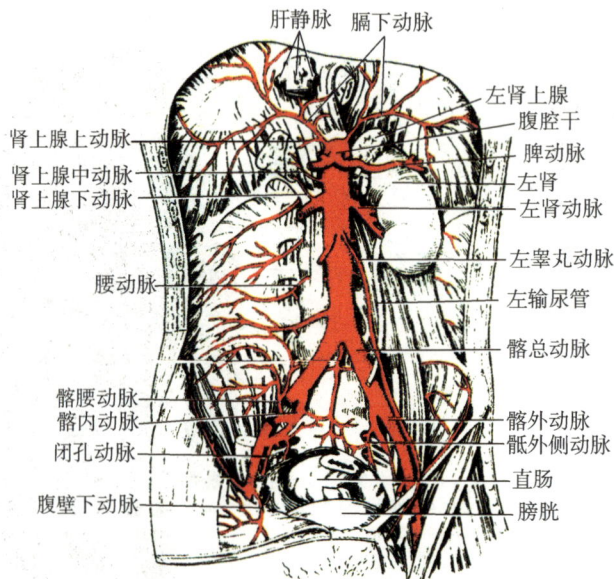

2. 脏支 细小，主要有支气管动脉、食管动脉、心包支，分布于同名器官。

（四）腹主动脉

腹主动脉是腹部的动脉主干，在第 4 腰椎体下缘分为左、右髂总动脉（图 14 – 19）。腹主动脉的分支有壁支和脏支。

图 14 – 19　腹主动脉及其分支

1. 壁支　主要有 1 对膈下动脉和 4 对腰动脉。膈下动脉分布于膈和肾上腺。腰动脉分布于腰部和腹前外侧壁肌、脊柱、脊髓及被膜等。

2. 脏支　分为成对和不成对两种。

（1）成对的脏支　有三对。**肾上腺中动脉**约在第 1 腰椎平面起始于腹主动脉侧壁，分布于肾上腺。**肾动脉**约在第 2 腰椎平面起于腹主动脉侧壁，经肾门进入肾实质（图 14 - 19），肾动脉还发出肾上腺下动脉，分布于肾上腺。**睾丸动脉**在肾动脉稍下方起于腹主动脉前壁，参与精索的组成，也称精索内动脉，分布于睾丸和附睾。女性为卵巢动脉，发出后越小骨盆上口进入卵巢悬韧带内下行，经子宫阔韧带分布于卵巢。

（2）不成对脏支　有腹腔干、肠系膜上动脉和肠系膜下动脉。

腹腔干为一粗短的动脉干，长约 1cm，平第 12 胸椎发出后即分为胃左动脉、肝总动脉和脾动脉（图 14 - 20，图 14 - 21）。 微课1

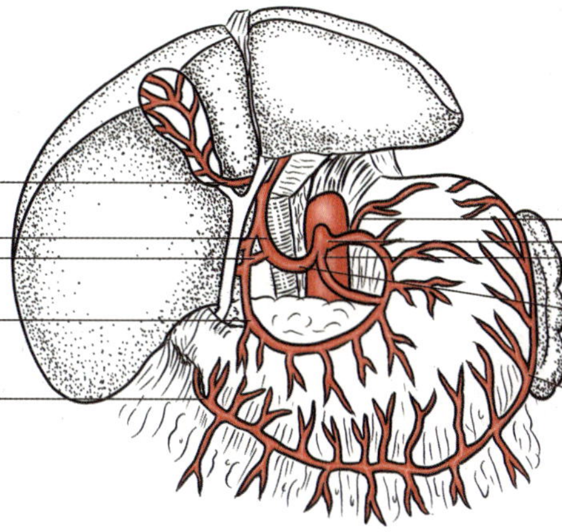

图 14 - 20　腹腔干及其分支（胃前面观）

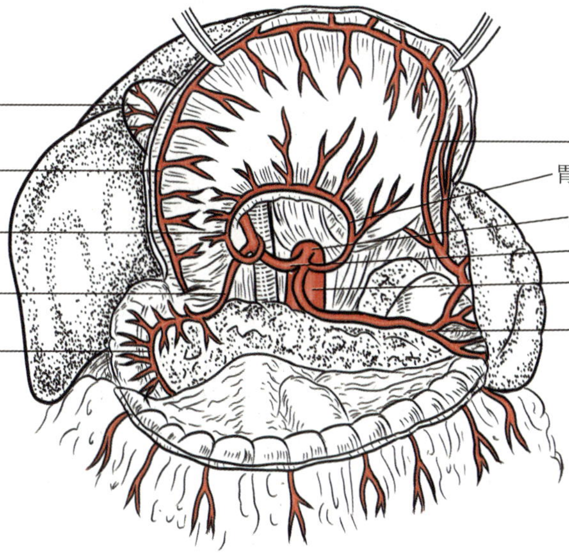

图 14 - 21　腹腔干及其分支（胃后面观）

胃左动脉分布于食管腹部、贲门和胃小弯附近的胃壁。

肝总动脉沿胰头上缘行向右，至十二指肠上部的上方分为胃十二指肠动脉和肝固有动脉。①胃十二指肠动脉：分出胃网膜右动脉和胰十二指肠上动脉，分别分布于大网膜和胃大弯侧胃壁、胰头和十二指肠。②肝固有动脉：在肝十二指肠韧带内向右上行，至肝门下方分为左、右支，经肝门分别进入肝的左、右叶。右支在进入肝门之前发出胆囊动脉分布于胆囊。肝固有动脉发出胃右动脉，分支分布于十二指肠上部和胃小弯。

脾动脉分出脾支、胃短动脉和胃网膜左动脉，分支分布于脾、胰和胃大弯区。

肠系膜上动脉约平第1腰椎高度起自腹主动脉（图14-22），主要分支有：①胰十二指肠下动脉，分布于胰头和十二指肠；②空肠动脉与回肠动脉，分布于空、回肠肠壁；③中结肠动脉，分布于横结肠；④右结肠动脉，分支营养升结肠；⑤回结肠动脉，分布到回肠末端、盲肠、阑尾和升结肠的下部（图14-23）。分布到阑尾的分支称阑尾动脉。

肠系膜下动脉约平第3腰椎高度起于腹主动脉（图14-24），分支有：①左结肠动脉，分布于降结肠和结肠左曲；②乙状结肠动脉，分布于乙状结肠；③直肠上动脉，经小骨盆上口进入盆腔，分布于直肠上部。

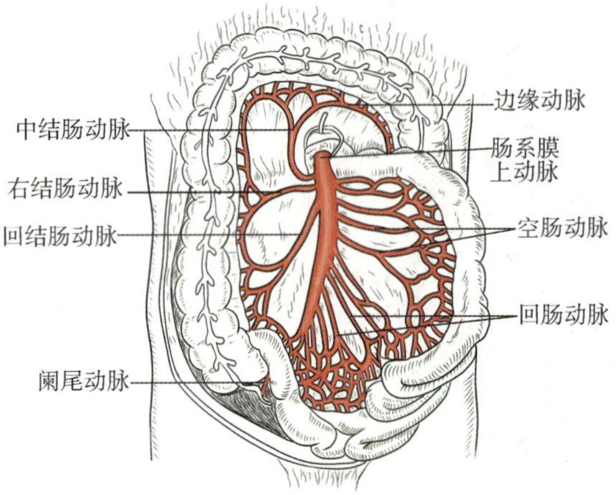

图 14-22 肠系肠上动脉及其分支

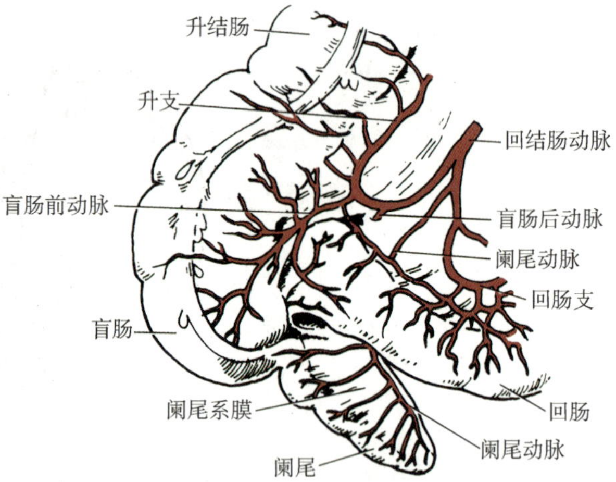

图 14-23 回结肠动脉及其分支

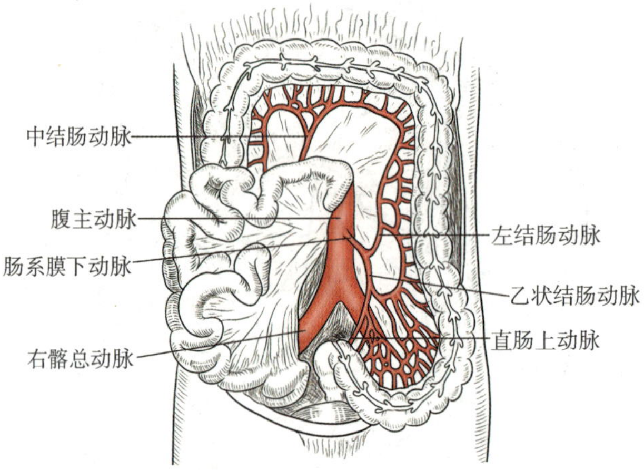

图 14-24 肠系膜下动脉

（五）髂总动脉

髂总动脉左、右各一，平第4腰椎体下缘自腹主动脉分出，沿腰大肌内侧斜向下外侧，至骶髂关节处分为髂内动脉和髂外动脉。

1. 髂内动脉 为一粗短动脉干，斜向下进入盆腔，发出脏支和壁支分布于盆部和会阴（图14-25）。

（1）**壁支** 主要有以下分支。①**闭孔动脉**：沿盆腔侧壁与闭孔神经伴行，穿闭膜管至股内侧，分支分布于髋关节和股内收肌群；②**臀上动脉**：从梨状肌上孔出盆腔，主要分布于臀中肌和臀小肌；③**臀下动脉**：穿梨状肌下孔出盆腔，主要分布于臀大肌。

（2）**脏支**　主要有三个分支。①**脐动脉**：发出膀胱上动脉，分布于膀胱；②**子宫动脉**：在子宫颈外侧约2cm处从输尿管的前上方跨过，沿子宫体侧缘上升至子宫底等，营养子宫、输卵管和阴道；③**阴部内动脉**：分布于肛管、外生殖器等。

2. 髂外动脉　是供应下肢的动脉干，沿腰大肌内侧缘下行，经腹股沟韧带中点的深面进入股前部，移行为股动脉。穿过腹股沟韧带深面之前，髂外动脉发出腹壁下动脉和旋髂深动脉。

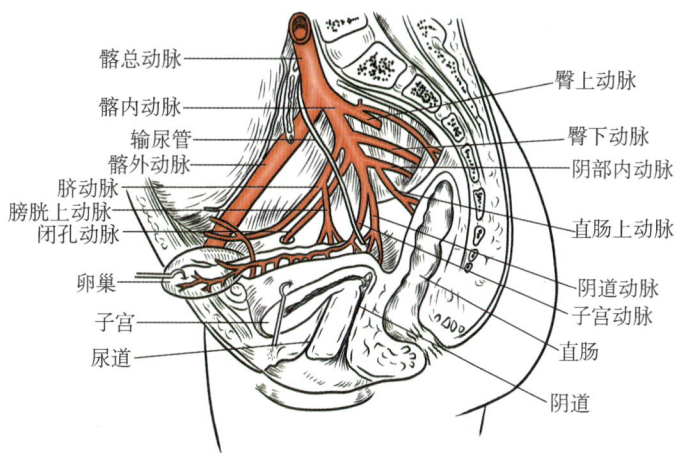

图 14 – 25　髂内动脉及其分支（女性）

3. 股动脉　上续于髂外动脉，在股三角内与股静脉、股管被股鞘包裹，动脉在外侧，静脉居中，股管在内侧（图 14 – 26）。股动脉向下进入腘窝，续为腘动脉。在股三角内，股动脉位置表浅，于腹股沟韧带中点稍下方容易被触及，下肢大出血时，可压迫此处进行紧急止血。由于股动脉与内侧的股静脉紧密伴行，股动脉穿刺时务必定位准确，否则容易误刺入股静脉。股动脉的主要分支为**股深动脉**。该动脉行向后内下方，先后发出旋股外侧动脉、旋股内侧动脉及 3 ~ 4 条穿动脉，营养股部组织和髋关节等。

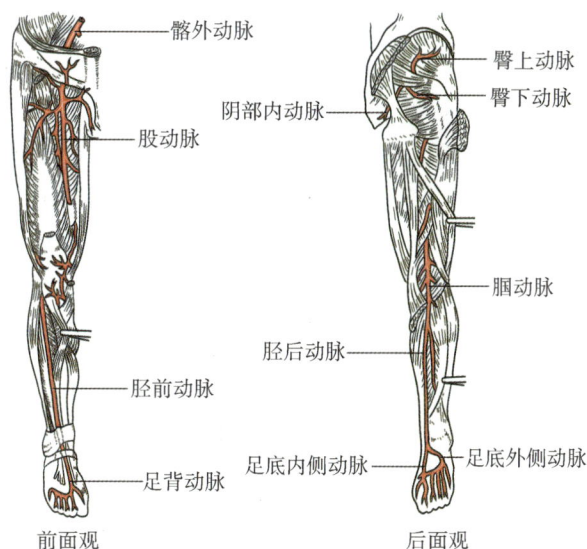

图 14 – 26　下肢的动脉

4. 腘动脉　续于股动脉，在腘窝中线深部向下行，至腘窝下角处分为胫前动脉和胫后动脉（图 14 – 27）。在腘窝内发出数条分支，吻合形成膝关节动脉网，营养膝关节和附近组织。腘动脉在腘窝内与股骨下段靠近，骨折时易受损伤。

5. 胫后动脉　自腘动脉分出后，在小腿后群肌浅、深层之间下行，经内踝后下方至足底，分为足底内侧动脉和足底外侧动脉两终支。足底内侧动脉分布于足底内侧；足底外侧动脉至第 1 跖骨间隙与足背动脉的足底深支吻合成足底深弓。胫后动脉在小腿上部发出腓动脉，行于胫骨后肌和踇长屈肌之间，营养腓骨及小腿外侧群肌。

6. 胫前动脉　自腘动脉发出后，穿小腿骨间膜至小腿前群肌深面下行，至踝关节前方进入足背，移行为足背动脉（图 14 – 28）。

7. 足背动脉 接续胫前动脉，行走于踇长伸肌腱与趾长伸肌腱之间，至第 1 跖骨间隙近侧分出足底深支和跖背动脉两终支。足底深支穿第 1 跖骨间隙至足底参与足底深弓的形成；跖背动脉分布于足背。足背动脉位置表浅，在踝关节前方，内、外踝连线的中点可触及波动，足背部出血时可压迫该动脉。

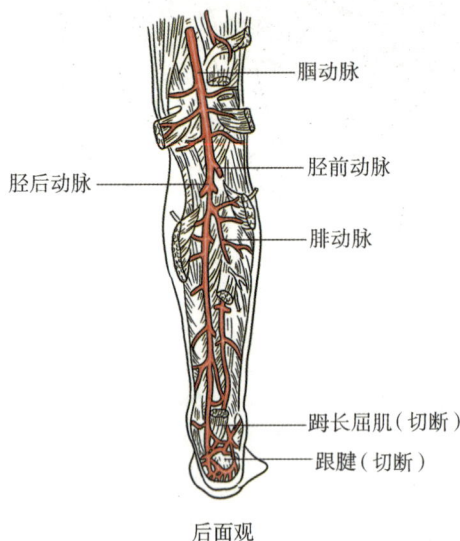

后面观

图 14 – 27　腘动脉和胫后动脉

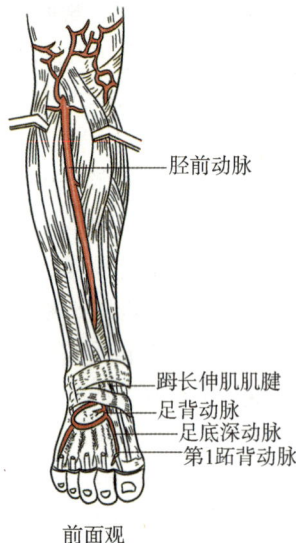

前面观

图14 – 28　胫前动脉及其分支

知识链接

动脉血压测量

血压是临床上监测患者病情变化的重要指标之一。测量血压是指测量动脉血压。临床上通常用距离心较近且坐位时容易使动脉、心以及血压计保持在同一平面的肱动脉进行血压测量。肱动脉在肘窝稍上方，位置表浅，是测量血压时听诊的理想部位。如果因特殊原因无法利用肱动脉测量时，也可选取腘动脉，但在此部位测得的血压值与在臂部测得的有差别，记录数据时应予以注明，腘动脉的收缩压比肱动脉的高 20～40mmHg，而舒张压则相同。测量下肢血压时应采取卧位。

第四节　静　脉

静脉为运送血液向心流动的血管，其起始端连于毛细血管，末端终止于心房。静脉与动脉相比，其特点：①静脉在向心汇集的过程中，不断接受属支，管径逐渐变粗；②静脉血流缓慢，压力较低，管腔相应较粗，管壁较薄，收缩力微弱；③静脉数量多，总容积超过动脉的一倍以上，安静时，60%～70% 的循环血量在静脉内，故有"**容量血管**"之称。④静脉内膜折叠形成的**静脉瓣**，呈半月形，通常成对排列（图 14 – 29），其袋口向心，是防止血逆流的重要装置。瓣膜多成对，其数目的多少与静脉血受重力影响的大小有关，下肢的静脉瓣最多。

体循环的静脉可分为浅静脉和深静脉。**浅静脉**行于皮下组织内，又称皮下静脉，数目较多，不与动脉伴行；由于位置表浅，是进行注射、输液和采血的适宜部位。熟悉浅表静脉的走行，对安全有效地实施输液、采血、输血等治疗措施，具有极为重要的临床意义。**深静脉**行于深筋膜的深面或体腔内。在四肢，一条动脉常有两条静脉伴行。少数大的静脉干（如上、下腔静脉）及颅内的静脉，不与动脉伴行。浅静脉与深静脉之间有丰富的交通支，浅静脉最终都汇入深静脉。某些静脉的结构特殊，如硬脑膜窦，窦壁由硬脑膜构成，壁内无平滑肌，无瓣膜。

全身的静脉分为肺循环的静脉和体循环的静脉。

一、肺循环的静脉

肺静脉的属支起自肺泡壁上的毛细血管网，由细小的静脉汇合成较大的静脉，每个肺叶的静脉集合成 1 支肺静脉，右肺有 3 支，左肺有 2 支。出肺门后，右肺上、中两叶的肺静脉合成 1 支，所以进入左心房的肺静脉左、右肺各有 2 支，均向内行，注入左心房后部的两侧。

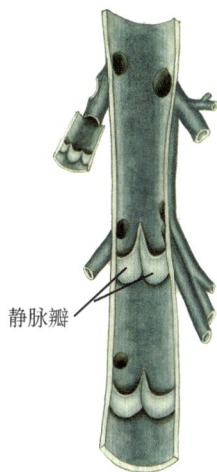

静脉瓣

图 14 - 29　静脉瓣模式图

二、体循环的静脉

体循环的静脉包括上腔静脉系、下腔静脉系（含肝门静脉系）和心静脉系（见心的血管）。

（一）上腔静脉系

由上腔静脉及其属支组成，收集头颈部、上肢、胸部（心除外）和部分上腹壁的静脉血。

上腔静脉是一条粗短的静脉干，在右侧第 1 胸肋结合处的后方由左、右头臂静脉汇合而成，垂直下降，于右侧第 3 胸肋关节下缘处的后方注入右心房。上腔静脉注入右心房之前接纳奇静脉（图14 - 30）。

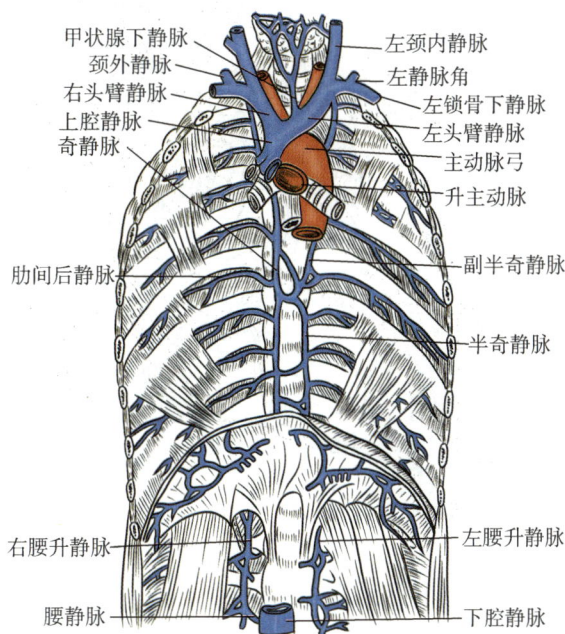

图 14 - 30　上腔静脉及其属支

头臂静脉又称无名静脉，左右各一，分别由同侧的颈内静脉和锁骨下静脉在胸锁关节的后方汇合而成。汇合处所成的夹角称**静脉角**，有淋巴导管注入。由于上腔静脉偏于正中线的右侧，所以左头臂静脉比右头臂静脉长，横过主动脉弓 3 大分支的前方。头臂静脉的主要属支为颈内静脉和锁骨下静脉。

1. 头颈部的静脉　主要有颈内静脉和颈外静脉。

（1）**颈内静脉**　上端在颈静脉孔处与乙状窦相续，在颈动脉鞘内，沿颈内动脉和颈总动脉外侧下行，至胸锁关节后方与锁骨下静脉汇合成头臂静脉（图 14 – 31）。

颈内静脉属支繁多，按其部位可分为颅内属支和颅外属支。颅内属支收集脑膜、脑、视器等器官的静脉血。颅外属支收集上述器官以外的头颈部的静脉血，其主要属支如下。

1）**面静脉**　起于内眦静脉，在面动脉的后外方向下外行，至下颌角下方与下颌后静脉的前支汇合，形成面总静脉，至舌骨大角外注入颈内静脉（图 14 – 32）。

2）**下颌后静脉**　由颞浅静脉与上颌静脉汇合而成，于下颌角后缘处分为前、后两支；前支向前与面静脉汇合，后支与耳后静脉、枕静脉汇合成颈外静脉。颞浅静脉与颞浅动脉伴行。上颌静脉起于翼静脉丛。翼静脉丛向内通过导血管与颅内的海绵窦相通，向前通过面深静脉与面静脉交通。颈内静脉的颅外属支还有舌静脉、甲状腺上静脉和甲状腺中静脉。

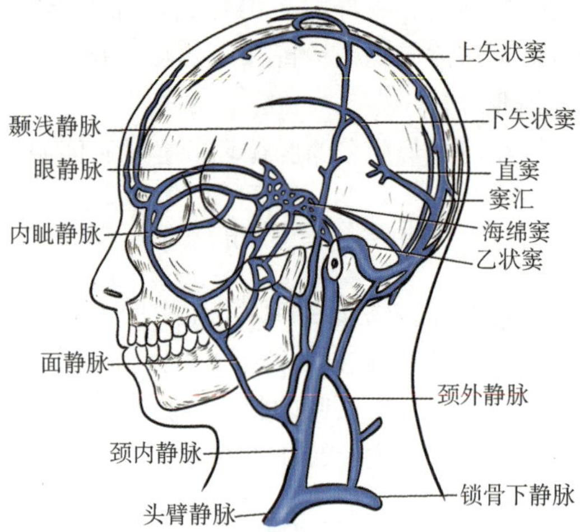

（2）**颈外静脉**　是颈部最粗大的浅静脉，由下颌后静脉的后支和耳后静脉、枕静脉汇合而成，沿胸锁乳突肌浅面斜行向下，至该肌后缘处穿深筋膜注入锁骨下静脉。该静脉行径浅表，位置较固定易于穿刺。

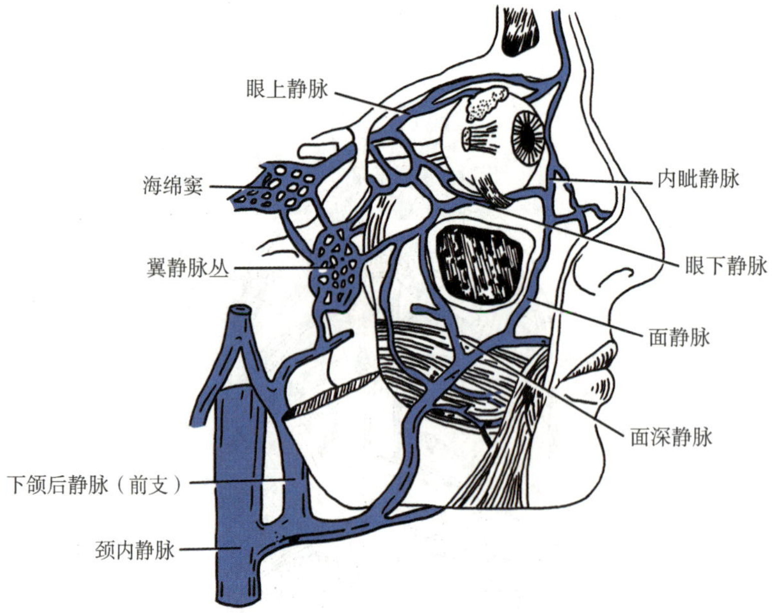

图 14 – 31　颈内静脉及其属支

图 14 – 32　面静脉

知识链接

头皮静脉穿刺术的解剖学要点

头皮静脉分布于颅外软组织内，数目多，在额部及颞区相互交通呈网状分布，表浅易见。静脉管壁被头皮纤维隔固定，故不易滑动，而且头皮静脉没有瓣膜，正逆方向都能穿刺，适用于小儿静脉穿刺，也可用于成人。穿经的层次为皮肤、皮下组织和静脉壁。由于头皮静脉被固定在头皮纤维隔内，管壁回缩力差，故穿刺完毕要局部压迫片刻，以免出血形成皮下血肿。

2. 上肢静脉

（1）**上肢的深静脉** 手部、前臂和臂部的深静脉均为 2 条，沿同名动脉两侧上行，最后汇合成一条腋静脉。腋静脉至第 1 肋外缘处延续为锁骨下静脉。锁骨下静脉自第 1 肋外缘处向内行至胸锁关节后方，与颈内静脉汇合成头臂静脉。锁骨下静脉位置较固定，管腔大，常作为深静脉穿刺置管输液的理想静脉。

（2）**上肢的浅静脉** 指背静脉沿指背两侧向近侧上行，至掌指关节附近，相邻指的指背静脉彼此汇合形成掌背静脉。掌背静脉在手背中部互相连接组成手背静脉网。手背浅静脉是临床输液常采用的部位。前臂和臂部浅静脉主要有头静脉、贵要静脉和肘正中静脉（图 14 – 33）。

1）**头静脉** 自手背静脉网桡侧起始，向上绕过前臂桡侧缘至前臂掌侧面上行。在臂部沿肱二头肌外侧缘继续上升至三角肌胸大肌沟内，然后穿过深筋膜注入腋静脉或锁骨下静脉。头静脉收集手部、前臂桡侧浅层的静脉血。

2）**贵要静脉** 自手背静脉网的尺侧部起始，在前臂的尺侧上升，在肘窝下方转向前面，与肘正中静脉汇合后，沿肱二头肌内侧缘上升，约至臂部中点穿深筋膜至臂深部，注入肱静脉，或伴随肱静脉向上注入腋静脉。

3）**肘正中静脉** 在肘窝的稍下方，连于头静脉与贵要静脉之间，常接受前臂正中静脉及来自深静脉的交通支。此静脉变异较多，但较固定，临床上常选择此处行静脉穿刺进行采血。

3. 胸部的静脉 上腔静脉和头臂静脉已述，主要属支有奇静脉。

奇静脉 起自右腰升静脉，沿胸椎体右侧上升，至第 4 胸椎高度，向前跨过右肺根上方，注入上腔静脉。奇静脉沿途收集右侧肋间后静脉、食管静脉、副半奇静脉和半奇静脉的血液（图 14 – 30）。

半奇静脉 起自左腰升静脉，沿胸椎体左侧上行，至第 8 胸椎高度，向右横过脊柱前面，注入奇静脉。半奇静脉收集左侧下部各肋间后静脉、副半奇静脉和食管静脉的血液。

（二）下腔静脉系

由下腔静脉及其属支组成，收集盆部、腹部和下肢的静脉血，最后通过下腔静脉注入右心房。

下腔静脉是人体最大的静脉干，在第 5 腰椎体的右前方由左、右髂总静脉汇合而成，沿腹主动脉的右侧上行，通过肝的腔静脉沟后，穿膈的腔静脉孔到达胸腔，注入右心房（图 14 – 34）。下腔静脉主要收集下肢、腹部、盆部及会阴部的静脉血。

髂总静脉由髂内静脉和髂外静脉汇合而成。左、右髂总静脉各向内上方斜行，至第 5 腰椎体的右前方汇合成下腔静脉。髂总静脉收集同名动脉分布区域的静脉血。

1. 腹部静脉 属支分壁支和脏支。

（1）**壁支** 主要有膈下静脉和四对腰静脉，均与同名动脉伴行，注入下腔静脉。在各腰静脉之间有纵支相连，称为腰升静脉。左、右腰升静脉向上分别延续为半奇静脉和奇静脉，向下分别注入左、右髂总静脉。

（2）**脏支** 主要有以下四支。

1）**肾上腺静脉** 与肾上腺中动脉伴行，左侧注入左肾静脉，右侧注入下腔静脉。

2）**肾静脉** 在肾门处由 3 ~ 5 条肾内静脉合成，经肾动脉前方向内横行，注入下腔静脉。

3）**睾丸静脉** 又称精索内静脉，起自睾丸和附睾，有多条，呈蔓状缠绕睾丸动脉，向上逐渐汇合成一条睾丸静脉，右侧注入下腔静脉，左侧注入左肾静脉。在女性，称为卵巢静脉，行程和注入部位与男性的睾丸静脉相同。

4）**肝静脉** 有肝右、中、左静脉 3 支，均包埋于肝实质内，在腔静脉沟处分别注入下腔静脉。

头静脉
贵要静脉
肘正中静脉
贵要静脉
头静脉
手背静脉网

图 14 – 33 上肢的浅静脉

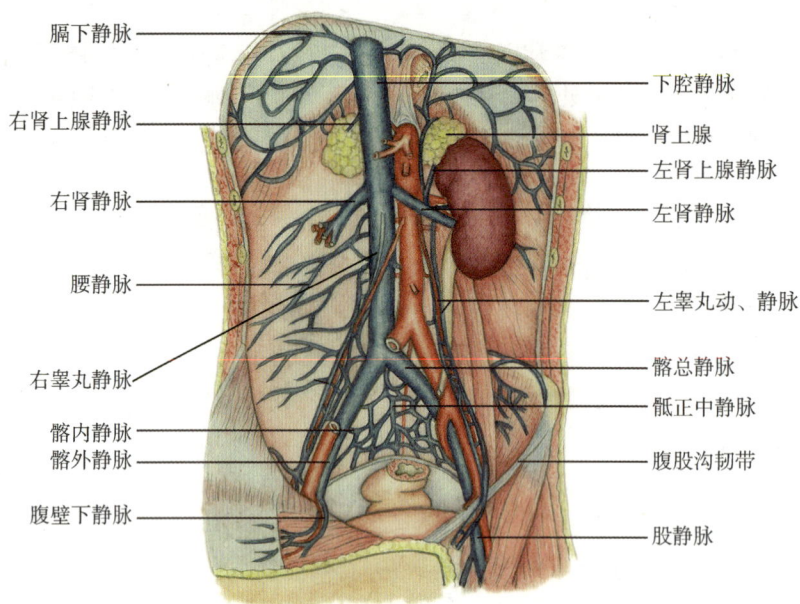

图 14-34 下腔静脉及其属支

肝静脉收集肝门静脉和肝固有动脉运至肝内的血液。

（3）**肝门静脉系** 由肝门静脉及其属支组成，收集腹腔内除肝以外所有不成对器官的静脉血液。

肝门静脉由肠系膜上静脉和脾静脉在胰头后方汇合而成，长 6～8cm（图 14-35），收集食管腹部、胃、小肠、大肠（到直肠上部）、胰、胆囊和脾的静脉血。肝门静脉经十二指肠上部后方上行至肝门，分为左、右支，分别进入肝的左、右叶，在肝内反复分支汇入肝血窦，最后汇合成肝静脉。肝门静脉是介于两种毛细血管系统之间的静脉干。肝门静脉及其属支没有静脉瓣，故当肝门静脉内压力升高时，血液可发生逆流。 📱 微课 2

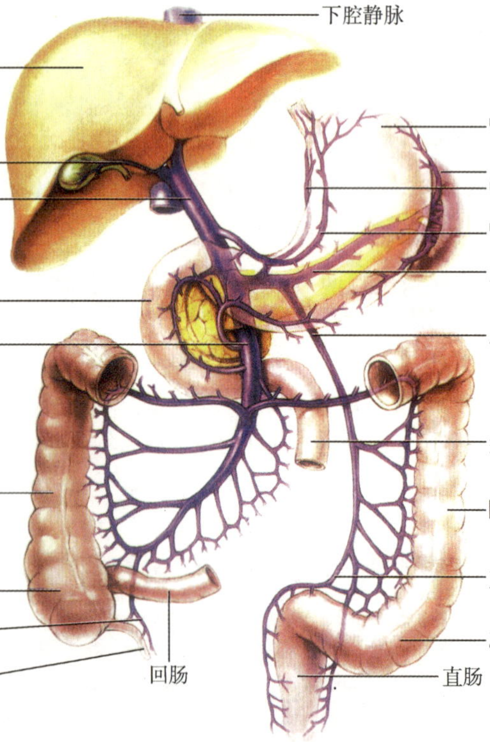

图 14-35 肝门静脉及其属支

肝门静脉的主要属支如下。

1）**肠系膜上静脉** 沿同名动脉的右侧上行，至胰头后面与脾静脉汇合成肝门静脉。肠系膜上静脉除收集同名动脉分布区域的静脉血外，还收集胃十二指肠动脉分布区域的静脉血。

2）**脾静脉** 在脾动脉的下方，经胰体的后面横行向右，与肠系膜上静脉汇合成肝门静脉。脾静脉收集同名动脉分布区域的静脉血，多数还有肠系膜下静脉注入。

3）**肠系膜下静脉** 先与同名动脉伴行，之后经胰头后方注入脾静脉或肠系膜上静脉，或是直接注入二者的汇合处。

其他属支有胃左静脉、胃右静脉、胆囊静脉和附脐静脉。

肝门静脉系统与上、下腔静脉系统之间有丰富的吻合，主要有下列三处：经食管静脉丛与上腔静脉系的吻合；经直肠静脉丛与下腔静脉系的吻合；通过脐周静脉网分别与上、下腔静脉系的吻合（图14-36）。

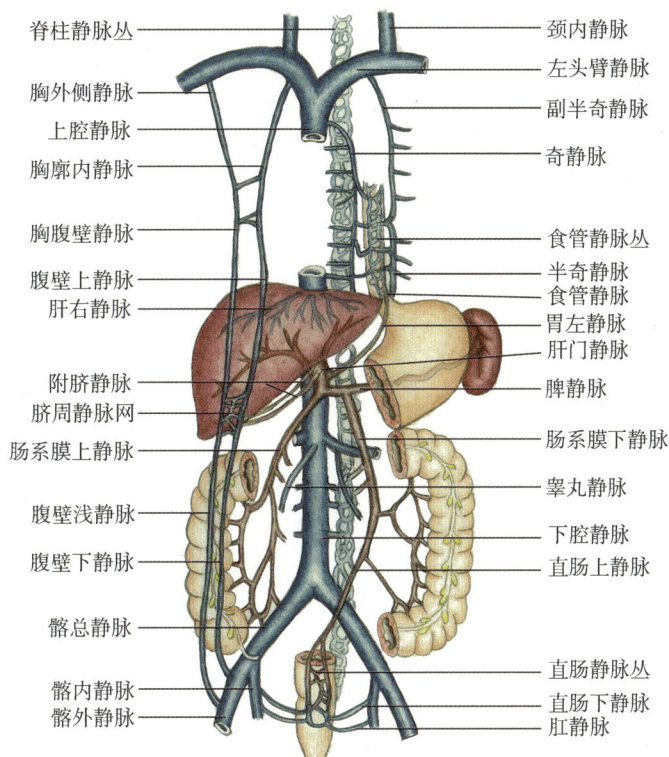

左侧标注（自上而下）：脊柱静脉丛、胸外侧静脉、上腔静脉、胸廓内静脉、胸腹壁静脉、腹壁上静脉、肝右静脉、附脐静脉、脐周静脉网、肠系膜上静脉、腹壁浅静脉、腹壁下静脉、髂总静脉、髂内静脉、髂外静脉

右侧标注（自上而下）：颈内静脉、左头臂静脉、副半奇静脉、奇静脉、食管静脉丛、半奇静脉、食管静脉、胃左静脉、肝门静脉、脾静脉、肠系膜下静脉、睾丸静脉、下腔静脉、直肠上静脉、直肠静脉丛、直肠下静脉、肛静脉

图 14-36 肝门静脉与上、下腔静脉间的吻合

正常情况下，上述吻合处的静脉细小，血流量少，静脉血分别流向所属静脉系。当肝门静脉回流受阻时（如肝硬化、肝门脉高压等），血流可经此吻合建立三条侧支循环，部分肝门静脉血可分别经上、下腔静脉回流入心。此时，可引起食管下端及胃底、直肠黏膜和脐周出现静脉曲张，甚至破裂，出现呕血、便血，也可导致脾和胃肠壁的静脉淤血，出现脾大和腹水等。

2. 盆部的静脉 主干为髂内静脉。

（1）**髂内静脉** 由盆部壁支和脏支静脉汇合而成，收集盆部、臀部和会阴部的静脉血。

壁支主要有臀上静脉、臀下静脉和闭孔静脉等，收集同名动脉分布区域的静脉血。脏支包括直肠下静脉、阴部内静脉和子宫静脉等，收集相应部位的静脉血。

（2）**髂外静脉** 为股静脉的延续，收集下肢所有浅、深静脉以及一部分腹壁静脉的静脉血，其属支主要有腹壁下静脉。

3. 下肢的静脉

（1）**下肢的深静脉** 股静脉在腹股沟韧带下方位于股动脉内侧，位置恒定而且可借股动脉搏动而定位。因此，当其他部位静脉穿刺困难时，可在股静脉进行穿刺或作导管插管。股静脉收集下肢、腹前壁下部、外阴部等处的静脉血。**腘静脉**由胫前、后静脉汇合而成，上行穿收肌腱裂孔延续为股静脉。

（2）**下肢的浅静脉**　趾背静脉汇合形成足背静脉弓，弓两侧分别汇合形成大隐静脉和小隐静脉。

1）**大隐静脉**　为全身最长的浅静脉，在足的内侧缘起于足背静脉弓，经内踝前方，沿小腿内侧上行，与隐神经伴行，经股骨内侧髁后方，至股部内侧，而后逐渐转向前面，于耻骨结节下外方3～4cm处，经隐静脉裂孔注入股静脉（图14-37）。大隐静脉在注入股静脉之前，接纳股外侧浅静脉、股内侧浅静脉、阴部外静脉、腹壁浅静脉和旋髂浅静脉。

2）**小隐静脉**　在足的外侧缘起于足背静脉弓，经外踝后方，沿小腿后面上行至腘窝，穿深筋膜注入腘静脉（图14-38）。小隐静脉收集足外侧部和小腿后部浅层结构的静脉血。

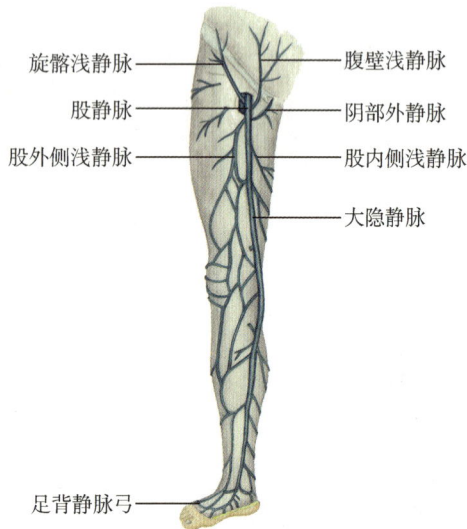

旋髂浅静脉　　　　腹壁浅静脉
股静脉　　　　　　阴部外静脉
股外侧浅静脉　　　股内侧浅静脉
　　　　　　　　　大隐静脉
足背静脉弓

图14-37　大隐静脉的走行

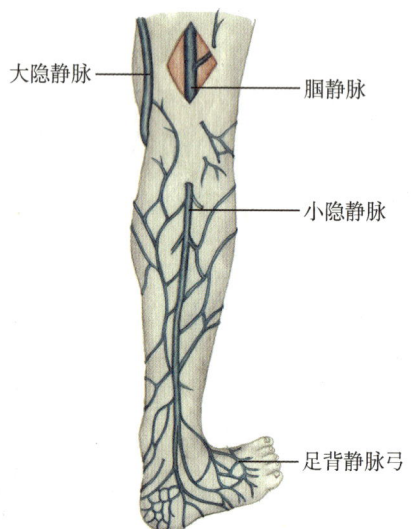

大隐静脉　　　　　腘静脉
　　　　　　　　　小隐静脉
　　　　　　　　　足背静脉弓

图14-38　小隐静脉的走行

知识链接

下肢静脉曲张

　　下肢静脉曲张是指下肢表浅静脉的瓣膜功能障碍，使静脉内血液反流，随着静脉内血液瘀滞及静脉内压力的升高，久而久之就可以导致受累的静脉壁扩张、膨出和迂曲，迂曲常呈现为条索状。患肢产生酸胀、乏力、沉重等症状，严重者常伴有小腿溃疡或浅静脉炎等并发症。患者多为运动员、教师等长期站立的人。如果治疗不及时，可能会引起小腿溃疡、静脉血栓等严重后果。

第五节　心血管的微细结构

一、心的微细结构

心壁由心内膜、心肌膜和心外膜构成（图14-39）。

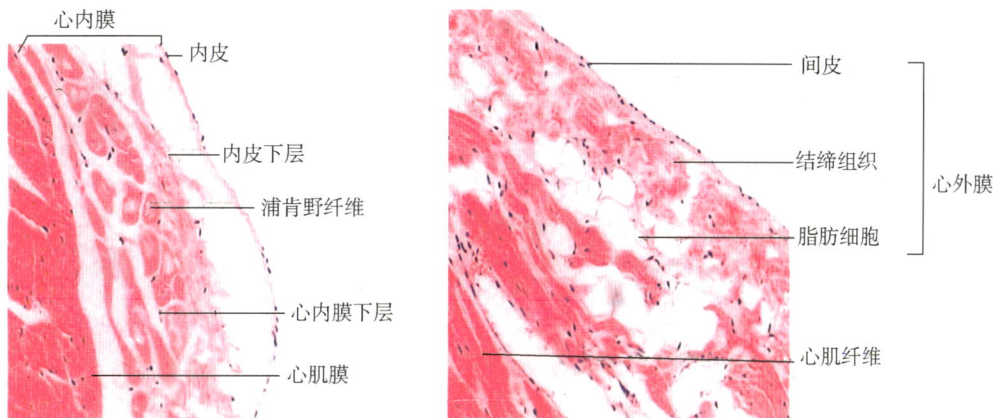

图 14-39 心壁结构

1. 心内膜 由内向外，心内膜包括内皮、内皮下层和心内膜下层。内皮薄而光滑，与出入心的大血管内皮相连续；内皮下层由较细密的结缔组织构成，含有较多的弹性纤维；心内膜下层由疏松结缔组织构成，内含小血管、神经和心传导系统的分支。心内膜在房室口和动脉口处折叠形成心的瓣膜，中间夹有薄层致密结缔组织（图 14-40）。

2. 心肌膜 主要由心肌纤维构成，大致可分为内纵、中环和外斜三层。心房肌和心室肌彼此不延续，分别附着于结缔组织构成的支架上，因此，心房肌和心室肌可分别收缩。

3. 心外膜 是覆盖在心表面的一层光滑的薄膜，是浆膜心包的脏层。

4. 心脏传导系统 心壁内有特化的心肌纤维组成的传导系统，其功能是发生冲动并传导到心各部，使心房肌和心室肌按一定的节律收缩。这个系统包括：窦房结、房室结、房室束、左右束支和浦肯野纤维。窦房结位于右心房心外膜深部，其余部分均分布在心内膜下层，心传导系统主要由以下三型细胞组成。

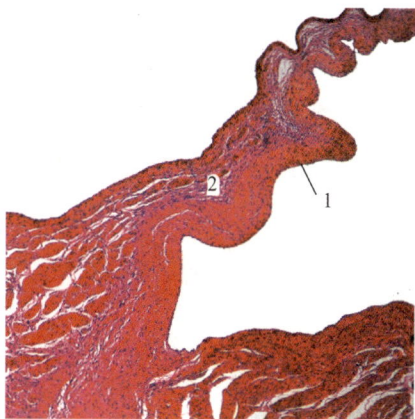

图 14-40 心的瓣膜
1. 内皮；2. 内皮下层

（1）**起搏细胞**（pacemaker cell） 简称 P 细胞，分布于窦房结和房室结，呈梭形或多边形，细胞较小，是心肌兴奋的起搏点。

（2）**移行细胞** 位于窦房结和房室结的周边及房室束，细胞呈细长形，其功能是传导冲动，但传导速度慢。

（3）**浦肯野纤维** 又称束细胞，组成房室束及其分支，细胞中央有 1~2 个核，比心肌纤维短而宽，细胞彼此间有较发达的闰盘相连，可将冲动快速传至心肌细胞，引起同步收缩。

二、动脉的微细结构

动脉包括大动脉、中动脉、小动脉和微动脉四种，管壁各有差异。

（一）大动脉

管径大于 10mm，其管壁中有多层弹性膜和大量弹性纤维，平滑肌较少，故又称弹性动脉。

1. 内膜 由内皮和内皮下层组成。内皮下层较厚，其外侧为多层弹性膜组成的内弹性膜，该膜与中膜的弹性膜延续，故内膜与中膜的分界不清楚。

2. 中膜 较厚，有 40~70 层弹性膜，各层弹性膜由弹性纤维相连。

3. 外膜 较薄，由结缔组织构成，内有营养血管壁的血管，外弹性膜不明显。

（二）中动脉

管径1~10mm，因其管壁的平滑肌丰富，故又称肌性动脉（图14-41）。

1. 内膜 由内皮、内皮下层和内弹性膜组成。内皮下层较薄，内弹性膜明显，常呈波浪状，可作为内膜与中膜的分界。

2. 中膜 较厚，由10~40层环形排列的平滑肌组成。

3. 外膜 厚度与中膜相似，多数中动脉的中膜和外膜交界处有明显的外弹性膜。

（三）小动脉

管径0.3~0.9mm，管壁平滑肌收缩可改变管径，影响血流量。平滑肌受交感神经和激素的调节，产生收缩或舒张而调节血压，故又称为外周阻力血管（图14-42）。

（四）微动脉

管径在0.3mm以下。内膜无内弹性膜，中膜由1~2层平滑肌组成，外膜较薄（图14-42）。

图14-41 中动脉的微细结构（低倍）

1. 内皮；2. 内弹性膜；3. 外弹性膜

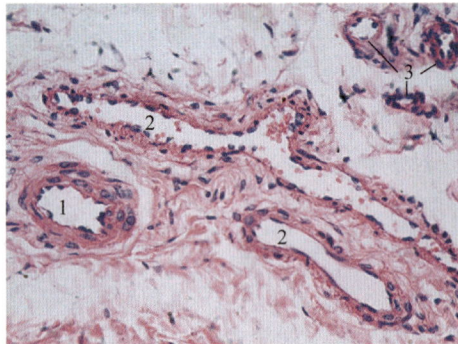

图14-42 小血管（高倍）

1. 小动脉；2. 小静脉；3. 微动脉

三、静脉的微细结构

静脉分为大静脉、中静脉、小静脉和微静脉。大静脉的管径大于10mm，如上腔静脉和下腔静脉等；管径小于2mm的静脉属小静脉，其中与毛细血管相连的较小的静脉称微静脉；管径介于大、小静脉之间的属中静脉（除大静脉外，其余凡在解剖学中有名称的静脉）。与各级相应的动脉比较，静脉的管径较大，管壁较薄，弹性小，故切片标本中的静脉常呈塌陷状，管腔变扁或呈不规则。静脉的管壁也分内膜、中膜和外膜，但三层的分界不明显。静脉的内膜薄，由一层内皮和结缔组织构成；中膜稍厚，主要由一些环行平滑肌构成；外膜最厚，由疏松结缔组织构成。大静脉的外膜内还含有较多纵行平滑肌（图14-43）。

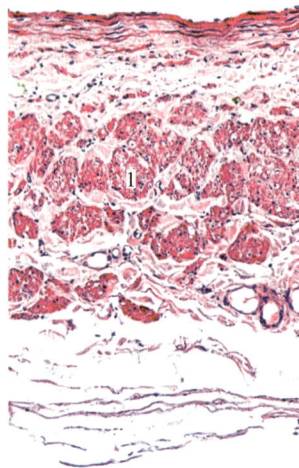

四、毛细血管

管径很细，直径7~9μm，管壁结构简单，主要由一层内皮和基膜构成（图14-44）。

图14-43 大静脉（低倍）

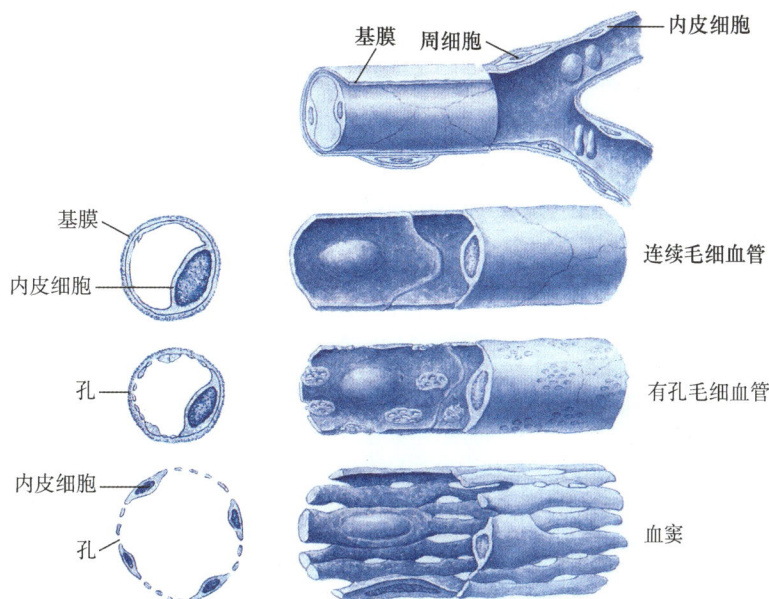

图 14-44 毛细血管结构模式图

根据毛细血管内皮细胞的结构特点，可将毛细血管分为三类。①连续毛细血管：内皮细胞紧密连接成一层连续性内皮，基膜完整。主要分布于结缔组织、肌组织、肺和中枢神经系统等处。②有孔毛细血管：内皮细胞不含核的部分很薄，有许多贯穿细胞的孔，孔的直径为 60~80nm。主要分布于某些内分泌腺、胃肠黏膜和肾血管球处。③血窦：或称窦状毛细血管，管腔较大，形状不规则。主要分布于肝、脾、骨髓和某些内分泌腺中。

微循环是指微动脉与微静脉之间微细血管中的血液循环。通过微循环，血液向组织细胞提供氧和营养物质，运走细胞代谢所产生的代谢产物，所以微循环是脉管系统的基本功能单位（图 14-45）。

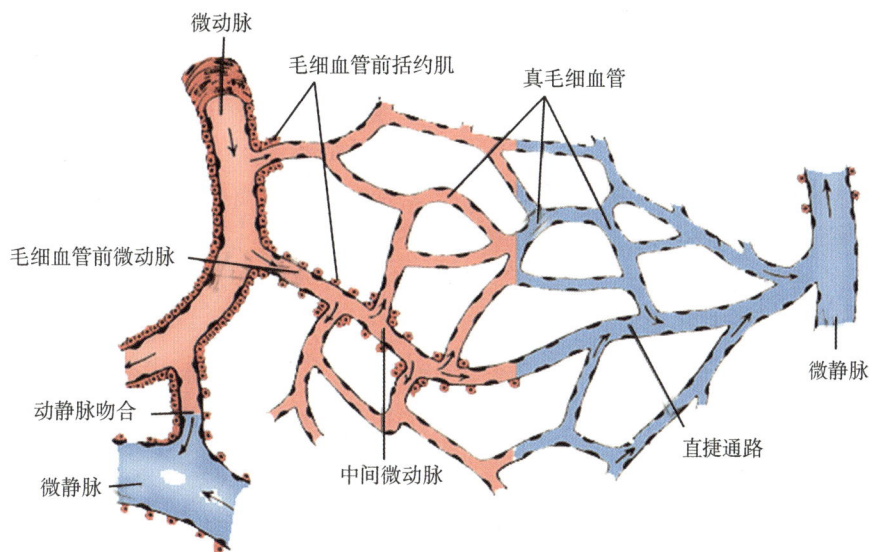

图 14-45 微循环模式图

微循环一般包括微动脉、中间微动脉、真毛细血管、直捷通路、动静脉吻合和微静脉六种。

（1）**微动脉** 是小动脉的分支。微动脉管壁平滑肌的舒缩可调节进入微循环的血流量，有总闸门之称。

（2）**中间微动脉** 是微动脉的分支，管壁的平滑肌稀少，不连续成层。

（3）**真毛细血管** 即通常所说的毛细血管，它是中间微动脉的分支。在真毛细血管起始处有少量环行平滑肌，称毛细血管前括约肌，它的舒缩可以调节真毛细血管内的血流量，是调节微循环的分闸门。一般情况下，只有小部分真毛细血管开放。当局部组织代谢增强时，毛细血管前括约肌松弛，真毛细血管的血流量增加。

（4）**直捷通路** 是中间微动脉直接和微静脉相通的部分。其管壁结构与毛细血管相同。直捷通路较短直，血流量较快。当组织处于静止状态时，中间微动脉内的血液大部分经直捷通路进入微静脉。

（5）**动静脉吻合** 是微动脉和微静脉之间直接连通的血管。动静脉吻合收缩时，血液由微动脉进入毛细血管；动静脉吻合松弛时，微动脉血液经此直接流入微静脉。动静脉吻合也是调节局部组织血流量的重要结构。

（6）**微静脉** 收集真毛细血管、直捷通路和动静脉吻合等的血液。

目标检测

答案解析

一、单项选择题

1. 心房和心室在心表面的分界为
   A. 前室间沟
   B. 后室间沟
   C. 室间隔
   D. 界沟
   E. 冠状沟

2. 主动脉弓发出的分支由右向左依次是
   A. 头臂干、右颈总动脉和右锁骨下动脉
   B. 右锁骨下动脉、右颈总动脉和头臂干
   C. 头臂干、右颈总动脉和左锁骨下动脉
   D. 左颈总动脉、左锁骨下动脉和头臂干
   E. 头臂干、左颈总动脉和左锁骨下动脉

3. 颈外动脉的分支不包括
   A. 甲状腺上动脉
   B. 椎动脉
   C. 面动脉
   D. 舌动脉
   E. 颞浅动脉和上颌动脉

4. 有关肠系膜上动脉的说法，正确的是
   A. 起于腹主动脉下部后壁
   B. 营养全部小肠和大肠
   C. 行于肠系膜内
   D. 分布于全部结肠
   E. 经十二指肠水平部的后方下行

5. 被称为弹性动脉的血管是
   A. 大动脉
   B. 中动脉
   C. 小动脉
   D. 微动脉
   E. 中静脉

6. 下列开口于右心房的是
   A. 肺静脉口
   B. 肺动脉口
   C. 冠状窦口
   D. 左房室瓣
   E. 主动脉口

7. 奇静脉的注入部位是
   A. 锁骨下静脉
   B. 左头臂静脉
   C. 下腔静脉
   D. 上腔静脉
   E. 右头臂静脉

8. 肝门静脉的直接属支不包括
   A. 脾静脉
   B. 肠系膜上静脉
   C. 胃左静脉
   D. 附脐静脉
   E. 肠系膜下静脉

二、思考题

1. 体表进行动脉压迫止血的部位有哪些?

2. 心壁的微细结构有哪些?

（卢　巍）

书网融合……

| 重点小结 | 微课 1 | 微课 2 | 习题 |

学习目标

知识目标：掌握淋巴系统的组成，胸导管的行径和收纳范围，右淋巴导管的组成和收纳范围，胸腺、脾和淋巴结的主要结构和功能；熟悉全身淋巴干的名称及收纳范围；了解淋巴系统的功能，全身主要部位的浅层淋巴结，脾脏和胸腺的解剖位置。

能力目标：能够在标本上辨识脾脏、胸腺、淋巴结的大体结构，能在显微镜下观察脾脏、胸腺、淋巴结的组织结构。

素质目标：认识自身免疫力的重要性，树立健康生活、主动预防疾病的意识。

情境导入

情境：患儿，男，因"呼吸急促、发热并发现颌下局部皮肤肿胀2天"就诊，查体扪及颌下淋巴结肿大，有压痛，活动度差，局部皮温高。血常规示：白细胞明显增高。

思考：1. 淋巴结的组织结构特点有哪些？

2. 哪些常见原因可引起局部淋巴结肿大？

淋巴系统（lymphatic system）是脉管系统的重要组成部分，包括淋巴管道、淋巴器官和淋巴组织（图15-1）。在淋巴管道内流动着无色透明的液体，称**淋巴**（lymph）。当血液流经毛细血管时，一些成分可经毛细血管滤出到组织间隙，形成组织液。组织液与细胞进行物质交换后，大部分（90%）在毛细血管的静脉端被吸收，进入静脉；小部分（10%）进入毛细淋巴管内，成为淋巴。淋巴沿淋巴管道向心流动，最后通过胸导管、右淋巴导管注入静脉角而归入血液中。因此，淋巴管道可以看作是静脉的辅助结构（图15-2）。

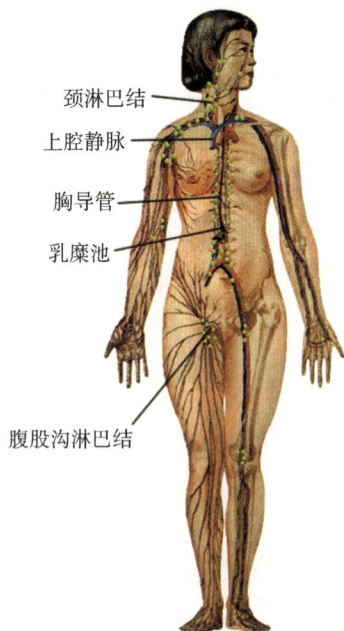

图15-1　淋巴系统模式图

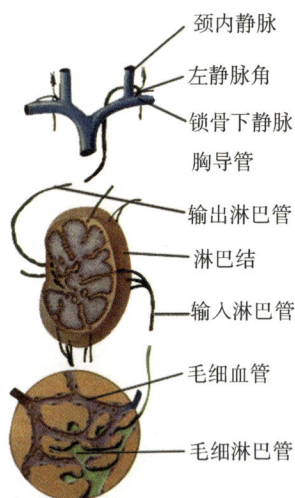

图15-2　淋巴导管模式图

淋巴器官包括淋巴结、脾、胸腺、扁桃体等。淋巴组织为含有大量淋巴细胞的网状组织，与淋巴器官功能相似，具有产生淋巴细胞、过滤淋巴和参与免疫应答的功能，是机体重要的防御装置。

第一节　淋巴管道

淋巴管道为输送淋巴的结构，包括毛细淋巴管、淋巴管、淋巴干和淋巴导管。

一、毛细淋巴管

毛细淋巴管是淋巴管道的起点，以膨大的盲端起于组织间隙。其管腔粗细不等，一般比毛细血管略粗，没有瓣膜，并互相吻合成网；管壁仅由一层内皮细胞构成，无基膜和周细胞，细胞间隙较大，因此，比毛细血管通透性大。一些大分子物质，如蛋白质、细菌、肿瘤细胞、异物及细胞碎片等容易进入毛细淋巴管。肿瘤细胞经淋巴道转移是肿瘤转移的常见途径。

毛细淋巴管在人体分布广泛，但中枢神经、上皮组织、角膜、晶状体、牙釉质、软骨、胎盘等处缺乏毛细淋巴管。

二、淋巴管

淋巴管由毛细淋巴管汇合而成，其结构与小静脉相似，但管壁较薄、瓣膜较多。在瓣膜附近的管腔稍扩张成窦状，故淋巴管粗细不匀，外观呈串珠状。淋巴管分为浅、深两组，二者间有丰富的交通支。浅淋巴管位于皮下浅筋膜内，与浅静脉伴行；深淋巴管位于深筋膜的深面或肌间隙内，与深部血管伴行。

三、淋巴干

全身各部的浅、深淋巴管经过相应的淋巴结群后，汇集成九条淋巴干：即收集头颈部淋巴的左、右颈干，收集上肢、胸壁淋巴的左、右锁骨下干，收集胸部淋巴的左、右支气管纵隔干，收集下肢、盆部及腹腔成对器官淋巴的左、右腰干，收集腹腔不成对器官淋巴的肠干。

四、淋巴导管

九条淋巴干汇集成两条淋巴导管，即胸导管和右淋巴导管。它们分别注入左、右静脉角（图15-3）。

（一）胸导管

胸导管是人体最粗大的淋巴管道，全长约为35cm。其起点位于第1腰椎体前方，呈囊状膨大，称**乳糜池**，是由左、右腰干和肠干汇合而成。胸导管上行穿膈的主动脉裂孔进入胸腔，于食管的后方沿脊柱右前方上行，至第5胸椎高度经食管和脊柱之间向左上斜行，然后沿脊柱的左前方上行，出胸廓上口达颈根部，呈弓状弯向前下注入左静脉角。注入前有左支气管纵隔干、左颈干和左锁骨下干汇入胸导管末端，此三干汇入处常有膨大结构，称**胸导管壶腹**。胸导管注入静脉角处有一对发育良好的瓣膜，瓣膜游离缘朝向静脉，可阻止血液逆流入胸导管。胸导管可收集下半身和左侧上半身，

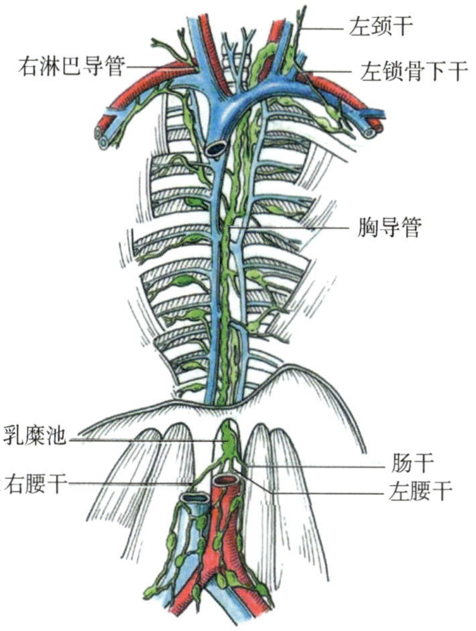

右淋巴导管 —— 左颈干
—— 左锁骨下干

—— 胸导管

乳糜池 ———— 肠干
右腰干 —— 左腰干

图15-3　淋巴导管

即人体 3/4 的淋巴回流。

（二）右淋巴导管

右淋巴导管位于右颈根部，为一长约 1.5cm 的短干，由右支气管纵隔干、右颈干和右锁骨下干汇合而成，末端注入右静脉角。右淋巴导管收集右侧上半身，即人体 1/4 的淋巴回流。

第二节　人体各部的主要淋巴结

淋巴结（lymph nodes）为灰红色的扁圆形或椭圆形小体，大小不等，质软，是淋巴管向心行进过程中的必经器官。其一侧较凸有数条输入淋巴管进入，另一侧较凹称**淋巴结门**，有输出淋巴管、血管和神经出入（图 15-4）。淋巴管行程中可经过数个淋巴结，所以，一个淋巴结的输出淋巴管可以成为另一个淋巴结的输入淋巴管。

淋巴结常聚集成群，以深筋膜为界分浅、深两种，多沿血管周围分布。浅淋巴结位于皮下浅筋膜内，在活体上常易触及；深淋巴结位于深筋膜内或深筋膜以下。四肢的淋巴结多位于关节的屈侧；内脏的淋巴结多位于器官门附近或血管的周围。因此，淋巴结常以其所在部位及附近的血管命名。

淋巴结的功能主要有过滤淋巴、产生淋巴细胞、参与淋巴细胞再循环及参与免疫反应。了解局部淋巴结的位置、收纳范围和淋巴引流去向，对疾病的诊断和治疗具有重要的意义。

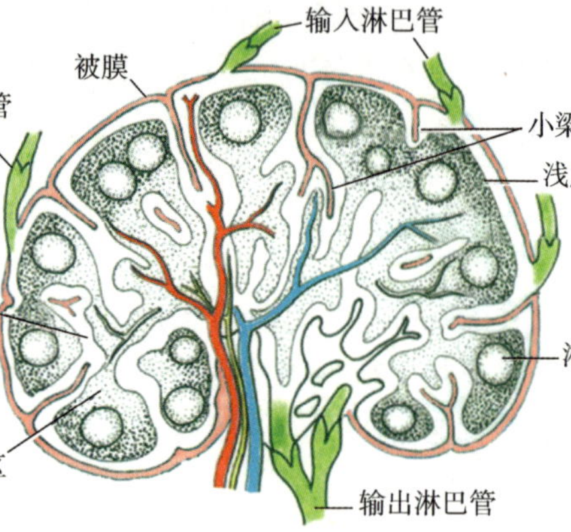

图 15-4　淋巴结结构模式图

一、头颈部的淋巴结

（一）头部的淋巴结

多位于头颈交界处，由后向前呈环状排列，依次为枕淋巴结、乳突淋巴结、腮腺淋巴结、下颌下淋巴结和颏下淋巴结（图 15-5）。可引流头面部浅层的淋巴，其输出管直接或间接注入颈外侧深淋巴结。

1. 枕淋巴结　位于枕部皮下、斜方肌枕骨起点的表面，引流枕部、项部的淋巴。

2. 乳突淋巴结　位于耳后、胸锁乳突肌上端表面，引流颅顶及耳郭后部浅层的淋巴。

3. 腮腺淋巴结　分为腮腺浅淋巴结和腮腺深淋巴结，位于腮腺表面和腮腺实质内，引流额、颞部、耳郭和外耳道、鼓膜、颊部及腮腺等处的淋巴。

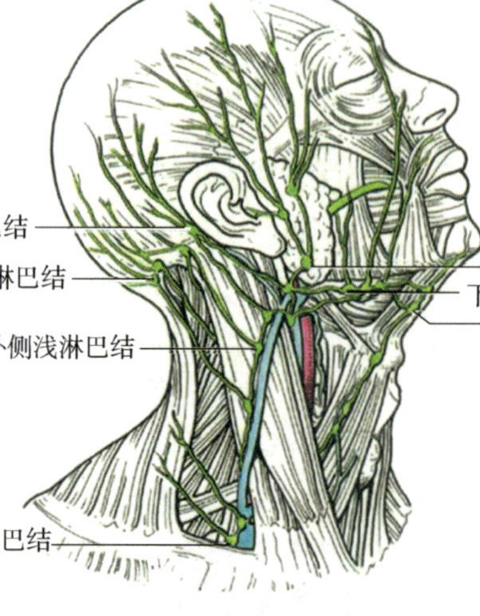

4. 下颌下淋巴结　位于下颌下三角，下颌下腺附近及其腺实质内，引流面部、鼻和口腔的淋巴。

5. 颏下淋巴结　位于颏下三角内，引流颏部、舌前部、下唇皮肤和舌尖部的淋巴。

图 15-5　头颈部浅层淋巴结

（二）颈部的淋巴结

颈部的淋巴结分为颈前和颈外侧两组（图 15 - 6）。

1. 颈前淋巴结 位于颈前正中部，引流颈前部浅层结构及喉前部、甲状腺、气管等处的淋巴，其输出管注入颈外侧淋巴结。

2. 颈外侧淋巴结 位于颈部两侧，包括沿浅静脉排列的颈外侧浅淋巴结及沿深静脉排列的颈外侧深淋巴结。颈外侧浅淋巴结主要收纳颈部浅层的淋巴管，并汇集乳突淋巴结、枕淋巴结及部分下颌下淋巴结，输出管注入颈外侧深淋巴结。颈外侧深淋巴结主要收纳胸壁上部、乳房上部及舌、咽、喉、气管、甲状腺等处淋巴，其输出管汇合成颈干。

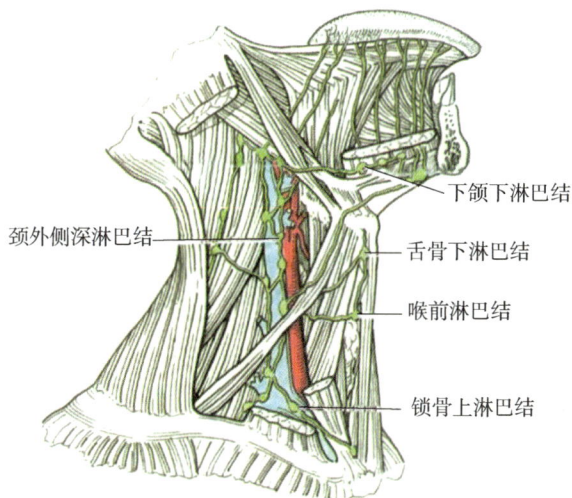

颈外侧深淋巴结
下颌下淋巴结
舌骨下淋巴结
喉前淋巴结
锁骨上淋巴结

图 15 - 6 颈深部淋巴结

二、上肢的淋巴结

上肢的淋巴结主要集中在肘部和腋窝，分为肘淋巴结和腋淋巴结两群。

（一）肘淋巴结

数量较少，位于肘窝和肱骨内上髁附近，又称滑车上淋巴结，引流手和前臂尺侧半浅、深部的淋巴，其输出管伴肱静脉上行入腋淋巴结。

（二）腋淋巴结

数量较多，成群分布，引流上肢、乳房、胸壁和腹壁上部等处的淋巴，按其位置可分五群（图 15 - 7）。

1. 外侧淋巴结 沿腋静脉排列，收集上肢的浅、深部淋巴。

2. 胸肌淋巴结 沿胸外侧动、静脉排列，收集胸、腹前外侧壁（脐以上）和乳房外侧部及中央部的淋巴。

3. 肩胛下淋巴结 在腋窝后壁沿肩胛下血管排列，收集项、背部的淋巴。

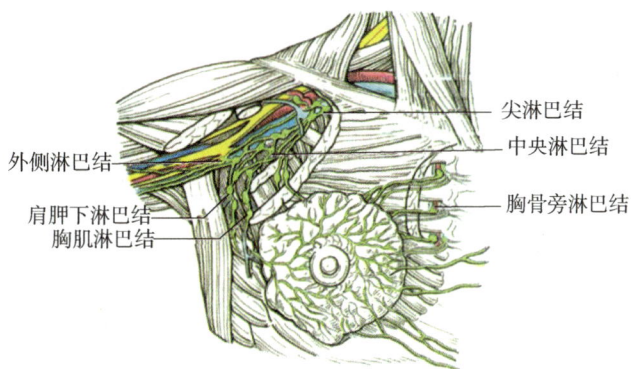

外侧淋巴结
肩胛下淋巴结
胸肌淋巴结
尖淋巴结
中央淋巴结
胸骨旁淋巴结

图 15 - 7 腋淋巴结

4. 中央淋巴结 位于腋窝中央的脂肪组织内，收集上述三群淋巴结的输出。

5. 尖淋巴结 位于腋窝尖部，沿腋动、静脉的近侧端排列，收集中央淋巴结输出管和乳房上部的淋巴，其输出管大部汇入锁骨下干，少数注入锁骨上淋巴结。

三、胸部的淋巴结

包括胸壁淋巴结和胸腔器官淋巴结两部分。主要收纳胸腔脏器、乳房内侧和脐以上胸腹壁深层的淋巴，其输出淋巴管汇入支气管纵隔干或直接汇入胸导管。

（一）胸壁淋巴结

包括胸骨旁淋巴结、肋间淋巴结及膈上淋巴结等，引流胸和腹壁浅、深部的淋巴，其输出管分别注入纵隔前、后淋巴结，或汇入支气管纵隔干及胸导管。

（二）胸腔器官淋巴结

包括纵隔前淋巴结、纵隔后淋巴结、肺淋巴结、气管支气管淋巴结等。引流胸腔内胸腺、心包、支气管、食管、肺及脏胸膜等器官淋巴。

四、下肢的淋巴结

主要集中在腘窝和腹股沟区，分为腘淋巴结和腹股沟淋巴结两群。

（一）腘淋巴结

位于小隐静脉与腘静脉的汇合处，腘筋膜内或深面，收集足外侧、小腿后面浅层淋巴管，其输出管注入腘深淋巴结。

（二）腹股沟淋巴结

位于腹股沟韧带的下方，股三角内，分为浅、深两群（图15-8）。腹股沟浅淋巴结位于腹股沟韧带下方的浅筋膜内，分为上、下两群，其输出管注入腹股沟深淋巴结和髂外淋巴结。腹股沟深淋巴结位于股静脉根部周围，接受腹股沟浅淋巴结、腘淋巴结的输出管以及下肢的深淋巴管，其输出管注入髂外淋巴结。

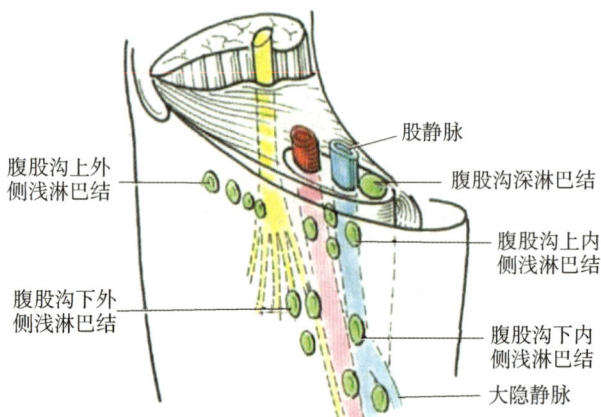

图 15 – 8　腹股沟淋巴结

五、盆部的淋巴结

包括盆壁淋巴结和盆腔器官旁淋巴结两部分。盆腔器官旁淋巴结位于盆腔器官的附近，盆壁淋巴结沿盆腔血管排列。盆部的淋巴结主要包括髂内淋巴结、骶淋巴结、髂外淋巴结和髂总淋巴结等，引流下肢、盆壁、腹壁下部及盆腔器官的淋巴，最后经髂总淋巴结的输出管注入腰淋巴结。

六、腹部的淋巴结

腹部的淋巴结包括腹壁淋巴结和腹腔器官淋巴结两部分。

（一）腹壁淋巴结

腹前壁脐平面以上的淋巴管一般注入腋淋巴结，脐平面以下的淋巴管注入腹股沟浅淋巴结；腹后壁的淋巴管注入腰淋巴结。腰淋巴结位于下腔静脉和腹主动脉周围，收集腹后壁、腹腔内成对脏器的淋巴，还收纳髂总淋巴结的输出管，腰淋巴结的输出管汇合成左、右腰干。

（二）腹腔器官淋巴结

腹腔成对器官的淋巴管主要注入腰淋巴结。不成对器官的淋巴管分别注入腹腔淋巴结、肠系膜上淋巴结和肠系膜下淋巴结（图15-9，图15-10）。腹腔淋巴结，肠系膜上、下淋巴结的输出管汇合成一条肠干。

1. 腹腔淋巴结　位于腹腔干周围，沿腹腔干分支排列，引流腹腔干分支分布区域的淋巴，其输出管汇入肠干。

2. 肠系膜上淋巴结　位于肠系膜上动脉根部周围，沿肠系膜上动脉及其分支排列，引流肠系膜上动脉及其分支分布区域的淋巴，其输出管汇入肠干。

3. 肠系膜下淋巴结　位于肠系膜下动脉根部周围，沿肠系膜下动脉及其分支排列，引流肠系膜下动脉及其分支分布区域的淋巴，其输出管汇入肠干。

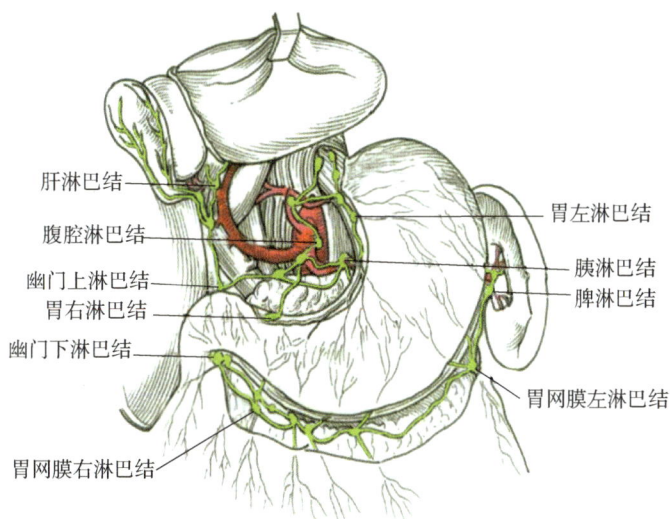

图 15-9　腹腔器官淋巴结（胃）

肝淋巴结
腹腔淋巴结
幽门上淋巴结
胃右淋巴结
幽门下淋巴结
胃网膜右淋巴结
胃左淋巴结
胰淋巴结
脾淋巴结
胃网膜左淋巴结

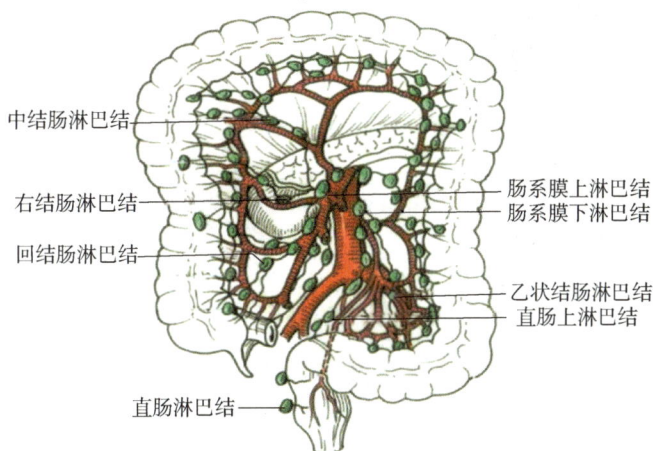

图 15-10　腹腔器官淋巴结（大肠）

中结肠淋巴结
右结肠淋巴结
回结肠淋巴结
肠系膜上淋巴结
肠系膜下淋巴结
乙状结肠淋巴结
直肠上淋巴结
直肠淋巴结

4. 腰淋巴结　沿腹主动脉和下腔静脉排列，收纳腹后壁及腹腔内成对脏器的淋巴，以及髂总淋巴结的输出管，腰淋巴结的输出管汇合成左、右腰干，注入乳糜池。

知识链接

急性淋巴结炎

急性淋巴结炎通常是由其他化脓性感染病原体引起的继发性疾病。当化脓性细菌侵袭淋巴结时，会导致局部淋巴结肿大和压痛。在疾病的早期阶段，淋巴结仍然可推动，但随着病情的发展，多个淋巴结可能会黏连成硬块，不易移动，使得皮肤表面出现红肿，明显压痛。

第三节　人体主要淋巴器官

淋巴器官又称免疫器官，是指实现免疫功能的器官，主要包括胸腺、骨髓、淋巴结、脾和扁桃体等。淋巴器官的功能是产生淋巴细胞、滤过淋巴液和血液、参与免疫反应，是免疫功能的重要结构基础。

一、淋巴结

（一）淋巴结的微细结构

淋巴结表面有被膜，由致密结缔组织构成。被膜内有输入淋巴管，与被膜下淋巴窦相通连。被膜的结缔组织伸入淋巴结实质形成小梁，其粗细不等，彼此相连，形成淋巴结的支架。淋巴结的实质主要由淋巴组织和淋巴窦构成。周围部分淋巴组织较致密，染色深，称皮质；中央部分较疏松，着色浅，称髓质（图15-11）。

1. 皮质 主要由淋巴小结、弥散淋巴组织和淋巴窦组成。在皮质浅层排列着许多淋巴小结，淋巴小结中央染色较浅，可见细胞分裂现象，故又称**生发中心**。生发中心主要含有 B 淋巴细胞和巨噬细胞。淋巴小结之间和皮质深层是弥散淋巴组织。由胸腺迁来的 T 淋巴细胞在此生长增殖，因而把这些区域称胸腺依赖区，也称**副皮质区**（图15-12）。

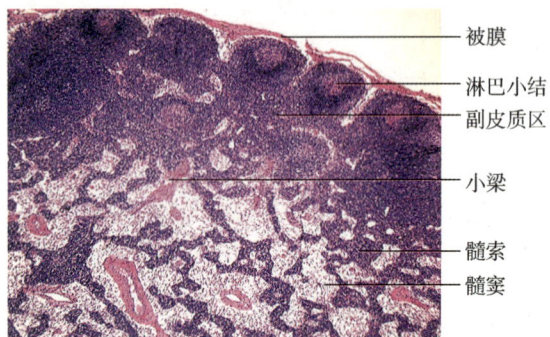

图15-11 淋巴结局部（低倍）

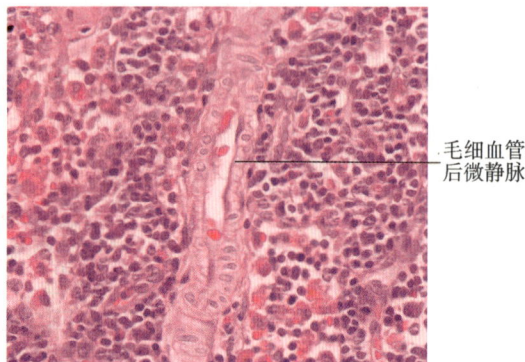

图15-12 淋巴结副皮质区（高倍）

2. 髓质 由密集成索状的淋巴索（髓索）及其间的髓窦组成（图15-13）。淋巴索彼此连成网状，在髓索与髓索之间，髓索与小梁之间的不规则的网状间隙，称髓质淋巴窦。髓索的成分主要为 B 淋巴细胞、浆细胞和巨噬细胞。

（二）淋巴结的功能

1. 滤过淋巴液 全身皮肤和黏膜中的毛细淋巴管容易带入病菌、毒素等。它们流经淋巴结时运行缓慢，巨噬细胞可将淋巴液中的病菌、毒素及异物颗粒吞噬、清除。

2. 产生淋巴细胞 B 淋巴细胞在病菌、抗原异物的刺激下形成浆细胞。T 淋巴细胞在抗原刺激下，增殖发育成效应 T 淋巴细胞。

3. 参与免疫反应 在抗原异物的刺激作用下，产生效应 T 淋巴细胞，完成细胞免疫功能。而 B 淋巴细胞转化为浆细胞产生抗体，进行体液免疫。

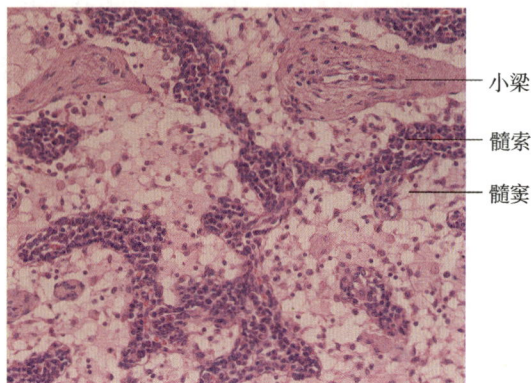

图15-13 淋巴结髓质（高倍）

二、脾

（一）脾的位置和形态

脾（spleen） 是人体最大的淋巴器官，位于左季肋区，第9~11肋之间，其长轴与第10肋一致，正常情况左肋弓下缘处无法触及（图15-14）。活体脾质软而脆，色泽暗红，略呈椭圆形，受暴力打击易发生破裂。

根据形态，脾可分为膈、脏两面，上、下两缘，前、后两端。膈面隆凸光滑，与膈相贴；脏面凹陷，中央可见脾门，有血管、神经和淋巴管出入。脾的上缘较薄，朝向前上方，有数个凹陷结构，称**脾切迹**，脾大时，可作为触诊脾的标志。后端钝圆，向后内。下端宽阔，向前外。脾为腹膜内位器官，周围借韧带与相邻器官相连。

（二）脾的微细结构

脾的表面覆有较厚的被膜，由致密结缔组织构成，其中含有少量的平滑肌纤维，被膜的表面覆有间皮，被膜的结缔组织和平滑肌纤维伸入脾内，形成小梁，小梁互相连接成网，构成脾的支架。脾的实质主要由淋巴组织构成。新鲜脾的切面大部分呈暗红色，称**红髓**，其中散布着许多 1～2mm 大小的灰白色小结节，称**白髓**（图 15－15）。

图 15－14 脾

1. **白髓** 分动脉周围淋巴鞘和脾小结两部分。动脉周围淋巴鞘呈长筒状，鞘内网状组织中有大量小淋巴细胞、巨噬细胞和一些浆细胞。紧靠中央动脉周围的主要是 T 淋巴细胞，构成脾脏的胸腺依赖区。脾小结即脾内的淋巴小结，位于淋巴鞘内的一侧。淋巴小结主要由 B 淋巴细胞密集而成，也有生发中心，偏于生发中心的一侧有 1～2 条小动脉，称中央动脉（图 15－16）。

2. **红髓** 充满白髓之间，由脾窦和脾索构成（图 15－17）。由于含有许多红细胞，故呈红色。脾窦又称脾血窦，位于脾索之间，为不规则腔隙。窦壁由长杆状的内皮细胞和不连续的基膜组成。有利于血细胞从脾索进入脾窦。在窦壁内外贴附着许多巨噬细胞，具有很强的吞噬能力。

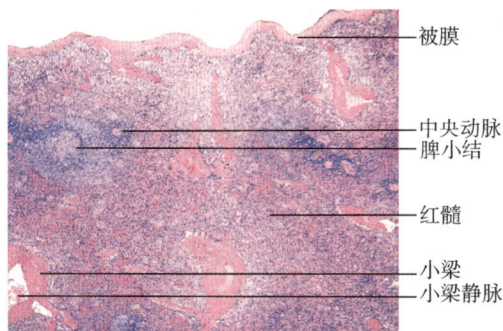

图 15－15 脾（低倍）

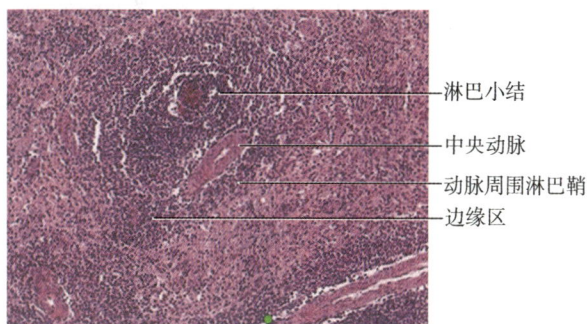

图 15－16 脾的白髓（高倍）

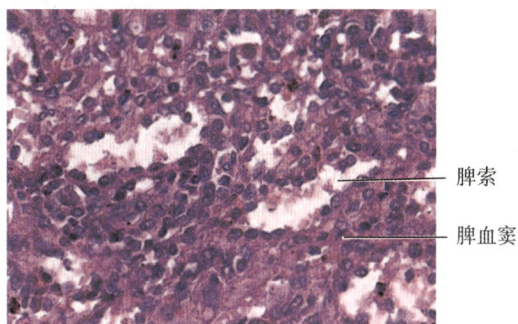

图 15－17 脾的红髓（高倍）

3. 边缘区 指白髓周边向红髓移行的区域。这里有丰富的巨噬细胞、血管及淋巴细胞，结构疏松。边缘区是血液进入红髓和白髓的门户，具有很强的吞噬滤过作用。毛细血管直接与血窦相连。血窦再汇集成小静脉，进入小梁成为小梁静脉。然后再汇合为脾静脉出脾。

（三）脾的功能

1. 滤血 吞噬清除血液中的病菌、异物及衰老、死亡的血细胞。

2. 造血 人类脾脏在胚胎发育的早期，具有产生各种血细胞的功能。出生后还可产生淋巴细胞。当机体需要时，脾脏还能恢复其造血功能，称**髓外造血**。

3. 储血 脾脏能储存约 200ml 血，主要是红细胞和血小板。当机体急需时，脾脏被膜收缩，可将贮存的血释放入血循环。

4. 参与免疫反应 典型表现为 T 淋巴细胞进行的细胞免疫；B 淋巴细胞进行的体液免疫。

三、胸腺

（一）胸腺的位置和形态

胸腺（thymus） 位于胸骨柄后方，上纵隔的前部。整体略呈锥体形，分为不对称的左、右两叶，质地较软，颜色灰红。新生儿和幼儿胸腺体积较大，性成熟时最大，之后逐渐退化萎缩，成年时，腺组织常被结缔组织所取代（图 15 – 18）。

（二）胸腺的微细结构

胸腺表面有结缔组织被膜。结缔组织深入胸腺实质形成胸腺隔，把胸腺分成许多不完全分隔的小叶，小叶周边为皮质，小叶深部为髓质（图 15 – 19）。

1. 皮质 主要由淋巴细胞和上皮性网状细胞构成。上皮性网状细胞呈星状，多突起，相邻细胞的胞突彼此接触，并以桥粒相连接，形成网状支架，其间隙内充满密集的淋巴细胞。胸腺的淋巴细胞又称胸腺细胞，靠近皮质最浅层的细胞较大，为较原始的淋巴细胞。皮质中层为中等大小的淋巴细胞。皮质深层为小淋巴细胞。

2. 髓质 淋巴细胞少，多为小淋巴细胞。髓质内有散在的胸腺小体，多为圆形，大小不等（图 15 – 20）。它们由胸腺上皮细胞呈同心圆状包绕排列而成。胸腺小体的功能尚不明确。

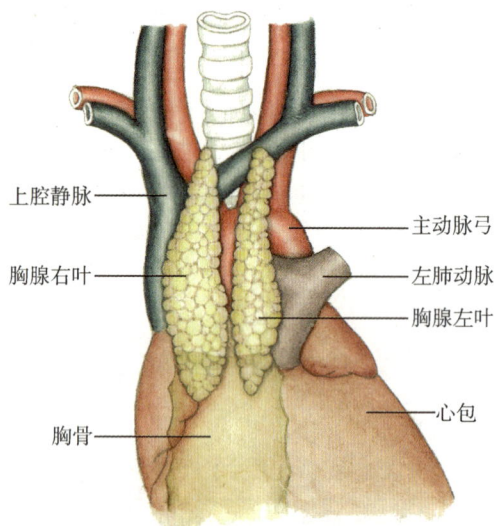

图 15 – 18　胸腺的形态和位置

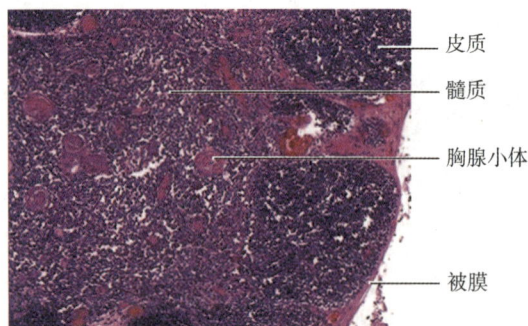

图 15 – 19　胸腺（低倍）

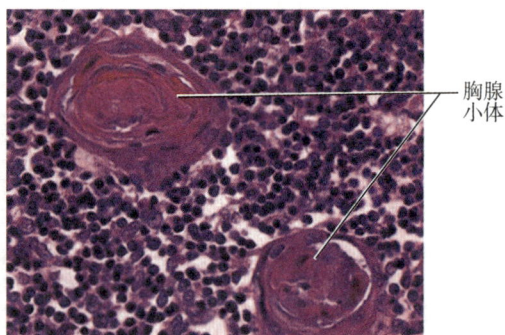

图 15 – 20　胸腺髓质（高倍）

3. 血-胸腺屏障　是血液与胸腺实质之间的屏障结构（图 15-21）。它可以阻止血液内的大分子物质进入胸腺，从而使胸腺细胞免受外来抗原物质的刺激，主要由连续性毛细血管内皮、内皮基膜、血管周间隙、上皮基膜和毛细血管外一层连续的上皮性网状细胞组成。

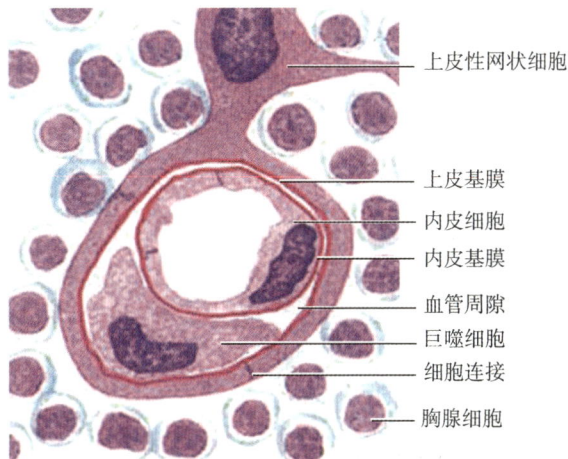

图 15-21　血-胸腺屏障结构模式图

（三）胸腺的功能

1. 培育 T 淋巴细胞　造血干细胞经血流迁入胸腺后，先在皮质增殖分化成淋巴细胞。增殖后的淋巴细胞大部分在皮质内凋亡，小部分细胞继续发育，进入髓质，成为接近成熟的 T 淋巴细胞。这些细胞穿过毛细血管的管壁，循血流再迁移至周围淋巴器官（脾、淋巴结）的特定区域，增殖并参与细胞免疫反应。

2. 分泌激素　网状上皮细胞合成和分泌胸腺素，是一种蛋白质类物质，能促使 T 淋巴细胞增殖、发育成熟并提高细胞免疫能力。

目标检测

答案解析

一、单项选择题

1. 下列不属于淋巴器官的是
   A. 淋巴结　　　　　　　　B. 脾　　　　　　　　　　C. 胸腺
   D. 扁桃体　　　　　　　　E. 胰

2. 不成对的淋巴干有
   A. 颈干　　　　　　　　　B. 腰干　　　　　　　　　C. 肠干
   D. 锁骨下干　　　　　　　E. 支气管纵膈干

3. 不注入胸导管的淋巴干是
   A. 左支气管纵膈干　　　　B. 右支气管纵膈干　　　　C. 左腰干
   D. 右腰干　　　　　　　　E. 肠干

4. 淋巴结不具有
   A. 门　　　　　　　　　　B. 输出淋巴管　　　　　　C. 产生淋巴细胞的功能
   D. 输入淋巴管　　　　　　E. 深、浅层分布的特点

5. 脾不具有的功能是
   A. 滤血　　　　　　　　　B. 储血　　　　　　　　　C. 造血
   D. 消化　　　　　　　　　E. 免疫

二、思考题

1. 胸导管的起始、行程、注入部位及收集范围如何？

2. 腋淋巴结的分群、各群的位置及收纳范围如何？

3. 简述脾的形态、位置及功能。

（唐加峰）

书网融合……

| 重点小结 | 微课 | 习题 |

感觉器是感受器及其附属结构的总称。感受器广泛分布于人体各组织、器官内，是机体感受内、外环境刺激的结构，并能将所感受到的刺激转化为神经冲动，经感觉神经传入神经中枢，产生相应感觉。它们的结构和功能各不相同，有的结构简单，仅由游离神经末梢形成，如痛觉感受器；有的结构较复杂，由神经末梢和被囊形成，如触觉小体；有的结构极为复杂，由感受器及辅助结构共同形成，如眼（视器）、耳（前庭蜗器）、皮肤等。

第十六章　眼

PPT

学习目标

知识目标：掌握视器的组成与功能，眼球壁各层的名称、位置和功能，眼球内容物的组成，眼房的位置，房水产生部位与循环途径；熟悉泪腺的位置，泪道的组成及开口部位，眼球外肌的名称、位置和作用；了解眼副器的组成与功能，眼睑的形态与构造，眼动脉的起始、主要分支和分布，眼静脉的回流。

能力目标：能运用所学知识解释视器的组成与功能，具有眼健康宣教的能力。

素质目标：树立关注眼健康、关爱眼疾患者的意识。

情境导入

情境：患者，男，50岁，近5年来血压逐渐升高，伴头晕、头痛、心悸等，3天前出现视物模糊。查体：血压 190/110mmHg，心率 140 次/分，心浊音界向左扩大。眼底镜检查：视网膜动脉狭窄、硬化、视网膜水肿、有棉絮状斑点。诊断为原发性高血压三级。

思考：1. 眼底镜检查需要经过哪些解剖结构才能看到视网膜？

2. 视网膜结构与功能有哪些？

视器也称眼，能接受光波的刺激，由眼球和眼副器两部分组成。

第一节　眼　球

眼球（eyeball） 位于眼眶内，大致呈球形，后面以视神经连于间脑。眼球的功能是接受光波刺激，将刺激转变为神经冲动，经视觉传导通路至大脑视觉中枢，产生视觉。眼球前面的正中点称前极，后面的正中点称后极，两极间的连线称眼轴。经瞳孔中央至黄斑中央凹的连线称视轴。眼球由眼球壁和眼球内容物组成（图 16-1）。

一、眼球壁

眼球壁由外向内分外膜、中膜和内膜三层。

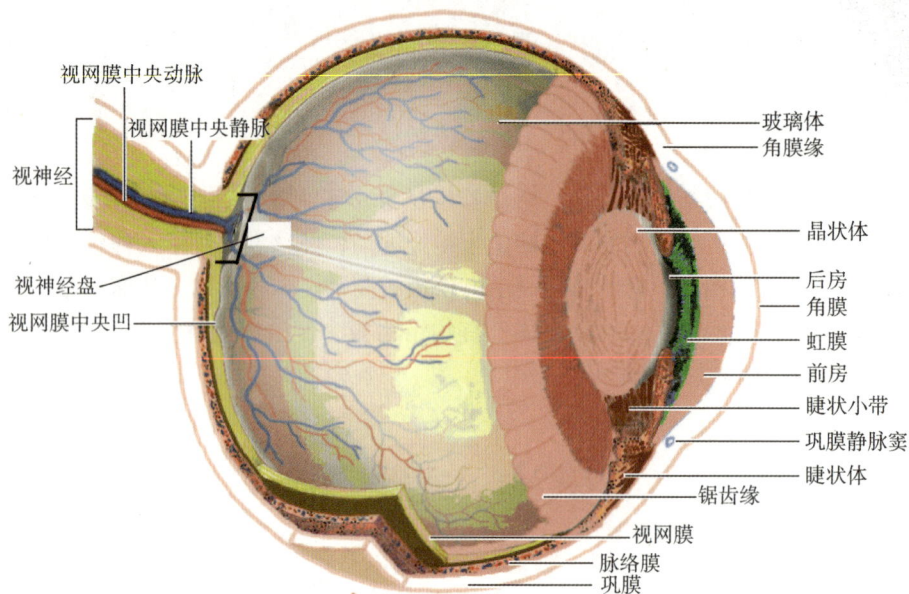

图 16 - 1 眼球

（一）外膜

外膜又称**纤维膜**，由致密结缔组织构成，具有保护作用。

1. 角膜 占外膜的前 1/6，不含血管，无色透明，但富有感觉神经末梢，由三叉神经的眼神经支配，有屈光作用。角膜曲度较大，表面的曲率各方向均一致，若出现差异，则称为**散光**。

2. 巩膜 占外膜的后 5/6，呈不透明的乳白色。在巩膜与角膜交界处的深面，有一环形小管，称**巩膜静脉窦**，是房水回流的通道。

（二）中膜

中膜也称血管膜或葡萄膜，含丰富的血管和色素细胞，呈棕黑色。由前向后分为虹膜、睫状体和脉络膜三部分。

1. 虹膜 为中膜的最前部，呈冠状位的圆盘形薄膜，中央有一圆孔，称**瞳孔（pupil）**。虹膜的颜色随人种和肤色而异，亚洲人呈棕褐色。虹膜内有两种不同方向排列的平滑肌：环绕瞳孔周围者称**瞳孔括约肌**，受副交感神经支配；自瞳孔向周围呈放射状排列者称**瞳孔开大肌**，由交感神经支配。在弱光下或视远物时，瞳孔开大；在强光下或视近物时，瞳孔缩小。在虹膜与角膜交界处的环形区域，称**虹膜角膜角**，也称**前房角**。

2. 睫状体 位于巩膜与角膜移行处的内面。睫状体的前部有许多向内突出的皱襞，称睫状突，它发出睫状小带连于晶状体囊。睫状体内有环形、纵形、斜形平滑肌纤维，称睫状肌，该肌收缩与舒张，可使睫状小带松弛与紧张，从而调节晶状体的曲度，协助视近物与远物。睫状体还有产生房水的作用。

3. 脉络膜 占中膜的后 2/3，位于巩膜内面。具有营养视网膜、吸收眼内散在光线的作用。

（三）内膜

内膜又称**视网膜（retina）**，衬于中膜的内面，分两层：外层为色素上皮层，内层为神经细胞层。神经细胞层又分三层，由外向内依次为感光细胞、双极细胞和节细胞。感光细胞有视锥细胞和视杆细胞，视锥细胞感受强光和颜色的刺激；视杆细胞感受弱光的刺激。节细胞的轴突向眼球后方集中并穿出眼球壁形成视神经。视网膜剥离是指视网膜神经细胞层与色素上皮层的分离。 📱微课

视网膜由前向后可分为虹膜部、睫状体部和视部。前两部因无感光细胞，合称视网膜盲部。视网

膜视部贴于脉络膜内面，含大量感光细胞，具有感光功能。在视部内面的后部偏鼻侧可见一白色圆盘形隆起，称**视神经盘**（或视神经乳头），无感光细胞，不能感光，又称**生理性盲点**，此处是视神经穿出视网膜的部位，其中央有视网膜中央动脉、静脉穿过；在视神经盘颞侧稍下方约 3.5mm 处有一黄色小区，称**黄斑**，其中央凹陷处称**中央凹**，是感光和辨色最敏锐的部位。这些结构是临床上眼底镜检查的主要内容（图 16 – 2）。

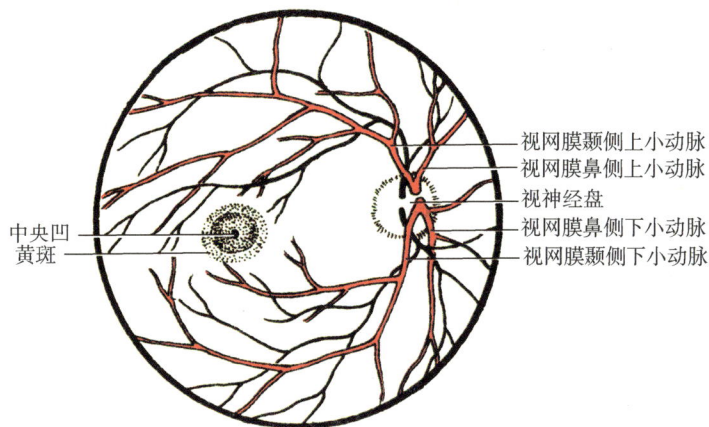

图 16 – 2　右侧眼底

二、眼球内容物

眼球内容物包括房水、晶状体和玻璃体。这些结构不含血管，无色透明，具有屈光作用。它们和角膜一起合称为眼的屈光装置或屈光系统，使物象投射在视网膜上。

（一）房水

房水为无色透明的液体，充满眼房，除有折光作用外，还为角膜和晶状体提供营养，维持正常的眼内压。眼房是位于角膜和晶状体之间的不规则腔隙，被虹膜分为前房和后房，彼此借瞳孔相通。房水由睫状体产生，依次经后房→瞳孔→前房→虹膜角膜角→巩膜静脉窦，最后汇入眼静脉（图 16 – 3）。房水循环受阻时，则引起眼内压增高，导致视觉障碍，临床上称**青光眼**。

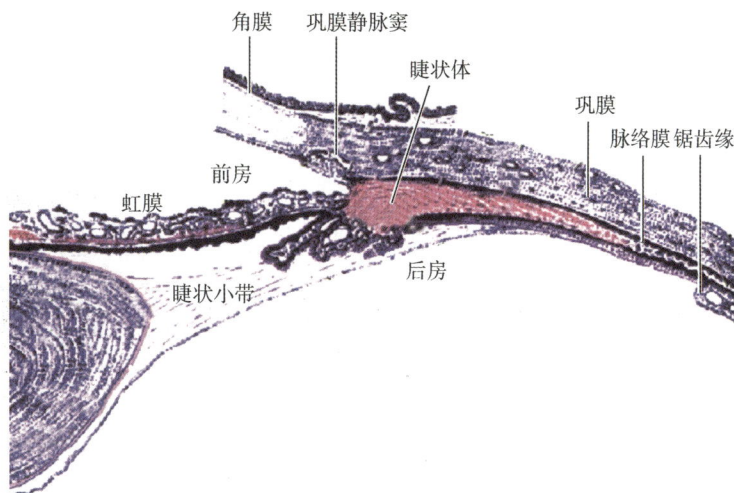

图 16 – 3　眼球前半部水平切面

知识链接

青光眼

青光眼是一组以视神经萎缩、视野缺损为共同特征的疾病，分为三大类：原发性青光眼、继发性青光眼和先天性青光眼。眼球壁对眼球内容物所施加的压力称为眼内压（简称眼压）。在正常情况下，房水生成率、排出率及眼内容物的体积处于动态平衡，如果这三者的动态平衡失调，将出现病理性眼压（眼压异常）。病理性眼压增高是青光眼的主要危险因素，增高的眼压可通过机械压迫和引起视神经缺血两种机制导致视神经损害。

（二）晶状体

晶状体位于虹膜与玻璃体之间，呈双凸透镜状，具有弹性，表面包以无色透明的高弹性被膜，称**晶状体囊**，其周缘借睫状小带连于睫状突。若晶状体变浑浊，临床上称**白内障**。

晶状体是眼球屈光装置的主要部分，其曲度随所视物体的远近不同而改变。当视近物时，睫状肌收缩，睫状小带松弛，晶状体借本身弹性而变凸，屈光能力增强，使物像聚焦于视网膜上。视远物时，与此相反。随着年龄增长，晶状体弹性减弱，调节功能减退，视远物时较清晰，而视近物时则模糊，俗称**老花眼**。

（三）玻璃体

玻璃体位于晶状体与视网膜之间，为无色透明的胶状体，表面被覆玻璃体膜。除有屈光作用外，对视网膜还有重要的支撑作用。

第二节　眼副器

眼副器包括眼睑、结膜、泪器、眼球外肌以及眶脂体和眼球筋膜等，对眼球起保护、运动和支持作用。

一、眼睑

眼睑俗称眼皮，位于眼球的前方，是保护眼球的屏障。对人的容貌有重要意义，是面部整形的主要内容之一。

眼睑分上睑和下睑，其间的裂隙称**睑裂**。睑裂内、外侧两端成锐角分别称**内眦**和**外眦**。睑的游离缘称**睑缘**，上、下睑缘可见整齐排列弯曲向前的睫毛，有防止灰尘进入眼内和防止强光照射的作用（图16-4）。睫毛根部附近有睫毛腺和睑缘腺，睫毛附近腺体或毛囊感染时，临床上称为**外麦粒肿**。

眼睑由浅至深依次为皮肤、皮下组织、肌层、睑板和睑结膜。眼睑的皮肤薄，皮下组织疏松，缺乏脂肪组织，易发生水肿。眼睑的肌层主要为眼轮匝肌，上睑还有上睑提肌。睑板内有与睑缘垂直排列的睑板腺，其油脂状分泌物有润滑睑缘及防止泪液外溢的作用。若睑板腺导管阻塞，形成睑板腺囊肿，称霰粒肿。当睑板腺化脓性感染时，临床上称为**内麦粒肿**。

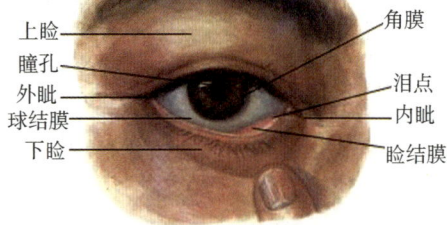

图16-4　眼睑

上睑　角膜
瞳孔　泪点
外眦　内眦
球结膜
下睑　睑结膜

二、结膜

结膜为一层富含血管的透明薄膜。覆盖于上、下睑内面的称**睑结膜**，贴在眼球前面的称**球结膜**，上、下睑结膜与球结膜相互移行返折形成**结膜上穹**和**结膜下穹**。当上、下睑闭合时，整个结膜形成的囊状腔隙，称**结膜囊**（图16–5）。滴眼药时，药物应滴入结膜囊内。睑结膜和结膜穹窿是沙眼的好发部位。结膜炎和沙眼是眼科常见疾病。

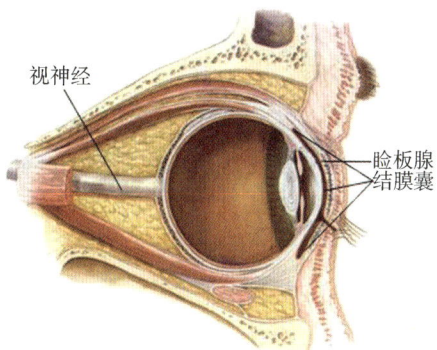

图16–5 右眼矢状切面

三、泪器

泪器包括泪腺和泪道（图16–6）。泪道包括泪点、泪小管、泪囊和鼻泪管。

（一）泪腺

泪腺位于眶上壁前外侧部的泪腺窝内，其排泄管开口于结膜上穹。泪腺分泌的泪液具有湿润、清洁角膜和抑菌的作用。

（二）泪道

泪道是运送泪液从结膜囊内至鼻腔的一系列小管道。在上、下睑缘近内侧端各有一小隆起称**泪乳头**，其顶部有一小孔称**泪点**，是泪小管的开口。**泪小管**为连结泪点与泪囊的小管，分**上泪小管**和**下泪小管**。它们分别垂直向上、下行，继而几乎成直角转向内侧汇合，开口于泪囊上部。**泪囊**位于眶内侧壁前下部的泪囊窝内。泪囊的上端为盲端，向下移行为**鼻泪管**，其开口于下鼻道前部。

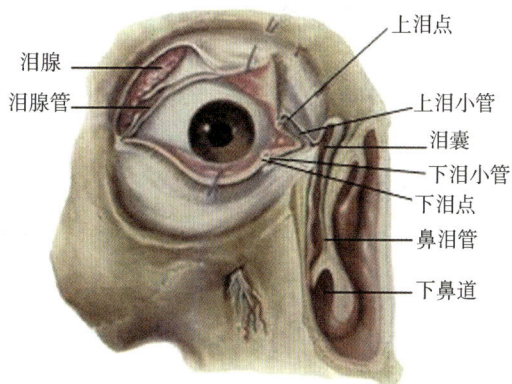

图16–6 泪器

四、眼球外肌

眼球外肌共七条，均为骨骼肌。其中一条为**上睑提肌**，可提上睑。另外六条运动眼球，包括四条直肌和两条斜肌，直肌共同起自视神经管周围的总腱环，向前分别止于巩膜前部的上、下、内侧和外侧面；上斜肌起自总腱环，通过眶内侧壁前上方的腱滑车，然后转向后外，止于眼球后外侧面；下斜肌起自眶下壁内侧部，向后外止于眼球后外侧面。其中，**上直肌**使瞳孔转向上内，**下直肌**使瞳孔转向下内，**内直肌**使瞳孔转向内侧，**外直肌**使瞳孔转向外侧，**上斜肌**使瞳孔转向下外，**下斜肌**使瞳孔转向上外（图16–7）。

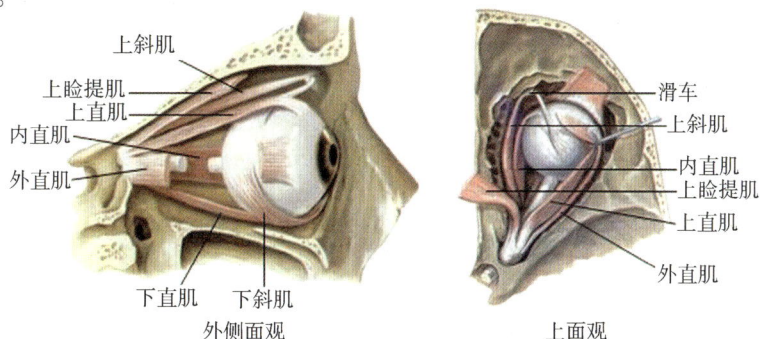

图16–7 眼球外肌

眼球的正常运动由多块肌协同完成。如眼向下俯视时，两眼的下直肌和上斜肌必须同时收缩。当某一肌麻痹时，可出现斜视和复视现象。

第三节 眼的血管和神经

一、眼的血管

眼动脉由颈内动脉发出，经视神经管入眶，分支营养眼球与眼副器，其中最重要的分支为视网膜中央动脉。它经视神经中央进入眼球，从视神经盘处穿出，随即分为四支，即视网膜鼻侧上、下小动脉和颞侧上、下小动脉，营养视网膜内层（图16-8）。临床上常用眼底镜观察此动脉，以帮助诊断。

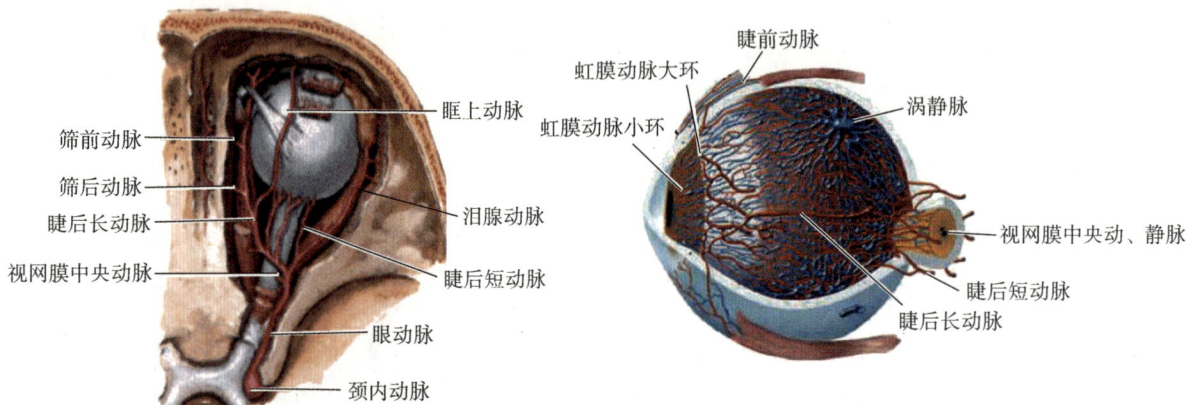

图 16-8　眼的血管

眼球内的静脉主要有视网膜中央静脉和涡静脉。视网膜中央静脉与同名动脉伴行，收集视网膜的血液，注入眼上静脉；涡静脉是中膜的主要静脉，位于眼球壁中膜外层，收集虹膜、睫状体和脉络膜的血液，在眼球后部穿出巩膜，注入眼上、下静脉。眼静脉无静脉瓣，向前与面静脉吻合，向后入海绵窦，故面部感染，特别是"危险三角"的感染，可经此途径蔓延至颅内。

二、眼的神经

眼的神经支配来源较多，可分为运动神经和感觉神经两类。

（一）运动神经

对眼球外肌的神经支配中，动眼神经支配上直肌、下直肌、内直肌、下斜肌和上睑提肌；滑车神经支配上斜肌；展神经支配外直肌。对眼球内肌的神经支配中，瞳孔括约肌和睫状肌由动眼神经的副交感纤维支配；瞳孔开大肌由交感神经支配；泪腺分泌由面神经支配。

（二）感觉神经

除传导视觉的视神经外，眼的一般感觉由三叉神经的眼支的分支支配。

目标检测

答案解析

一、单项选择题

1. 视网膜感光最敏锐的地方是

　　A. 视神经盘　　　　　　　　B. 黄斑　　　　　　　　C. 中央凹

    D. 视网膜视部   E. 视网膜盲部

2. 眼房位于

    A. 晶状体与玻璃体之间   B. 角膜与晶状体之间   C. 角膜与玻璃体之间

    D. 虹膜与脉络膜之间   E. 虹膜与睫状体之间

3. 关于房水的描述，错误的是

    A. 睫状体产生房水   B. 维持眼压   C. 营养角膜

    D. 屈光作用   E. 注入鼻泪管

4. 下列不属于眼的屈光系统的是

    A. 房水   B. 虹膜   C. 晶状体

    D. 玻璃体   E. 角膜

5. 晶状体混浊形成的病变，临床上称

    A. 白内障   B. 青光眼   C. 红眼病

    D. 老花眼   E. 近视眼

二、思考题

1. 试述眼球壁各层的结构和作用。
2. 试述房水的产生和循环途径。

（李 松）

书网融合……

重点小结

微课

习题

第十七章 耳

学习目标

知识目标：掌握前庭蜗器的组成及功能；外耳道的特点；鼓膜的形态、位置和分部；中耳的组成；鼓室的位置；咽鼓管的位置、开口部位和作用，幼儿咽鼓管的特点。熟悉内耳的位置和分部；骨迷路和膜迷路的分部；听觉和位置觉感受器的位置与功能。了解耳郭的形态；鼓室六个壁的位置与名称；乳突窦和乳突小房的位置；声波的传导途径。

能力目标：能运用所学知识解释耳聋形成的结构基础，具有保护听力健康宣教的能力。

素质目标：树立关爱耳健康的意识。

情境导入

情境：患儿，男，7岁。近3天听力下降，伴发热，可见右侧外耳道流血，并有脓液流出。到医院就诊后，检查发现右耳鼓膜穿孔，血液白细胞升高，脑脊液细菌培养阳性，伴有颅内感染症状。诊断为右耳中耳炎。

思考：1. 中耳鼓室的结构如何？

2. 幼儿为何易发生中耳炎？

前庭蜗器（vestibulocochlear organ）也称耳。由感受体位变化的**前庭器**（位觉器）和感受声波刺激的**蜗器**（听器）组成。前庭蜗器可分为外耳、中耳和内耳三部分（图17-1）。

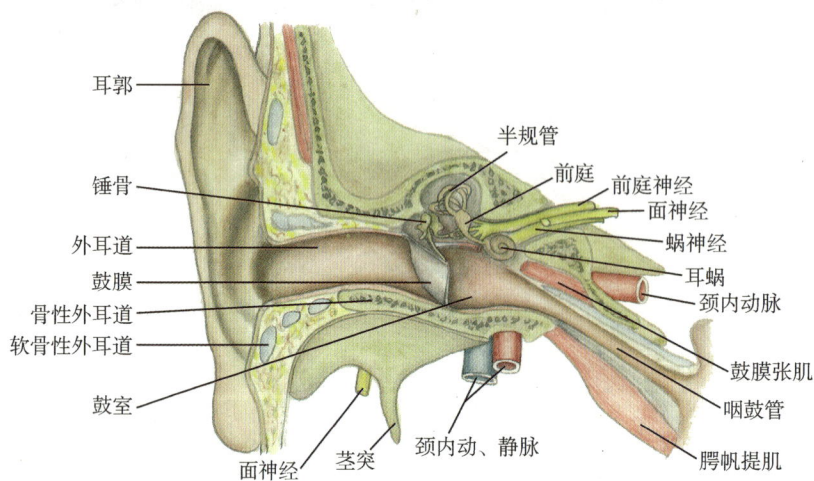

图17-1 前庭蜗器

第一节 外 耳

外耳包括耳郭、外耳道和鼓膜，有收集和传递声波的功能。

一、耳郭

耳郭由皮肤和弹性软骨构成。下方的一小部分称**耳垂**，内无软骨，含结缔组织和脂肪。

二、外耳道

外耳道为外耳门至鼓膜之间的管道，其外侧 1/3 为软骨部，朝向内后上方；内侧 2/3 为骨性部，朝向内前下方。外耳道皮肤薄，且与骨膜或软骨膜紧贴，故炎症肿胀时，疼痛剧烈。外耳道皮肤内含有耵聍腺，分泌物为黏稠液体，称耵聍，有保护作用，但积存过多可影响听力。

三、鼓膜 ⓔ微课

鼓膜位于外耳道底与中耳鼓室之间，为椭圆形薄膜，前上 1/4 为松弛部，后下 3/4 为紧张部。其外侧面向前下外侧倾斜，中心向内凹陷，称**鼓膜脐**。在鼓膜脐的前下方有一三角形反光区，称**光锥**（图 17 - 2）。鼓膜内陷时，光锥常消失。

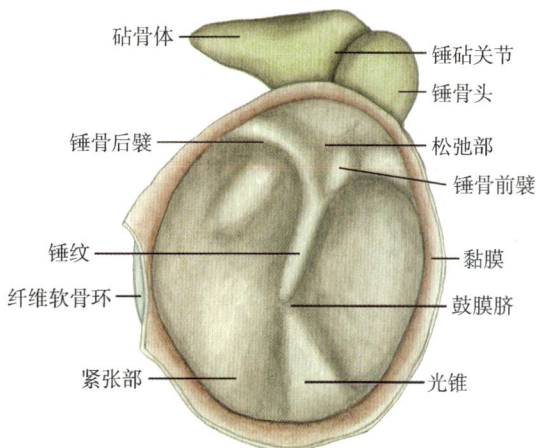

图 17 - 2　鼓膜

第二节　中　耳

中耳（middle ear）位于外耳与内耳之间，包括鼓室、咽鼓管、乳突窦和乳突小房。

一、鼓室

鼓室为一不规则的含气小腔，位于颞骨岩部内，内有听小骨、肌、血管和神经等（图 17 - 3）。

（一）鼓室的六个壁

1. **上壁**　亦称盖壁，为一层分隔鼓室与颅中窝的薄骨板。
2. **下壁**　亦称颈静脉壁，为一层分隔鼓室与颈内静脉起始部的薄骨板。
3. **前壁**　亦称颈动脉壁，甚薄，此壁外上方有咽鼓管的开口。
4. **后壁**　亦称乳突壁，上部有乳突窦的开口，鼓室借乳突窦向后通入乳突小房。
5. **外侧壁**　亦称鼓膜壁，由上方的骨性部和下方的鼓膜构成。
6. **内侧壁**　亦称迷路壁，为内耳的外侧壁。此壁中部隆凸，称岬。岬的后上方有椭圆形的**前庭窗**，被镫骨底封闭；后下方有圆形的**蜗窗**，由薄膜封闭，称**第二鼓膜**。

（二）听小骨

听小骨位于鼓室内，由外到内依次为**锤骨**、**砧骨**和**镫骨**。锤骨柄下部附着于鼓膜脐内面，镫骨底封闭前庭窗，它们依次连接形成听小骨链，构成一个杠杆系统，将声波振动传到内耳（图 17 - 3）。

二、咽鼓管

咽鼓管连通鼻咽部和鼓室，其黏膜与鼓室和咽腔黏膜相续。其外侧端开口于鼓室前壁；内侧端以咽鼓管咽口开口于鼻咽部的侧壁。此管平时闭合，当吞咽或呵欠时开放，空气由咽进入鼓室，以平衡

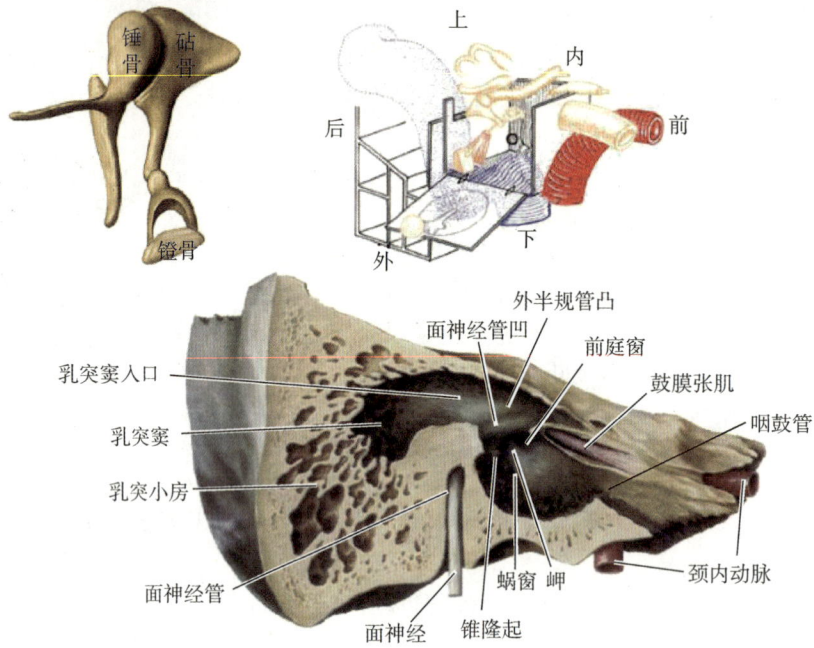

图 17-3 鼓室结构图

鼓膜内、外侧的压力，有利于鼓膜振动。幼儿咽鼓管宽、短而平直，故咽部感染易由此管侵入鼓室，而引起中耳炎。

三、乳突窦和乳突小房

乳突窦是介于乳突小房和鼓室之间的腔隙，向前开口于鼓室后壁上部，向后与乳突小房相通连。**乳突小房**为颞骨乳突内许多含气的小腔，彼此通连，其前部扩大为乳突窦，开口于鼓室后壁，故中耳炎可蔓延至乳突窦和乳突小房引起乳突炎。

第三节　内　耳

内耳位于颞骨岩部骨质内，鼓室与内耳道底之间。它由一系列构造复杂的弯曲管道组成，又称**迷路**，包括骨迷路和膜迷路两部分（图 17-4）。两迷路之间充满外淋巴液，膜迷路内含有内淋巴液，内、外淋巴液互不相通。位觉感受器和听觉感受器均位于膜迷路内。

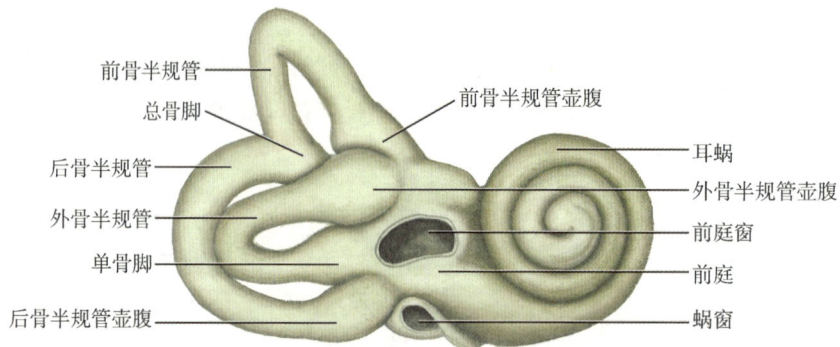

图 17-4 骨迷路与膜迷路结构模式图

一、骨迷路

骨迷路由前向后可分为三部分：耳蜗、前庭和骨半规管（图 17 - 4）。

（一）耳蜗

耳蜗形似蜗牛壳，蜗底朝向内耳道底，顶向前外。耳蜗由中央的**蜗轴**及环绕蜗轴盘旋约两圈半的**蜗螺旋管**构成。蜗轴内有蜗神经和血管穿行，其发出的**骨螺旋板**伸入蜗螺旋管内，与膜迷路的蜗管一起将其分为上方的**前庭阶**和下方的**鼓阶**，分别与前庭窗和蜗窗相接。前庭阶和鼓阶在蜗顶处借蜗孔相通。

（二）前庭

前庭位于骨迷路中部，前通耳蜗，后通骨半规管，外侧壁有前庭窗和蜗窗，内侧壁即内耳道底。

（三）骨半规管

骨半规管为三个互相垂直排列的半环形小管，分别称前、后和外骨半规管。每个骨半规管均有一个细小的**单骨脚**和一个膨大的**壶腹骨脚**，后者在近前庭处的膨大部称**骨壶腹**。前、后骨半规管的单骨脚合成一**总骨脚**。三个骨半规管借五个孔与前庭相通。

二、膜迷路

膜迷路是套在骨迷路内的密闭膜性管或囊。由前向后依次为互相通连的蜗管、球囊、椭圆囊和膜半规管（图 17 - 4）。

（一）蜗管

蜗管位于蜗螺旋管内，其横切面呈三角形，上壁与前庭阶相邻，下壁与鼓阶相邻。下壁称**螺旋膜**或**基底膜**，其上有听觉感受器，称**螺旋器**（Corti 器），能接受声波刺激（图 17 - 5）。

（二）球囊和椭圆囊

二者位于前庭内。球囊在前下方，借连合管连于蜗管。椭圆囊居后上方，向后通膜半规管。两囊间有椭圆囊球囊管通连。在椭圆囊和球囊壁上分别有**椭圆囊斑**和**球囊斑**，它们是位觉感受器，能感受头部静止时的位置及直线变速运动的刺激。

（三）膜半规管

膜半规管位于骨半规管内。在骨壶腹内的部分亦膨大，称**膜壶腹**。膜壶腹壁上有**壶腹嵴**，也是位觉感受器，能感受头部旋转运动的刺激。

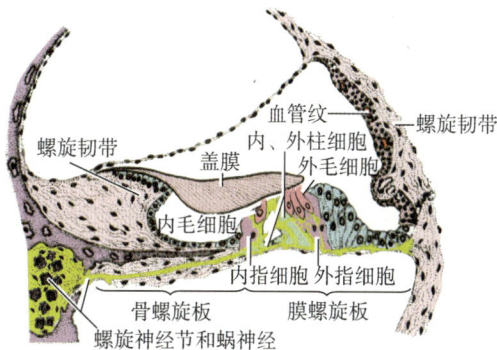

图 17 - 5　蜗管及螺旋器

声波的传导途径：声波的传导途径有两种，即空气传导和骨传导，正常情况下以空气传导为主，声波经耳郭、外耳道传至鼓膜，引起鼓膜振动，再经听小骨链传导至前庭窗，振动前庭阶及鼓阶的外淋巴，进一步振动蜗管的内淋巴和基底膜，使螺旋器的毛细胞兴奋，发生神经冲动，由蜗神经将神经冲动传到大脑皮质的听区，产生听觉。

知识链接

耳　聋

听力减退，程度轻者为重听，程度重者为聋。传导性耳聋是由外耳和中耳的疾患引起空气传导途径阻断而引起的耳聋，但因骨传导可以部分代偿，所以不会产生完全性耳聋。神经性耳聋是由内耳、蜗神经、听觉传导通路和听觉中枢的疾患而引起，空气传导和骨传导的途径虽正常，但不能引起听觉。

目标检测

答案解析

一、单项选择题

1. 听觉感受器是
   - A. 椭圆囊斑
   - B. 鼓阶
   - C. 螺旋器
   - D. 壶腹嵴
   - E. 球囊斑

2. 上呼吸道感染可引起中耳炎，其途径可能是
   - A. 咽鼓管
   - B. 鼻旁窦
   - C. 乳突窦
   - D. 乳头小房
   - E. 面神经管

3. 小儿咽鼓管的特点是
   - A. 较细长
   - B. 较细短
   - C. 较粗长
   - D. 较粗短
   - E. 粗短且呈水平位

4. 位于外耳道与鼓室之间的是
   - A. 前庭蜗器
   - B. 耳屏
   - C. 耳垂
   - D. 鼓膜
   - E. 光锥

5. 听小骨包括
   - A. 锤骨、砧骨和颅骨
   - B. 锤骨、砧骨和颞骨
   - C. 锤骨、砧骨和顶骨
   - D. 锤骨、砧骨和枕骨
   - E. 锤骨、砧骨和镫骨

二、思考题

1. 简述声波如何从外界传到中枢。
2. 为什么婴幼儿上呼吸道感染容易引发中耳炎？

（李　松）

书网融合……

重点小结　　　　　微课　　　　　习题

第十八章 皮 肤

PPT

学习目标

知识目标：通过本章的学习，掌握皮肤的组成与结构特点；皮肤附属器的组成；熟悉表皮的分层和角化，皮脂腺的作用；了解皮肤的年龄变化。

能力目标：能运用所学知识解释脱皮的原因，具有区分皮内注射和皮下注射的能力。

素质目标：树立注意个人卫生及正确护理皮肤的意识。

情境导入

情境：患者，女，6岁，玩耍时不小心将家中热水壶打翻，将左前臂烫伤。烫伤部位疼痛，皮肤红肿，有大、小不等水疱。

思考：1. 皮肤烫伤时如何处理？

2. 皮肤的结构和功能有哪些？

皮肤（skin） 被覆于体表，约占体重的 16%，总面积可达 $1.2 \sim 2m^2$，借皮下组织与机体的深层组织相连，是人体最大的器官。皮肤除保护机体深部结构、防止外来生物入侵和保持水分以外，还具有感觉、吸收、分泌、排泄、体温调节、参与免疫等功能。皮肤由表皮和真皮两部分组成（图 18-1）。

一、表皮

表皮 位于皮肤的浅层，是由角质形成细胞和非角质形成细胞构成的角化的复层扁平上皮组成，因分布部位不同而异。

（一）表皮的分层和角化

角质形成细胞是构成表皮的主要细胞。由基底到表面可分出典型的五层结构，即基底层、棘层、颗粒层、透明层和角质层（图 18-2）。

1. 基底层 位于表皮的最深层，借基膜与真皮相连，由一层矮柱状或立方形的基底细胞构成。基底细胞核较大，染色较浅，胞质强嗜碱性，具有较强的分裂增殖能力，在皮肤的创伤修复中起重要作用。新生的细胞逐渐向表层推移，依次转化为表皮其余各层细胞。

2. 棘层 位于基底层的浅层，由 4~10 层多边形细胞组成，该细胞表面有许多细短的棘状突起，故名棘细胞；核圆形，位于细胞中央，胞质呈弱嗜碱性。电镜下可见相邻细胞间有桥粒相连，胞质中有多个卵圆形的膜包板层颗粒，其内主要为糖脂和固醇，颗粒以胞吐方式排出，在细胞间形成膜状物，封闭细胞间隙。

3. 颗粒层 位于棘层的浅层，由 3~5 层梭形细胞组成，胞核和细胞器已退化。其胞质内含有许多强嗜碱性的透明角质颗粒，主要成分为富含组氨酸的蛋白质，细胞将所含的糖脂等物质释放到细胞间隙形成多层膜状结构，构成阻止物质通过表皮的主要屏障。

4. 透明层 位于颗粒层的浅层，由数层更扁的梭形细胞组成。细胞呈嗜酸性透明均质状，界限

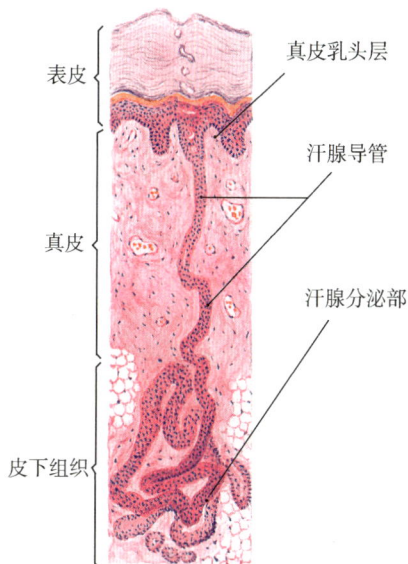

图 18-1 皮肤的组织结构（手指）

（图中标注：表皮、真皮、皮下组织、真皮乳头层、汗腺导管、汗腺分泌部）

不清，胞核和细胞器已消失。

5. 角质层 为表皮的表层，由数层扁平的角化细胞组成，是完全角化的死细胞，胞质中充满密集平行的角蛋白丝，细胞膜增厚而坚固，细胞间隙中充满板层颗粒释放的脂类物质，靠近表面的细胞间桥粒解体，细胞彼此连接不牢逐渐脱落，即为皮屑。角质形成细胞从基部向表面推移过程中，细胞形态和结构逐渐发生变化，由多边形的活细胞变为扁平的充满角蛋白的死细胞，此过程称**角质形成**。表皮角质形成导致细胞不断脱落和更新，使表皮各层得以保持正常的结构和厚度。

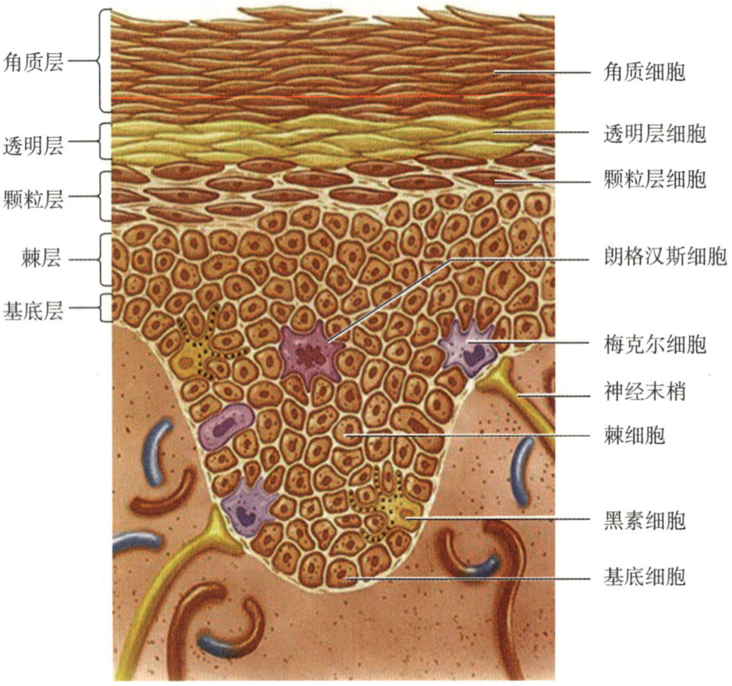

图 18-2 角质形成细胞和非角质形成细胞相互关系模式图

（二）非角质形成细胞

1. 黑素细胞 是生成黑色素的细胞，散在于基底细胞之间，有多个较长的分支突起伸入基底细胞和棘细胞之间，需特殊染色方可显示其形态特点。胞质中有由高尔基复合体形成的长圆形膜包小体，称黑素体，其内有酪氨酸酶，能将酪氨酸转化为**黑色素**，黑素体充满色素后转变为黑素颗粒，被转移至邻近的基底细胞内（图 18-2）。细胞中黑素颗粒的大小和含量，决定了不同种族和个体不同部位皮肤颜色的差异。黑色素能吸收和散射紫外线，可保护深层的细胞免受辐射损伤。

2. 朗格汉斯细胞 分散在表皮的棘细胞之间，是抗原呈递细胞（图 18-2）。该细胞能识别、结合皮肤内的抗原，把抗原递呈给 T 细胞，引起免疫反应。在对抗侵入皮肤的病原生物、监视表皮癌变细胞和排斥移植的异体组织中起重要作用。

3. 梅克尔细胞 常分布于基底层，在 HE 染色标本中不易辨认。细胞基底部胞质含许多致密核心的小泡，基底面与感觉神经末梢形成类似突触的结构（图 18-2）。该细胞在指尖部位较多，可能为感受触觉刺激的感觉上皮细胞。

二、真皮

真皮（dermis）位于表皮深面，由致密结缔组织组成，可分为乳头层和网织层两层，二者之间没有明显的界限。

（一）乳头层

乳头层为薄层结缔组织。此层向表皮底部突出，形成许多峭状或乳头状的凸起，称真皮乳头，扩大表皮与真皮的连接面，有利于两者连接与营养代谢。乳头层有毛细血管，并有许多游离神经末梢和触觉小体。

（二）网织层

网织层由较厚的致密结缔组织组成。粗大的胶原纤维束交织成网，并有许多弹性纤维，使皮肤有较大的韧性和弹性。网织层内有较大的血管、淋巴管，还有汗腺、皮脂腺和毛囊及神经纤维，并可见环层小体。

知识链接

皮内注射与皮下注射

皮内注射是将小量药液或生物制剂注射于表皮与真皮之间的技术。临床上多用于各种药物过敏试验（皮试）、预防接种等。皮试常选用前臂掌侧，该处皮肤较薄，易于注射，且此处肤色较淡，便于观察局部反应；预防接种常选用三角肌下缘。

皮下注射是将少量药液或生物制剂注入于皮下组织内的技术。临床上多用于需在一定时间内产生药效，又不能或不宜口服给药时。常选用三角肌下缘、上臂外侧、腹部、背部、大腿前内侧和外侧。

三、皮肤的附属器 [e]微课

（一）汗腺

汗腺（sweat gland） 为单曲管状腺（图18-3），由分泌部和导管部两部分构成。分泌部位于真皮深部或皮下组织内，盘曲成团，由单层立方上皮或锥状细胞组成，分泌的汗液中除大量水分外，还有钠、钾、氯、乳酸盐和尿素等；导管由2层立方形细胞围成，在两个真皮乳头之间穿入表皮，开口于汗孔。汗腺有调节体温、湿润皮肤和排泄等作用。此外，于腋窝、乳晕、脐周、阴部等处还有大汗腺，又称顶泌汗腺，分泌物为黏稠的乳状液，被细菌分解后产生特殊气味，则形成狐臭。

（二）毛

毛是细丝状的角化结构，为上皮组织的衍生物，由毛干、毛根和毛球三部分组成。人体皮肤除手掌和足底等处外，均有毛分布。

1. 毛干 是露出皮肤以外的部分，由紧密排列的角质细胞组成。

2. 毛根与毛囊 毛根埋于皮肤内；包在毛根外，由上皮和结缔组织组成毛囊。

3. 毛球 是毛根和毛囊下端融合形成的膨大小体，毛球内的细胞有活跃的分裂增殖能力，为毛和毛囊的生长点，此处有黑素细胞，决定毛发的颜色。毛球底部凹陷，有富含血管和神经的结缔组织突入，称**毛乳头**，对毛的生长起营养和诱导作用。

4. 立毛肌 毛与皮肤表面呈钝角的一侧，有一束平滑肌连接毛囊和真皮乳头层，称**立毛肌**，其收缩时使毛竖立和促进皮脂腺分泌。

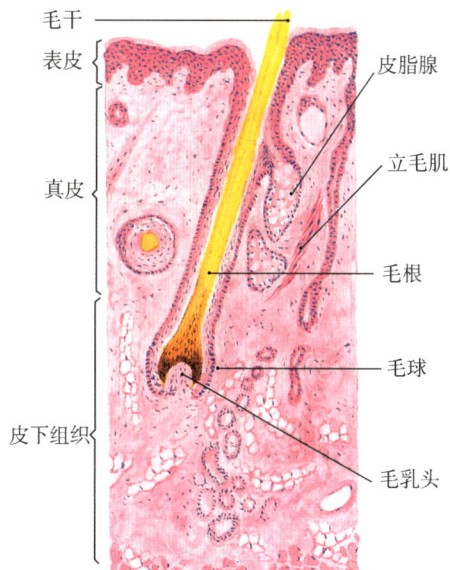

图18-3　皮肤的附属器

（三）皮脂腺

皮脂腺 大多位于毛囊和立毛肌之间，为泡状腺，导管多开口于毛囊上段。在近导管处，腺细胞解体，连同脂滴一起排出，即为皮脂，对皮肤和毛发有滋润和保护作用。

（四）指（趾）甲

指（趾）甲 为指（趾）端背面，由多层紧密排列的角化细胞组成。暴露在外的为甲体，埋于皮肤内的为甲根，甲体深面为甲床，甲体周缘的皮肤为甲襞，甲体与甲襞之间形成甲沟，甲根附着处的上皮称甲母质，是甲的生长区。甲对指（趾）末节起保护作用。

四、皮肤的年龄变化

新生儿的皮肤很薄，表皮的角质层也较薄，真皮的结缔组织纤维较细，毛细血管网丰富，使相当透明的皮肤呈现红色。随着年龄的增长，表皮细胞层增多，角质层增厚，真皮的纤维成分增多，由细弱而变为粗壮，毛发变粗，腺体生长。

青年时期，在性激素的作用下，皮肤在形态和生理上都达到成熟阶段。这种状况维持很长的时间。到了老年，皮肤渐渐变松变薄，表皮棘层有空泡变性，真皮乳头变平，基底细胞增殖速度减慢，网状纤维消失，弹性纤维逐渐失去弹性，断裂成片段，毛细血管管壁变薄变脆，汗腺萎缩等。皮肤逐渐出现干燥、松弛、粗糙和弹性消失等老化现象。尤其表现为面部皱纹增多，特别是口周和眼外角处出现放射状皱纹等。毛发再生能力下降，黑色素合成障碍，毛发变为灰白或白色。

目标检测

答案解析

一、单项选择题

1. 皮内注射是将药物注入
   A. 表皮上　　　　　　B. 真皮下　　　　　　C. 表皮内
   D. 皮下组织内　　　　E. 表皮与真皮之间

2. 人体最大的器官是
   A. 皮肤　　　　　　　B. 肝　　　　　　　　C. 心
   D. 肾　　　　　　　　E. 甲状腺

3. 表皮从基底到表层依次为
   A. 基底层、棘层、颗粒层、透明层和角质层
   B. 基底层、棘层、颗粒层和角质层
   C. 基底层、棘层、透明层和角质层
   D. 基底层、棘层、透明层、颗粒层和角质层
   E. 基底层、棘层、透明层、颗粒层

二、思考题

皮肤的附属结构有哪些？

（李　松）

书网融合……

重点小结　　　　微课　　　　习题

第十九章　内分泌系统

PPT

知识目标：掌握垂体、甲状腺、甲状旁腺和肾上腺的形态、位置与毗邻关系，甲状腺、肾上腺和腺垂体的结构及分泌的主要激素；熟悉神经垂体的结构及功能，甲状旁腺分泌的激素；了解内分泌系统的组成，下丘脑与垂体的关系。

能力目标：能正确辨识内分泌系统各器官的位置和形态，在显微镜下辨认甲状腺、肾上腺和腺垂体的微细结构，利用所学知识初步分析内分泌系统常见疾病临床表现的解剖学基础。

素质目标：培养实事求是、严谨细致的工作态度和关爱患者的职业素养。

情境导入

情境：患者，女，35 岁，因"烦躁不安、失眠，多汗、消瘦半年，近 1 个月失眠加重"入院。患者怕热多汗，饭量增加但体重较以前下降，易生气发怒，双手抖动。检查：神情稍紧张，双眼突出、瞬目减少，双侧甲状腺可触及轻度肿大，无压痛，无包块，无震颤和杂音。甲状腺功能检查提示，T_3 9.23nmol/L、T_4 38.56nmol/L、TSH 0.01μIU/ml。入院后诊断为甲状腺功能亢进症。

思考：1. 甲状腺激素是哪种细胞分泌的？

2. 患者出现的代谢异常及易怒手抖等症状与哪种激素异常有关？

内分泌系统（endocrine system）由内分泌器官、内分泌组织及内分泌细胞组成。内分泌器官又称**内分泌腺**，是存在于全身各部独立的器官，如垂体、甲状腺、甲状旁腺、肾上腺、松果体等。内分泌腺的特点是：腺细胞排列成索状、团状或围成滤泡，无导管，毛细血管丰富。内分泌组织是位于其他器官的细胞群或细胞团块，如胰腺内的胰岛、睾丸内的间质细胞、卵巢内的卵泡和黄体等。内分泌细胞散在于全身各组织器官内，如消化道、呼吸道、心内膜等处。

内分泌系统通过分泌**激素**（hormone）调节机体的生长发育和各种代谢活动，并调控生殖和影响行为。大多数激素通过血液循环运送至全身各处。一种激素只作用于特定的器官或组织，故称为该激素的**靶器官**或**靶组织**（细胞）。内分泌系统是机体重要的调节系统，与神经系统相辅相成，共同维持机体内环境的平衡和稳定。

第一节　垂　体

一、垂体的位置和形态

垂体（hypophysis）位于颅中窝蝶鞍垂体窝内，呈椭圆形，灰红色，借漏斗与下丘脑相连（图19-1）。垂体分为腺垂体和神经垂体两部分，神经垂体由神经部和漏斗组成，腺垂体由远侧部、结节部和中间部组成。其中远侧部又称垂体前叶，中间部和神经部合称垂体后叶。

图 19 – 1 垂体结构模式图

　　垂体是机体最重要的内分泌腺，腺垂体可分泌多种激素，促进机体生长发育，并能调节其他内分泌腺如甲状腺、肾上腺和性腺的分泌活动。神经垂体无分泌功能，下丘脑合成和分泌的抗利尿激素和缩宫素通过神经纤维运送到神经垂体贮存起来，当机体需要时就释放到血液中。

二、垂体的微细结构

（一）腺垂体

　　腺垂体包括远侧部、中间部、结节部。

　　1. 远侧部 约占垂体的 75%。腺细胞排列成索状或团状，其间有丰富的窦状毛细血管和少量结缔组织。在 HE 染色标本上，根据嗜色性不同，腺细胞分嗜色细胞和嫌色细胞两种，嗜色细胞又分为嗜酸性细胞和嗜碱性细胞两种（图 19 – 2）。

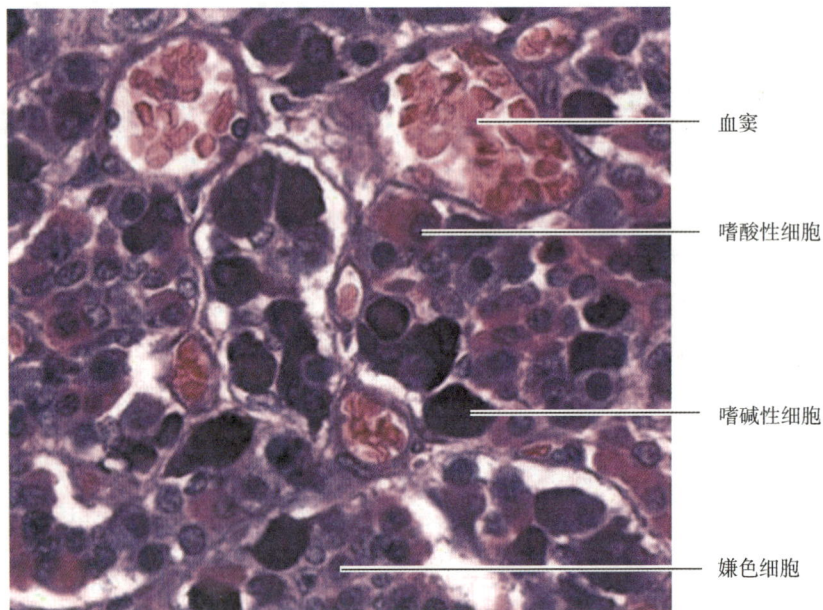

图 19 – 2 垂体远侧部光镜图（高倍）

　　（1）**嗜酸性细胞** 数量多，约占远侧部细胞总数的 40%，细胞呈圆形或多边形，胞质内有许多粗大的嗜酸性颗粒。该细胞又可分为以下两种。①**生长激素细胞**：分泌生长激素，能促进骨骼生长及多种代谢过程。在幼年时期，若分泌过多可引起巨人症，分泌不足可导致垂体性侏儒症；在成人，若生长激素分泌过多，会导致肢端肥大症。②**催乳激素细胞**：男女性垂体均有，但女性更多，可分泌催乳激素，促进乳腺发育和乳汁分泌。

（2）**嗜碱性细胞** 数量最少，约占远侧部细胞总数的10%。细胞呈圆形、椭圆形或多边形，大小不一，胞质内有嗜碱性颗粒。该细胞又可分为以下三种。①**促甲状腺激素细胞**：分泌促甲状腺激素（TSH），能促进甲状腺滤泡上皮细胞合成和分泌甲状腺激素。②**促性腺激素细胞**：分泌卵泡刺激素（FSH）和黄体生成素（LH）。卵泡刺激素在女性可促进卵泡的发育和卵泡细胞分泌雌激素，在男性可刺激生精小管支持细胞合成雄激素结合蛋白，促进精子的发生；黄体生成素可促进女性排卵和黄体的形成，在男性则刺激睾丸间质细胞分泌雄激素，故又称**间质细胞刺激素**。③**促肾上腺皮质激素细胞**：分泌促肾上腺皮质激素（ACTH），可促进肾上腺皮质束状带细胞分泌糖皮质激素。

（3）**嫌色细胞** 数量最多，约占远侧部细胞总数的50%。细胞较小，着色很浅，细胞轮廓不清。有的嫌色细胞围成小滤泡，腔内有少量胶质。嫌色细胞可能是脱颗粒的嗜色细胞，或是处于嗜色细胞形成的初级阶段。

2. 中间部 为远侧部与神经部之间的狭窄区域。中间部有一些大小不等的滤泡，腔内有胶质。滤泡周围有一些嫌色细胞和嗜碱性细胞。人垂体中间部退化，约占垂体的2%。

3. 结节部 包在神经垂体漏斗的周围，内有丰富的纵行毛细血管。腺细胞多为嫌色细胞，也有少量嗜酸性细胞和嗜碱性细胞，常沿血管呈索状排列。这些细胞的功能尚不清楚。

（二）神经垂体

神经垂体主要由神经胶质细胞和大量无髓神经纤维组成，其间有少量网状纤维和丰富的血窦（图19-3）。神经胶质细胞形态多样，胞质内含有脂滴和色素颗粒，也称**垂体细胞**，对神经纤维

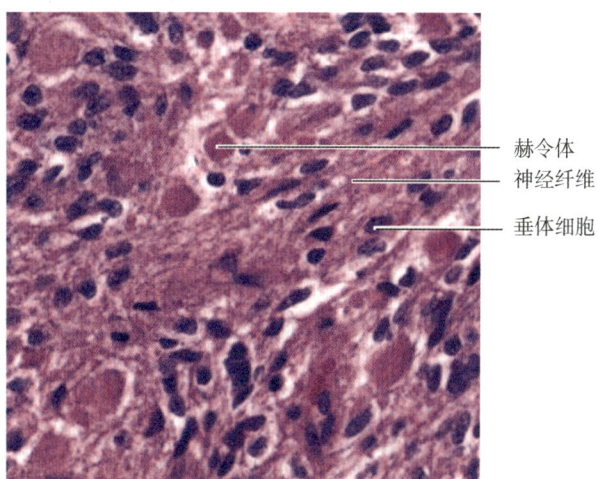
图 19-3 垂体神经部（高倍）

有支持和营养的作用。下丘脑视上核和室旁核神经内分泌细胞的轴突下行，经漏斗部到达神经部，构成了该部的无髓神经纤维。这些神经内分泌细胞产生的分泌颗粒沿其轴突输送到神经部，再通过轴突末端释放入毛细血管。分泌颗粒常在轴突内或其末端聚集成团，呈串珠样膨大，称**赫令体（Herring body）**。在HE染色中，赫令体为大小不等的嗜酸性团块。由此可见，神经垂体是贮存和释放下丘脑激素的部位，它与下丘脑是一个整体。

下丘脑视上核的神经内分泌细胞合成和分泌抗利尿激素（ADH），主要促进肾远曲小管和集合管重吸收水，使尿量减少，若分泌超过生理剂量时，可导致血压升高，故也称**加压素**。室旁核的神经内分泌细胞合成和分泌催产素，可使子宫平滑肌收缩，有助于孕妇分娩，并促进乳腺分泌。

（三）垂体与下丘脑的关系

下丘脑与腺垂体通过垂体门脉系统建立联系。腺垂体主要由垂体上动脉供血，垂体上动脉发自基底动脉环，从结节部上端进入神经垂体的漏斗，形成袢状的**第一级毛细血管网**，然后汇集成数条**垂体门微静脉**，经结节部到达远侧部，再形成**第二级毛细血管网**，最后汇合成小静脉注入垂体周围的静脉窦。两级毛细血管网及垂体门微静脉共同构成**垂体门脉系统**（图19-4）。

下丘脑弓状核等处的神经内分泌细胞所产生的激素，经垂体门脉系统分别调节腺垂体远侧部各种腺细胞的分泌活动。其中促进腺垂体细胞分泌的，称**释放激素**，如生长激素释放激素、催乳激素释放激素等；抑制腺垂体细胞分泌的，称**释放抑制激素**，如生长激素释放抑制激素、催乳激素释放抑制激素等。这些释放激素和释放抑制激素，经垂体门脉系统调节腺垂体内各种细胞的分泌活动，腺垂体分

泌的各种激素又可以调节甲状腺、肾上腺和性腺等器官的分泌活动和功能。这样神经系统和内分泌系统形成一个功能整体，完成对机体的多种物质代谢及功能的调节。

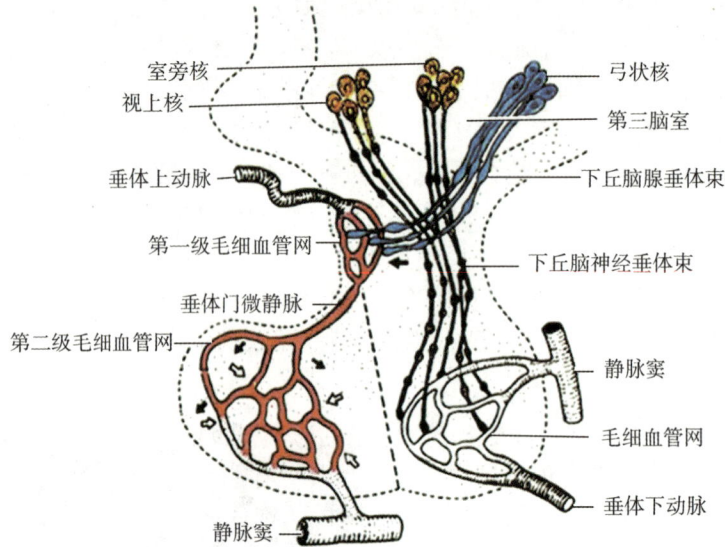

图 19-4　垂体的血管分布及其与下丘脑的关系示意图

第二节　甲状腺 e微课

一、甲状腺的位置和形态

甲状腺（thyroid gland）位于颈前部，棕红色，近似 H 形，由左、右两个侧叶和中间的甲状腺峡组成。部分人从甲状腺峡向上伸出锥状叶，长短不一，长者可达舌骨平面（图 19-5）。甲状腺侧叶贴于喉下部和气管上部的两侧，上端达甲状软骨中部，下端至第 6 气管软骨环，甲状腺峡紧贴第 2~4 气管软骨环，临床急救进行气管切开时，要尽量避开甲状腺峡。甲状腺的外面包有两层被膜，内层为纤维囊，包裹甲状腺的表面，并随血管和神经深入腺实质。外层为甲状腺鞘，将甲状腺固定于喉和气管壁上，故吞咽时甲状腺可随喉上、下移动。

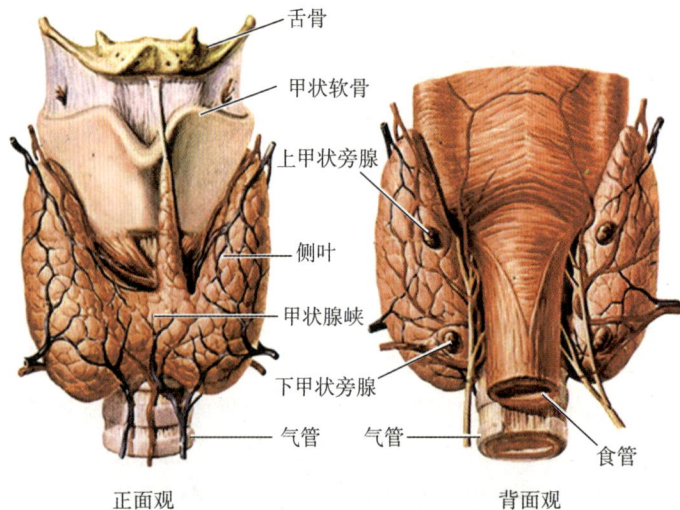

图 19-5　甲状腺及甲状旁腺的位置和形态

二、甲状腺的微细结构

甲状腺表面包以薄层结缔组织被膜，被膜伸入实质内将其分成许多小叶。每个小叶内有 20～40 个**甲状腺滤泡**（thyroid follicle），滤泡间有少量结缔组织、丰富的毛细血管和滤泡旁细胞（图 19-6）。

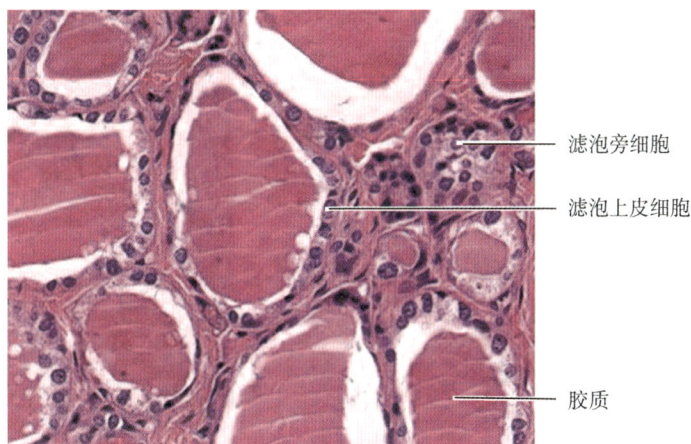

滤泡旁细胞

滤泡上皮细胞

胶质

图 19-6　甲状腺光镜结构图（高倍）

（一）甲状腺滤泡

甲状腺滤泡呈圆形、椭圆形或不规则，大小不等。由单层的滤泡上皮细胞围成，滤泡腔内充满均质状胶质，是滤泡上皮细胞的分泌物，即碘化的甲状腺球蛋白。滤泡上皮细胞形态会随功能状态不同而发生变化。功能活跃时，滤泡上皮细胞增高呈矮柱状，腔内胶质减少；反之，细胞变矮呈扁平状，腔内胶质增多。

滤泡上皮细胞能合成和分泌**甲状腺激素**，广泛作用于机体多种细胞，能促进机体的新陈代谢，提高神经系统兴奋性，促进生长发育；尤其对婴幼儿的骨骼生长和中枢神经系统发育有显著影响。小儿甲状腺功能低下时，导致呆小症（克汀症）。成人甲状腺功能低下，则引起新陈代谢率和中枢神经系统兴奋性降低。甲状腺功能亢进时，可引起中枢神经系统兴奋性明显增高，同时引起心血管、消化系统功能的紊乱。

（二）滤泡旁细胞

滤泡旁细胞位于滤泡之间和滤泡上皮细胞之间，胞体较滤泡上皮细胞大，胞质着色稍淡。滤泡旁细胞分泌**降钙素**，能抑制破骨细胞的融骨作用，促进成骨细胞活动，使骨盐沉着，并抑制胃肠道和肾小管吸收钙离子，从而使血钙降低。

▪ **知识链接**

甲状腺结节

甲状腺结节是甲状腺细胞异常增生形成的局限性肿块，其病因和发病机制仍不明确，可能与遗传、情绪、饮食、不良作息习惯、射线及碘摄入不足等有关。大多数甲状腺结节无任何临床症状，常因体检查体或经颈部超声、颈椎 CT、MRI 等检查时发现。需根据结节的性质、大小等，选择合适的治疗方式，多数良性结节不需要特殊治疗，定期随诊即可，恶性结节多需手术治疗。

第三节 甲状旁腺

一、甲状旁腺的位置和形态

甲状旁腺（parathyroid gland）有上、下两对，棕黄色，形状及大小似黄豆，位于甲状腺侧叶后面，上一对位于甲状腺侧叶后面中上部，下一对靠近甲状腺侧叶下极（图19-6）。甲状旁腺多位于甲状腺被囊内，少数被埋入甲状腺实质内，分离困难或甲状腺手术时易被误切。

二、甲状旁腺的微细结构

甲状旁腺表面包有薄层结缔组织被膜。腺细胞排列成团索状，其间有丰富的有孔毛细血管。腺细胞分主细胞和嗜酸性细胞两种（图19-7）。

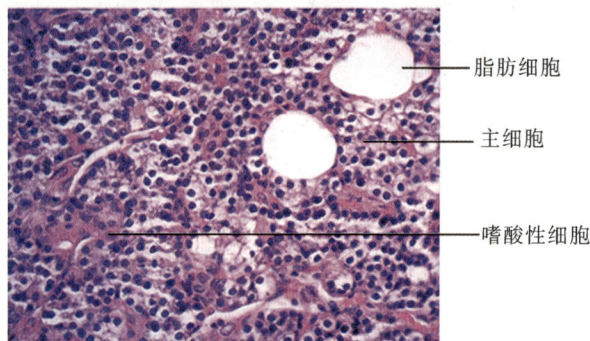

脂肪细胞
主细胞
嗜酸性细胞

图 19-7 甲状旁腺光镜图

（一）主细胞

主细胞（chief cell）数量最多，呈圆形或多边形，核圆居中，胞质着色浅。主细胞分泌甲状旁腺激素，可使骨盐溶解，促进肠及肾小管吸收钙离子，使血钙升高。在甲状旁腺激素和降钙素共同调节下，维持机体血钙的稳定。若该腺体被误切时，血钙浓度降低，易出现手足抽搐，甚至可致死亡。

（二）嗜酸性细胞

嗜酸性细胞单个或成群分布，体积稍大，核小而圆，胞质呈强嗜酸性。其功能尚不清楚。

第四节 肾上腺

一、肾上腺的位置和形态

肾上腺（suprarenal gland）是成对的器官，深黄色，位于脊柱的两侧、肾的内上方（图19-8），其大小和重量随年龄和功能状态不同而变化。左肾上腺呈半月形，右肾上腺呈三角形或椭圆形，左侧比右侧略大。肾上腺和肾一起包在肾筋膜内，但有独立的纤维囊和脂肪囊，故不会随肾下垂而下降。

二、肾上腺的微细结构

肾上腺表面包以结缔组织被膜，少量结缔组织伴随血管和神经深入腺实质内。肾上腺实质由周边

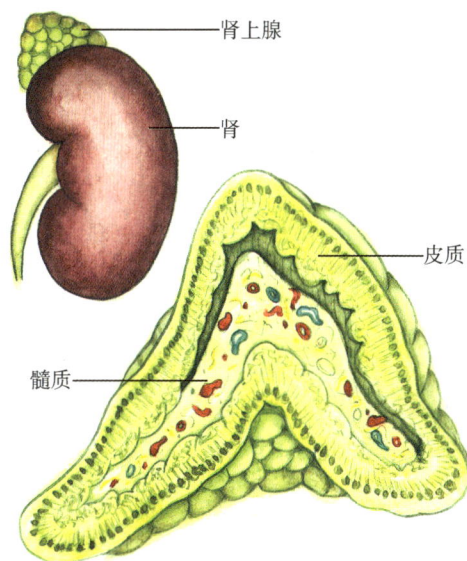

图 19 - 8 肾上腺的位置和形态

的皮质和中央的髓质两部分构成，二者在发生、结构和功能上均不同。

（一）皮质

皮质占肾上腺体积的 80% ~90%，根据细胞的形状和排列方式，由外向内分为三个带，即球状带、束状带和网状带（图 19 - 9）。

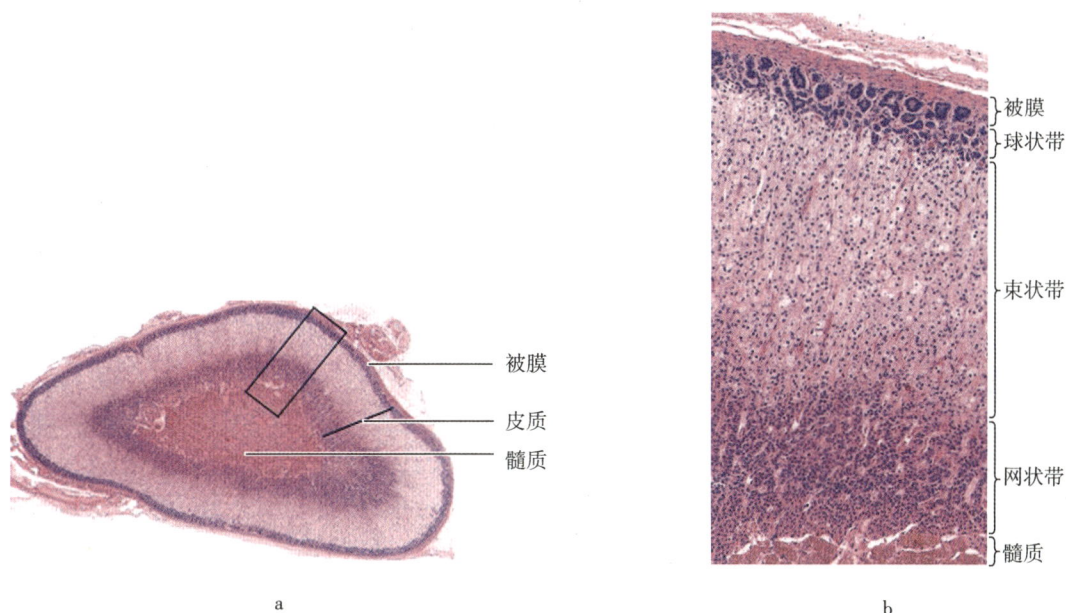

图 19 - 9 肾上腺的结构

a. 低倍；b. 高倍

1. 球状带 位于被膜的下方，较薄。细胞排列成球团状，体积较小，呈矮圆柱状或锥形，核小染色深，胞质内含少量脂滴。球状带细胞分泌**盐皮质激素**，如醛固酮，能促进肾远曲小管和集合小管对 Na^+ 的重吸收及 K^+ 的排泄，同时刺激胃黏膜吸收 Na^+，调节水盐代谢，维持正常血容量。

2. 束状带 位于球状带深面，是皮质中最厚的部分。细胞排列成单行或双行细胞索，体积较大，呈多边形，胞核圆形，着色浅。胞质内充满脂滴，在 HE 染色切片中，脂滴被溶解呈空泡状。束状带细胞分泌**糖皮质激素**，对糖、脂肪和蛋白质的代谢有调节作用，还有抑制免疫反应及抗炎等作用。

3. 网状带 位于皮质最深面，紧靠髓质。细胞排列成条索状并相互交织成网，细胞体积较小，胞核也较小，胞质内含较多脂褐素和少量脂滴。网状带细胞主要分泌雄激素、少量雌激素和糖皮质激素。

（二）髓质

髓质位于肾上腺中央，占肾上腺体积的 10% ~ 20%，主要由排列成团索状的髓质细胞组成，其间为血窦和少量结缔组织。髓质细胞呈圆形或多边形，胞体大，如用铬盐固定处理标本，胞质内可见黄褐色的嗜铬颗粒，故又称**嗜铬细胞**（图 19 - 10）。髓质细胞分两种：**肾上腺素细胞和去甲肾上腺素细胞**。肾上腺素细胞数量较多，占髓质细胞的 80% 以上，分泌肾上腺素；去甲肾上腺素细胞数量较少，可释放去甲肾上腺素。肾上腺素和去甲肾上腺素为儿茶酚胺类物质，肾上腺素使心率加快，心输出量增加，肝脏和骨骼肌的血管扩张；去甲肾上腺素使血压增高，心脏、脑和骨骼肌内的血流加速。

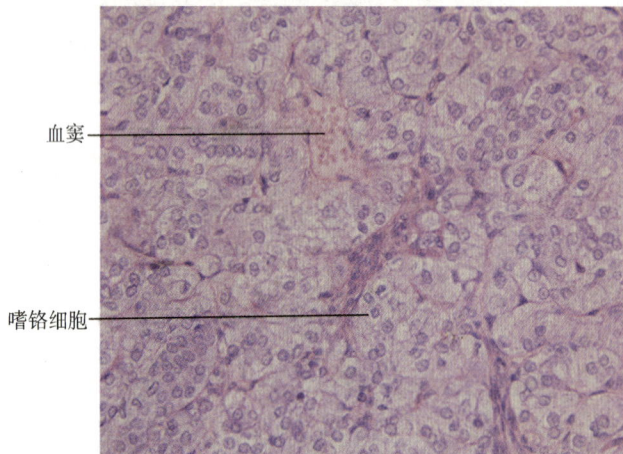

图 19 - 10　肾上腺髓质光镜图

目标检测

一、单项选择题

1. 下列结构中，不属于内分泌腺的是
    A. 甲状腺　　　　　　　B. 垂体　　　　　　　　C. 甲状旁腺
    D. 腮腺　　　　　　　　E. 肾上腺

2. 垂体细胞是指
    A. 神经胶质细胞　　　　B. 嗜酸性细胞　　　　　C. 嗜碱性细胞
    D. 嫌色细胞　　　　　　E. 主细胞

3. 关于甲状腺的描述，错误的是
    A. 位于颈前部，近似 H 形　　　　B. 由左、右两个侧叶和中间的峡部组成
    C. 侧叶贴于喉和食管的两侧　　　　D. 甲状腺上端达甲状软骨中部
    E. 甲状腺峡紧贴第 2 ~ 4 气管软骨环

4. 甲状腺滤泡旁细胞分泌
    A. 甲状腺激素　　　　　B. 甲状旁腺激素　　　　C. 生长激素
    D. 降钙素　　　　　　　E. 催产素

答案解析

5. 呆小症是由于
　　A. 儿童期生长激素分泌不足　　　　B. 儿童期甲状腺激素分泌不足
　　C. 儿童期糖皮质激素分泌不足　　　D. 儿童期甲状旁腺素分泌不足
　　E. 儿童期降钙素分泌过多
6. 产生肾上腺素的细胞是
　　A. 嗜酸性细胞　　　　B. 嗜铬细胞　　　　C. 主细胞
　　D. 交感神经节细胞　　E. 垂体细胞
7. 糖皮质激素主要产生于肾上腺的
　　A. 皮质束状带　　　　B. 皮质球状带　　　　C. 皮质网状带
　　D. 髓质　　　　　　　E. 嗜铬细胞
8. 下列哪个结构不属于神经垂体
　　A. 无髓神经纤维　　　B. 垂体细胞　　　　C. 赫令体
　　D. 血窦　　　　　　　E. 嫌色细胞

二、思考题

1. 简述内分泌系统的构成并举例说明。
2. 简述垂体的位置、分部及腺垂体的主要组成细胞及其合成的激素。
3. 简述甲状腺、甲状旁腺、肾上腺的位置、形态及合成的激素。

（丁祥云）

书网融合……

重点小结　　微课　　习题

第七篇　神经系统

神经系统是机体内起主导作用的调节系统，由位于颅腔的脑和椎管内的脊髓及遍布全身的周围神经组成。神经系统借助于感受器接受体内、外的刺激，并引起各种反应，借以调节和控制全身各器官、系统的活动，使人体成为一个完整的统一体。

一、神经系统的基本组成

神经系统分为**中枢神经系统**和**周围神经系统**两部分。中枢神经系统包括脑和脊髓，周围神经系统包括脑神经和脊神经。脑神经与脑相连，共 12 对；脊神经与脊髓相连，共 31 对。根据周围神经在各器官、系统中分布部位不同，又将其分为躯体神经和内脏神经。躯体神经分布于体表、骨、关节和骨骼肌；内脏神经分布于心肌、平滑肌和腺体。根据功能不同，分为感觉神经和运动神经，感觉神经又称传入神经，将神经冲动自感受器传向中枢；运动神经又称传出神经，将神经冲动从中枢传向效应器。内脏神经中的传出部分（又称内脏运动神经）支配心肌、平滑肌和腺体的活动，因不受主观意识控制，故又称自主神经或植物神经，内脏运动神经又依其功能不同，分为交感神经和副交感神经两部分。

二、神经系统的活动方式

神经系统的活动方式是**反射**，反射活动的形态学基础是**反射弧**，反射弧由五部分组成，即感受器、传入（感觉）神经、中枢、传出（运动）神经、效应器。如果反射弧任何一部分损伤，反射即出现障碍。因此，临床上常用检查反射的方法来诊断神经系统的疾病。

三、神经系统的常用术语

在神经系统中，神经元胞体和突起在不同部位有不同的组合编排方式，故用不同的术语表示。

1. 灰质和白质　在中枢神经系统内，神经元胞体及其树突的聚集部位，在新鲜标本上色泽灰暗，称**灰质**。灰质在大、小脑表面成层配布，称**皮质**。神经纤维在中枢神经系统内聚集的部位，在新鲜标本上色泽白亮，称**白质**。位于大、小脑的白质，因被皮质包绕而位于深部，称**髓质**。

2. 神经核和神经节　在中枢神经系统内，除皮质以外，形态和功能相似的神经元胞体聚集成团或柱，称**神经核**。在周围神经系统内，神经元胞体的聚集处，形状略显膨大，称**神经节**，如脑神经节、脊神经节。

3. 纤维束和神经　在中枢神经系统中，凡起止、行程和功能基本相同的神经纤维集合在一起，称**纤维束**。在周围神经系统内，若干神经纤维聚集成束，数个神经束被结缔组织包裹，称**神经**。

4. 网状结构　在中枢神经系统内，神经纤维交织成网状，网眼内有分散的神经元或较小核团，这些区域称**网状结构**。

第二十章 中枢神经系统 🎬微课

PPT

学习目标

知识目标：通过本章的学习，掌握脊髓的位置和外形；脑的分布；脑干的位置、组成和分部；小脑的位置和分叶；小脑扁桃体位置及其临床意义；间脑的位置、分部及功能；大脑半球的主要沟回和分叶；内囊的位置、分部及临床意义；基底核的位置和组成；大脑皮质机能定位。熟悉脊髓节段及其与椎骨的对应关系；脊髓的内部结构及功能。了解脑干、小脑的内部结构，下丘脑的主要核团及功能。

能力目标：能运用所学知识分析神经系统疾病的临床表现及相关的解剖学基础。

素质目标：培养抽象思维和临床思维能力，树立关爱患者、敬佑生命的职业素养，提高人际沟通和团队协作精神。

情境导入

情境：患者，女，72 岁，头晕、头痛，伴语言含糊 1 天，无恶心、呕吐，无畏寒、发热，无肢体抽搐及活动障碍等不适，当时未予以重视，随后出现意识模糊、昏睡入院。急诊行头颅 CT 检查，显示脑干出血。

思考：1. 中枢神经系统包括哪些结构？
　　　　2. 脑分为哪几部分？脑干包括哪些结构？

第一节　脊　髓

一、脊髓的位置和外形

脊髓（spinal cord）位于椎管内，长 42～45cm。脊髓上端在枕骨大孔处与延髓相连，下端在成人约平第 1 腰椎体的下缘，小儿脊髓下端可达第 3 腰椎水平。因此，临床上常选择第 3、4 或第 4、5 腰椎之间进行穿刺，不致损伤脊髓。

脊髓全长粗细不等，呈前后略扁的圆柱状，有两处膨大，即**颈膨大**和**腰骶膨大**。颈膨大位于第 4 颈节和第 1 胸节之间，腰骶膨大位于第 2 腰节和第 3 骶节之间，这两处膨大的形成分别与支配四肢的神经元数量较多有关，人类上肢运动灵活，颈膨大比腰骶膨大更明显。脊髓腰骶膨大以下逐渐变细呈圆锥状，称**脊髓圆锥**。脊髓圆锥向下延伸出一条细丝，称**终丝**，无神经组织，向下止于尾骨的背面（图 20－1）。

脊髓表面有 6 条纵贯全长的沟裂。位于脊髓前方正中较深的裂隙，称**前正中裂**，位于脊髓后方正中较浅的沟，称**后正中沟**。位于脊髓前正中裂和后正中沟两侧各有两条浅沟分别称**前外侧**

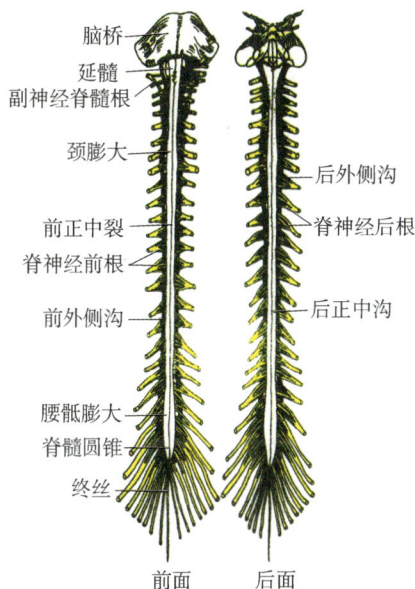

图 20－1　脊髓的外形

沟和后外侧沟。脊髓前外侧沟连接 31 对脊神经前根，由运动纤维组成；后外侧沟连接 31 对脊神经后根，每条脊神经的后根均有一个膨大神经节，称**脊神经节**。前、后根在椎间孔处汇合成一条脊神经，并从相应的椎间孔穿出（图 20 - 2）。

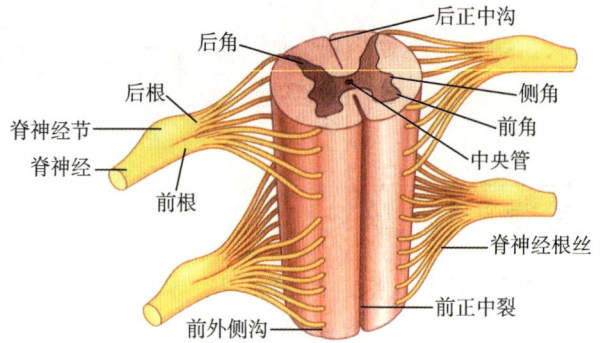

图 20 - 2　脊髓节段模式图

脊髓在外形上没有明显的节段性，但根据每一对脊神经前、后根根丝所附着的范围，将脊髓划分为 31 个脊髓节段，即 8 个颈节（$C_{1~8}$）、12 个胸节（$T_{1~12}$）、5 个腰节（$L_{1~5}$）、5 个骶节（$S_{1~5}$）和 1 个尾节（Co_1）。

从胚胎第 4 个月开始，脊柱的生长速度快于脊髓，成人脊柱比脊髓长，因此脊髓节段与相应的椎骨并不完全对应，脊髓节段逐渐高于相应椎骨。在成人，一般的推算方法为：上颈髓（$C_{1~4}$）大致与同序数椎骨相对应，下颈髓（$C_{5~8}$）和上胸髓（$T_{1~4}$）较同序数椎骨高 1 个椎体，中胸髓（$T_{5~8}$）较同序数椎骨高 2 个椎体，下胸髓（$T_{9~12}$）较同序数椎骨高 3 个椎体，腰髓约平对第 10 ~ 12 胸椎，骶、尾髓节平对第 12 胸椎和第 1 腰椎（图 20 - 3，表 20 - 1）。了解脊髓节段与椎骨的对应关系，对脊髓损伤平面和麻醉的定位具有重要意义。

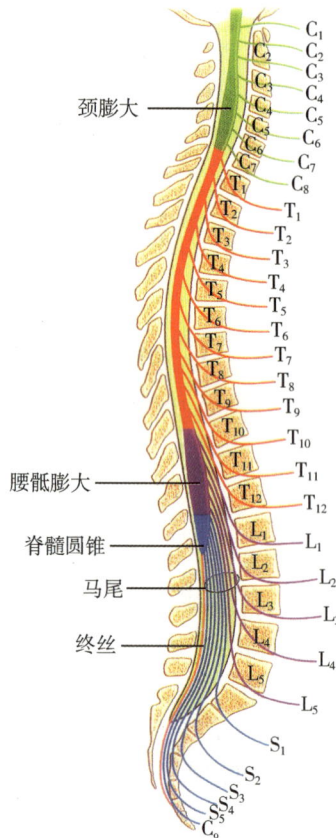

图 20 - 3　脊髓节段与椎骨序数的关系模式图

表 20 - 1　脊髓节段与椎骨序数的对应关系

椎骨序数	$C_1 \sim C_4$	$C_4 \sim C_7 + T_1 \sim T_3$	$T_3 \sim T_6$	$T_6 \sim T_9$	$T_{10} \sim T_{11}$	$T_{12} + L_1$
脊髓节段	$C_1 \sim C_4$	$C_5 \sim C_8 + T_1 \sim T_4$	$T_5 \sim T_8$	$T_9 \sim L_2$	$L_1 \sim L_5$	$S_1 \sim S_5 + Co_1$
对应关系	与同序数椎骨一致	与同序数椎骨高 1 个椎体	与同序数椎骨高 2 个椎体	与同序数椎骨高 3 个椎体	在第 10、11 胸椎高度	平第 12 胸椎与第 1 腰椎

每对脊神经要经相应的椎间孔离开椎管，而椎管长于脊髓，脊髓上端连于脑，脊髓越往下段，其发出的脊神经就与各自的椎间孔的距离越远，所以腰、骶、尾部的脊神经前、后根要在椎管内下行一段距离，才能到达各自相应的椎间孔。在脊髓圆锥下方，这些脊神经根连同终丝，合称**马尾**。在成人，在第1腰椎体以下已无脊髓，只有马尾。

二、脊髓的内部结构

脊髓各节段中的内部结构虽不尽相同，但总的特征大致相似。在脊髓横切面上（图20-4，20-5），可见中央有贯穿脊髓全长的纵行小管，称**中央管**，中央管周围是"H"形的灰质，灰质前部的突起称**前角**，后部的突起称**后角**。在胸髓和上3节腰髓（$T_1 \sim L_3$）的前后角之间还有向外侧突出的侧角。中央管前后连接两侧的灰质部位称**灰质连合**。灰质的外周是白质，每侧白质以前、后外侧沟分为三个部分。前正中裂和前外侧沟之间的白质为前索，前、后外侧沟之间的为外侧索，后外侧沟与后正中沟之间的为后索。在灰质与白质之间，灰、白质混合交织之处，称**网状结构**。

（一）灰质

1. 前角 呈柱状，也称**前柱**，主要由运动神经元组成。前角运动神经元在配布上可分为内、外侧两群，内侧核群支配颈肌和躯干肌、外侧核群支配四肢肌。根据前角运动神经元的形态和功能，可分为α-运动神经元和γ-运动神经元，前者支配骨骼肌运动，后者主要与调节肌张力有关。

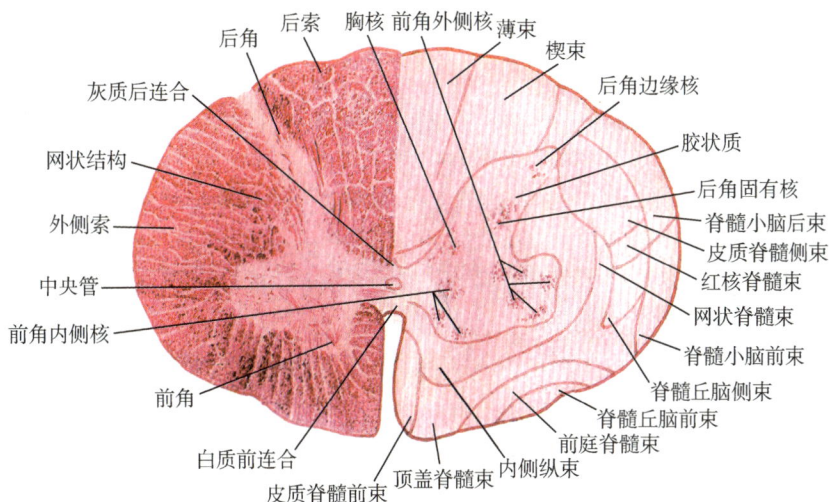

图20-4 脊髓横切面模式图

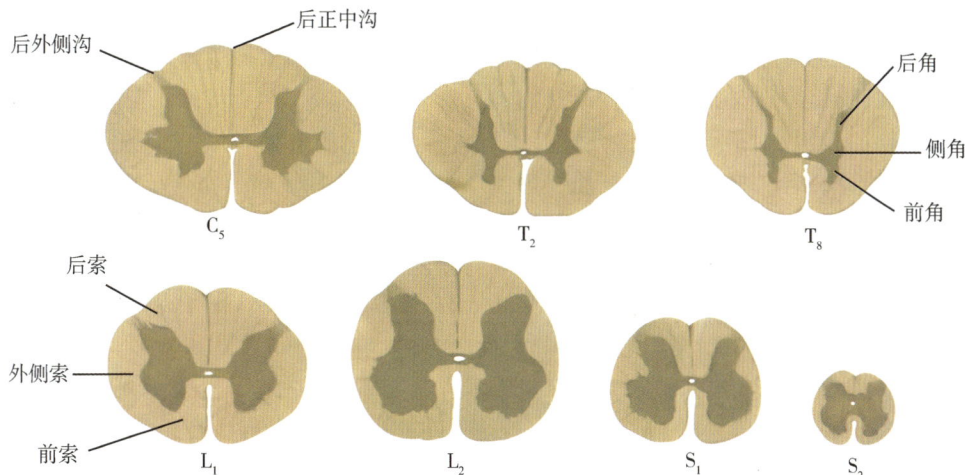

图20-5 各部脊髓横切面

2. 后角　也称**后柱**，结构较复杂，主要由与感觉有关的中间神经元组成，其树突与脊神经后根的纤维形成突触，接受后根传入的神经信息，其轴突有的进入白质形成纤维束入脑，有的则在脊髓的不同节段间起联络作用。

3. 侧角　也称**侧柱**，仅见于 $T_1 \sim L_3$ 脊髓节段，是交感神经的低级中枢。在脊髓 $S_{2\sim4}$ 节段，虽无侧角但在侧角的位置有神经核团存在，称骶副交感核，是副交感神经的低级中枢之一。

（二）白质

白质位于灰质周围，由上、下纵行的纤维束组成。上行（感觉）纤维束将不同的感觉冲动上传入脑；下行（运动）纤维束将脑发出的神经冲动下传给脊髓（图 20 - 4）。

1. 上行（感觉）纤维束

（1）**薄束和楔束**　位于后索，由脊神经节内假单极神经元的中枢突组成。薄束位于内侧，楔束位于外侧，传导躯干和四肢的本体感觉（肌、腱、关节等处的位置觉、运动觉和震动觉）和精细触觉（如辨别两点间的距离和物体纹理粗细等）的冲动。薄束由脊髓第 5 胸节以下的上行纤维组成，楔束由脊髓第 4 胸节以上的上行纤维组成，向上分别止于延髓内的薄束核和楔束核。

（2）**脊髓小脑束**　位于外侧索周边的前部和后部，包括脊髓小脑前束和脊髓小脑后束，均起自后角，止于小脑，向小脑传导来自躯干下部和下肢的非意识性本体感觉冲动。

（3）**脊髓丘脑束**　位于脊髓的外侧索前半和前索内，可分为脊髓丘脑侧束和脊髓丘脑前束。此束纤维起自后角，终于背侧丘脑。脊髓丘脑侧束传导躯干、四肢的痛觉、温度觉的冲动，脊髓丘脑前束传导躯干、四肢的粗触觉和压觉的冲动。

2. 下行（运动）纤维束

（1）**皮质脊髓束**　起自大脑皮质，下行至延髓下端，其中大部分纤维交叉到对侧后在脊髓外侧索下行，称**皮质脊髓侧束**，止于同侧脊髓前角运动神经元；少量未交叉的纤维在同侧脊髓前索下行，称**皮质脊髓前束**，止于双侧脊髓前角运动神经元。**皮质脊髓束**将大脑皮质的神经冲动传至脊髓，通过脊髓前角的运动神经元控制骨骼肌的运动功能。

（2）**红核脊髓束**　位于皮质脊髓侧束的腹侧，起自中脑红核，止于前角运动神经元，与兴奋屈肌的运动神经元有关。

（3）**前庭脊髓束**　位于前索，起自前庭神经核，止于前角运动神经元，与兴奋同侧伸肌运动神经元和抑制屈肌运动神经元有关，调节身体平衡。

其他下行束有网状脊髓束、顶盖脊髓束、内侧纵束等，与调节肌张力和运动协调有关。

三、脊髓的功能

1. 传导功能　脊髓是脑与躯干、四肢之间的感受器、效应器，发生联系的重要通道。脊髓白质的上、下行纤维束是完成这一传导功能的主要结构。躯干、四肢和大部分内脏感觉都经过脊髓传导至脑。脑对躯干、四肢和部分内脏活动的控制又需经过脊髓才能完成。

2. 反射功能　脊髓反射指通过脊髓，使机体对内、外环境的各种刺激产生的不随意性反应。脊髓灰质内有多种反射中枢，如腱反射、屈肌反射、牵张反射、排尿反射、排便反射中枢等。在正常情况下，脊髓的反射活动始终在脑的控制下进行。

▎**知识链接**

脊髓损伤的表现

脊髓完全横断：脊髓突然完全横断后，横断平面以下全部感觉和运动丧失，反射消失，处于无反射状态，称为脊髓休克。数周至数月后，各种反射可逐渐恢复，但是离断平面以下的感觉和运动不能恢复。

脊髓半横断：伤侧平面以下震动觉、位置觉和精细触觉丧失，同侧肢体硬瘫，损伤平面以下的对侧肢体痛、温觉丧失。

脊髓前角受损：主要伤及前角运动细胞，表现为这些神经元所支配的骨骼肌呈弛缓性瘫痪、肌张力低下、腱反射消失、肌萎缩，无病理反射，但感觉无异常，如脊髓灰质炎（小儿麻痹症）患者。

第二节　脑　干

脑（**brain**）位于颅腔内，由端脑、间脑、小脑、中脑、脑桥及延髓组成（图 20 - 6，图 20 - 7）。通常把中脑、脑桥、延髓合称**脑干**。

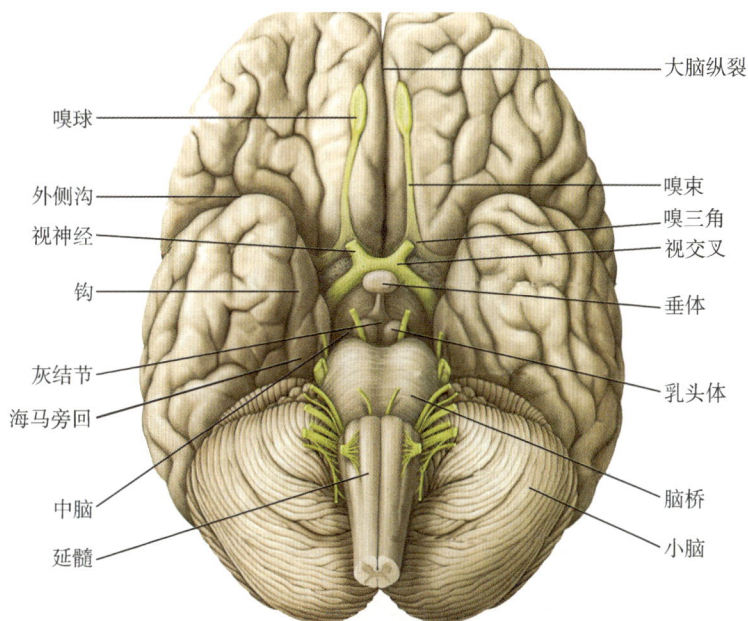

图 20 - 6　脑的底面

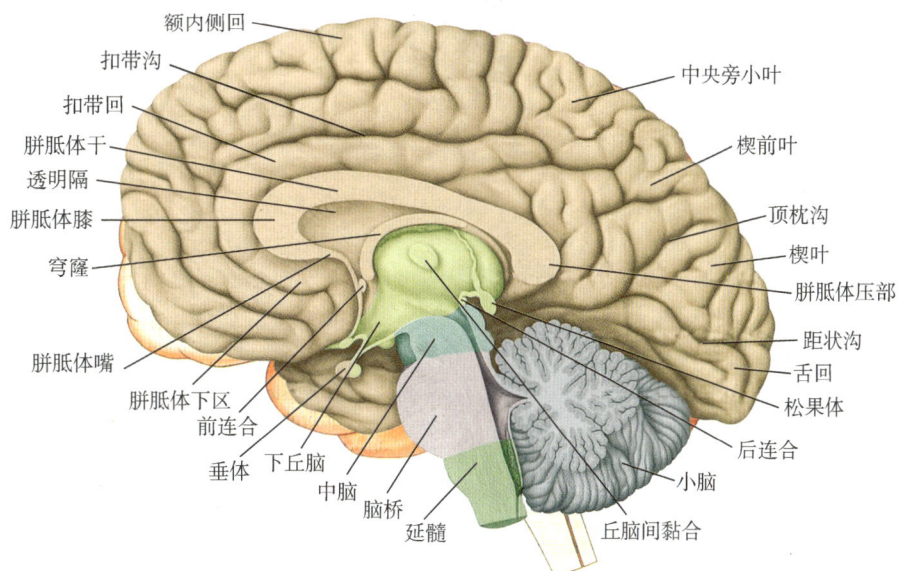

图 20 - 7　脑的正中矢状面

脑干自下而上由**延髓**、**脑桥**和**中脑**三部分组成。延髓在枕骨大孔处下连脊髓，中脑向上接间脑，脑干背面与小脑相连。延髓、脑桥和小脑之间有中央管扩大形成的第四脑室。

一、脑干的外形

(一)腹侧面

1. 延髓 位于脑干的最下部，呈倒置的锥体形，上与脑桥以延髓脑桥沟分界，下连脊髓。延髓腹侧面有与脊髓相延续的前正中裂和前外侧沟，前正中裂的上部两侧有一对纵行隆起，称**锥体**，内有皮质脊髓束通过。锥体的下端是锥体交叉，其内皮质脊髓束的大部分纤维交叉走行至脊髓对侧。锥体外侧有卵圆形隆起称**橄榄**，内有下橄榄核（图 20 - 8）。锥体与橄榄间前外侧沟内有舌下神经根。橄榄后方自上而下依次有舌咽神经根、迷走神经根和副神经根。

2. 脑桥 位于脑干的中部，其腹侧面的宽阔隆起称脑桥基底部，正中有一纵行的浅沟，称基底沟，容纳基底动脉。基底部向后外逐渐变窄，移行为**小脑中脚**，连接小脑，移行处有三叉神经根。在延髓脑桥沟内，自内侧向外侧依次有展神经根、面神经根和前庭蜗神经根。

3. 中脑 位于脑干的上部，上接间脑，下连脑桥，腹侧面有一对粗大的柱状结构，称**大脑脚**。两脚之间的凹陷称**脚间窝**，脚间窝内有动眼神经根。

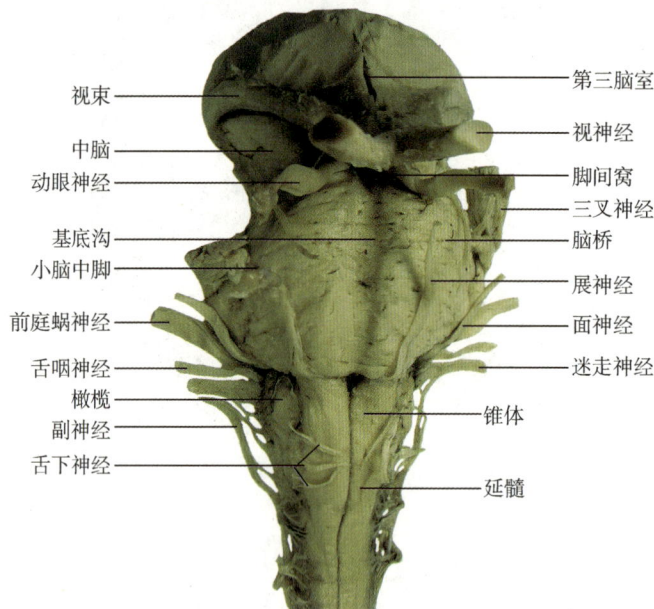

图 20 - 8 脑干（腹侧面）

(二)背侧面

1. 延髓 延髓下半部形似脊髓，下部后正中沟两侧各有一对隆起，由内侧向外侧分别是薄束结节和楔束结节，深面分别是薄束核和楔束核，它们是薄、楔束终止的核团。楔束结节的外上方有小脑下脚（图 20 - 9）。

2. 脑桥 脑桥背面形成菱形窝的上部，两侧是小脑上脚和小脑中脚。两侧小脑上脚之间的薄层白质，称上髓帆。

3. 中脑 中脑背面有上、下两对圆形丘状隆起，上方的一对称**上丘**，是视觉反射中枢；下方的一对称**下丘**，是听觉反射中枢。在下丘的下方有滑车神经根。

(三)第四脑室

第四脑室位于延髓、脑桥和小脑之间，内有脑脊液（图 20 - 10）。第四脑室底为菱形窝，顶如同一个帐篷形，前部由小脑上脚及上髓帆组成，后部由下髓帆和第四脑室脉络组织形成，下髓帆与上髓帆伸入小脑以锐角相会合。第四脑室向上借中脑水管通第三脑室，向下续为延髓下部和脊髓的中央管，并借第四脑室正中孔和外侧孔与蛛网膜下隙相通。

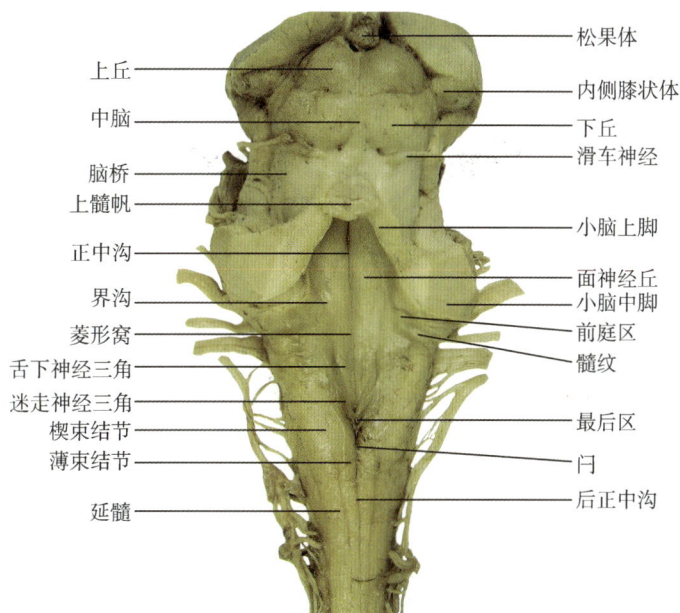

上丘
中脑
脑桥
上髓帆
正中沟
界沟
菱形窝
舌下神经三角
迷走神经三角
楔束结节
薄束结节
延髓

松果体
内侧膝状体
下丘
滑车神经
小脑上脚
面神经丘
小脑中脚
前庭区
髓纹
最后区
闩
后正中沟

图 20 – 9　脑干（背侧面）

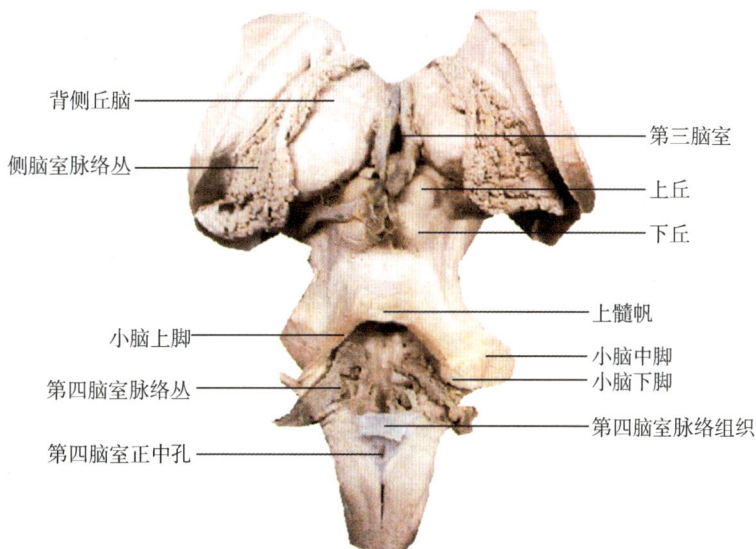

背侧丘脑
侧脑室脉络丛

第三脑室
上丘
下丘

上髓帆

小脑上脚
第四脑室脉络丛
第四脑室正中孔

小脑中脚
小脑下脚
第四脑室脉络组织

图 20 – 10　第四脑室脉络组织

二、脑干的内部结构

脑干的内部结构比脊髓复杂，但和脊髓一样，由灰质、白质及网状结构组成。

（一）脑干的灰质

脑干的灰质形成团块状或者短柱状的独立神经核团。脑干的神经核包括两种：一种是直接与脑神经相连的，称**脑神经核**；第二种是参与组成各种神经传导通路或反射通路，称**非脑神经核**。

1. 脑神经核　根据脑神经的功能不同，由内侧向外侧排列成四种性质的纵行细胞功能柱，可将脑神经核划分为躯体运动核、内脏运动核、躯体感觉核和内脏感觉核 4 种（图 20 – 11，表 20 – 2）。

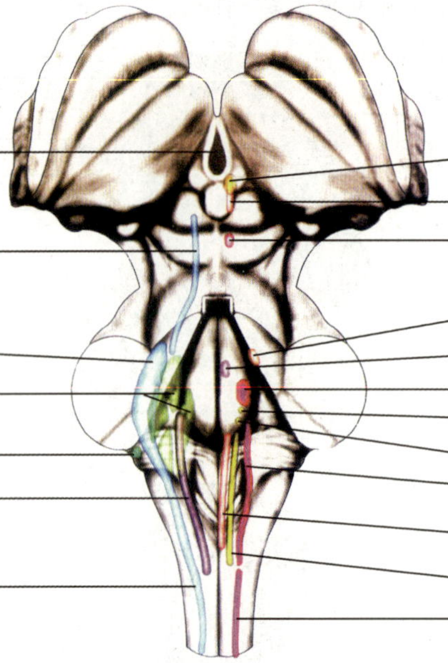

图 20 – 11　脑神经核在脑干背侧面的投射

表 20 – 2　脑干内脑神经核的排列及其功能

机能柱	核的位置	脑神经核名称	功能
躯体运动柱	上丘平面	动眼神经核	支配上、下、内直肌，下斜肌，上睑提肌
	下丘平面	滑车神经核	支配上斜肌
	脑桥中下部	展神经核	支配外直肌
	延髓上部	舌下神经核	支配舌肌
	脑桥中部	三叉运动神经核	支配咀嚼肌等
	脑桥中下部	面神经核	支配面肌等
	延髓上部	疑核	支配咽、喉肌等
	延髓下部、$C_1 \sim C_5$	副神经核	支配斜方肌、胸锁乳突肌
内脏运动柱	上丘平面	动眼神经副核	支配瞳孔括约肌、睫状肌
	脑桥下部	上泌涎核	支配泪腺、舌下腺和下颌下腺
	延髓上部	下泌涎核	支配腮腺
	延髓中下部	迷走神经背核	支配颈和胸、腹腔大部分脏器
内脏感觉柱	延髓中上部	孤束核	接受味觉和胸、腹腔的一般内脏感觉
躯体感觉柱	中央灰质外侧	三叉神经中脑核	接受面肌、咀嚼肌的本体感觉
	脑桥中部	三叉神经脑桥核	接受头面部、口腔、鼻腔的触觉
	脑桥、延髓	三叉神经脊束核	接受头面部痛温觉
	延髓与脑桥交界处	前庭神经核	接受内耳的平衡觉
	延髓与脑桥交界处	蜗神经核	接受内耳的听觉

　　①躯体运动核：邻近脑干背面的中线，包括动眼神经核、滑车神经核、展神经核、舌下神经核、三叉神经运动核、面神经核、疑核、副神经核。②内脏运动核：位于躯体运动核的外侧，由四对脑神经核组成。包括动眼神经副核、上泌涎核、下泌涎核、迷走神经背核。③内脏感觉核：由一对孤束核构成。④躯体感觉核：位于内脏感觉核的腹外侧，由三叉神经中脑核、三叉神经脑桥核、三叉神经脊束核、蜗神经核、前庭神经核五对脑神经核团组成。

　　2. 非脑神经核　作为脑干低级中枢，或上、下行通路的中继站，通常与其他脑区或脊髓有广泛的联系。包括薄束核与楔束核、红核、黑质（图 20 - 12，图 20 - 13）。

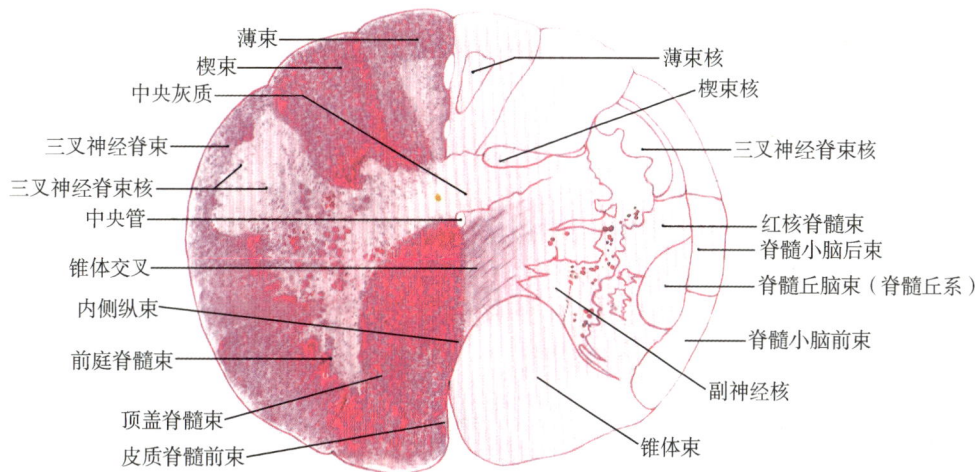

图 20 - 12 平延髓内侧丘系交叉横切面

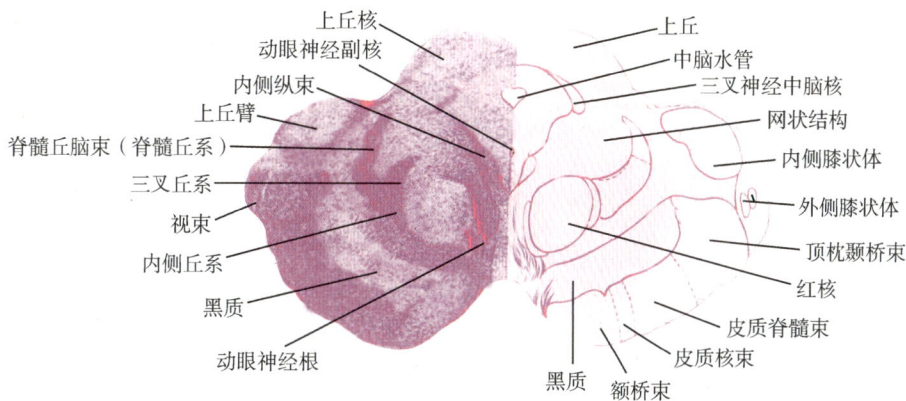

图 20 - 13 平中脑上丘横切面

（二）脑干的白质

包括脑干内各核团间及各核团与脑干以外结构间的联系纤维等。它们所形成的各种纤维束，其位置也不像脊髓那样集中于前、后和外侧索中，而是走行于脑干的各特定部位。主要由上行（感觉）和下行（运动）纤维束构成。

1. 上行纤维束 主要有内侧丘系、脊髓丘系、三叉丘系和外侧丘系。①内侧丘系：由薄束核、楔束核发出的纤维经延髓中央管的腹侧交叉，交叉后的纤维组成内侧丘系上行，终止于背侧丘脑的腹后外侧核，传导对侧躯干和四肢的本体感觉和精细触觉。②脊髓丘系：由脊髓丘脑束进入脑干后，组成脊髓丘系，终止于背侧丘脑腹后外侧核，传导对侧躯干和四肢的温度觉、痛觉、粗触觉和压觉。③三叉丘系：由三叉神经脑桥核及三叉神经脊束核发出的纤维交叉至对侧上行，组成三叉丘系，终止于背侧丘脑腹后内侧核，传导对侧头面部的温度觉、痛觉、粗触觉和压觉。④外侧丘系：由蜗神经核发出的纤维，在脑桥横行相互交叉后至对侧折向上行，组成外侧丘系，终止于间脑的内侧膝状体，传导听觉。

2. 下行纤维束 锥体束是大脑皮质发出的控制骨骼肌随意运动的下行纤维束。锥体束可分为两部分：下行止于脑干 8 对躯体运动核的称**皮质核束**；下行止于脊髓前角的称**皮质脊髓束**。皮质脊髓束的大部分纤维在锥体下端互相交叉，形成锥体交叉，在脊髓外侧索内下行，称为皮质脊髓侧束。小部分纤维不交叉，在脊髓前索内下行，称为皮质脊髓前束。

脑干下行的纤维束还有红核脊髓束、顶盖脊髓束、前庭脊髓束和网状脊髓束。

3. 脑干网状结构 指在脑干中各神经核团及纤维束之间，尚有纵横交错的神经纤维交织成网，网眼内散布着大小不等的神经细胞核团。网状结构涉及觉醒睡眠的周期节律、脑和脊髓的运动控制及各种内脏活动的调节，并与脑的学习、记忆等高级功能有关。

三、脑干的功能

1. 传导功能 联系大脑皮质、小脑和脊髓的上行、下行纤维束都经过脑干。因此，脑干是大脑皮质联系脊髓和小脑的重要通路。

2. 反射功能 脑干内具有多个反射活动的低级中枢，如延髓内有调节呼吸运动和心血管活动的"生命中枢"，若损伤可危及生命。此外，脑干内还有呕吐反射、角膜反射和瞳孔反射等中枢。

第三节 小 脑

小脑（cerebellum）位于颅后窝内，在脑桥和延髓的背侧，借小脑下脚、中脚和上脚与脑干相连。小脑与脑桥、延髓围成第四脑室（图 20 – 14，图 20 – 15）。

一、小脑的外形及分叶

（一）小脑外形

小脑上面平坦，下面中间部凹陷，容纳延髓。小脑两侧膨隆，称**小脑半球**。半球上面前 1/3 与后 2/3 交界处，有一深沟，称**原裂**。两小脑半球的中间缩窄，称**小脑蚓**，小脑半球下面近枕骨大孔处膨出部分，称**小脑扁桃体**。当颅内压增高时，小脑扁桃体可嵌入枕骨大孔，形成小脑扁桃体疝（枕骨大孔疝），压迫延髓内的呼吸中枢和心血管中枢，导致呼吸、心搏骤停，危及生命。

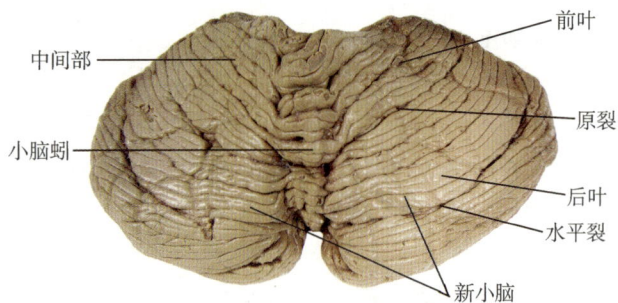

图 20 – 14 小脑（上面）

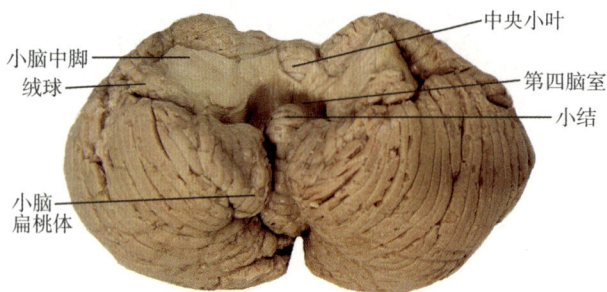

图 20 – 15 小脑（前面）

（二）小脑的分叶

根据小脑的发生、功能和纤维联系，可把小脑为三个叶。

1. 绒球小结叶 位于小脑下面，包括半球上的绒球、蚓部的小结以及两者间的绒球脚。此叶因种系发生上最古老，故称原小脑或者古小脑。主要接受内耳前庭的信息，与维持身体平衡有关，古小脑损伤后，患者平衡失调，站立和行走时摇晃不稳，甚至倾倒。

2. 前叶 占小脑的前上部，以原裂与后叶分界，加上小脑下面的蚓垂和蚓锥体。

3. 后叶 原裂以后的部分，在人类占小脑的大部分。

前叶和后叶合称小脑体，由内侧向外侧分为 3 个纵区，即蚓部，中间部和外侧部。蚓部和中间部在种系发生上晚于绒球小结叶，称为旧小脑。主要接受来自脊髓的信息，与肌张力的调节有关，损伤后主要表现为肌张力降低。外侧部在进化过程中是新发生的结构，称为新小脑（图 20 – 16）。主要接受来自大脑皮质的信息，与骨骼肌的协调运动有关，损伤后表现为随意运动不协调，患者不能完成精巧动作，把握不住动作的力量和方向，不能进行快速交替运动，不能进行多个关节同时活动的复杂运动等。

二、小脑的内部结构

小脑表面被覆一层灰质为小脑皮质，其深部是白质称小脑髓质。包埋于髓质的灰质核团，称**小脑核**，包括 4 对，由内向外依次为顶核、球状核、栓状核和齿状核（图 20 – 17）。这些核团主要接受小脑皮质的纤维，发出小脑的传出纤维。

图 20 – 16 小脑分叶示意图

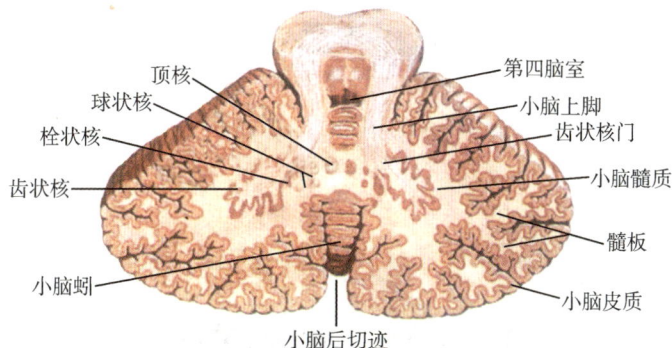

图 20 – 17 小脑的水平切面

三、小脑的功能

小脑的主要功能是维持身体平衡、调节肌张力和协调肌肉的运动。小脑蚓的主要功能是维持躯体的平衡，该部损伤时，患者身体平衡功能障碍，表现为站立不稳、步态蹒跚。小脑半球的主要功能是调节肌张力，协调运动中各肌群的动作。因此，小脑半球受损时，患者表现为同侧肌张力降低、腱反射减弱和共济运动失调，如指鼻试验阳性等。

第四节 间 脑

间脑（diencephalon）位于脑干与端脑之间，两侧和背面被大脑半球所掩盖，仅部分露于脑底。间脑可分为背侧丘脑、后丘脑、下丘脑、上丘脑和底丘脑五部分。两侧间脑之间的腔隙称第三脑室（图 20 –18）。

一、背侧丘脑

1. 外形 背侧丘脑又称**丘脑**，由一对卵圆形的灰质团块组成，借丘脑间黏合连接而成。背侧丘脑的前端隆凸称前结节，后端膨大称丘脑枕，其外侧面连接内囊，背面和内侧面游离，内侧面参与组成第三脑室的侧壁。在内侧面有一自室间孔走向中脑水管的浅沟，称下丘脑沟，它是背侧丘脑与下丘

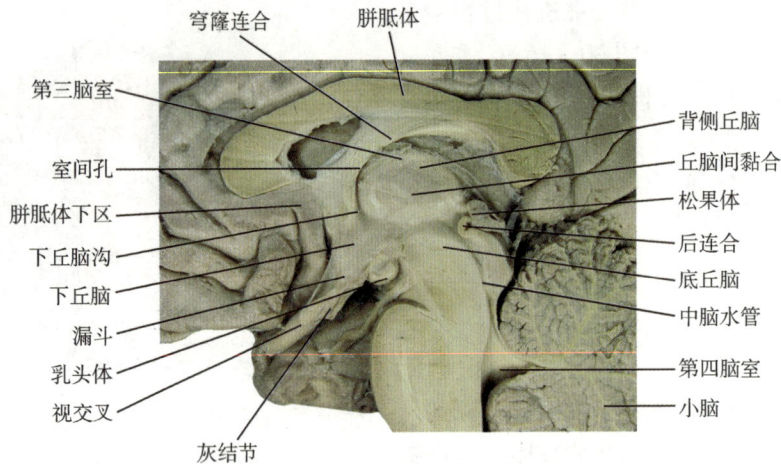

图 20 – 18　脑正中矢状面局部（间脑）

脑的分界线。

　　2. 内部结构　在背侧丘脑的内部有一由白质构成"Y"形的内髓板，它将背侧丘脑分为前核群、内侧核群和外侧核群。其中，外侧核群又可分为背侧部和腹侧部，腹侧部由前向后分为腹前核、腹中间核（又称腹外侧核）和腹后核。腹后核又分为腹后内侧核和腹后外侧核（图 20 – 19），前者接受三叉丘系的纤维，后者接受内侧丘系和脊髓丘系的纤维。

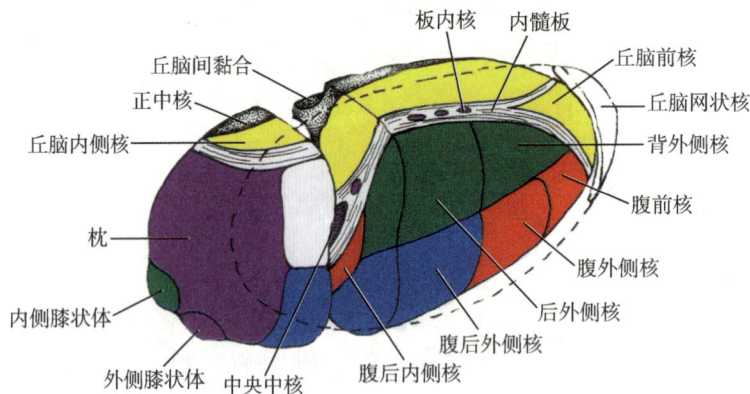

图 20 – 19　背侧丘脑的核团模式图

　　背侧丘脑是皮质下感觉的最后中继站；当背侧丘脑受损时，可引起感觉功能障碍和痛觉过敏、自发性疼痛等。

二、后丘脑

　　后丘脑位于丘脑枕的下外方，包括外侧膝状体和内侧膝状体。外侧膝状体接受视觉传导通路的纤维，发出纤维形成视辐射至大脑皮质的视觉中枢。内侧膝状体接受听觉传导通路的纤维，发出纤维形成听辐射至大脑皮质的听觉中枢。

三、上丘脑

　　上丘脑位于第三脑室顶部周围，包括松果体、缰三角、缰连合和丘脑髓纹。松果体为内分泌腺。

四、下丘脑

1. 位置与外形　位于背侧丘脑的下方，构成第三脑室下壁和侧壁的下部。在脑底面由前向后可见视交叉、灰结节和乳头体，灰结节向下延为漏斗，漏斗向下与垂体相接（图 20 – 20）。

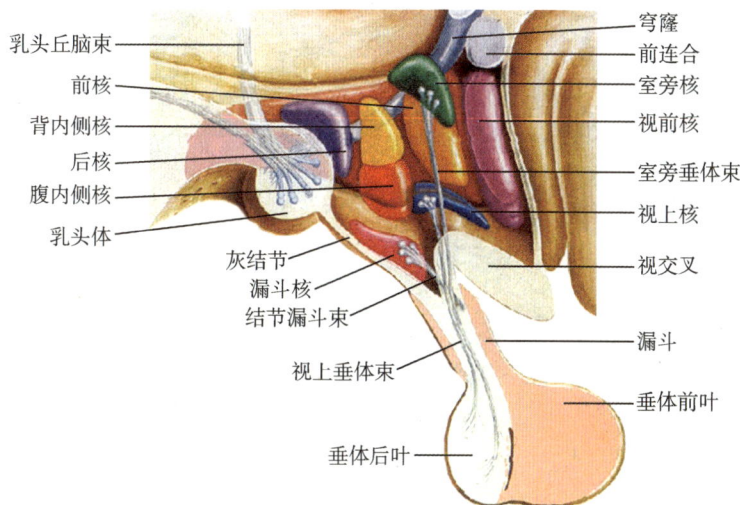

图 20 – 20　下丘脑的主要核团

2. 主要核团　下丘脑的主要核团包括**视上核**和**室旁核**，视上核在视交叉外端的背外侧，室旁核在第三脑室上部的两侧（图 20 – 20）。

3. 下丘脑功能　下丘脑是神经内分泌中心，通过与垂体之间的联系，将神经调节与体液调节融为一体，调节机体的内分泌活动；下丘脑也是皮质下调节内脏活动的高级中枢，参与对体温、摄食、生殖、水盐平衡和内分泌活动等的调节；下丘脑还与边缘系统有密切的联系，参与对情绪行为的调节。

五、底丘脑

底丘脑位于间脑与中脑的过渡区，内含底丘脑核。

六、第三脑室

第三脑室位于两侧背侧丘脑和下丘脑之间的狭窄腔隙。前借左、右室间孔与大脑半球内的侧脑室相通，后借中脑水管与四脑室相通。

第五节　端　脑

端脑（telencephalon）　是脑的最高级部位。端脑被大脑纵裂分为左、右两侧**大脑半球**。大脑和小脑之间为大脑横裂。大脑半球表层的灰质，称**大脑皮质**，皮质的深面是髓质（白质），髓质中包藏着一些核团，称**基底核**。大脑半球内部的腔隙为侧脑室。

一、端脑的外形和分叶

大脑半球表面凹凸不平，凹陷处形成**大脑沟**，沟间隆起的部分，称为**大脑回**。每个半球分为上外侧面、内侧面和下面。每侧大脑半球以较恒定的三条大脑沟为标记，将大脑分为五叶。这三条沟是：**外侧沟**起自半球下面，行向后上方，至上外侧面；**中央沟**起自半球上缘中点稍后方，向前下斜行于半球上外侧面；**顶枕沟**起自半球内侧面的后部，自前下向后上并略转向上外侧面。五个叶是：在中央沟以前和外侧沟上方的部分为**额叶**；外侧沟以下的部分为**颞叶**；中央沟后方和外侧沟上方的部分为**顶叶**；顶枕沟以后较小部分为**枕叶**；**岛叶**呈三角形岛状，位于外侧沟深面，被额、顶、颞叶所掩盖（图 20 – 7，图 20 – 21，图 20 – 22）。

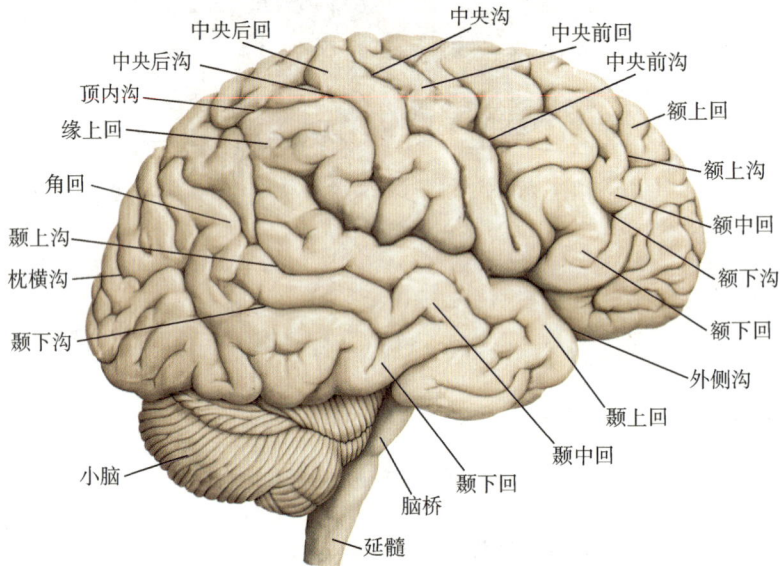

图 20 – 21 大脑半球（上外侧面）

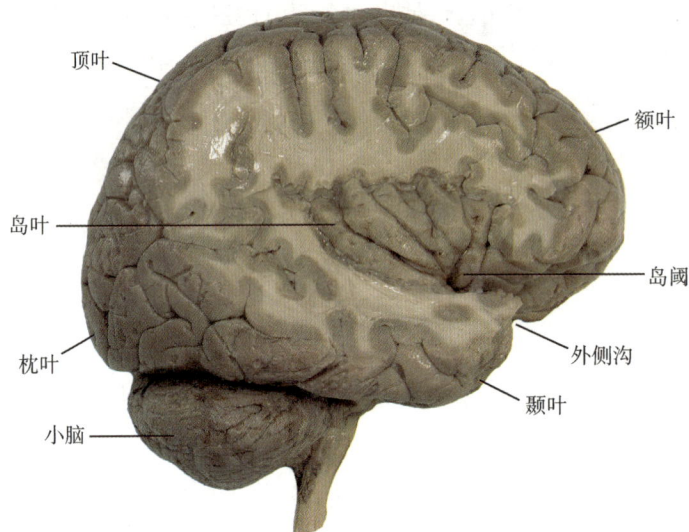

图 20 – 22 岛叶

二、端脑的重要沟回

1. 上外侧面 在中央沟前方，有与之平行的中央前沟，此沟与中央沟之间称**中央前回**。自中央前沟水平向前分出两条沟，分别称额上沟和额下沟。额上沟以上的部分为额上回，额上、下沟之间的部分为额中回，额下沟和外侧沟之间的部分为额下回（图 20 – 7，图 20 – 21）。

在中央沟后方，有与之平行的中央后沟，二者之间的部分为**中央后回**。在中央后沟中部向后发出的与上缘平行的沟称顶内沟。顶内沟的上方为顶上小叶，下方为顶下小叶。顶下小叶又分为两部，分别是包绕外侧沟后端的缘上回和围绕颞上沟末端的角回。

在外侧沟的下方，有与之大致平行的颞上沟和颞下沟。颞上沟的上方为颞上回，自颞上回转入外侧沟的部分，有两条横行大脑回，称**颞横回**。颞上沟与颞下沟之间为颞中回。颞下沟的下方为颞下回。

2. 内侧面　自中央前、后回延伸到内侧面的部分为**中央旁小叶**。在中部有前后方向上略呈弓形的纤维束断面，称**胼胝体**。胼胝体下方的弓形纤维束称穹窿，穹窿与胼胝体之间的薄板，称透明隔。在胼胝体背面有胼胝体沟，在胼胝体沟上方有与之平行的扣带沟，两沟之间的隆起为扣带回。在胼胝体后下方，有呈弓形的距状沟向后至枕叶后端，此沟中部与顶枕沟相连。距状沟与顶枕沟之间称楔叶，距状沟下方为舌回。胼胝体沟绕过胼胝体后方，向前移行为海马沟。

3. 底面　额叶下面有纵行的嗅束，其前端膨大，称嗅球，与嗅神经相连。嗅束向后扩大为嗅三角。颞叶下方有与半球下缘平行的枕颞沟，在此沟内侧并与之平行的为侧副沟。侧副沟的内侧为海马旁回（又称海马回），其前端弯曲，称钩。在海马沟的上方有呈锯齿状的窄条皮质，称齿状回。在齿状回的外侧，侧脑室下角底壁上有一弓形隆起，称海马。

4. 边缘系统　在大脑半球的内侧面，胼胝体周围和侧脑室下角底壁的一圈弧形结构，包括隔区、扣带回、海马旁回、海马和齿状回等，共同构成**边缘叶**。边缘叶及其邻近的皮质及皮质下结构组成边缘系统。

三、端脑的内部结构

大脑半球表层的灰质称**大脑皮质**，深部的白质称**大脑髓质**，位于髓质深部的灰质团块称**基底核**。半球内部的室腔称**侧脑室**。

（一）灰质

1. 大脑皮质的功能定位　大脑皮质是人体运动、感觉的最高级中枢和语言、思维活动的物质基础。大脑皮质作为神经系统的最高中枢，各种感觉传向大脑皮质，经皮质的整合，或产生特定的意识性感觉，或储存记忆，或产生运动信息。根据皮质各部的细胞构筑和神经纤维配布，将全部皮质分为若干区。不同的皮质区具有不同的功能，但不同的功能相对集中在某些特定的皮质区，进行功能的分析综合，称为**皮质功能定位**。这些功能区域只是执行某种功能的核心部分，皮质相邻或者其他部分也可以有类似的功能。当某一功能区域损伤后，其他有关区域可在一定程度上代偿其功能，因此大脑皮质功能定位概念是相对的。除了一些具有特定功能的中枢外，还存在广泛的脑区，对各种信息进行加工、整合，完成高级的神经精神活动，称为联络区，联络区在高等动物显著增加。

（1）**第Ⅰ躯体运动区**　位于中央前回和中央旁小叶前部，该区对全身骨骼肌运动管理的特点为：①上下颠倒，但头部是正的。中央前回最上部和中央旁小叶前部与下肢和会阴部运动有关，中部与躯干和上肢的运动有关，下部与面、舌、咽和喉的运动有关；②左右交叉，一侧运动区支配对侧肢体的运动，但一些与联合运动有关的肌则受两侧运动区的支配，如面上部肌、眼球外肌、咽喉肌、呼吸肌、咀嚼肌和会阴肌等；③身体各部分代表区的大小与运动的灵巧、精细程度有关，而与形体大小无关（图20-23）。

（2）**第Ⅰ躯体感觉区**　位于中央后回和中央旁小叶后部，接受背侧丘脑腹后核传来的对侧半身的痛、温、触、压以及位置和运动觉。身体各部投影和躯体运动区相似，其特点是：①上下颠倒，但头部是正的。中央旁小叶的后部与小腿和会阴部的感觉有关，中央后回的最下方与咽、舌的感觉有关；②左右交叉，一侧躯体感觉区管理对侧半身的感觉；③身体各部在该区投射范围的大小与该部感觉敏感程度有关，而与部位的大小无关，例如手指和唇的感受器最密，在感觉区的投射范围最大（图20-24）。

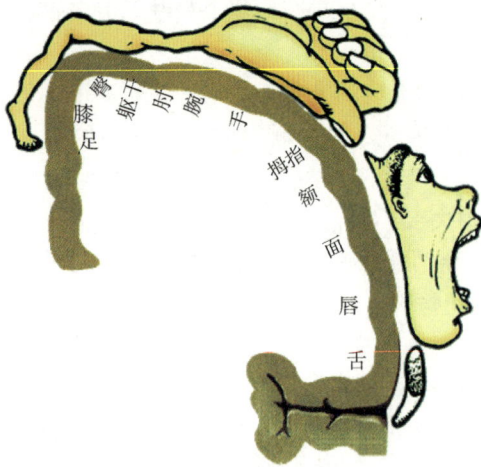

图 20 - 23　人体各部在躯体运动区的定位

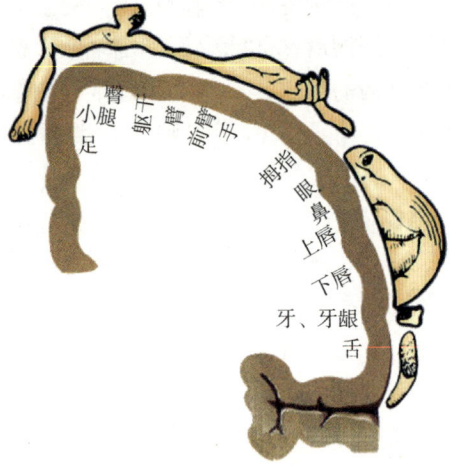

图 20 - 24　人体各部在躯体感觉区的定位

（3）**视区**　位于距状沟上下的枕叶皮质，即上方楔叶和下方舌回，接受外侧膝状体的纤维。一侧视区接受同侧视网膜颞侧半和对侧视网膜鼻侧半的冲动。因此，一侧视区损伤，可引起双眼对侧视野同向性偏盲。

（4）**听区**　位于颞横回，接受内侧膝状体的纤维。每侧的听区都接受来自两耳的冲动，因此一侧听区受损，引起听觉功能下降，不致引起全聋。

（5）**语言中枢**　人类大脑皮质与动物的本质区别是有思维和意识等高级活动，并进行语言的表达，所以在人类大脑皮质上具有相应的语言中枢，如说话、阅读和书写等中枢。①**运动性语言中枢**：在额下回后部。此区受损，导致运动性失语症，即患者能发音，但却不能说出具有意义的句子，称运动性失语。②**书写中枢**：在额中回的后部。此区受损，患者虽然手的运动功能正常，但不能写出正确的文字，称为失写症。③**听觉性语言中枢**：在颞上回后部。此区受损后，患者虽能听到别人讲话，但不理解讲话的意思，自己讲的话也同样不能理解，故不能正确回答问题和正常说话，称感觉性失语症。④**视觉性语言中枢**：又称阅读中枢，在顶下小叶的角回。此区受损时，视觉没有障碍，但不识别文字符号的意义，称为失读症。

（6）**联络区的功能**　除上述的功能区外，大脑皮质广泛的联络区中，额叶的功能与躯体运动、语言、发音及高级思维活动有关；顶叶与躯体感觉、味觉、语言等有关；枕叶与视觉信息的整合有关；颞叶与听觉、语言和记忆功能有关；岛叶与内脏感觉有关；边缘叶与情绪、行为、内脏活动有关。

■ **知识链接**

大脑优势半球

人类在长期的进化和发育过程中，大脑皮质的结构和功能都得到了高度的分化。而且，左、右大脑半球的发育情况不完全相同，呈不对称性。左侧大脑半球与语言、意识、数学、分析、逻辑推理等功能密切相关；右侧半球则主要具有感知非语言信息、图形、音乐、想象和时空概念等功能。左、右大脑半球各有优势，它们互相协调和配合完成各种高级神经活动。

2. 基底核　位于白质内，位置靠近脑底，包括纹状体、屏状核和杏仁体　（图 20 - 25）。

（1）**纹状体**　由尾状核和豆状核组成，其前端互相连接。**尾状核**是呈"C"形弯曲的圆柱体，分为头、体、尾三部，位于丘脑背外侧，延伸于侧脑室前角、中央部和下角的壁旁。**豆状核**位于尾状核和背侧丘脑的外侧，岛叶的深部。在水平切面上呈三角形，被两个白质的板层分成三部，外侧部最大，称**壳**，内侧的两部分合称**苍白球**。在种系发生上，尾状核及壳发生较晚，称新纹状体。苍白球较为古老，称旧纹状体。纹状体是锥体外系的重要组成部分，主要功能是维持肌肉的张力，协调骨骼肌的运动。

（2）**杏仁体** 在海马旁回、钩的深面，与尾状核的尾部相连，属于边缘系统的一部分，其功能与调节内脏活动和情绪的产生有关。

（3）**屏状核** 位于岛叶皮质与豆状核之间，其功能尚不清楚。

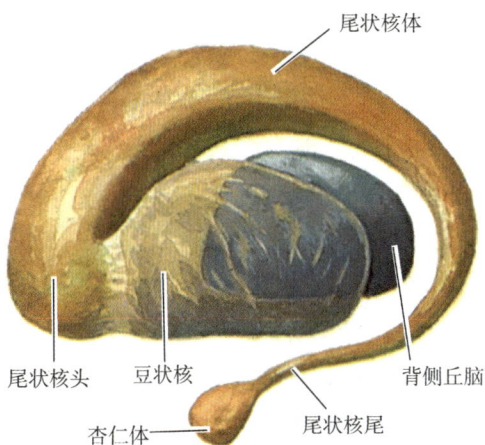

图 20 – 25 基底核

（二）白质

白质主要由联系皮质各部和皮质下结构的神经纤维组成，可分为三类：联络纤维、连合纤维和投射纤维。

1. 联络纤维 是联系同侧大脑半球内各部分之间的纤维。其中短纤维联系相邻脑回，称弓状纤维；长纤维联系各叶，有扣带束、上纵束、下纵束和钩束等（图 20 – 26）。

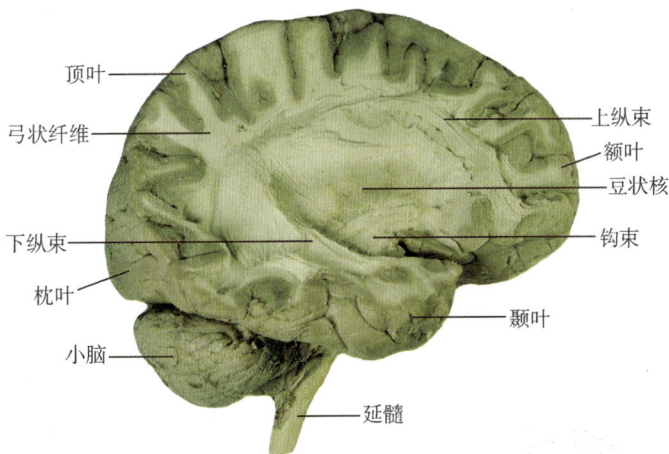

图 20 – 26 大脑半球的联络纤维

2. 连合纤维 是连接左右两侧大脑半球的纤维。包括胼胝体、前连合和穹窿连合（图 20 – 7）。胼胝体位于大脑纵裂的底部，由连合两侧半球的纤维构成。在正中矢状切面上，胼胝体呈弓状，其前部称胼胝体嘴，弯曲部称胼胝体膝，中间部称胼胝体干，后部称胼胝体压部。

3. 投射纤维 由联系大脑皮质与皮质下各中枢间的上、下行纤维束组成。这些纤维绝大部分经过尾状核、背侧丘脑与豆状核之间，形成宽厚的白质纤维板，称**内囊**。在端脑的水平切面上，左右略呈"＞＜"形，分前肢、膝部和后肢三部。前肢位于豆状核和尾状核之间，主要有额桥束和丘脑前辐射通过；后肢位于豆状核和背侧丘脑之间，主要有皮质脊髓束、皮质红核束、丘脑中央辐射、听辐射和视辐射通过；膝部位于前、后肢之间，主要有皮质核束通过（图 20 – 27，图 20 – 28）。

> **知识链接**
>
> **三偏综合征**
>
> 内囊是投射纤维高度集中的区域，所以此处的病灶即使不大，亦可导致严重的后果。例如，一侧供给内囊的小动脉破裂或栓塞时，将导致"三偏综合征"：①对侧半身深、浅感觉障碍，即偏身感觉障碍（丘脑中央辐射受损）；②对侧半身随意运动障碍，即偏瘫（皮质脊髓束、皮质核束受损）；

③双眼对侧半视野同向偏盲（视辐射受损）。此即临床所谓的脑血管意外，俗称"中风"。

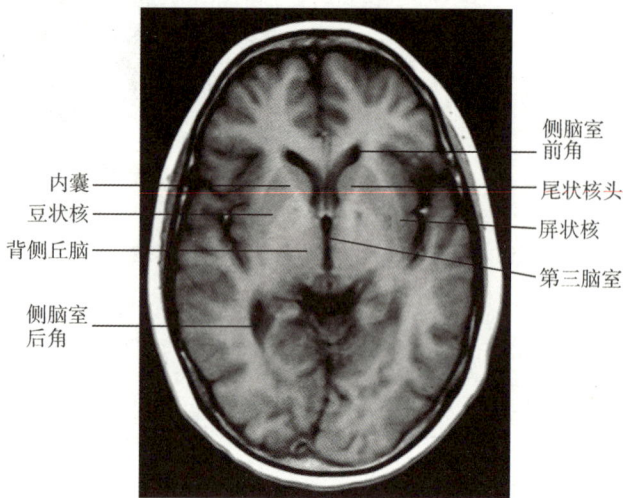

图 20-27　经基底核区的横断层 MIRI 影像

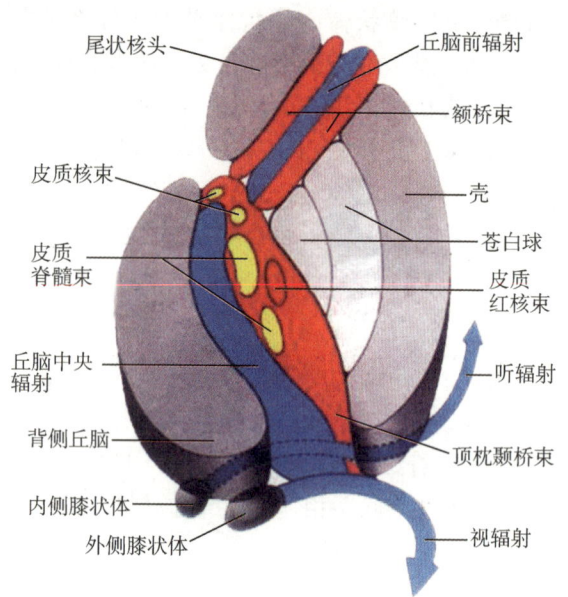

图 20-28　内囊模式图

（三）侧脑室

左右各一，位于大脑半球内，延伸至半球的各个叶内，可分为四部分。中央部位于顶叶内，前角是中央部伸向额叶的部分，后角是中央部伸向枕叶的部分，下角是中央部伸向颞叶的部分。侧脑室经左、右室间孔与第三脑室相通，室腔内有产生脑脊液的脉络丛（图 20-29）。

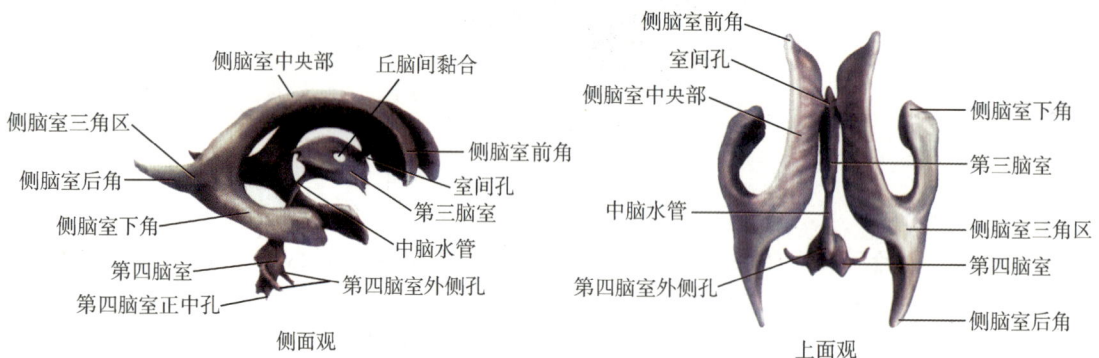

图 20-29　脑室投影图

目标检测

答案解析

一、单项选择题

1. 关于脊髓的描述，错误的是
　　A. 位于椎管内，和椎管一样长
　　B. 成人脊髓末端平第 1 腰椎体下缘
　　C. 脊髓全长粗细不一，有两个膨大
　　D. 脊髓前面有正中裂，后面有正中沟

    E. 脊髓下端缩小呈圆锥状，称脊髓圆锥

2. 脊髓前角的神经元是

    A. 感觉神经元   B. 运动神经元   C. 联络神经元

    D. 交感神经元   E. 副交感神经元

3. 下列属于脑干的结构是

    A. 端脑   B. 中脑   C. 小脑

    D. 丘脑   E. 间脑

4. 下丘脑的结构不包括

    A. 松果体   B. 视交叉   C. 灰结节

    D. 乳头体   E. 漏斗

5. 第 I 躯体感觉区位于

    A. 中央后回和中央旁小叶后部

    B. 中央前回和中央旁小叶前部

    C. 海马旁回

    D. 枕叶内侧距状沟两侧

    E. 颞横回

二、思考题

1. 简述脊髓的位置和外形结构。

2. 简述脑干的组成和外形。

3. 简述大脑皮质功能定位。

（蒋　洁　赵　鹏）

书网融合……

重点小结   微课   习题

第二十一章 脑、脊髓的被膜、血管及脑脊液循环

PPT

▶ 学习目标 ◀

知识目标： 掌握脑、脊髓被膜的分层，硬膜外隙和蛛网膜下隙的位置和临床意义，脑脊液的产生、回流部位及循环途径。熟悉脑的动脉来源，大脑前、中、后动脉的分布，大脑动脉环的组成、位置及功能。了解脑的静脉、脊髓的血管。

能力目标： 能够在解剖学图片中识别脑的主要动脉、侧脑室等。

素质目标： 具备对脑血管疾病进行健康宣教的能力，树立关爱患者、敬佑生命的职业素养。

▶ 情境导入 ◀

情境： 患者，男，58 岁，既往体健，2 小时前无明显诱因出现头部剧烈疼痛，伴有头晕、恶心及喷射状呕吐。入院头颅 CT 检查显示"蛛网膜下隙出血"。

思考： 蛛网膜下隙的位置和临床意义。

第一节 脑和脊髓的被膜

脑和脊髓的表面包有三层被膜，由外向内依次为硬膜、蛛网膜和软膜。硬膜由厚而坚韧的结缔组织构成，蛛网膜紧贴在硬膜内面，为半透明薄膜，软膜薄而富有血管，紧贴脑和脊髓的表面，并伸入沟裂中。被膜的作用是保护、支持、营养脑和脊髓。

一、脊髓的被膜

脊髓的被膜从外向内依次是硬脊膜、脊髓蛛网膜和软脊膜（图 21 - 1）。

1. 硬脊膜 是一层厚而且坚韧的致密结缔组织膜，包裹着脊髓。上端附于枕骨大孔边缘，与硬脑膜相延续。下端在第 2 骶椎水平逐渐变细，包裹终丝，末端附于尾骨，两侧在椎间孔处与脊神经外膜相延续。硬脊膜与椎管内的骨膜及黄韧带之间的腔隙称**硬膜外隙**，此隙不与颅内相通，呈负压，内含疏松结缔组织、脂肪、淋巴管、椎内静脉丛，有脊神经根通过。硬膜外麻醉就是将药物注入此隙，阻滞脊神经根内神经冲动的传导。

2. 脊髓蛛网膜 为硬脊膜与软脊膜之间半透明的薄膜，紧贴硬脊膜的内面，向上与脑蛛网膜相延续。蛛网膜向内发出许多结缔组织小梁与软脊膜相连。脊髓蛛网膜和软脊膜之间的腔隙为**蛛网膜下隙**，隙内充满脑脊液。蛛网膜下隙在脊髓圆锥以下的部分扩大，称为**终池**。腰椎穿刺术即在终池内抽取脑脊液或注入药物，可避免损伤脊髓。

3. 软脊膜 紧贴脊髓表面，并伸入脊髓的沟裂中，在脊髓下端移行为终丝。在脊髓两侧软脊膜形成齿状韧带，齿尖向外经蛛网膜附着于硬脊膜。脊髓浸于脑脊液中，借齿状韧带、脊神经根和终丝固定于椎管内，再加上硬膜外隙内脂肪组织和椎内静脉丛的弹性垫作用，使脊髓不易受外界震荡而损伤。

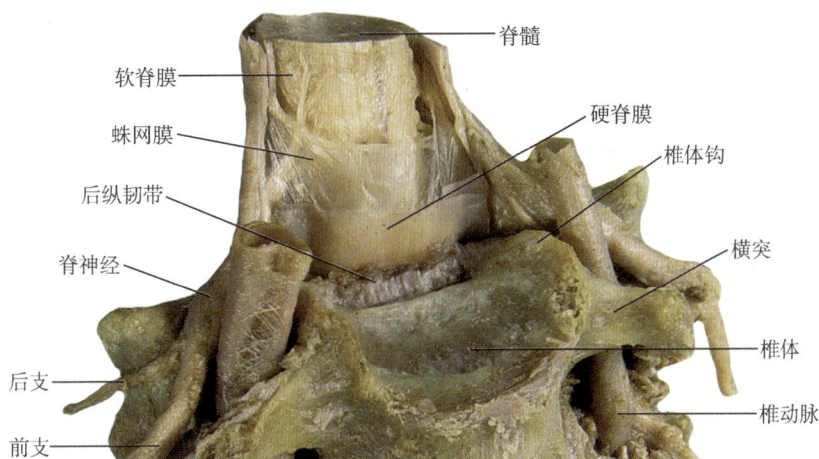

图 21 - 1　脊髓被膜

二、脑的被膜

脑的被膜从外向内依次为硬脑膜、脑蛛网膜和软脑膜（图 21 - 2）。

（一）硬脑膜

硬脑膜（cerebral dura mater） 包裹在脑的表面，厚而坚韧，有光泽。由两层组成，外层即颅骨内膜，内层与硬脊膜相延续，两层之间有丰富的血管和神经。硬脑膜与颅盖骨结合较松，易于分离，故颅顶损伤时硬脑膜血管破裂出血，易在颅骨与硬脑膜间形成硬膜外血肿。在颅底硬脑膜与颅骨连接牢固，很难分离。故颅底骨折时易将硬脑膜和蛛网膜同时撕裂，造成脑脊液外漏。

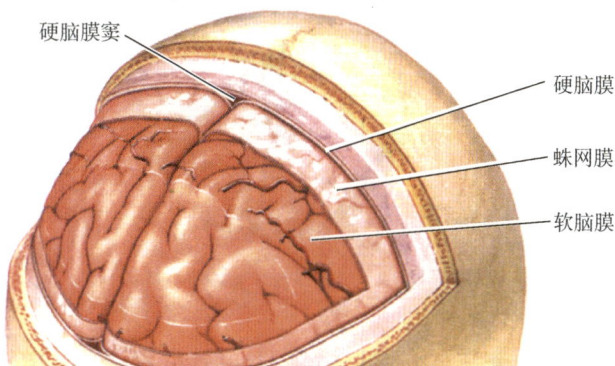

图 21 - 2　脑的被膜

硬脑膜不仅包在脑的表面，在某些部位，硬脑膜内层折叠形成板状突起，伸入脑的某些裂隙中，形成硬脑膜隔，以更好地固定、承托和保护脑组织（图 21 - 3）。在某些部位，硬脑膜的两层分离，内面衬以内皮细胞，内含静脉血，称**硬脑膜窦**，是结构特殊的静脉（图 21 - 3，图 21 - 4）。窦内无瓣膜，窦壁无平滑肌，不能收缩，故损伤时出血难止，易形成血肿。主要有以下结构。

1. 大脑镰　呈镰刀形伸入大脑纵裂。其前端窄，附于鸡冠，后份宽大，向下连于小脑幕的顶，下缘游离于胼胝体的上方。

2. 小脑幕　呈幕帐状伸入大脑横裂。后外侧缘附于横窦沟，前外侧缘附于颞骨岩部上缘，内侧缘游离，形成小脑幕切迹。切迹与蝶骨鞍背之间的裂隙称小脑幕裂孔，内有中脑通过。小脑幕将颅腔不完全地分隔成上、下两部，当上部颅脑病变引起颅内压增高时，位于小脑幕切迹上方内侧的海马旁回和钩被挤入小脑幕裂孔，大脑脚和动眼神经受到压迫，形成小脑幕切迹疝，又称为颞叶钩回疝，典型症状为一侧瞳孔散大、对光反射迟钝或消失。

3. 小脑镰　伸入两侧小脑半球之间。

4. 硬脑膜窦　主要有：①**上矢状窦**，位于大脑镰上缘，前方起自盲孔，向后流入窦汇，是大脑上静脉的主要引流通道。②**下矢状窦**，位于大脑镰下缘，其走向与上矢状窦一致，向后汇入直窦。③**直窦**，位于大脑镰与小脑幕连接处，后端在枕内隆凸处与上矢状窦汇合形成窦汇。④**横窦**，成对，

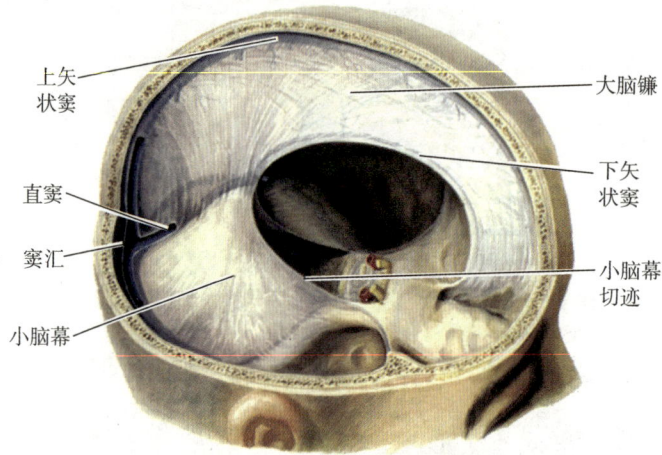

图 21 - 3　硬脑膜及其形成的结构

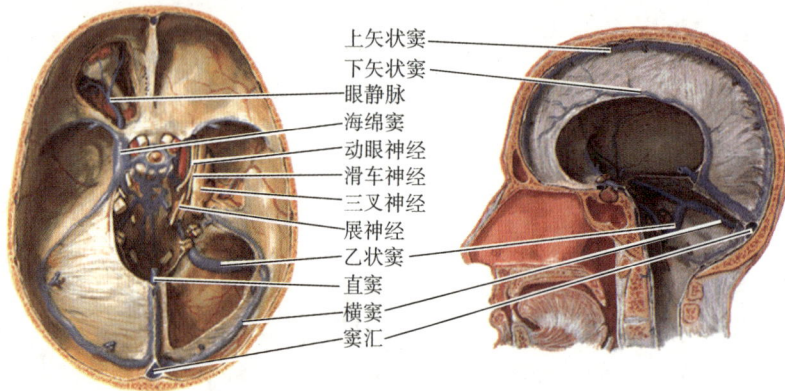

图 21 - 4　硬脑膜窦

由窦汇向两侧发出，称为左、右横窦，走行于枕骨横窦沟内，延续为乙状窦。⑤**乙状窦，**成对，位于乙状窦沟内，是横窦的延续，向前内下于颈静脉孔处出颅移行为颈内静脉。⑥**海绵窦，**位于蝶鞍两侧，为硬脑膜两层间的不规则腔隙，内有结缔组织小梁，形似海绵，左、右海绵窦借海绵间窦相连通（图 21 - 5）。窦的内侧壁内有颈内动脉和展神经走行，窦的外侧壁内自上而下有动眼神经、滑车神经、眼神经和上颌神经走行。海绵窦可通过眼上静脉、眼下静脉与面静脉相交通，还可通过翼静脉丛、面深静脉与面静脉相交通，故面部感染可通过上述途径波及海绵窦，造成颅内感染和血栓形成，累及上述神经，出现相应症状。

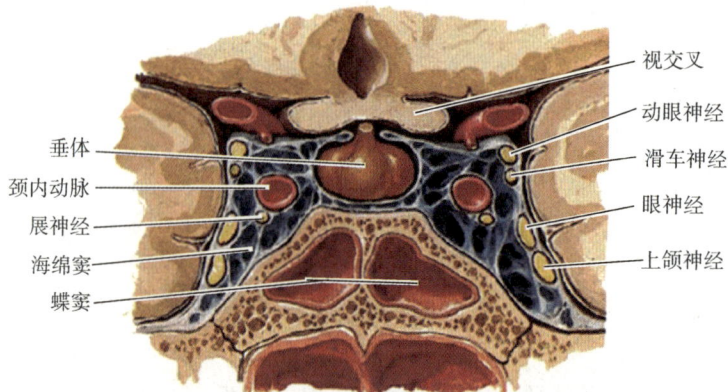

图 21 - 5　海绵窦

（二）脑蛛网膜

脑蛛网膜（cerebral arachnoid mater）是薄而半透明的结缔组织膜，包绕整个脑，除在大脑纵裂和大脑横裂处以外，均跨越脑的沟裂而不伸入沟内。脑的蛛网膜下隙与脊髓蛛网膜下隙相通，此隙在某些部位扩大，称蛛网膜下池，有小脑与延髓间的小脑延髓池、中脑脚间窝处的脚间池、脑桥腹侧的桥池等。蛛网膜紧贴硬脑膜，在上矢状窦处形成许多绒毛状突起，突入上矢状窦内，称**蛛网膜粒**，是脑脊液回流的部位（图21-6）。

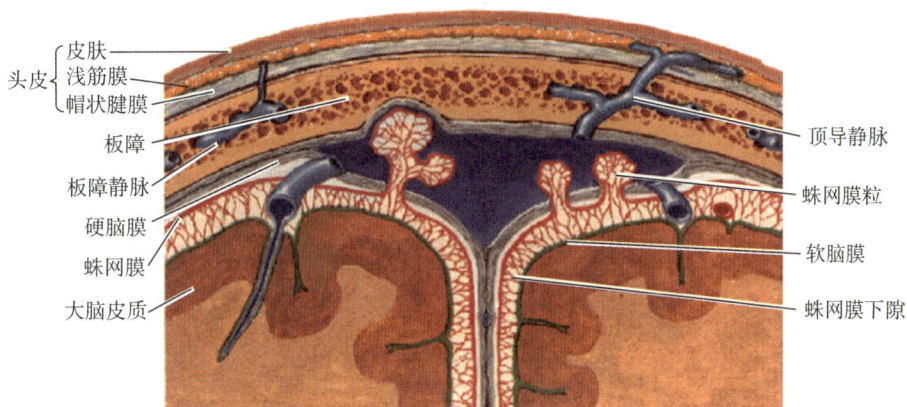

图21-6　脑的被膜、蛛网膜粒和硬脑膜窦

（三）软脑膜

软脑膜（cerebral piamater）薄而富含血管和神经，紧贴脑的表面并伸入沟裂内。在脑室的一定部位，软脑膜、血管与该部位的室管膜上皮共同构成脉络组织，某些部位的血管反复分支交织成丛，连同表面的软脑膜和室管膜上皮一起突入脑室，形成脉络丛，是产生脑脊液的结构。

> **知识链接**
>
> #### 脑积水
>
> 脑积水是由于各种颅脑疾病，导致脑脊液吸收障碍、循环受阻或分泌过多而致脑室系统进行性扩大或（和）蛛网膜下隙扩大的一种病症。按年龄分为儿童和成人脑积水。肿瘤是成人脑积水最常见的病因，成人高压性脑积水主要表现为头痛、恶心、呕吐、视物障碍等症状及视乳头水肿和共济失调的体征。婴幼儿脑积水主要表现为其头围在出生后数周或数月内快速增大，头型变圆，头发稀疏，头皮薄而亮，脑颅大而面颅较小。

第二节　脑和脊髓的血管

一、脑的血管

（一）脑的动脉

脑的动脉来自颈内动脉和椎-基底动脉（图21-7）。以顶枕沟为界，颈内动脉供应大脑半球的前2/3和间脑前部；椎-基底动脉供应大脑半球后1/3、间脑后部、脑干和小脑。二者均发出皮质支和中央支，皮质支供应端脑和小脑的皮质及浅层髓质；中央支供应间脑、基底核及内囊等。

1. 颈内动脉　起自颈总动脉，向上走行，经颅底的颈动脉管入颅，向前穿过海绵窦，在穿出海

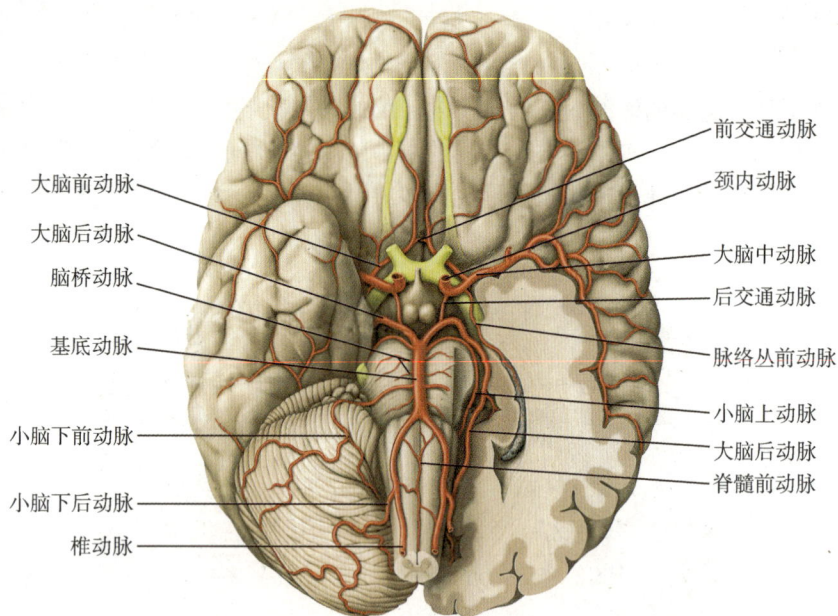

图 21 - 7　脑底的动脉

绵窦后发出眼动脉、大脑前动脉和大脑中动脉等分支。

（1）**大脑前动脉**　在视神经上方向前内走行，进入大脑纵裂，然后沿胼胝体沟向后行（图 21 - 8）。左、右大脑前动脉在进入大脑纵裂前有横支相连，称前交通动脉。皮质支分布于顶枕沟以前的半球内侧面、额叶底面和额、顶两叶上外侧面的部分，中央支进入脑实质，供应豆状核、尾状核前部和内囊前肢。

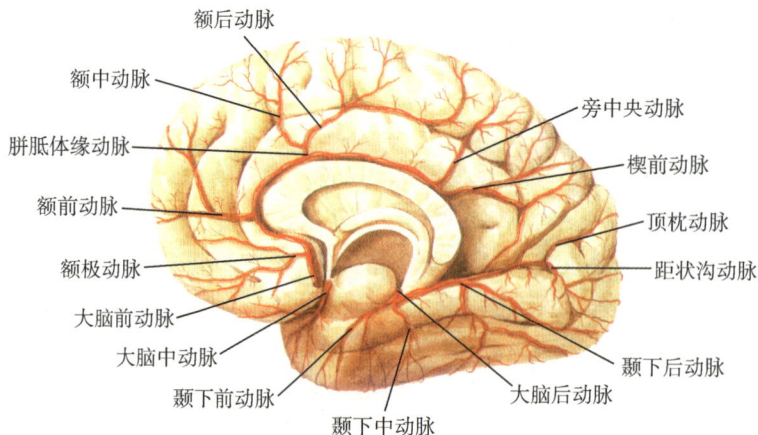

图 21 - 8　大脑半球内侧面的动脉

（2）**大脑中动脉**　可视为颈内动脉的直接延续，向外走行，进入大脑外侧沟向后走行，沿途发出皮质支翻出外侧沟，分布于大脑半球上外侧面的大部分和岛叶。其起始处发出一些细小的中央支（豆纹动脉）垂直向上穿入脑实质，分布于尾状核、豆状核、内囊膝和后肢的前部（图 21 - 9，图 21 - 10）。在高血压动脉硬化时，豆纹动脉容易破裂，故又称出血动脉，是临床上脑出血的好发部位。

大脑中动脉粗大，其皮质支供应躯体运动中枢、躯体感觉中枢和语言中枢等许多重要中枢，中央支供应的内囊是投射纤维集中的部位，一旦栓塞或破裂，会产生严重的功能障碍。

（3）**后交通动脉**　在视束下方后行，与大脑后动脉吻合，将颈内动脉系与椎 - 基底动脉系吻合在一起。

2. 椎动脉　起自锁骨下动脉，向上依次穿过第 6 至第 1 颈椎横突孔，向内经枕骨大孔入颅腔。

在延髓脑桥沟处，两侧椎动脉合成一条**基底动脉**，走行在脑桥基底沟内，至脑桥上缘分为左、右大脑后动脉两大终支。

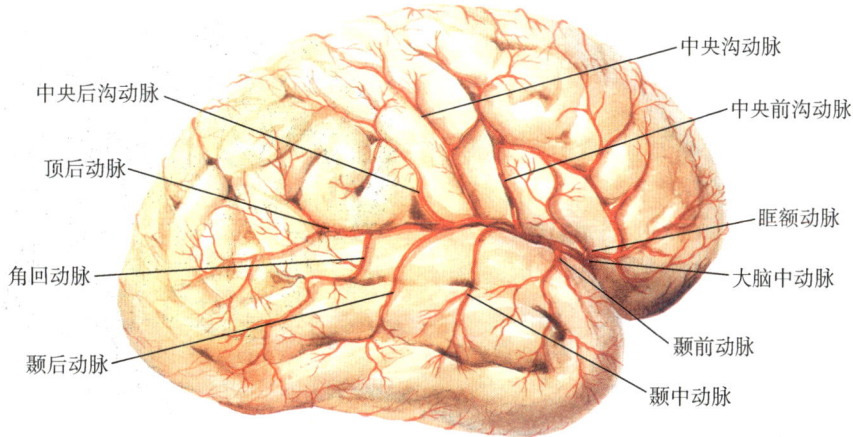

图 21 - 9　大脑半球上外侧面的动脉

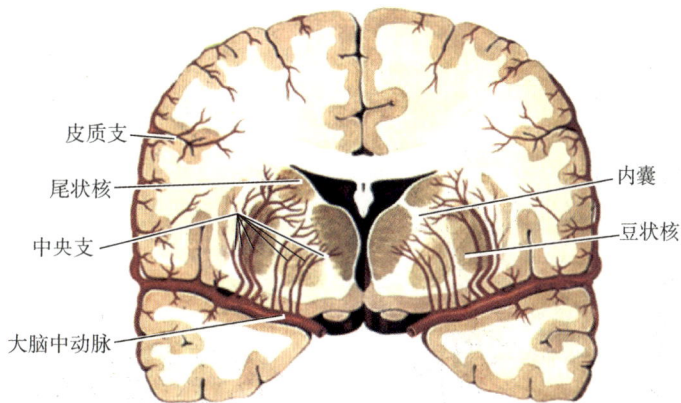

图 21 - 10　大脑半球中部、纹状体和内囊的动脉分布

大脑后动脉先向外绕过大脑脚，然后向后行于颞叶下面和枕叶内侧面（图 21 - 7，图 21 - 8）。其皮质支分布于颞叶及枕叶，中央支分布于部分间脑和脑干。椎 - 基底动脉沿途还发出脊髓前、后脉，脑桥动脉和小脑动脉等分支。

3. 大脑动脉环　又称 **Willis 环**，由前交通动脉、大脑前动脉、颈内动脉、后交通动脉和大脑后动脉共同组成（图 21 - 11）。该环围绕在视交叉、灰结节和乳头体周围，将颈内动脉系与椎 - 基底动脉系联系在一起，使左右大脑半球的动脉相联合。正常情况下，大脑动脉环两侧的血液不相混合，当构成此环的某一动脉发育不良或血流受阻时，通过动脉环的调节，可使血流重新分配而在一

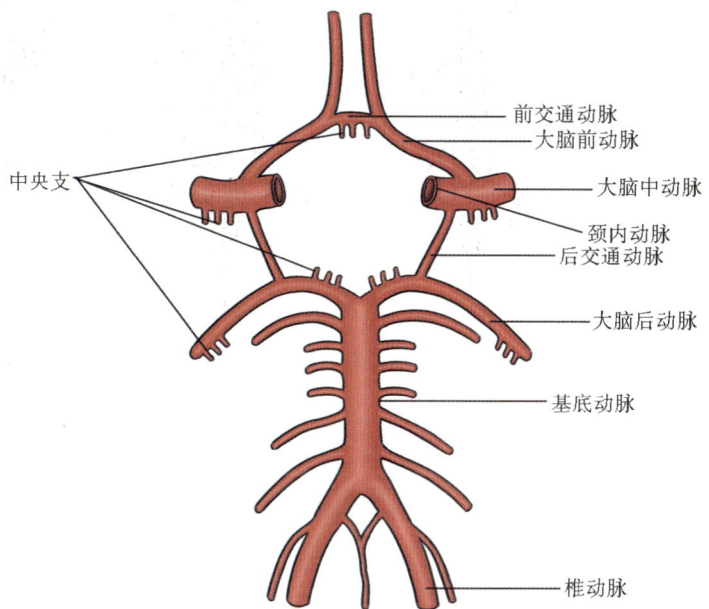

图 21 - 11　大脑动脉环

定程度上起到代偿作用，以维持脑的血液供应。

（二）脑的静脉

脑的静脉壁薄无瓣膜，不与动脉伴行，可分为浅、深静脉，两组静脉相互吻合，最终均注入硬脑膜窦，经颈内静脉回流。浅静脉引流皮质和皮质下髓质的静脉血，主要有大脑上静脉、大脑中浅静脉和大脑下静脉，三者相互吻合，分别注入上矢状窦、海绵窦和横窦等（图21-12）。深静脉收集大脑深部髓质、基底核、间脑和脑室脉络丛的静脉血，在胼胝体压部后下方，向后注入大脑大静脉（Galen 静脉），再向后注入直窦。

二、脊髓的血管

（一）脊髓的动脉

脊髓的动脉有两个来源（图21-13），一是椎动脉发出的脊髓前动脉和脊髓后动脉，它们分别在前正中裂和后正中沟下行；二是节段性动脉，由颈升动脉、肋间后动脉和腰动脉发出脊髓支，伴脊神经进入椎管与脊髓前、后动脉吻合，使之不断得到增补加强而延续到脊髓末端。

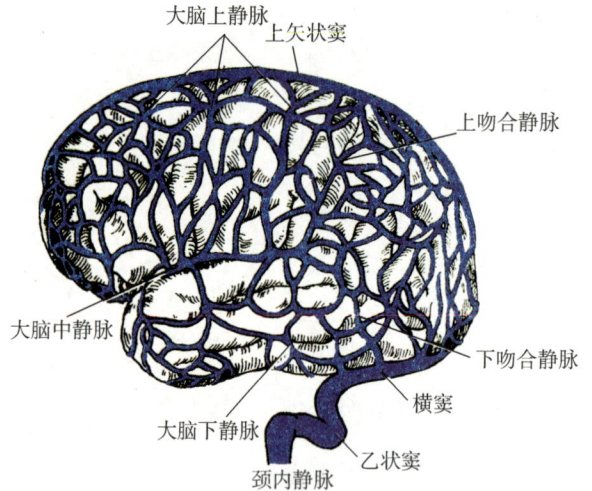

图 21-12　大脑浅静脉

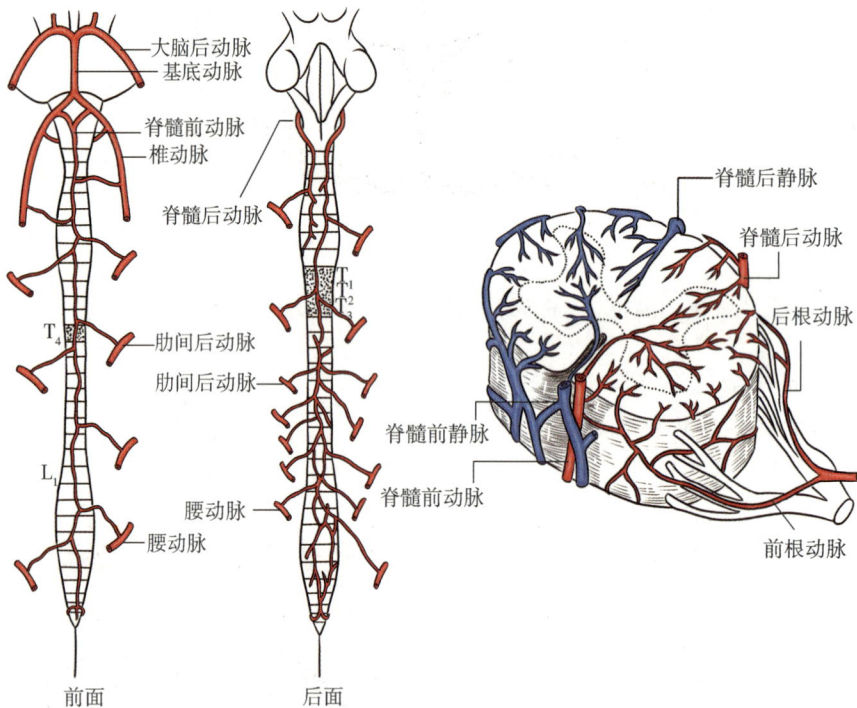

图 21-13　脊髓的动脉

（二）脊髓的静脉

脊髓的静脉较动脉多而粗，汇集成脊髓前、后静脉，注入椎内静脉丛，再转注入椎外静脉丛返回心。

第三节　脑脊液的产生及其循环 🄔微课

脑脊液（cerebral spinal fluid，CSF）是充满各脑室、脊髓中央管和蛛网膜下隙的无色透明液体。成人脑脊液总量约150ml，由各脑室的脉络丛产生，经蛛网膜粒渗入上矢状窦，处于不断产生、循环和回流的动态平衡中，其循环途径为：侧脑室脉络丛产生的脑脊液，经室间孔流入第三脑室；汇同第三脑室脉络丛产生的脑脊液，经中脑水管流入第四脑室；再汇同第四脑室脉络丛产生的脑脊液，经第四脑室正中孔和外侧孔流入蛛网膜下隙；再经蛛网膜粒渗入上矢状窦，最终回流入颈内静脉（图21－14）。

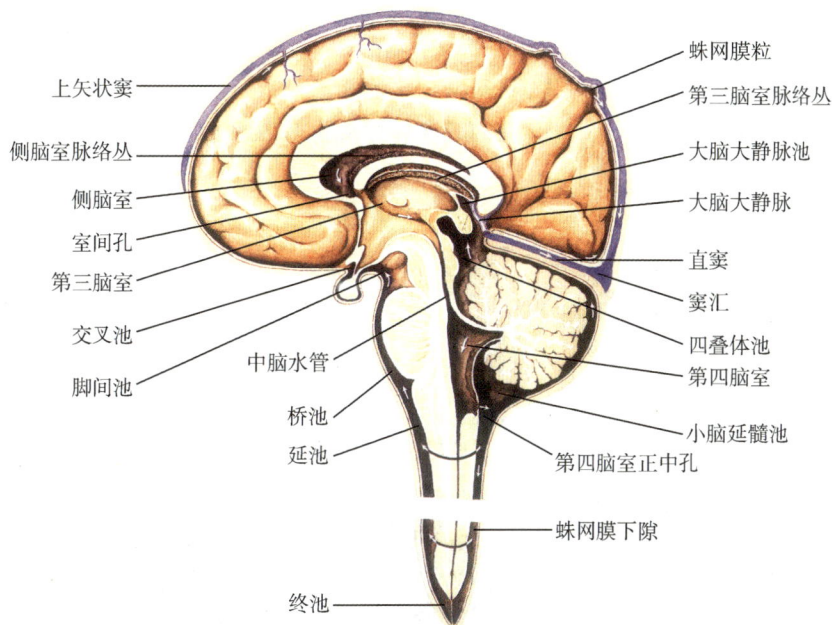

图 21 - 14　脑脊液循环模式图

脑脊液对中枢神经系统起保护、营养、运输代谢产物的作用，还可缓冲震荡、维持正常颅内压。正常脑脊液有恒定的化学成分和细胞数，脑的某些疾病可引起脑脊液成分和量的改变，因此，临床上进行脑脊液检查，可协助神经系统疾病的诊断和治疗。

••••目标检测

答案解析

一、单项选择题

1. 关于蛛网膜下隙，下列描述错误的是
   A. 内有脑脊液　　　　　　B. 不呈负压　　　　　　C. 位于硬脊膜与蛛网膜之间
   D. 位于软脊膜与蛛网膜之间　E. 马尾位于蛛网膜下隙的下部

2. 不经过海绵窦的结构是
   A. 颈内动脉　　　　　　　B. 动眼神经　　　　　　C. 滑车神经
   D. 颈内静脉　　　　　　　E. 展神经

3. 关于脑脊液描述，错误的是
   A. 无色透明

B. 最终返回静脉

C. 各脑室脉络丛产生

D. 充满于脑室系统、硬膜外隙和脊髓中央管

E. 充满于脑室系统、蛛网膜下隙和脊髓中央管

4. 供应内囊血液的中央支来自

    A. 大脑前动脉   B. 大脑中动脉   C. 大脑后动脉

    D. 基底动脉   E. 前交通动脉

5. 颅底骨折易引起脑脊液外漏的主要原因是

    A. 颅底蛛网膜下隙压力大   B. 硬脑膜与颅底骨连结紧密

    C. 有许多孔裂与颅外沟通   D. 颅底部硬脑膜极薄

    E. 颅底骨质较薄

6. 颅顶骨损伤出血易形成硬膜外血肿的主要原因是

    A. 颅顶骨血供丰富   B. 硬脑膜无收缩能力

    C. 硬脑膜与颅顶骨连结疏松   D. 硬脑膜与颅骨间有硬膜外隙

    E. 颅顶骨骨质疏松

二、思考题

1. 简述腰椎穿刺的部位及解剖层次。

2. 简述脑脊液的产生及循环途径。

（蒋　洁）

书网融合……

重点小结　　　　微课　　　　习题

第二十二章 周围神经系统

学习目标

知识目标： 掌握脊神经的构成，颈丛、臂丛、腰丛、骶丛的组成及主要的分支分布，12 对脑神经的名称、性质、连脑部位、出颅部位及分支分布。熟悉脊神经的纤维成分，胸神经前支的节段性分布，交感神经与副交感神经的区别。了解内脏运动神经与躯体运动神经的区别，内脏痛的特点，牵涉痛。

能力目标： 能运用知识积累解释常见面部、四肢神经损伤后功能障碍的临床表现，具有辨别正常和异常神经功能的能力。

素质目标： 通过学习，进一步加强关爱患者、耐心观察、细心询问的医护职业素养。

情境导入

情境： 患者，女，51 岁，骑电动车摔倒后左肩受伤流血入院，查体发现左肩开放性伤口，左上肢下垂状，左肩关节活动受限，肘关节不能屈曲。临床诊断：左侧臂丛神经损伤。

思考： 1. 该女士可能损伤什么神经？

2. 该神经主要传递哪些部位的感觉？

周围神经系统（peripheral nervous system）由分布于躯体各处的神经、神经节、神经丛构成，分为脊神经、脑神经和内脏神经三部分。周围神经系统向中枢神经系统传递躯体和内脏的感觉信息，同时接受来自中枢的运动信息并将其传送至效应器，引发躯体和内脏的活动。

第一节　脊神经

一、概述

（一）脊神经构成、分部和纤维成分

脊神经（spinal nerves）共 31 对，借前根和后根连于脊髓。前、后根均由许多根丝构成，前根属运动性，后根属感觉性，两者在椎间孔处合成脊神经，在椎间孔附近脊神经后根有椭圆形膨大，称**脊神经节**。31 对脊神经包括 8 对颈神经（$C_{1 \sim 8}$），12 对胸神经（$T_{1 \sim 12}$），5 对腰神经（$L_{1 \sim 5}$），5 对骶神经（$S_{1 \sim 5}$），1 对尾神经（C_0）。第 1 颈神经通过寰椎与枕骨之间穿出椎管，第 2 ~ 7 颈神经均通过同序数颈椎上方的椎间孔穿出椎管，第 8 颈神经经第 7 颈椎下方的椎间孔穿出，12 对胸神经和 5 对腰神经都通过同序数椎骨下方的椎间孔穿出，第 1 ~ 4 骶神经由同序数的骶前、后孔穿出，第 5 骶神经和尾神经由骶管裂孔穿出。

脊神经是混合性神经，含有四种纤维：①躯体感觉纤维，分布于皮肤、肌、关节等处，将躯体的感觉冲动传向中枢；②内脏感觉纤维，分布于内脏、心血管和腺体等的感受器，将内脏的感觉冲动传向中枢；③躯体运动纤维，分布于骨骼肌；④内脏运动纤维，分布于平滑肌和腺体（图 22 – 1）。

（二）脊神经的分支

脊神经干很短，出椎间孔后分为四支，即前支、后支、脊膜支和交通支（图 22 – 1）。

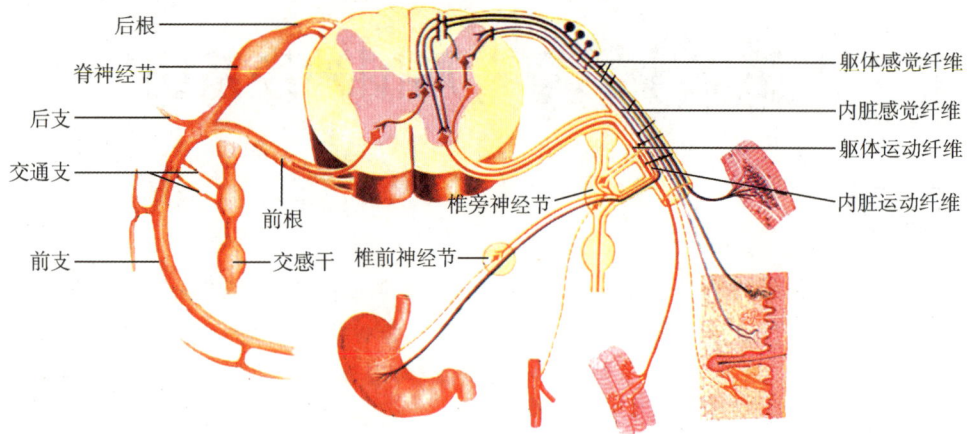

图 22 - 1　脊神经组成及分部

1. 脊膜支　细小，为感觉性神经，从椎间孔穿出后，接受来自邻近灰交通支或来自胸交感神经节的分支后，再经椎间孔返回入椎管，分布于脊髓被膜、血管壁、骨膜、韧带及椎间盘等处。

2. 交通支　为连于脊神经与交感干之间的细支。发自脊神经连至交感干的称白交通支；发自交感干连于每条脊神经的称灰交通支。

3. 后支　较细，混合性，经相邻椎骨横突之间或骶后孔向后行走，分为肌支和皮支，肌支分布于项、背及腰骶部深层肌；皮支分布于枕、项、背、腰、臀部的皮肤，分布有明显的节段性。

4. 前支　粗大，混合性，分布于躯干前外侧和四肢的肌肉和皮肤。胸神经前支保持着明显的节段性走行和分布，其余各部的前支分别交织成丛，即颈丛、臂丛、腰丛和骶丛等。各丛再发出分支分布于相应的区域。

二、颈丛

（一）颈丛的组成和位置

颈丛（cervical plexus）由 $C_{1\sim4}$ 的前支交织而成，位于胸锁乳突肌上部的深面。颈丛皮支主要传递颈部皮肤感觉，肌支主要支配颈部深肌、肩胛提肌、舌骨下肌群和膈（图 22 - 2）。

（二）颈丛的分支

1. 枕小神经　分布于枕部及耳郭背面上部的皮肤。

2. 耳大神经　分布于耳郭及其附近的皮肤。

3. 颈横神经　分布于颈部皮肤。

4. 锁骨上神经　分布于颈侧部、胸壁上部和肩部的皮肤（图 22 - 3）。

5. 膈神经　是颈丛中最重要的分支。先在前斜角肌上端的外侧，继而沿该肌前面下降至其内侧，在锁骨下动、静脉之间经胸廓上口进入胸腔，再与心包、膈血管伴行经过肺根前方，在纵隔胸膜与心包之间下行达膈肌。膈神经的运动纤维支配膈肌，感觉纤维分布于胸膜、心包和膈下面的部分腹膜。右膈神经的感觉纤维尚分布到肝、胆囊和肝外胆道等（图 22 - 4）。膈神经受刺激时可产生呃逆。

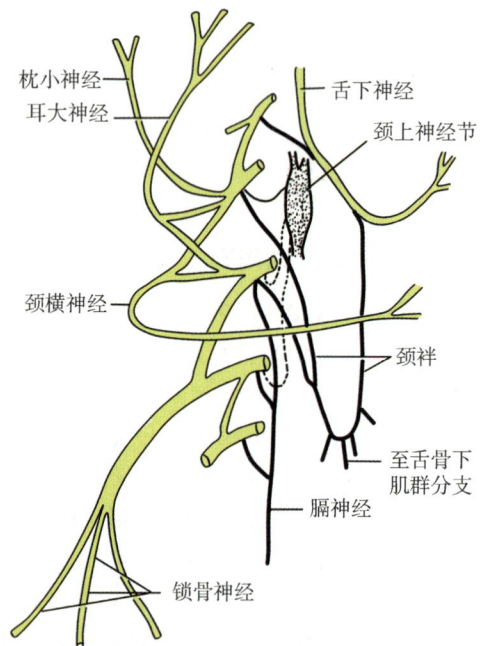

图 22 - 2　颈丛的组成

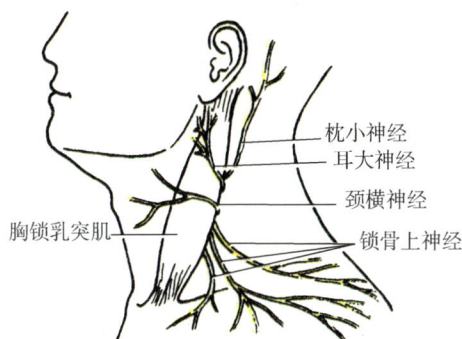

图 22-3 颈丛的皮支

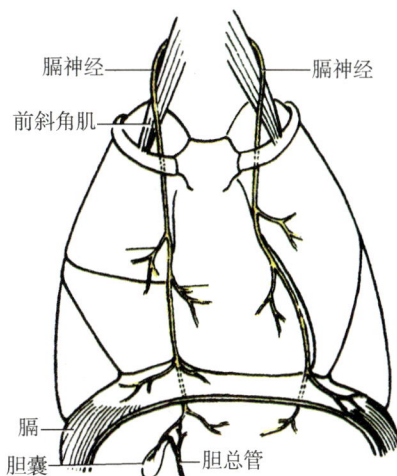

图 22-4 膈神经

三、臂丛

(一) 臂丛的组成和位置

臂丛（branchial plexus）由 $C_{5~8}$ 前支和 T_1 胸神经前支的大部分纤维组成，经斜角肌间隙穿出，向外下行于锁骨下动脉后上方，继而经锁骨后方进入腋窝（图 22-5）。组成臂丛的五个神经根反复分支组合，最后形成三束纤维。在腋腔内，三束纤维分别从内、外、后三面包围腋动脉中，故分别称为**内侧束**、**外侧束**和**后束**。臂丛在锁骨中点后方比较集中，位置浅表，常作为臂丛阻滞麻醉的部位。

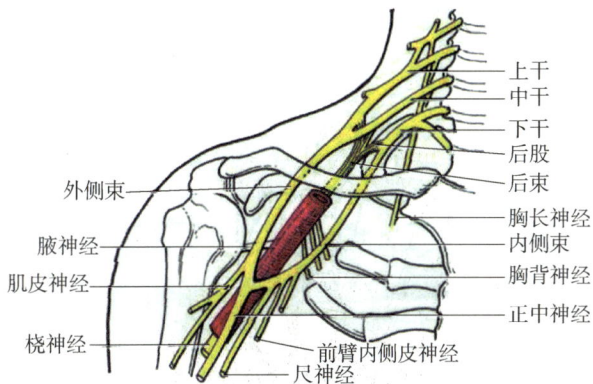

图 22-5 臂丛的组成

(二) 臂丛的主要分支

1. 胸长神经 起自神经根，经臂丛后方进入腋窝，沿前锯肌表面伴随胸外侧动脉下降，支配前锯肌和乳房（图 22-5）。损伤此神经可引起前锯肌瘫痪，出现"翼状肩"体征。

2. 胸背神经 起自后束，支配背阔肌（图 22-5）。

3. 腋神经 在腋窝发自臂丛后束，穿经腋腔后壁的四边孔，绕肱骨外科颈至三角肌深方（图 22-6）。肌支支配三角肌和小圆肌。皮支称臂外侧上皮神经，由三角肌后缘穿出，分布于肩部和臂外侧区上部的皮肤。

4. 肌皮神经 自外侧束发出后，向外斜穿喙肱肌，经肱二头肌和肱肌间下行（图 22-6），发出肌支支配喙肱肌、肱二头肌和肱肌这三块肌。其终支在肘关节稍下方穿出深筋膜称为前臂外侧皮神经，分布前臂外侧的皮肤。

5. 正中神经 由内侧束、外侧束合成，两根夹持着腋动脉。在臂部，正中神经沿肱二头肌内侧沟下行，并由外侧向内侧跨过肱动脉的浅面与血管一起下降至肘窝。从肘窝向下穿旋前圆肌及指浅屈肌腱弓，继而向下行于前臂正中指浅、深屈肌之间达腕部。然后从桡侧腕屈肌腱和掌长肌腱之间进入腕管，在掌腱膜深面到达手掌。正中神经在臂部无分支；在前臂发出肌支，支配除肱桡肌、尺侧腕屈肌和指深屈肌尺侧半外的其他前臂肌；在手部发出肌支，支配第1、2蚓状肌和除拇收肌之外的鱼际肌，发出皮支，分布于手掌桡侧大部分皮肤、桡侧3个半手指的掌面及中、远节手指背面的皮肤（图 22-7，图 22-8）。

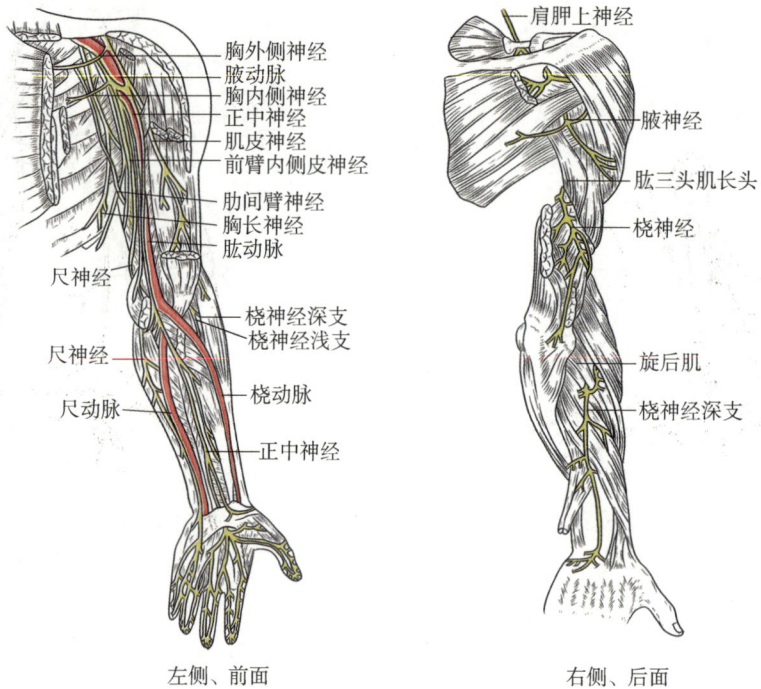

图 22 – 6　上肢前面和后面的神经

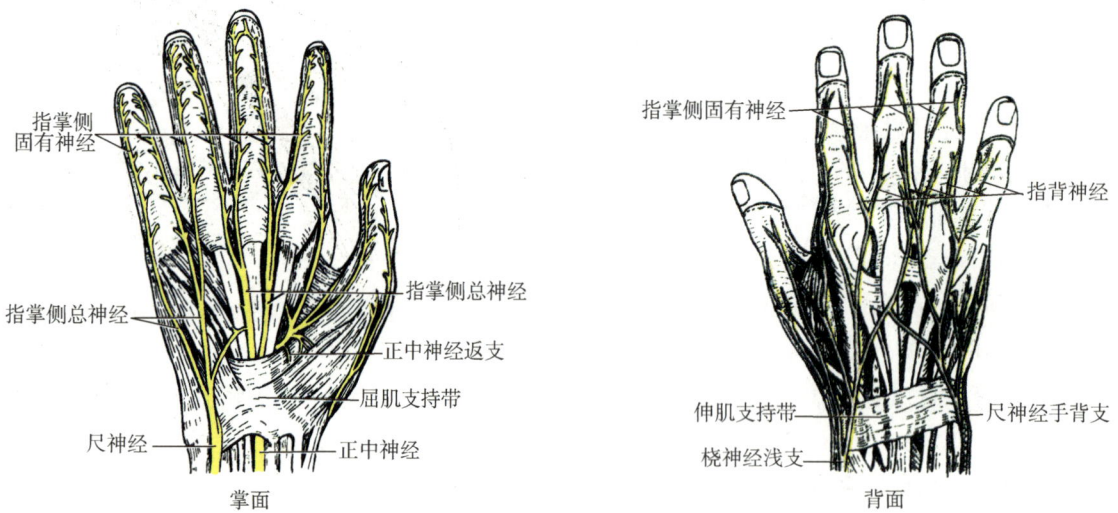

图 22 – 7　手掌面和背面的神经

正中神经受损伤，运动障碍表现为正中神经支配的肌肉全部无力。由于鱼际肌萎缩，手掌平坦，称为"猿手"，握掌时 3～5 指可屈曲而示指及拇指不能屈，称为"枪形手"（图 22 – 9）。感觉障碍以拇指、示指和中指的远节最为显著。

6. 尺神经　发自臂丛内侧束，出腋腔后在肱动脉内侧下行，至三角肌止点高度穿过内侧肌间隔至臂后区内侧，下行至内上髁后方的尺神经沟，此处其位置表浅又贴近骨面，易受损伤。再向下穿过尺侧腕屈肌起端转至前臂前内侧，继而于尺侧腕屈肌和指深屈肌之间、尺动脉的内侧下降，在桡腕关节上方发出手背支，本干于豌豆骨的桡侧下行，经屈肌支持带的浅面分为浅、深两支，经掌腱膜深面进入手掌（图 22 – 6，图 22 – 7）。

尺神经在臂部没有分支，在前臂上部发出肌支分布尺侧腕屈肌和指深屈肌的尺侧半。手背支转向

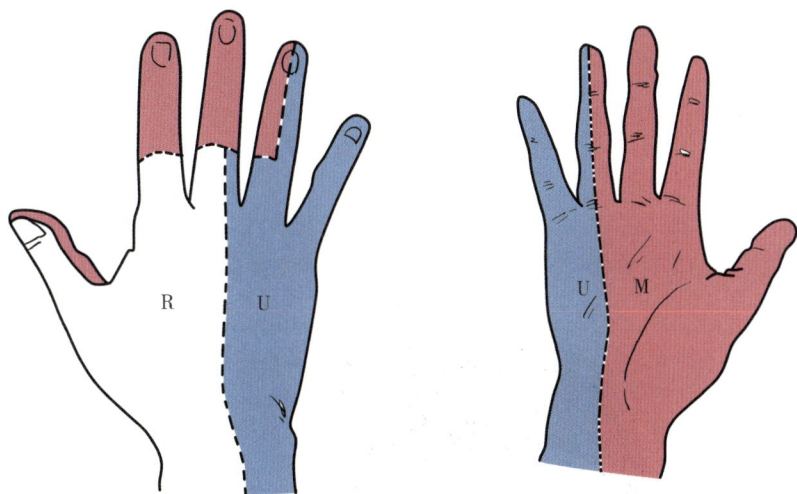

图 22 - 8　手皮肤的神经分布

M. 正中神经　U. 尺神经　R. 桡神经

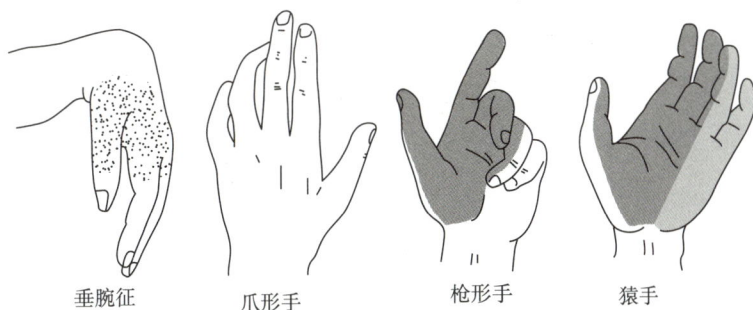

垂腕征　　　爪形手　　　枪形手　　　猿手

图 22 - 9　正中神经、尺神经、桡神经损伤的不同手形

手背侧，分布于手背尺侧半和小指、环指及中指尺侧半背面的皮肤。浅支分布于小鱼际、小指和环指尺侧半掌面的皮肤。深支支配小鱼际肌、拇收肌、骨间掌侧肌、骨间背侧肌及第3、4蚓状肌（图22 - 7，图22 - 8）。

　　尺神经干受伤时，运动障碍表现为屈腕力减弱，环指和小指的远节指骨不能屈曲。小鱼际肌萎缩变平坦，拇指不能内收，骨间肌萎缩，各指不能互相靠拢，各掌指关节过伸，出现"爪形手"（图22 - 9）。手掌及手背内侧缘皮肤感觉丧失。

　　7. 桡神经　是发自臂丛后束的一条粗大神经，在腋腔内位于腋动脉的后方，并向外下与肱深动脉伴行，先经肱三头肌长头与内侧头之间，然后沿桡神经沟绕肱骨中段背侧旋向下外，在肱骨外上髁上方穿经外侧肌间隔，至肱桡肌与肱肌之间，继而向下行于肱肌与桡侧腕长伸肌之间（图22 - 6，图22 - 7）。

　　桡神经发出的皮支分布于臂背面、臂下外侧、前臂背面、手背桡侧半和桡侧两个半手指的皮肤；肌支支配肱三头肌、肘肌、肱桡肌和前臂后群肌。

　　肱骨中段或中、下1/3交界处骨折时，容易合并损伤桡神经。主要运动障碍是前臂伸肌瘫痪，表现为抬前臂时呈"垂腕"征（图22 - 9）。感觉障碍以第1、2掌骨间隙背面皮肤最为明显。桡骨颈骨折时，也可伤及桡神经深支，主要表现伸腕能力弱和不能伸指等症状。

知识链接

腋神经损伤

由于腋神经有一段紧邻肩关节囊下面，紧贴肱骨外科颈，因此，肩关节脱位和肱骨外科颈骨折可伤及腋神经。使用腋下拐杖或三角肌部的严重挫伤也可损伤腋神经。腋神经损伤后，三角肌出现瘫痪、萎缩，肩部呈"方肩"畸形，外展无力，肩部外侧面皮肤感觉障碍。

四、胸神经前支

胸神经前支共 12 对。第 1～11 对各自位于相应的肋间隙中，称**肋间神经**，行于肋间内、外肌之间，肋间血管的下方。第 12 对胸神经前支位于第 12 肋下方，称**肋下神经**（图 22－10）。

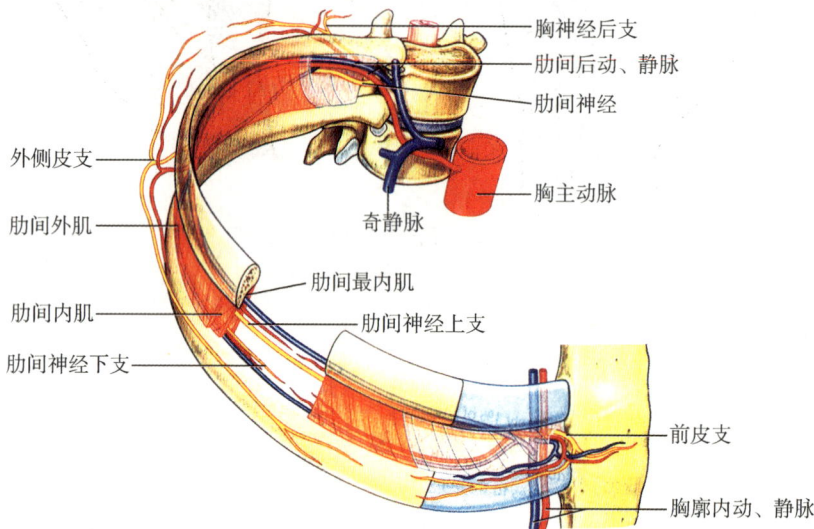

图 22－10　肋间神经

胸神经前支，在胸、腹壁皮肤的节段性分布最为明显，由上向下按顺序依次排列（图 22－11）。如 T_2 分布区相当胸骨角平面，T_4 相当于乳头平面，T_6 相当剑突平面，T_8 相当肋弓平面，T_{10} 相当于脐平面，T_{12} 则分布于耻骨联合与脐连线中点平面。临床上常以上述节段性分布平面为标志，检查感觉障碍的节段位置。

五、腰丛

（一）腰丛的组成和位置

腰丛（lumbar plexus） 由 T_{12} 前支的一部分、$L_{1\sim3}$ 前支和 L_4 前支的一部分组成。L_4 前支的其余部分和 L_5 前支合成腰骶干向下加入骶丛。腰丛位于腰大肌深面、腰椎横突前面，除发出肌支支配髂腰肌和腰方肌外，还发出下列分支分布于腹股沟区及大腿的前部和内侧部（图 22－12）。

（二）腰丛的分支

1. 髂腹下神经　从腰大肌外缘穿出，经肾后面和腰方肌前面行向外下，最后在腹股沟管浅环上方 3cm 处穿腹外斜肌腱膜至皮下。沿途发出分支支配腹壁肌，其皮支分布于臀外侧部、腹股沟区及下腹部皮肤（图 22－13）。

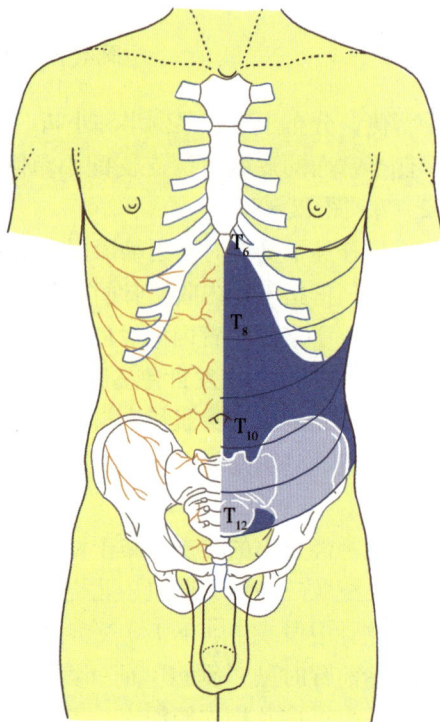

图 22－11　肋间神经前支在胸腹壁的分部

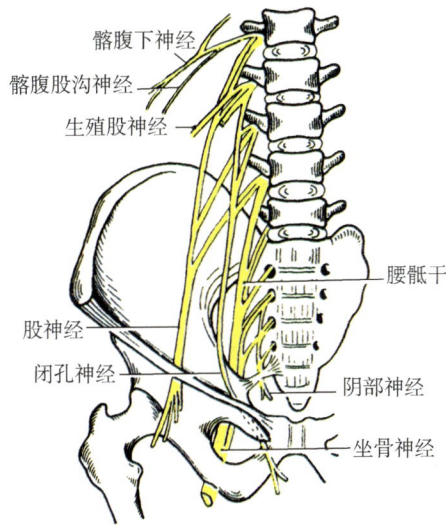

图 22－12　腰、骶丛的组成

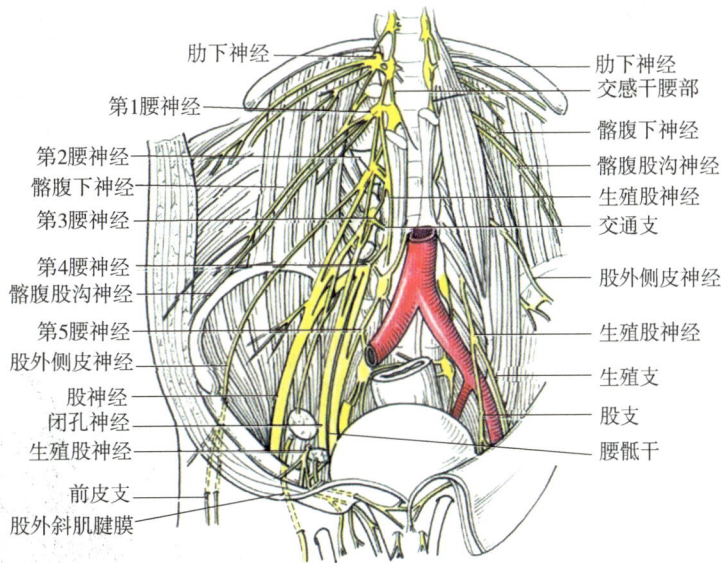

图 22－13　腰丛的分支

2. 髂腹股沟神经　自腰大肌外缘髂腹下神经的下方穿出，走行方向与该神经略同，分布于腹股沟部和阴囊或大阴唇皮肤，肌支分布于腹壁肌（图 22－13）。

3. 股外侧皮神经　自腰大肌外缘穿出，行向前外侧，斜越髂肌表面，达髂前上棘内侧，经腹股沟韧带深面分布于大腿前外侧部的皮肤（图 22－14）。

4. 股神经　是腰丛中最大的分支（图 22－14），自腰丛发出后，先在腰大肌与髂肌之间下行，在腹股沟韧带中点稍外侧，经腹股沟韧带深面、股动脉外侧到达股三角，随即分为数支：①肌支，支配髂肌、耻骨肌、股四头肌和缝匠肌；②皮支，有数条较短的皮支，即股中间、股内侧皮神经，分布于大腿和膝关节前面的皮肤；最长的皮支称隐神经，分布于髌下、小腿内侧面和足内侧缘的皮肤。

股神经损伤后出现屈髋无力，坐位时不能伸小腿，行走困难，股四头肌萎缩，膝反射消失，大腿前面和小腿内侧面皮肤感觉障碍等体征。

5. 闭孔神经　自腰丛发出后，从腰大肌内侧缘穿出，沿小骨盆内侧壁前行，伴闭孔血管穿闭膜管出小骨盆，分前、后两支，分别从短收肌前、后面进入大腿内侧区。其皮支分布于大腿内侧面的皮肤，肌支支配闭孔外肌、大腿内收肌群。闭孔神经也发出细支分布于髋、膝关节。闭孔神经前支发出支配股薄肌的分支先穿经长收肌后，约在股中部，进入股薄肌（图 22 – 13，图 22 – 14）。

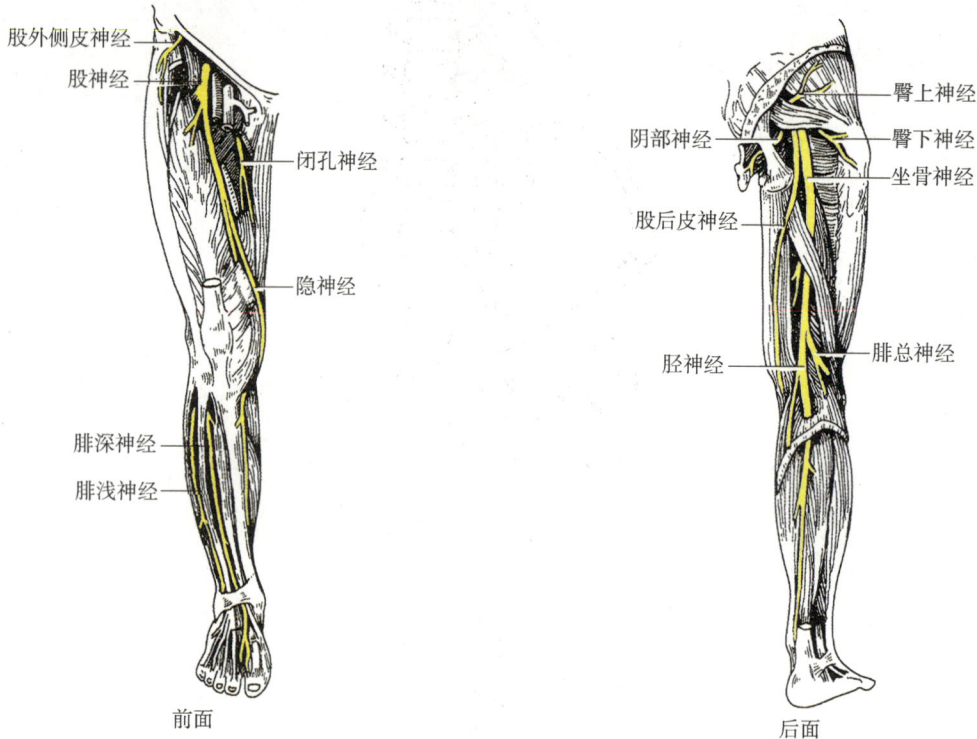

图 22 – 14　下肢前面和后面的神经

六、骶丛

（一）骶丛的组成和位置

骶丛（sacral plexus）由 L$_4$ 前支的下部和 L$_5$ 前支合成的腰骶干，以及全部骶神经和尾神经的前支组成，是全身最大的神经丛。位于盆腔内，在骶骨及梨状肌的前面，髂血管的后方。

（二）骶丛的分支

骶丛分支分布于盆壁、臀部、会阴、股后部、小腿以及足部的肌肉和皮肤。骶丛在盆壁直接发出许多短小的肌支支配梨状肌、闭孔内肌、股方肌等，另外发出以下分支。

1. 臀上神经　从骶丛发出后，伴臀上动、静脉经梨状肌上孔出盆腔，行于臀中、小肌间，支配臀中、小肌和阔筋膜张肌（图 22 – 14）。

2. 臀下神经　从骶丛发出后，伴臀下动、静脉经梨状肌下孔出盆腔，行于臀大肌深面，支配臀大肌（图 22 – 14）。

3. 阴部神经　从骶丛发出后，伴阴部内动、静脉出梨状肌下孔，绕坐骨棘穿坐骨小孔进坐骨肛门窝，贴此窝外侧壁向前分支分布于会阴部和外生殖器的肌和皮肤（图 22 – 15）。

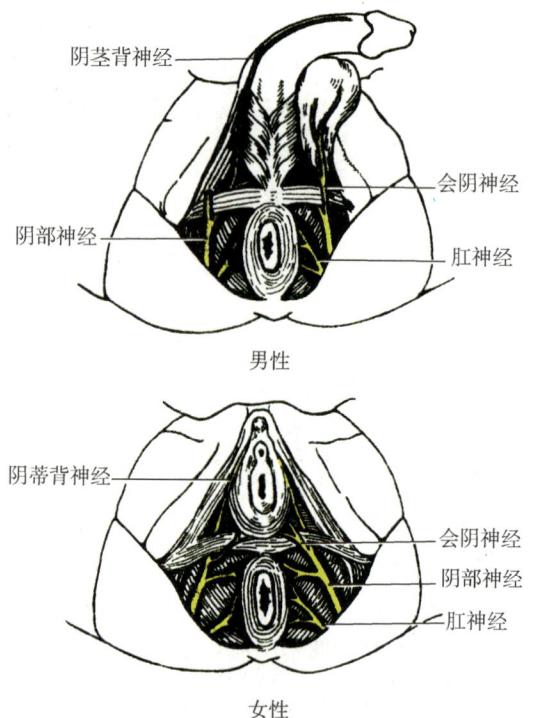

图 22 – 15　阴部神经

4. 坐骨神经 是全身最粗大的脊神经（图22-14），穿梨状肌下孔出盆腔，在臀大肌深面，经坐骨结节与股骨大转子之间（稍内侧）入股后区，沿中线经股二头肌长头和大收肌之间下降，一般在腘窝上方分为胫神经和腓总神经。在股后部发出肌支支配大腿后群肌。自坐骨结节与大转子之间的中点稍内侧到股骨内、外侧髁之间中点的连线的上 2/3 段为坐骨神经在股部的体表投影。坐骨神经痛时，常在此投影线上出现压痛。

（1）**胫神经** 是坐骨神经本干的直接延续（图22-14）。于股后区沿中线下行入窝，在窝内与深部的血管伴行向下，在小腿后区比目鱼肌深面伴胫后血管下降，经内踝后方，在屈肌支持带深面分为足底内侧神经和足底外侧神经两终支行向足底。胫神经在腘窝及小腿部沿途发出肌支支配小腿肌后群。

胫神经损伤后，主要运动障碍是足内翻力弱，不能跖屈，不能以足尖站立。由于小腿前外侧群肌过度牵拉，致使足呈背屈、外翻位，出现"钩状足"畸形（图22-16）。

（2）**腓总神经** 沿股二头肌内侧缘行向下外，绕腓骨头后方至腓骨颈外侧向前，穿腓骨长肌分为腓浅和腓深神经（图22-14）。腓总神经分布于小腿前、外侧群肌和小腿外侧、足背和趾背的皮肤。在腘窝腓总神经还发出关节支分布于膝关节。

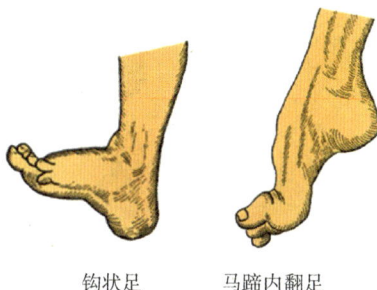

钩状足　　　马蹄内翻足

图 22-16 胫神经、腓总神经损伤后足的畸形

腓总神经在绕经腓骨颈处位置表浅，最易受损伤。受损伤后，足不能背屈，趾不能伸，足下垂且内翻，成"马蹄"内翻足畸形（图22-16）。

第二节　脑神经

脑神经（cranial nerve） 是指与脑相连的周围神经，共12对（图22-17），其排列顺序通常用罗马数字 I～XII表示。脑神经有四种纤维成分：①躯体感觉纤维，分布于皮肤、肌、肌腱和大部口、鼻腔黏膜，视器和前庭蜗器等特殊感觉器官；②内脏感觉纤维，分布于头、颈、胸、腹的脏器及味蕾；③躯体运动纤维，支配眼球外肌、舌肌、咀嚼肌、面肌、咽喉肌、胸锁乳突肌和斜方肌等；④内脏运动纤维，支配平滑肌、心肌和腺体。根据所含纤维性质的不同，脑神经可分为感觉性神经（第 I、II、VIII对脑神经）、运动性神经（第 III、IV、VI、XI、XII对脑神经）和混合性神经（第 V、VII、IX、X对脑神经）三类。

一、嗅神经

嗅神经（olfactory nerve） 由鼻腔嗅区嗅细胞的中枢突聚集成20多条嗅丝（即嗅神经），穿筛孔入颅，进入嗅球传导嗅觉。颅前窝骨折累及筛板时，可撕脱嗅丝和脑膜，造成嗅觉障碍和脑脊液鼻漏（图22-17）。

二、视神经

视神经（optic nerve） 由视网膜节细胞的轴突，在视神经盘处会聚穿过巩膜而构成。视神经在眶内行向后内，穿视神经管入颅中窝，于垂体前方连于视交叉，再经视束连于间脑的外侧膝状体（图22-18）。

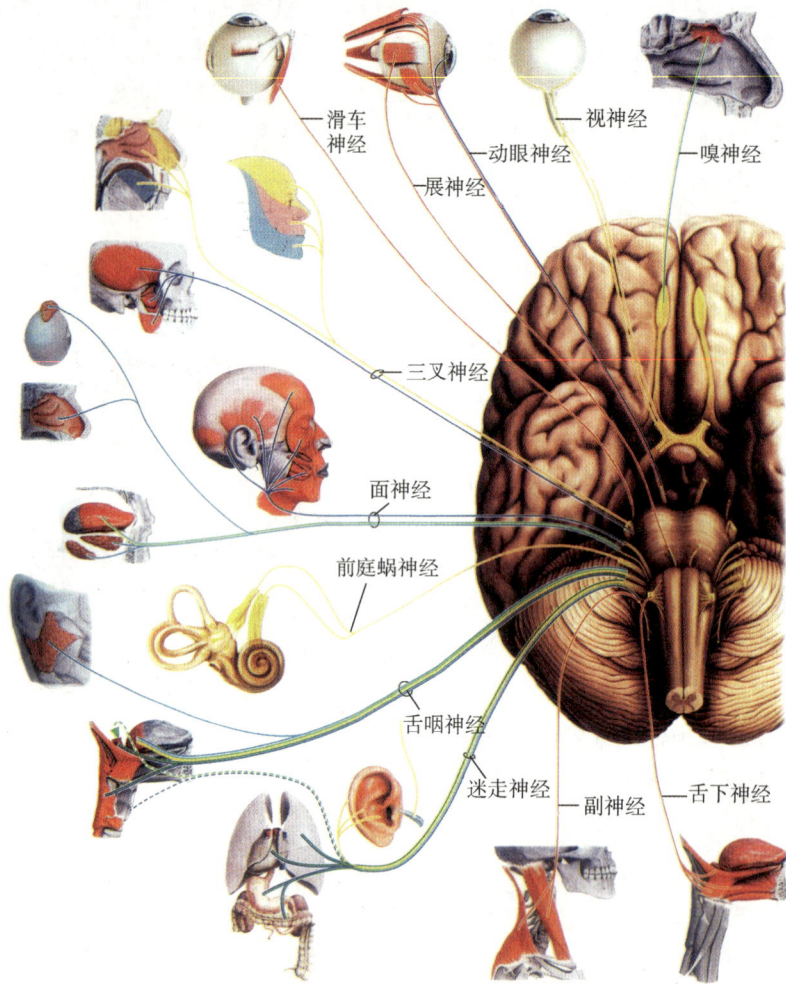

图 22 −17   脑神经概观

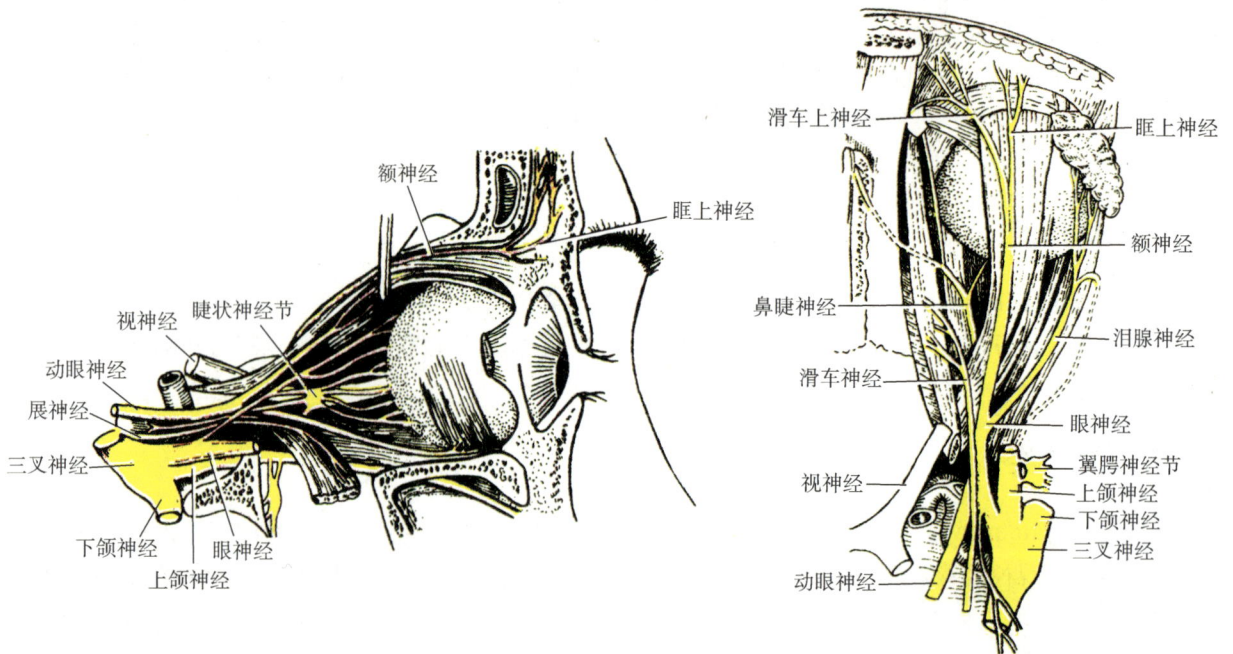

图 22 −18   框内神经分布

三、动眼神经

动眼神经（oculomotor nerve）含有躯体运动和内脏运动两种纤维。躯体运动纤维起于动眼神经核，内脏运动纤维起于动眼神经副核。动眼神经自中脑脑间窝出脑，自眶上裂入眶，立即分成上、下两支。上支细小，支配上睑提肌和上直肌（图22－18）。下支粗大，支配下直肌、内直肌和下斜肌。下斜肌支分出一小支称睫状神经节短根，由内脏运动纤维（副交感）组成，进入睫状神经节交换神经元后，分布于睫状肌和瞳孔括约肌，参与晶状体的调节反射和瞳孔对光反射。动眼神经损伤，可致上睑提肌、上直肌、下直肌、内直肌及下斜肌瘫痪；出现上睑下垂、瞳孔斜向外下方以及瞳孔扩大，对光反射消失等症状。

四、滑车神经

滑车神经（trochlear nerve）起于滑车神经核，自中脑的下丘下方出脑后，绕大脑脚外侧前行，穿经海绵窦外侧壁，经眶上裂入眶，越过上直肌和上睑提肌向前内走行，支配上斜肌（图22－18）。

五、三叉神经 🅔微课

三叉神经（trigeminal nerve）含有躯体感觉和躯体运动两种纤维。躯体感觉纤维始于三叉神经节，中枢突形成三叉神经感觉根入脑；躯体运动纤维始于三叉神经运动核，组成三叉神经运动根，位于感觉根下内侧，后进入下颌神经，经卵圆孔出颅，分布于咀嚼肌等（图22－19）。

1. 眼神经　为感觉性神经。自三叉神经节发出后，穿经海绵窦外侧壁，在动眼神经和滑车神经下方经眶上裂入眶。主要发出泪腺神经、额神经和鼻睫神经等分支，分布于眶、眼球、泪腺、结膜、硬脑膜和部分鼻黏膜及额顶部、上睑和鼻背的皮肤（图22－19）。

2. 上颌神经　为感觉性神经。自三叉神经节发出后，穿经海绵窦外侧壁，经圆孔出颅入翼腭窝，再经眶下裂入眶，延续为眶下神经。主要分支包括眶下神经、颧神经和上牙槽神经，分布于硬脑膜、眼裂和口裂间的皮肤、上颌牙齿以及鼻腔和口腔黏膜（图22－19）。

3. 下颌神经　是三支中最粗大的一支，为混合性神经。自卵圆孔出颅后，在翼外肌深面分为前、后两干（图22－19，图22－20）。

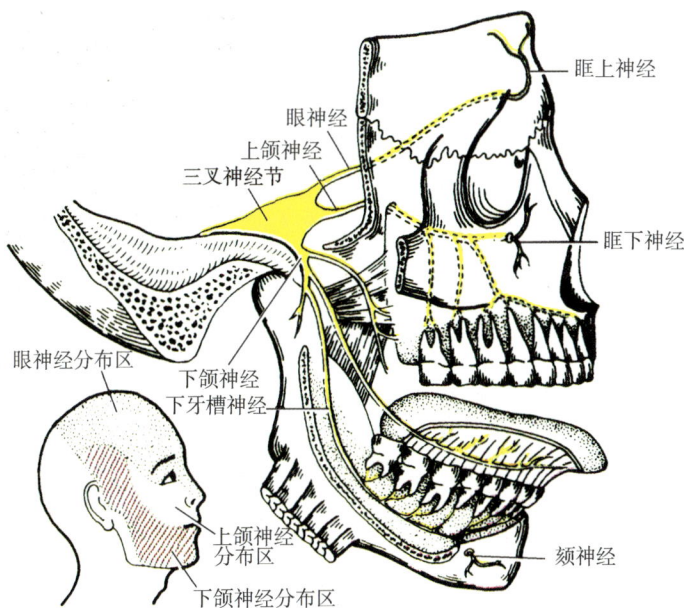

图22－19　三叉神经

前干细小，除发肌支支配咀嚼肌、鼓膜张肌和腭帆张肌外，还分出1支颊神经。主要分支包括耳颞神经、颊神经、舌神经、下牙槽神经和咀嚼肌神经。下牙槽神经中的运动纤维支配下颌舌骨肌和二腹肌前腹。

一侧三叉神经损伤时出现同侧面部皮肤及眼、口和鼻腔黏膜感觉丧失；角膜反射因角膜感觉丧失而消失；患侧咀嚼肌瘫痪和萎缩，张口时下颌偏向患侧（图22－21）。临床上常见的三叉神经痛能波及三叉神经全部分支或某一分支，此时不仅疼痛的部位与三叉神经3个分支在面部的分布区相一致，而且压迫眶上孔、眶下孔或颏孔时，可诱发患支分布区的疼痛。

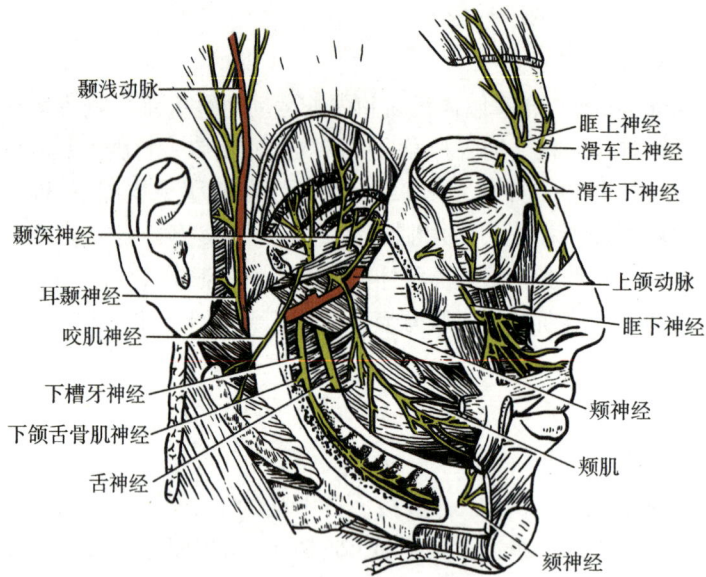

图 22-20　下颌神经

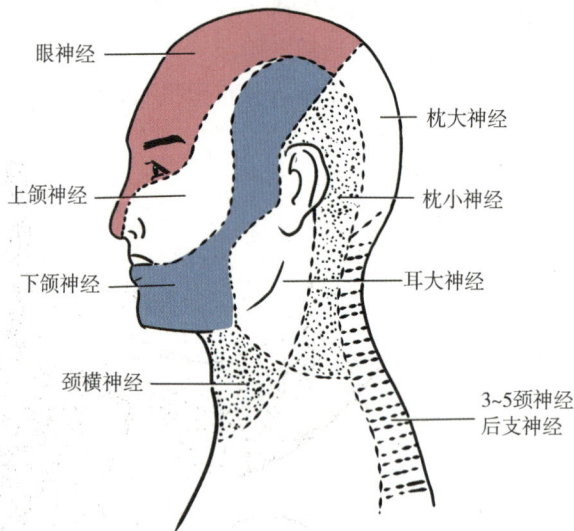

图 22-21　头颈部皮支分布示意图

知识链接

三叉神经痛

三叉神经痛是最常见的脑神经疾病，以一侧面部三叉神经分布区内反复发作的阵发性剧烈痛为主要表现，发病率可随年龄而增长。多发生于中老年人，右侧多于左侧。该病的特点是：在头面部三叉神经分布区域内，发病骤发、骤停，呈闪电样、刀割样、烧灼样、顽固性、难以忍受的剧烈性疼痛，说话、洗脸、刷牙或微风拂面，甚至走路时都会导致阵发性时的剧烈疼痛。疼痛历时数秒或数分钟，疼痛呈周期性发作，发作间歇期同正常人一样。

六、展神经

展神经（abducent nerve）起于展神经核，在三叉神经内侧前行至颞骨岩部尖端入海绵窦，在窦内位于颈内动脉的外侧出窦后，经眶上裂入眶，分布于外直肌支配该肌（图22-18）。

七、面神径

面神经（facial nerve） 含有4种纤维成分：①躯体运动纤维，起于面神经核，主要支配面肌；②内脏运动纤维，起于上泌涎核，属副交感节前纤维，换元后的节后纤维分布于泪腺、下颌下腺、舌下腺及鼻、腭的黏膜腺，支配腺体的分泌；③内脏感觉纤维，即味觉纤维；④躯体感觉纤维，传导耳部皮肤的躯体感觉和表情肌的本体感觉（图22-22）。

面神经自延髓脑桥沟出脑，入内耳门，穿过内耳道进入面神经管，由茎乳孔出颅，向前穿过腮腺到达面部。

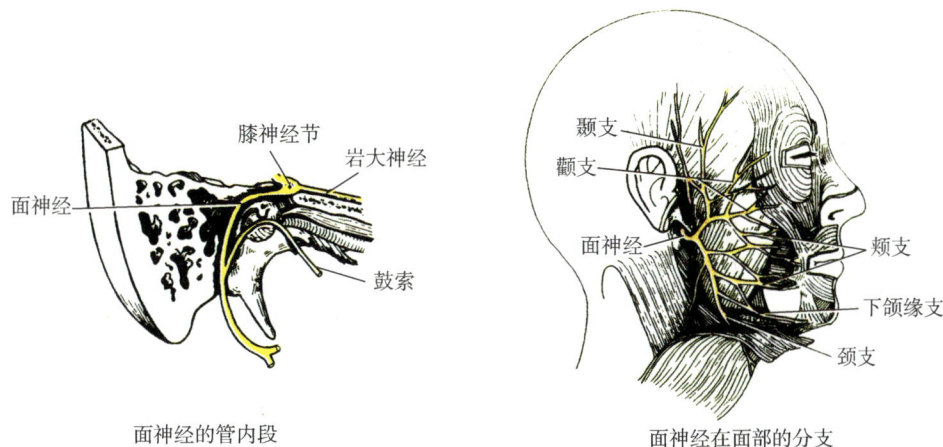

面神经的管内段　　　　面神经在面部的分支

图22-22　面神经

（一）颅内分支

1. 鼓索　在面神经出茎乳孔前约6mm处发出，分布于下颌下腺和舌下腺，支配腺体分泌。分布于舌前2/3的味蕾。

2. 岩大神经　支配泪腺、腭及鼻黏膜的腺体分泌。

3. 镫骨肌神经　支配鼓室内的镫骨肌。

（二）颅外分支

面神经在腺内分支组成腮腺内丛，由丛发分支从腮腺前缘呈辐射状分布，支配面部表情肌。

1. 颞支　常为3支，支配额肌和眼轮匝肌等。

2. 颧支　3~4支，支配眼轮匝肌及颧肌。

3. 颊支　3~4支，支配颊肌、口轮匝肌及其他口周围肌。

4. 下颌缘支　沿下颌下缘向前，支配下唇诸肌。

5. 颈支　在颈阔肌深面向前下，支配该肌。

面神经损伤后的主要临床表现为面肌瘫痪。具体表现有：①患侧额纹消失，闭眼困难，鼻唇沟变平坦；②笑时口角偏向健侧，不能鼓腮，说话时唾液从口角流出；③因眼轮匝肌瘫痪闭眼困难，故角膜反射消失；④听觉过敏；⑤舌前2/3味觉丧失；⑥泌泪障碍引起角膜干燥；⑦泌涎障碍等。

八、前庭蜗（位听）神经

前庭蜗神经（vestibulocochlear nerve） 由前庭神经和蜗神经组成（图22-23）。

（一）前庭神经

前庭神经传导平衡觉。其双极神经元的胞体在内耳道底聚集成前庭神经节，周围突穿内耳道底分

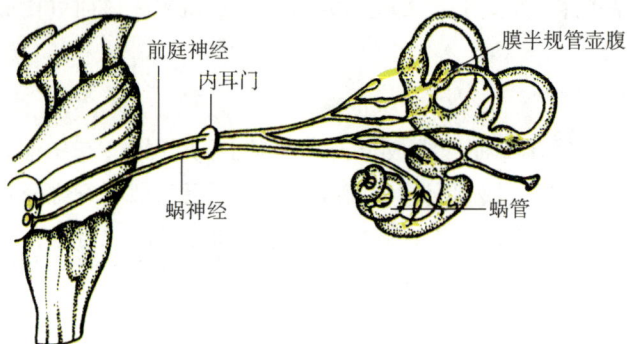

图 22 - 23 前庭蜗神经

布于内耳球囊斑、椭圆囊斑和壶腹嵴，中枢突组成前庭神经，经内耳门入颅，终于前庭神经核。

(二)蜗神经

蜗神经传导听觉。其双极神经元的胞体在内耳蜗轴内聚集成蜗神经节（螺旋神经节），其周围突分布于内耳螺旋器，中枢突组成蜗神经，经内耳门入颅，终于蜗神经核。

九、舌咽神经

舌咽神经（glossopharyngeal nerve） 为混合性神经，含有以下纤维成分：①**躯体运动纤维**，起自疑核，支配茎突咽肌；②**内脏感觉纤维**，分布于咽、舌后 1/3，咽鼓管和鼓室等处的黏膜，传导这些部位的一般感觉；分布于舌后 1/3 的味蕾，传导味觉；③**躯体感觉纤维**，分布于耳后皮肤；④**内脏运动纤维**，起自下泌涎核，分布于腮腺，支配腮腺分泌。

舌咽神经的根丝连于延髓的橄榄后沟上部，与迷走神经、副神经一起穿颈静脉孔出颅，然后在颈内动、静脉间下降，继而弓形向前，经舌骨舌肌内侧达舌根。在颈静脉孔内，舌咽神经干上的膨大为上神经节，出孔后的膨大为下神经节。除发出扁桃体支和茎突咽肌支外，舌咽神经主要有以下分支（图 22 - 24）。

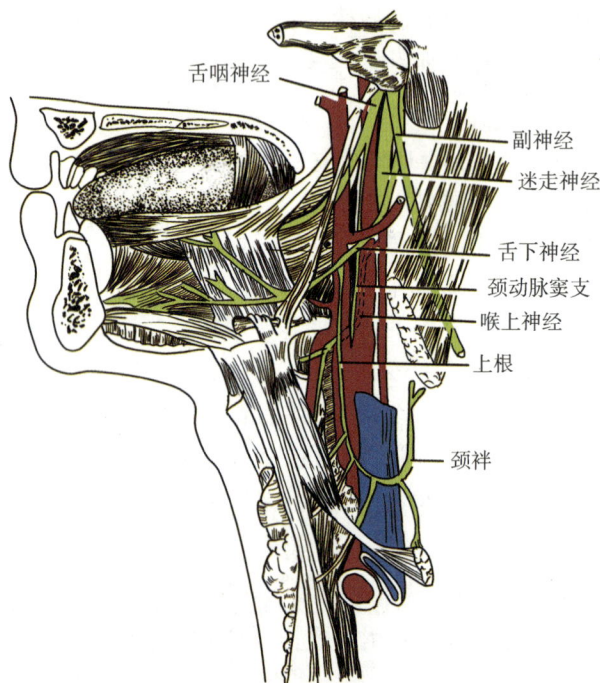

图 22 - 24 舌咽神经、副神经、舌下神经

（一）鼓室神经

发自下神经节，进入鼓室，在鼓室内侧壁黏膜内与交感神经纤维共同形成鼓室丛，发数小支分布至鼓室、乳突小房和咽鼓管黏膜，传导感觉。鼓室神经的终支为岩小神经，含来自下泌涎核的副交感纤维，出鼓室达耳神经节换元后，节后纤维随耳颞神经分布于腮腺，支配其分泌。

（二）颈动脉窦支

1~2支，在颈静脉孔下方发出，沿颈内动脉下行，分布于颈动脉窦和颈动脉小球，分别感受血压和血液中CO_2浓度的变化，反射性地调节血压和呼吸。

（三）舌支

舌支为舌咽神经的终支，经舌骨舌肌深面分布于舌后1/3黏膜和味蕾，传导一般感觉和味觉。

十、迷走神经

迷走神经（vagus nerve）是行程最长、分布最广的脑神经（图22-25，图22-26）。含有四种纤维成分：①内脏运动（副交感）纤维，起于迷走神经背核，分布于颈、胸和腹部的多种脏器，在器官旁或器官内节换元后，节后纤维控制平滑肌、心肌和腺体的活动；②内脏感觉纤维，中枢突终于孤束核，周围突分布于颈、胸和腹部的脏器；③躯体感觉纤维，其胞体位于迷走神经上神经节内，其中枢突止于三叉神经脊束核，周围突分布于耳郭、外耳道的皮肤和硬脑膜；④躯体运动纤维，起于疑核，支配咽喉肌。

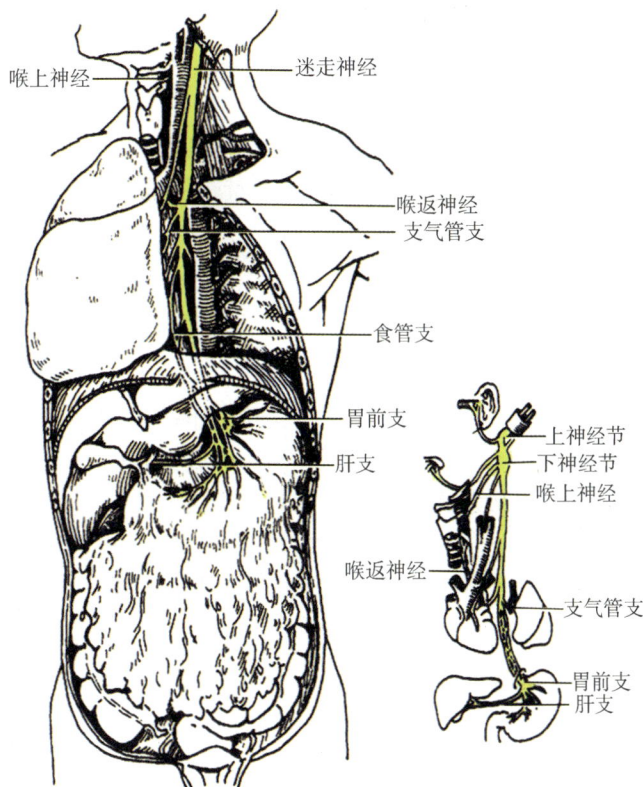

图 22-25 左迷走神经

迷走神经以多条根丝自橄榄后沟中部出延髓，经颈静脉孔出颅，此处膨大为迷走神经上、下神经节。迷走神经干在颈部位于颈动脉鞘内，在颈内静脉与颈内动脉或颈总动脉之间的后方下行至颈根部，由此向下，左、右迷走神经的行程略有不同。左迷走神经在左颈总动脉与左锁骨下动脉之间下行，越过主动脉弓的前方，经左肺根的后方至食管前面分成许多细支，构成左肺丛和食管前丛，在食

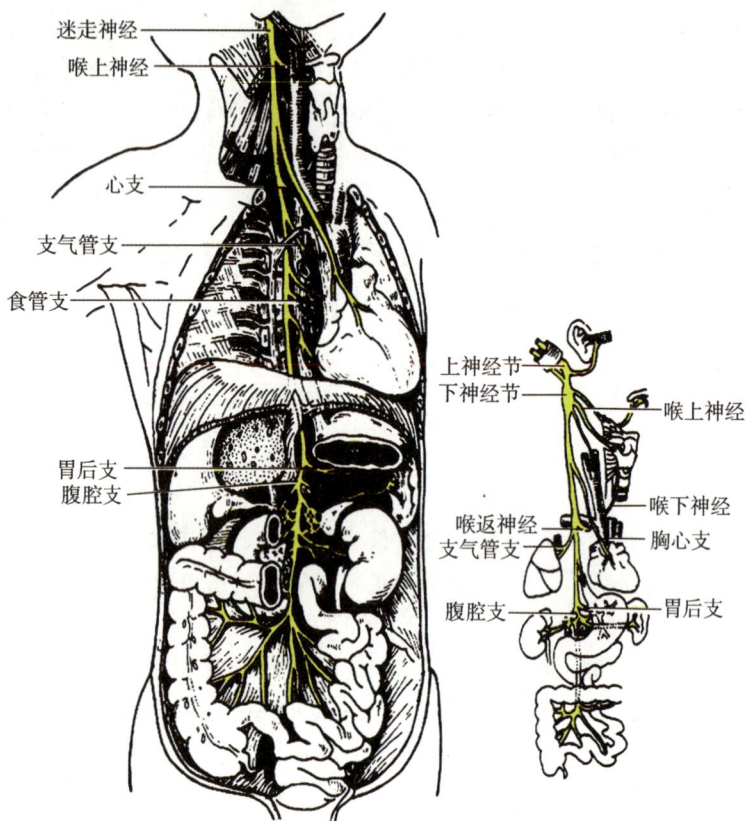

图 22－26　右迷走神经

管下端又集中延续为迷走神经前干。右迷走神经过右锁骨下动脉前方，沿气管右侧下行，经右肺根后方达食管后面，分支构成右肺丛和食管后丛，向下集中延续为迷走神经后干。迷走神经前、后干向下与食管一起穿膈肌食管裂孔进入腹腔，分布于胃前、后壁，其终支为腹腔支，参与构成腹腔丛（图22－25，图22－26）。

（一）颈部的分支

1. 喉上神经　起自下神经节，在颈内动脉内侧下行，在舌骨大角水平分成内、外两支（图22－25，图22－26）。外支支配环甲肌。内支为感觉支，伴喉上动脉一同穿甲状舌骨膜入喉腔，分布于咽、会厌、舌根及声门裂以上的喉黏膜。

2. 颈心支　有上、下两支，下行入胸腔与交感神经交织构成心丛（图22－25，图22－26）。上支有一支称主动脉神经或减压神经，分布于主动脉弓壁内，感受血压变化和化学刺激。

3. 耳支　发自上神经节，向后外分布于耳郭后面及外耳道的皮肤。

（二）胸部的分支

1. 喉返神经　右喉返神经在右迷走神经经右锁骨下动脉前方处发出，并勾绕此动脉，上行返回至颈部。左喉返神经在左迷走神经经过主动脉弓前方处发出，并绕主动脉弓返回至颈部。在颈部，两侧的喉返神经均上行于气管食管间沟内，至甲状腺侧叶深面、环甲关节后方进入喉内，终支称**喉下神经**，分数支分布于喉。喉返神经特殊内脏运动纤维支配除环甲肌以外的所有喉肌，内脏感觉纤维分布于声门裂以下的喉黏膜。喉返神经在行程中还发出心支、支气管支和食管支，分别参加心丛、肺丛和食管丛（图22－25，图22－26）。

喉返神经在喉前与甲状腺下动脉的终支相互交叉。在甲状腺手术结扎或钳夹动脉时，应注意避免损伤此神经而导致声音嘶哑。若两侧神经同时受损，可引起失音、呼吸困难甚至窒息。

2. 气管支和食管支　是左、右迷走神经在胸部发出的小支，与交感神经的分支共同构成肺丛和食管丛，分布于气管、支气管、肺及食管，支配这些器官的平滑肌和腺体，传导脏器和胸膜的感觉（图 22 - 25，图 22 - 26）。

（三）腹部的分支

1. 胃前支和肝支　在贲门附近发自迷走神经前干（图 22 - 25，图 22 - 26）。胃前支沿胃小弯向右，沿途发出 4 ~ 6 个小支，分布于胃前壁，其终支以"鸦爪"形的分支分布于幽门部前壁。肝支有 1 ~ 3 条，参加构成肝丛，分支分布于肝、胆囊等处。

2. 胃后支和腹腔支　在贲门附近发自迷走神经后干（图 22 - 25，图 22 - 26），在胃小弯深部走行，沿途发支至胃后壁。终支与胃前支同样以"鸦爪"形分支，分布于幽门窦及幽门管后壁。腹腔支向右行，与交感神经构成腹腔丛，分布于肝、胆、胰、脾、肾及结肠左曲以上的消化管。

十一、副神经

副神经（accessory nerve） 经颈静脉孔出颅后绕颈内静脉行向外下方，经胸锁乳突肌深面继续向外下斜行进入斜方肌深面，分支支配此二肌（图 22 - 24）。

十二、舌下神经

舌下神经（hypoglossal nerve） 由舌下神经核发出后，经舌下神经管出颅，下行于颈内动、静脉之间，弓形向前达舌骨舌肌浅面，在舌神经和下颌下腺管下方穿颏舌肌入舌，支配全部舌内肌和大部分舌外肌（图 22 - 24）。

一侧舌下神经完全损伤时，患侧舌肌瘫痪，伸舌时，由于患侧颏舌肌瘫痪，健侧颏舌肌收缩使健侧半舌伸出，舌尖偏向患侧。

第三节　内脏神经

一、内脏运动神经

内脏运动神经与躯体运动神经都有着许多不同之处（图 22 - 27）。主要表现在以下几个方面（表 22 - 1）。

表 22 - 1　躯体运动神经和内脏神经的特点

结构和功能	躯体运动神经	内脏运动神经
支配部位	骨骼肌	平滑肌、心肌、腺体
成分	一种纤维成分	交感和副交感两种，多数内脏器官同时受两种纤维支配
神经元	一个	节前、后两个神经元
分布形式	神经干	神经丛
纤维	较粗，有髓神经纤维	较细，无髓神经纤维
意识支配	受意识支配	不受意识支配

内脏运动神经按照功能分为交感神经和副交感神经。

（一）交感神经

交感神经的低级中枢位于脊髓胸 1 至腰 3 节段灰质侧角的中间带外侧核，并由此发出节前纤维（图 22 - 28）。交感神经的周围部由交感干、交感神经节、以及由节后纤维和交感神经丛等组成。

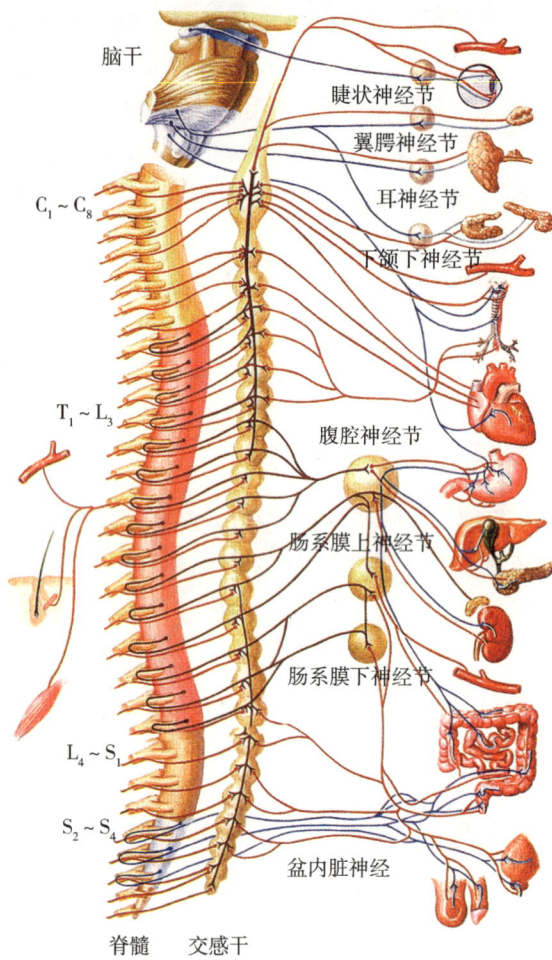

脑干

睫状神经节

翼腭神经节

耳神经节

$C_1 \sim C_8$

下颌下神经节

$T_1 \sim L_3$

腹腔神经节

肠系膜上神经节

肠系膜下神经节

$L_4 \sim S_1$

$S_2 \sim S_4$

盆内脏神经

脊髓　交感干

图 22 - 27　内脏运动神经概观

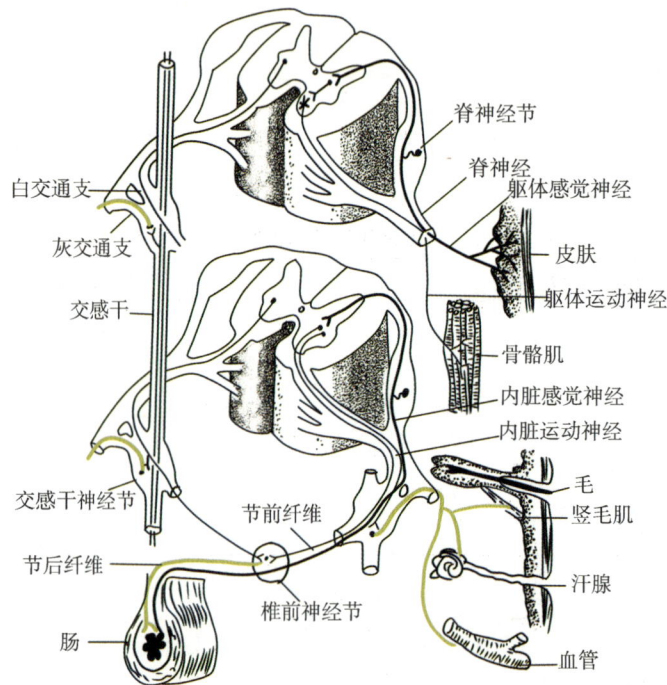

脊神经节

脊神经

躯体感觉神经

白交通支

灰交通支

皮肤

交感干

躯体运动神经

骨骼肌

内脏感觉神经

内脏运动神经

毛

竖毛肌

交感干神经节

节前纤维

汗腺

节后纤维

椎前神经节

肠

血管

图 22 - 28　交感神经分布

1. 交感神经节　根据所处的位置分为椎旁节和椎前节两大类。

（1）**椎旁节**　位于脊柱两旁，同侧相邻椎旁神经节之间借节间支相连成上至颅底、下至尾骨的交感干，故椎旁节又称为交感干神经节。

（2）**椎前节**　位于脊柱前方，腹主动脉脏支的根部，呈不规则的节状团块，包括腹腔神经节、肠系膜上神经节及肠系膜下神经节等。

2. 交感干　位于脊柱两侧，由椎旁节和节间支相连而成，呈串珠状，上达颅底、下至尾骨前方，左、右各一，两干下端在尾骨前方相连，汇合于单一的奇神经节（图22-29）。

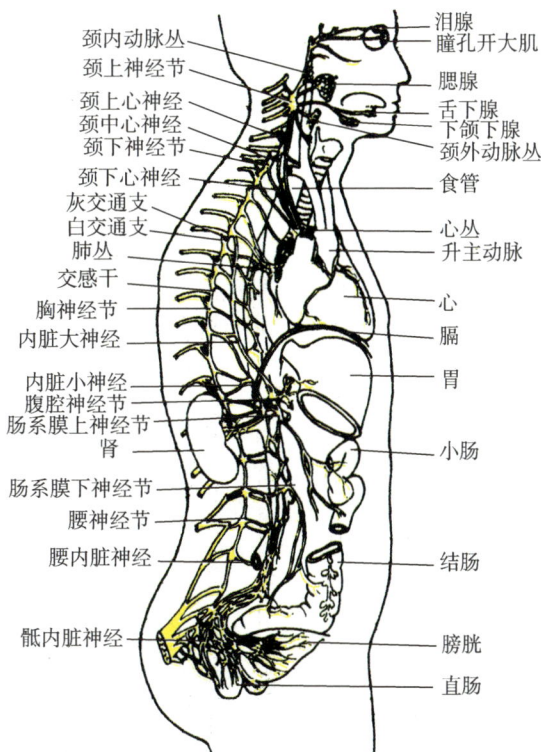

图 22-29　交感干

（二）副交感神经

副交感神经的低级中枢由脑干的副交感神经核和脊髓骶部第2～4节段的骶副交感核组成，这些核的细胞发出节前纤维，节前纤维至周围部的副交感神经节交换神经元，然后发出节后纤维到达所支配的器官。副交感神经节多位于脏器附近或脏器壁内，分别称为器官旁节和器官内节，其中，位于颅部的副交感神经节体积较大，肉眼可见，如睫状神经节、下颌下神经节、翼腭神经节和耳神经节等。

1. 颅部副交感神经　节前纤维起自脑干的副交感神经核，参与组成Ⅲ、Ⅶ、Ⅸ、Ⅹ对脑神经。

2. 骶部副交感神经　由脊髓骶部第2～4节段的骶副交感核发出节前纤维，先随骶神经出骶前孔，继而从骶神经中分出，组成盆内脏神经加入盆丛（内脏神经丛之一），随盆丛分支分布到盆部脏器附近或脏器壁内的副交感神经节交换神经元，节后纤维支配结肠左曲以下的消化管和盆腔脏器。

（三）交感神经与副交感神经的主要区别

内脏运动神经包括交感神经和副交感神经，多数器官常同时接受这两种纤维的双重支配。区别如下。

1. 低级中枢不同　交感神经低级中枢由脊髓胸腰部灰质的中间带外侧核组成，而副交感神经的低级中枢则由脑干和脊髓骶部的副交感核组成。

2. 周围部神经节的位置不同　交感神经节包括椎旁节和椎前节，位于脊柱两旁和脊柱前方；副交感神经节为器官旁节和器官内节，位于所支配的器官附近或器官壁内。因此副交感神经节前纤维比交感神经长，而其节后纤维则较短。

3. 节前神经元与节后神经元的比例不同 一个交感节前神经元的轴突可与许多节后神经元组成突触，副交感神经则较局限。

4. 分布范围不同 交感神经除分布至头颈部、胸、腹腔脏器外，遍及全身血管、腺体、竖毛肌等，故其分布范围较广。一般认为，大部分血管、汗腺、竖毛肌、肾上腺髓质不受副交感神经其支配。

5. 对同一器官所起的作用不同 交感与副交感神经对同一器官的作用即是互相拮抗又是互相统一的。

二、内脏感觉神经

内脏感觉神经将内脏感觉性冲动传到中枢，中枢可直接通过内脏运动神经调节各内脏器官的活动，也可以间接通过体液调节起作用。在中枢内，内脏感觉纤维一方面经过一定的传导途径，将冲动传导到大脑皮质，产生内脏感觉；另一方面，直接或经中间神经元与内脏运动神经元联系，以完成内脏—内脏反射；或与躯体运动神经元联系，形成内脏—躯体反射。

三、牵涉性痛

牵涉性痛是指当某些内脏器官发生病变时，常在体表一定区域产生感觉过敏或痛觉的现象。牵涉性痛可发生在患病内脏邻近的皮肤区，也可以发生在距患病内脏较远的皮肤区。例如，心绞痛时，常在胸前区及左臂内侧皮肤感到疼痛；肝胆疾患时，常在右肩部感到疼痛等（图 22 – 30）。

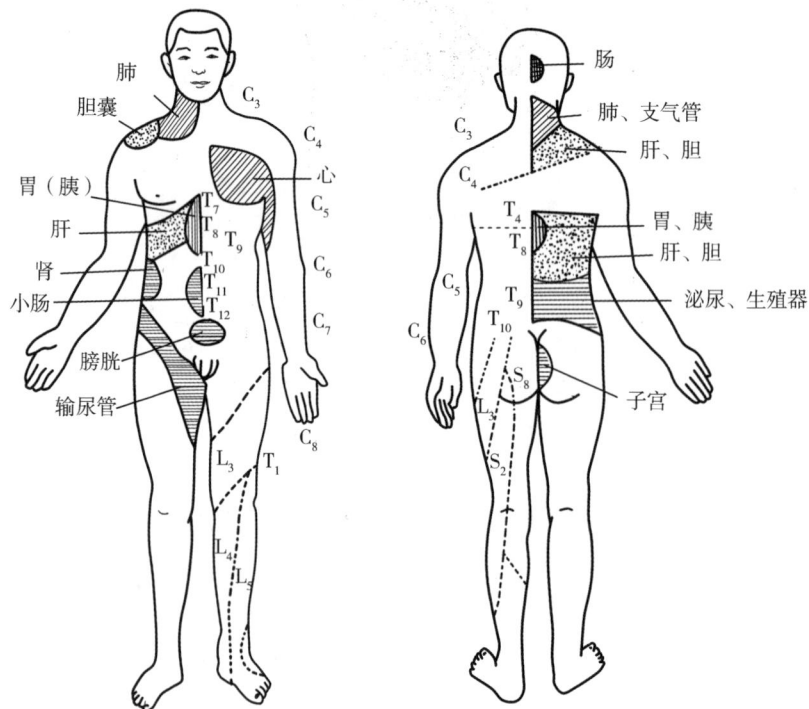

图 22 – 30　牵涉性痛区

目标检测

答案解析

一、单项选择题

1. 下列属于混合性的神经是
   - A. 嗅神经
   - B. 视神经
   - C. 动眼神经
   - D. 展神经
   - E. 正中神经

2. 支配股四头肌的神经是
   - A. 坐骨神经
   - B. 闭孔神经
   - C. 股神经
   - D. 胫神经
   - E. 腓总神经

3. 上颌牙痛时的传入神经是
   - A. 上颌神经
   - B. 下颌神经
   - C. 面神经
   - D. 眶上神经
   - E. 眼神经

4. 面神经的作用不包括
   - A. 支配咀嚼肌
   - B. 支配腮腺分泌
   - C. 支配泪腺分泌
   - D. 支配舌肌
   - E. 支配胸锁乳突肌

5. 内脏神经不支配
   - A. 平滑肌
   - B. 心肌
   - C. 骨骼肌
   - D. 胃腺
   - E. 汗腺

二、思考题

1. 简述脑神经的名称与支配范围。
2. 试述坐骨神经的走行与支配范围。

（冯晓灵）

书网融合……

重点小结　　　　　微课　　　　　习题

第二十三章 神经系统的传导通路

PPT

学习目标

知识目标：掌握躯干及四肢的深、浅感觉传导通路，视觉传导通路，锥体束的组成；熟悉头面部的浅感觉传导通路，上下运动神经元损伤后的不同表现；了解锥体外系的组成及功能。

能力目标：能运用所学知识初步理解面部、四肢运动及感觉传导路神经损伤后的临床表现，具有辨别正常和异常神经传导功能的能力。

素质目标：通过学习，进一步加强关爱患者，耐心观察，细心询问的医护职业素养。

情境导入

情境：患者，女，57 岁，高血压病史 11 年，平素服药控制。今日晨起后发现左侧口角歪斜，流涎，遂来院就诊，CT 检查显示脑出血灶。

思考：初步考虑该患者何神经传导路受损？

神经系统的传导通路是指从感受器到大脑皮质中枢，或从大脑皮质中枢到效应器之间传导神经冲动的途径。其中，将感觉冲动从感受器传到大脑皮质中枢的途径称**感觉（上行）传导通路**；将运动冲动从大脑皮质传到效应器的途径称**运动（下行）传导通路**。

第一节 感觉传导通路

感觉传导通路有本体感觉、浅感觉、视觉和听觉传导通路等。

一、躯干和四肢意识性本体感觉和精细触觉传导通路

本体感觉又称深感觉，感受器在肌、腱、关节等运动器官，包括位置觉、运动觉和振动觉。该传导通路还传导皮肤的精细触觉，如辨别两点距离和物体的纹理粗细等。

该通路由 3 级神经元组成（图 23 – 1）。

1. 第 1 级神经元 为脊神经节内假单极神经元，其周围突分布于肌、肌腱、关节等处本体觉感受器和皮肤的精细触觉感受器；中枢突经脊神经后根进入脊髓后索，形成薄束或楔束，分别止于延髓的薄束核和楔束核。

2. 第 2 级神经元 位于薄束核和楔束核，发出的纤维向前绕过中央灰质的腹侧，在中线上与对侧的交叉，称内侧丘系交叉，交叉后的纤维呈前后排列行于延髓中线两侧、锥体束的背方，再转折向上，称内侧丘系，最后止于背侧丘脑的腹后外侧核。

3. 第 3 级神经元 位于腹后外侧核，发出纤维形成丘脑中央辐射经内囊后肢投射至中央后回的中、上部和中央旁小叶后部。

此通路若在不同部位（脊髓或脑干）损伤，则患者在闭眼时不能确定相应部位各关节的位置和运动方向以及两点间的距离。

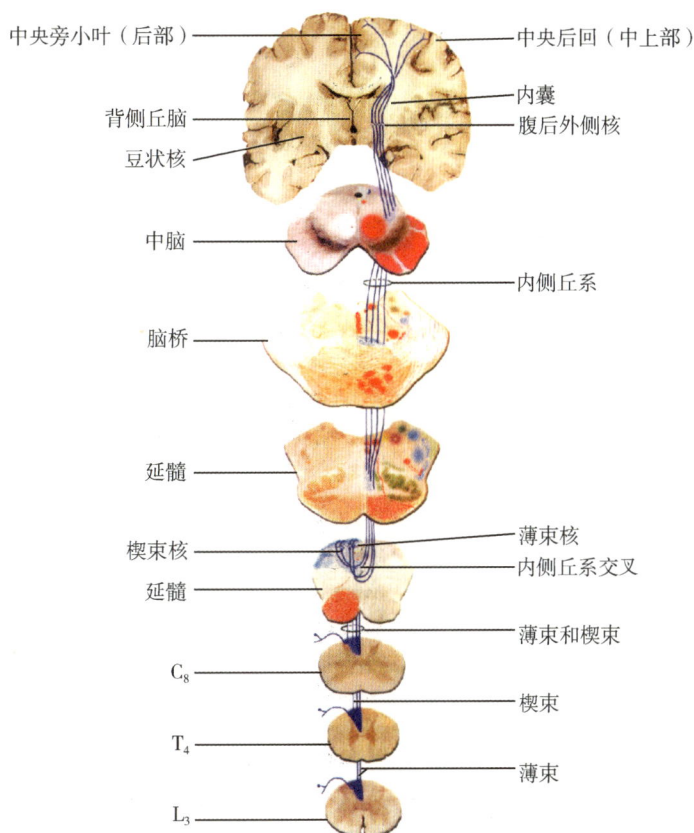

图 23 - 1 躯干和四肢意识性本体感觉传导通路

二、痛温觉、粗触觉和压觉传导通路

该传导路又称浅感觉传导路，传导皮肤、黏膜的痛、温觉和粗略触觉冲动，由 3 级神经元组成（图 23 - 2）。

（一）躯干、四肢的痛温觉、粗触觉和压觉传导通路

1. 第 1 级神经元 为脊神经节内假单极神经元，其周围突分布于躯干、四肢皮肤内的浅感受器；中枢突组成后根后进入后角，终止于第 2 级神经元。

2. 第 2 级神经元 位于脊髓后角固有核，它们发出纤维上升 1~2 个脊髓节段，经白质前连合交叉到脊髓对侧的外侧索（痛、温觉纤维）和前索（触觉纤维）上升，组成脊髓丘脑侧束和脊髓丘脑前束。脊髓丘脑束上行，经延髓下橄榄核的背外侧，脑桥和中脑内侧丘系的外侧，终止于背侧丘脑的腹后外侧核。

3. 第 3 级神经元 位于背侧丘脑的腹后外侧核，发出纤维形成丘脑中央辐射，经内囊后肢投射到大脑皮质中央后回中、上部和中央旁小叶后部。

（二）头面部的痛温觉、粗触觉和压觉传导通路

1. 第 1 级神经元 为三叉神经节内假单极神经元，其周围突经三叉神经分布于头面部皮肤及口鼻腔黏膜的有关感受器；中枢突经三叉神经根入脑桥，传导痛、温觉的纤维再下降为三叉神经脊束，止于三叉神经脊束核；传导粗触觉和压觉的纤维终止于三叉神经脑桥核。

2. 第 2 级神经元 位于三叉神经脊束核和脑桥核内，发出纤维交叉到对侧，组成三叉丘系，止于背侧丘脑的腹后内侧核。

3. 第 3 级神经元 位于背侧丘脑的腹后内侧核，发出纤维形成丘脑中央辐射经内囊后肢，投射

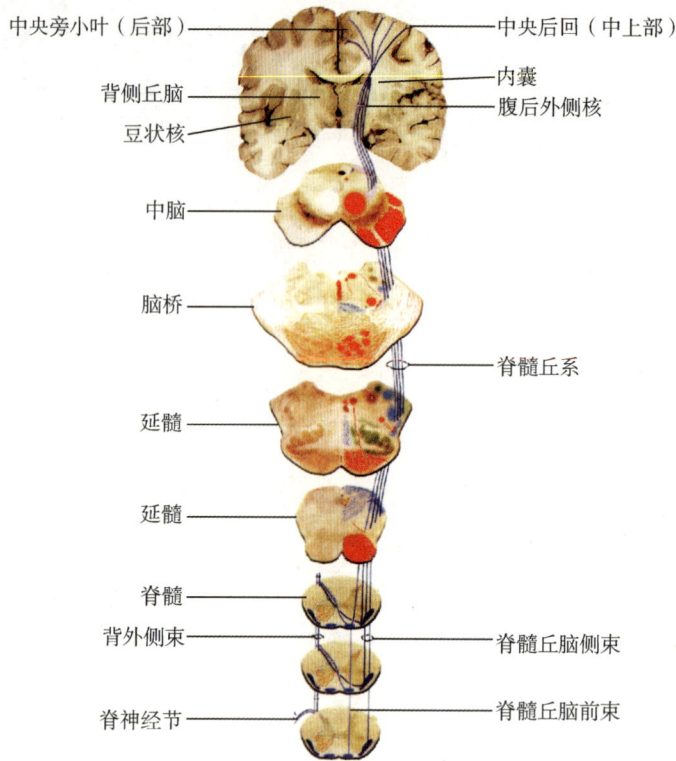

中央旁小叶（后部）
中央后回（中上部）
背侧丘脑
内囊
豆状核
腹后外侧核
中脑
脑桥
脊髓丘系
延髓
延髓
脊髓
背外侧束
脊髓丘脑侧束
脊神经节
脊髓丘脑前束

图 23 - 2　躯干及四肢的痛、温觉和粗触觉传导路

到中央后回下部。

三、视觉传导通路和瞳孔对光反射传导通路

（一）视觉传导通路

在眼球视网膜内的视锥细胞和视杆细胞为光感受器细胞（图 23 - 3）。

1. 第 1 级神经元　为双极细胞。

2. 第 2 级神经元　为节细胞，其轴突在视神经盘处集合成视神经。视神经经视神经管入颅腔，形成视交叉后，延续为视束。在视交叉中，来自两眼视网膜鼻侧半的纤维交叉，交叉后加入对侧视束；来自视网膜颞侧半的纤维不交叉，进入同侧视束。因此，左侧视束内含有来自两眼视网膜左侧半的纤维，右侧视束内含有来自两眼视网膜右侧半的纤维。视束绕大脑脚向后，主要终止于外侧膝状体。

3. 第 3 级神经元　位于外侧膝状体核，发出纤维组成视辐射，经内囊后肢投射到端脑距状沟两侧的视区，产生视觉。

（二）瞳孔对光反射通路

光照一侧瞳孔，引起两眼瞳孔缩小的反应称为瞳孔对光反射（图 23 - 3）。光照一侧的反应，

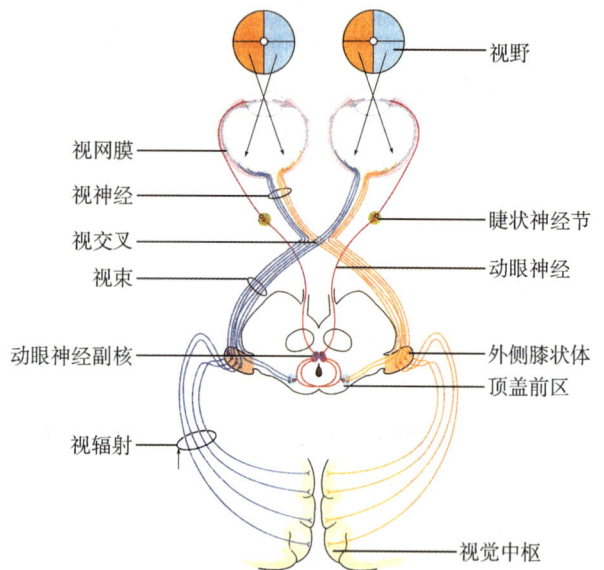

视野
视网膜
视神经
视交叉
视束
睫状神经节
动眼神经
动眼神经副核
外侧膝状体
顶盖前区
视辐射
视觉中枢

图 23 - 3　视觉传导通路及瞳孔对光反射通路

称**直接对光反射**；未照射侧的反应，称**间接对光反射**。瞳孔对光反射的通路如下：光线→视网膜→视神经→视交叉→两侧视束→上丘臂→顶盖前区→两侧动眼神经副核→动眼神经→睫状神经节→节后纤维→瞳孔括约肌收缩→两侧瞳孔缩小。

知识链接

瞳孔对光反射检查

　　正常人，手电筒直接照射一侧瞳孔时，可观察到该侧瞳孔受到光线刺激时立即缩小，此时移开光源可观察到瞳孔立即复原。用同样的方法再观察对侧瞳孔。此为直接对光反射。用一手竖直放于两眼之间，以挡住手电筒的光线照到对侧。此时用手电筒照射一侧瞳孔，可观察到另一侧瞳孔立即缩小，移开光线瞳孔立即复原。以同样的方法检查对侧瞳孔，表现同上即为正常。此为间接对光反射。

　　直接对光反射和间接对光反射均为检测瞳孔的功能活动。若用手电筒照射瞳孔时，其变化很小，而移去光源后瞳孔增大不明显，此种情况称为瞳孔对光反应迟钝。当瞳孔对光毫无反应时，称为对光反应消失。此两种情况常见于昏迷的患者。

第二节　运动传导通路

　　运动传导通路由上运动神经元和下运动神经元所组成。上运动神经元为中央前回和中央旁小叶前部的锥体细胞。下运动神经元为脑神经运动核和脊髓前角的运动神经元。运动传导路径包括锥体系和锥体外系两部分。

一、锥体系 📱微课

　　锥体系（pyramidal system）　由位于中央前回和中央旁小叶前部巨型锥体细胞（Betz 细胞）和其他类型的锥体细胞以及位于额、顶叶部分区域的锥体细胞组成。上述神经元的轴突共同组成锥体束，其中，下行至脊髓的纤维束称皮质脊髓束；止于脑干脑神经躯体运动核的纤维束称皮质核束。

　　1. 皮质脊髓束　由中央前回上、中部和中央旁小叶前半部等处皮质的锥体细胞轴突集中而成，下行经内囊后肢的前部、大脑脚底中 3/5 的外侧部和脑桥基底部至延髓锥体（图 23－4）。在锥体下端，75%～90% 的纤维交叉至对侧，形成锥体交叉。交叉后的纤维继续于对侧脊髓侧索内下行，称**皮质脊髓侧束**。此束沿途发出侧支，逐节终止于前角细胞（可达骶节），支配四肢肌。在延髓锥体，皮质脊髓束小部分未交叉的纤维在同侧脊髓前索内下行，称**皮质脊髓前束**，该束仅达胸节，并经白质前连合逐节交叉至对侧，终止于前角细胞，支配躯干和四肢肌。皮质脊髓前束中有一部分纤维始终不交叉而止于同侧脊髓前角细胞，支配同侧躯干肌。所以，躯干肌是受两侧大脑皮质支配的。一侧皮质脊髓束在锥体交叉前受损，主要引起对侧肢体瘫痪，躯干肌运动没有明显影响。

　　2. 皮质核束　主要由中央前回下部锥体细胞的轴突集合而成，下行经内囊膝部至大脑脚底中 3/5 的内侧部，由此向下，陆续分出纤维，大部分终止于双侧脑神经运动核（图 23－5），支配眼外肌、咀嚼肌、面上部表情肌、胸锁乳突肌、斜方肌和咽喉肌。小部分纤维完全交叉到对侧，终止于面神经运动核下部和舌下神经核，支配面下部表情肌和舌肌。因此，除面神经核下部和舌下神经核为单侧（对侧）支配外，其他脑神经运动核均接受双侧皮质核束的纤维。

　　临床上，将上运动神经元损伤引起的瘫痪，称之为核上瘫；而将下运动神经元损伤引起的瘫痪，称之为核下瘫。一侧皮质核束损伤，即上运动神经元损伤，因病灶对侧面神经核下部和舌下神经核无上运动神经元传来冲动，而表现为鼻唇沟变浅或消失，不能鼓腮、漏齿，流涎，伸舌时舌尖偏向病灶对侧。一侧面神经损伤，出现核下瘫，可导致同侧面肌全部瘫痪，除上述症状外，另有额纹消失，不能皱眉和闭眼等表现（图23-6）。一侧舌下神经损伤所致核下瘫，表现为损伤侧舌肌瘫痪，伸舌时舌尖偏向病灶侧（图23-7）。

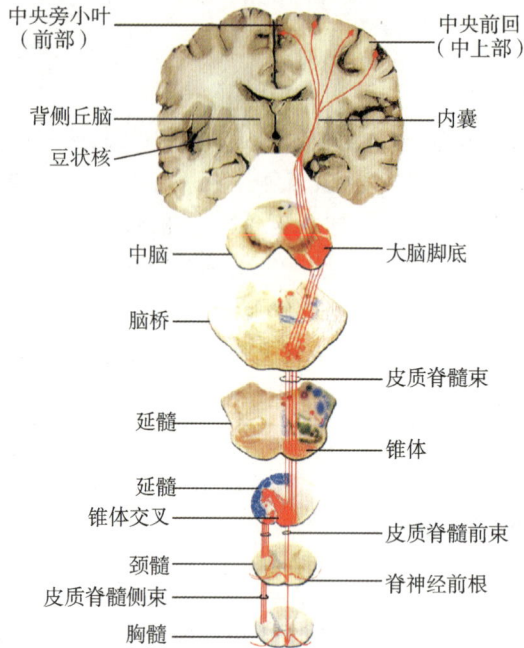

图23-4 皮质脊髓束

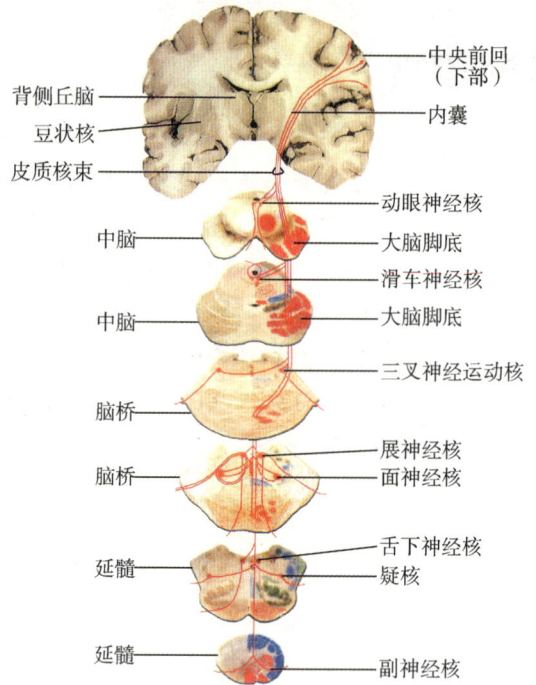

图23-5 皮质核束

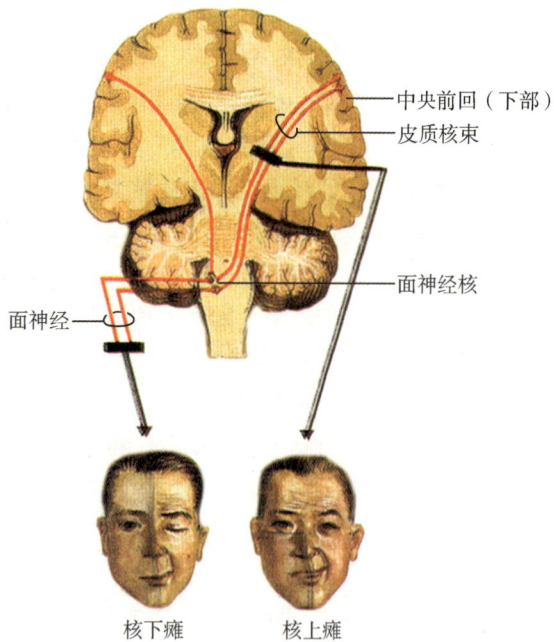

图23-6 面神经核上瘫和核下瘫

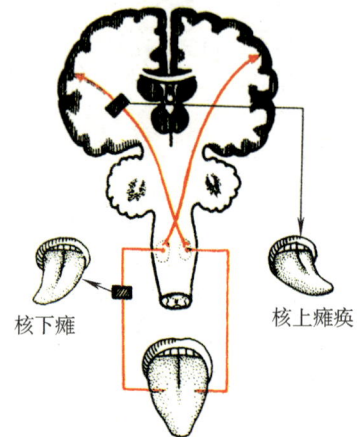

图23-7 舌下神经核上瘫和核下瘫

二、锥体外系

锥体外系（extrapyramidal system）是指锥体系以外影响和控制躯体运动的传导路径，其结构十分复杂，包括大脑皮质、纹状体、背侧丘脑、底丘脑、红核、黑质、脑桥核、前庭核、小脑和脑干网状结构等以及它们的纤维联系。锥体外系的纤维最后经红核脊髓束、网状脊髓束等中继，下行终止于脑神经运动核和脊髓前角细胞。

人类锥体外系的主要功能是调节肌张力、协调肌肉活动、维持体态姿势和习惯性动作（例如走路时双臂自然协调地摆动）等。锥体系和锥体外系在运动功能上是互相不可分割的一个整体，只有在锥体外系使肌张力保持稳定协调的前提下，锥体系才能完成一些精确的随意运动，如写字、刺绣等。另一方面，锥体外系对锥体系也有一定的依赖性。例如，有些习惯性动作开始是由锥体系发动起来的，然后才处于锥体外系的管理之下。锥体外系通路主要包括纹状体－黑质－纹状体环路和皮质－纹状体－背侧丘脑－皮质环路。

..... 目标检测

答案解析

一、单项选择题

1. 下列不属于皮质核束损伤的表现为
   - A. 鼻唇沟变浅或消失
   - B. 不能鼓腮、漏齿
   - C. 流涎
   - D. 伸舌时舌尖偏向病灶对侧
   - E. 伸舌时舌尖偏向患侧

2. 锥体外系的主要功能是
   - A. 支配骨骼肌随意运动
   - B. 支配骨骼肌精细运动
   - C. 协调肌张力
   - D. 支配舌肌运动
   - E. 发起习惯性运动

3. 关于上运动神经元，下列描述不正确的是
   - A. 属于锥体外系
   - B. 损伤引起的瘫痪称之为核上瘫
   - C. 为中央前回和中央旁小叶前部的锥体细胞
   - D. 损伤引起的瘫痪称之为核下瘫
   - E. 为脑神经运动核和脊髓前角的运动神经元

4. 锥体系和锥体外系的关系表述正确的是
   - A. 拮抗关系
   - B. 协调统一关系
   - C. 精细运动由锥体外系发起
   - D. 习惯性运动由锥体外系发起
   - E. 锥体系使肌张力保持稳定协调

5. 损伤视交叉中间部的交叉纤维可出现
   - A. 左眼全盲
   - B. 双眼视野左侧半偏盲
   - C. 右眼全盲
   - D. 双眼视野右侧半偏盲
   - E. 双眼视野颞侧偏盲

二、思考题

1. 简述躯干和四肢意识性本体感觉传导通路的构成。
2. 试述锥体系的组成与功能。

（冯晓灵）

书网融合……

重点小结　　　　微课　　　　习题

第二十四章　人体胚胎发生总论

PPT

学习目标

知识目标：通过本章的学习，掌握受精、植入的概念，胚泡的结构，三胚层的形成，胎盘的结构和功能，先天畸形的发生原因；熟悉生殖细胞的发育和成熟，二胚层胚盘的形成，三胚层的分化，胎膜的组成及其功能；了解蜕膜形成，胚体的形成，双胎与多胎。

能力目标：能理解人体胚胎早期发育的过程，能运用胚胎学知识解释常见先天畸形的形成原因，具有进行优生优育知识宣教的能力。

素质目标：树立关注生殖健康、关爱孕妇的意识。

情境导入

情境：某已婚女士，30 岁，月经基本规律，周期为 26～28 天，身体健康。因"月经推迟 23 天、早孕试纸检测呈阳性"就诊。自诉无其他不适症状，体格检查无异常，B 超显示宫腔内有单孕囊，双侧输卵管无异常。

思考：1. 该女士是否妊娠？受精和植入需要哪些条件？
　　　　2. 早孕试纸检测常作为确诊妊娠的辅助手段，主要检测哪种激素水平？

人体胚胎学（human embryology）是研究人体出生前的发生、发育及其规律的科学，研究内容包括生殖细胞发生、受精、胚胎发育、胚胎与母体的关系及先天畸形等。人胚胎在母体内发育是一个连续而复杂的过程，历时 38 周（约 266 天）。可分为两个时期：①胚期，从受精卵形成到第 8 周末，此期器官原基建立，胚体初具人形。②胎期，从第 9 周至出生，此期胎儿逐渐长大，各器官的结构和功能逐渐完善。

第一节　人体胚胎早期发育

一、生殖细胞的成熟和受精

（一）生殖细胞的成熟

生殖细胞（germ cell）又称配子，包括精子和卵子。在其发生过程中经过两次减数分裂形成单倍体，染色体数目为 23 条，其中 22 条是常染色体，1 条是性染色体。

1. 精子的成熟和获能　精子由睾丸生精小管的生精细胞发育而成，在附睾内进一步成熟，并逐渐获得运动能力和使卵子受精的潜能，此时，精子头部的外表有一层来自精液的糖蛋白包裹，阻止顶体酶释放，因此精子尚无受精能力。当精子进入女性生殖道后，该糖蛋白被此处分泌物中的酶降解，从而获得受精能力，此过程称为**获能**。精子在女性生殖管道内可存活 2～3 天，但受精能力一般可维持 1 天。

2. 卵子的成熟　卵细胞在卵巢内发生发育，卵巢排出的次级卵母细胞处于第 2 次减数分裂中期，进入输卵管壶腹部，若遇到精子便可能受精。受精后次级卵母细胞完成第 2 次减数分裂而变为成熟的卵子。若未受精，次级卵母细胞则不能成熟，于排卵后 12～24 小时内退化。

（二）受精

成熟的精子与卵子结合形成受精卵的过程，称**受精**（**fertilization**）（图 24 - 1）。受精部位多在输卵管壶腹部。

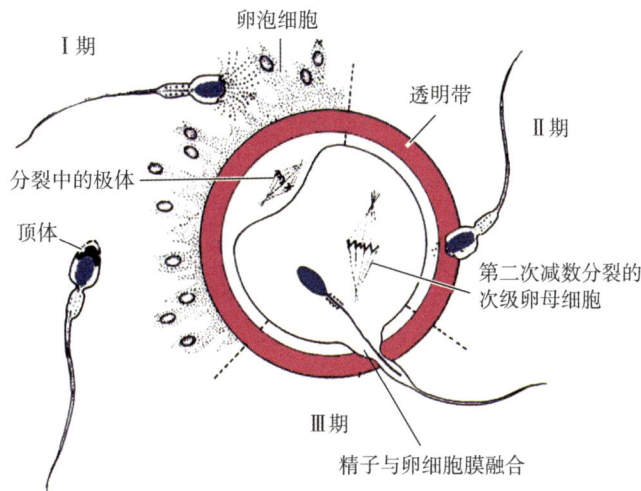

图 24 - 1　受精过程示意图

1. 受精的条件　①精子的数量足够，形态正常并获能，且有活跃的运动能力。当精子密度过低（低于 500 万/ml）或异常精子过多（超过总数 40%）时，则不能受精。②次级卵母细胞处于第 2 次减数分裂的中期，且雌激素和孕激素水平正常。③男、女生殖管道通畅，且精子与卵细胞适时相遇；精子进入女性生殖道后 24 小时内遇到卵细胞才能受精。

2. 受精的过程　当获能的精子与卵细胞相遇时，顶体酶溶解放射冠和透明带，精子的细胞核和细胞质进入卵细胞内。精子的进入可迅速激发次级卵母细胞完成第 2 次减数分裂，形成 1 个成熟卵子和 1 个第二极体。此时精子和卵子的细胞核分别称为雄原核和雌原核，两个原核逐渐靠拢，核膜随即消失，染色体融合，形成二倍体的受精卵，又称为**合子**（图 24 - 1）。

3. 受精的意义　受精恢复了染色体数目，决定了新个体的性别，带有 Y 染色体的精子与卵子结合，发育为男性胎儿；带有 X 染色体精子与卵子结合，则发育为女性胎儿。

二、卵裂和胚泡形成

1. 卵裂　受精卵形成后，一边分裂一边向子宫腔方向运行。受精卵外包透明带，细胞在分裂间期无生长过程，细胞数目逐渐增加，细胞体积变小，这种特殊的有丝分裂，称**卵裂**（**cleavage**）。卵裂产生的子细胞称**卵裂球**。受精后第 3 天，形成一个含 12～16 个卵裂球的实心细胞团，称**桑葚胚**（图 24 - 2）。

2. 胚泡形成　桑葚胚的细胞很快增至 100 个左右，细胞间开始出现小腔隙，随后逐渐融合成一个大腔，称胚泡腔。此时，实心的桑葚胚变为中空的泡状，称**胚泡**（**blastocyst**）。胚泡壁为一层扁平细胞，称**滋养层**；腔内一侧的细胞团称**内细胞群**，内细胞群的细胞为**胚胎干细胞**，将来分化为胚胎的各种组织结构和器官系统。覆盖在内细胞群外面的滋养层，称**极端滋养层**，与胚泡植入有关（图24 - 2）。

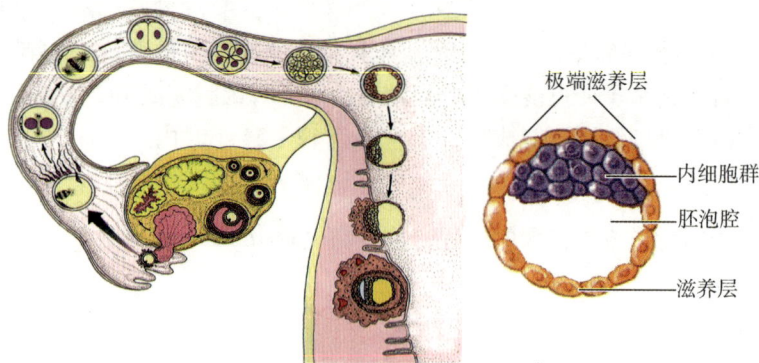

极端滋养层
内细胞群
胚泡腔
滋养层

图 24 - 2　排卵、受精与卵裂过程及胚泡结构

知识链接

胚胎干细胞

　　胚胎干细胞是从胚泡的内细胞群或胎儿原始生殖细胞中分离提取的具有发育全能性的干细胞。胚胎干细胞具有无限增殖、自我更新和多向分化的特性，无论在体内或体外，都可以被诱导分化为几乎所有的细胞类型。目前，胚胎干细胞已成为早期胚胎发生、组织分化、基因表达调控等发育生物学基础研究的理想模型和工具，也是进行动物胚胎工程开发和治疗各种疾病、修复受损伤的组织和器官的重要途径，具有广泛的应用前景。当然，在进行基础研究和临床应用时需符合医学伦理要求。

三、植入 e 微课

　　胚泡埋入子宫内膜功能层的过程称**植入（implantation）**，又称**着床**。植入于受精后第 5 ~ 6 天开始，第 11 ~ 12 天完成。

　　1. 植入的过程　受精后第 4 天透明带逐渐消失，第 5 天滋养层完全裸露，极端滋养层分泌蛋白水解酶溶蚀子宫内膜，打开缺口，胚泡沿缺口逐渐埋入子宫内膜的功能层，待胚泡全部埋入子宫内膜后缺口处上皮修复，植入完成（图 24 - 2）。

　　2. 植入的部位　植入部位通常在子宫体和底部。若植入部位靠近宫颈处，将形成前置胎盘，在妊娠晚期易发生胎盘早剥，或分娩时胎盘堵塞产道。若植入在子宫以外的部位，则称异位妊娠，也称宫外孕，常发生在输卵管，偶尔可见于子宫阔韧带、肠系膜或卵巢（图 24 - 3）。

　　3. 植入的条件　植入必须在雌激素和孕激素的协同调节下进行，子宫内膜处于分泌期；胚泡适时进入子宫腔，且透明带及时消失；子宫内环境正常。子宫腔内放置节育器可干扰植入过程而达到避孕目的。

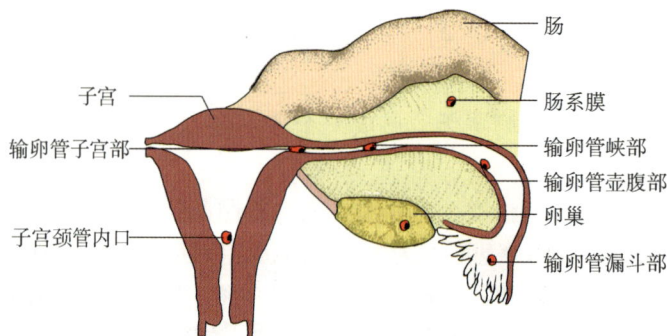

肠
子宫
肠系膜
输卵管子宫部
输卵管峡部
输卵管壶腹部
卵巢
子宫颈管内口
输卵管漏斗部

图 24 - 3　异常植入部位

4. 植入后子宫内膜的变化　植入后子宫内膜进一步增厚，血液供应更加丰富，腺体分泌更旺盛，基质细胞变肥大并含丰富的糖原和脂滴，子宫内膜的这些变化称**蜕膜反应**。此时的子宫内膜称**蜕膜**，依据与胚的关系，可分三部分。①**基蜕膜**：位于胚的深部，将来参与胎盘的形成；②**包蜕膜**：覆盖在胚的表面；③**壁蜕膜**：其余部分的蜕膜。壁蜕膜与包蜕膜之间为子宫腔（图24 – 4）。

四、胚层形成

（一）两胚层胚盘形成

1. 滋养层的分化　植入过程中，极端滋养层迅速增生，滋养层增厚并分化为两层。外层细胞相互融合，细胞界限消失，称**合体滋养层**；内层细胞界限清楚，称**细胞滋养层**（图24 –5）。合体滋养层内出现一些小的腔隙，称**滋养层陷窝**，与蜕膜的小血管连通，其内充满母体血液。滋养层向外长出许多突起侵入蜕膜，与母体血液直接接触，并进行物质交换，为胚泡发育提供营养。

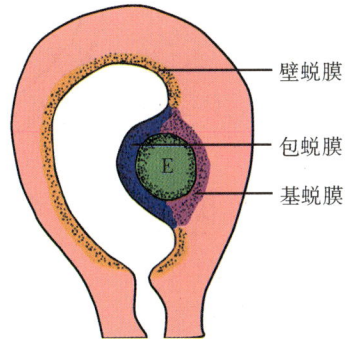

图24 – 4　蜕膜与胚的关系

2. 内细胞群的分化　植入的同时，内细胞群细胞增殖、分化为两层，邻近滋养层的一层柱状细胞称**上胚层**；靠近胚泡腔一侧的一层立方形细胞称**下胚层**。随后，在上胚层细胞与滋养层之间出现一腔隙，称**羊膜腔**，上胚层构成了羊膜腔的底。下胚层周边的细胞向腹侧生长、延伸，形成**卵黄囊**，下胚层构成了卵黄囊的顶。上胚层和下胚层紧密相贴，逐渐形成一圆盘状结构，称**胚盘**（embryonic disc），又称**两胚层胚盘**（图24 –5）。胚盘是人体发生的原基。

此时，胚泡腔内出现松散分布的星状细胞和细胞外基质，充填于细胞滋养层和卵黄囊、羊膜囊之间，形成**胚外中胚层**。

（二）三胚层胚盘的形成

1. 原条的出现　第3周初，部分上胚层细胞迅速增殖，在胚盘一端中轴汇聚，形成一条细胞索，称**原条**。原条的出现，决定了胚盘的头尾端和左右侧，出现原条的一端为尾端。原条的头端细胞增生膨大，称**原结**。继而在原条的中线出现浅沟，原结的中心出现浅凹，分别称**原沟**和**原凹**。

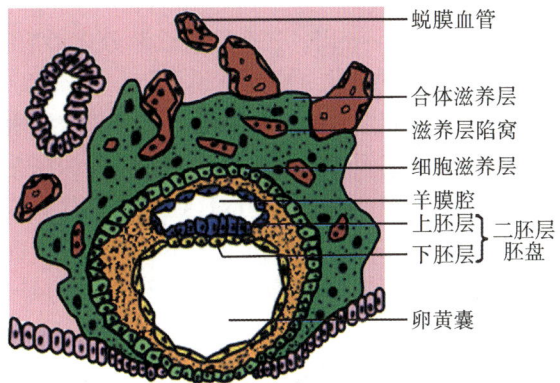

图24 – 5　二胚层胚盘及相关结构示意图

2. 三胚层的形成　原沟深部的细胞在上、下胚层之间向周边扩展迁移，一部分细胞在上、下胚层间形成一个夹层，称**胚内中胚层**，即**中胚层**（图24 –6），它在胚盘边缘与胚外中胚层衔接；另一部分细胞进入下胚层，并逐渐全部置换了下胚层的细胞，形成的新细胞层称**内胚层**。在内胚层和中胚层形成后，原上胚层改称**外胚层**。此时的胚体由内胚层、中胚层和外胚层构成，称**三胚层胚盘**。

3. 脊索的形成　原凹底部的细胞向头端迁移，在内、外胚层之间形成一条单独的细胞索，称**脊索**（图24 –6），原条和脊索构成了胚盘的中轴，对早期胚胎起支持作用。随着胚体发育，原条生长缓慢，最后退化消失。若原条退化不全，残留的细胞会继续增殖分化形成畸胎瘤。脊索诱导神经管形成后大部分退化，仅小部分形成椎间盘中的髓核。

4. 口咽膜和泄殖腔膜的形成　在脊索的头端和原条的尾端，各有一个无中胚层的区域，此处内、外胚层直接相贴成为薄膜状，分别称为**口咽膜**和**泄殖腔膜**。口咽膜前端的中胚层为生心区，是心发生的原基。

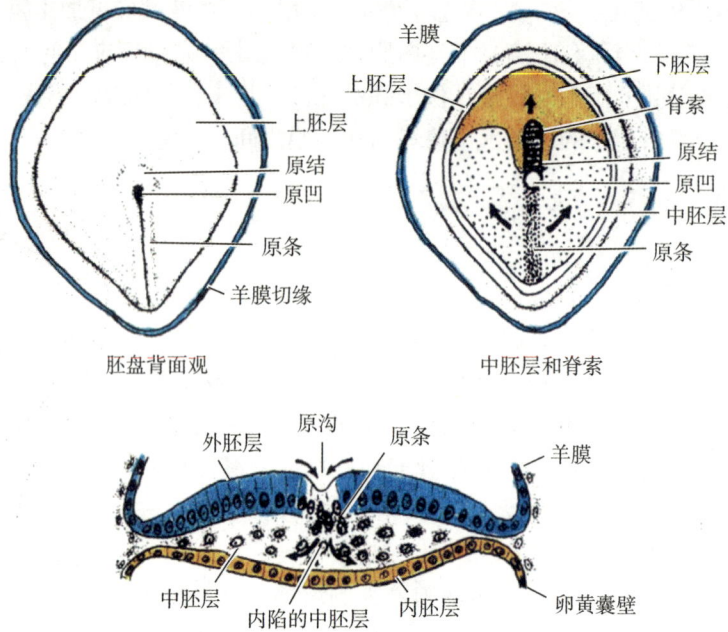

图 24-6　胚盘（横切面，示原条、中胚层的形成）

五、三胚层分化和胚体形成

在胚胎第 4~8 周，三个胚层逐渐分化形成各器官的原基。

1. 外胚层的分化　在脊索诱导下，脊索背侧的外胚层中间部分细胞增厚形成**神经板**，构成神经板的这部分外胚层称**神经外胚层**，其余部分称**表面外胚层**。神经板两侧边缘隆起形成**神经褶**，中央沿长轴下陷形成**神经沟**。第 3 周末，神经沟加深并愈合形成**神经管**，将来发育成中枢神经系统。在神经褶愈合的过程中，部分细胞迁移到神经管背侧形成两条纵行细胞索，称**神经嵴**，是周围神经系统的原基。神经管两侧的表面外胚层在其背侧愈合，将分化为表皮及其附属结构、牙釉质、角膜上皮、晶状体、内耳迷路和腺垂体等（图 24-7）。

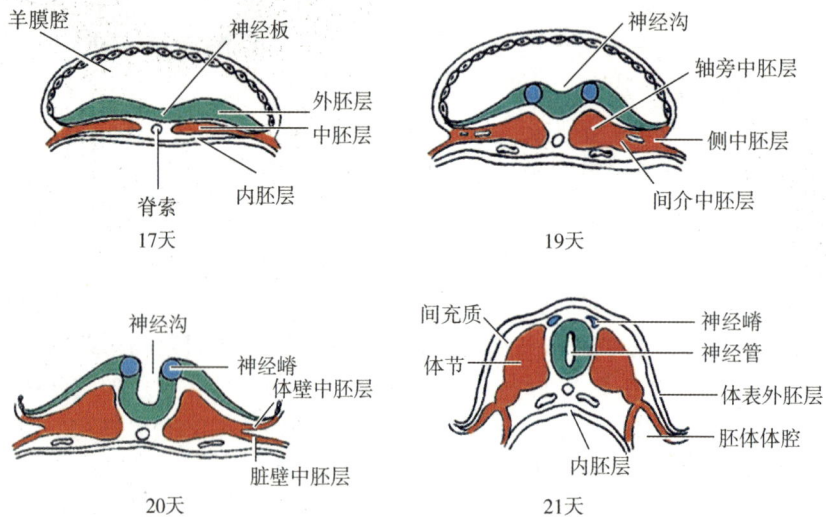

图 24-7　外胚层和中胚层的早期分化

2. 中胚层的分化　中胚层位于脊索的两侧，随着外胚层的发育和分化，中胚层从内侧向外侧依次分化为轴旁中胚层、间介中胚层和侧中胚层。轴旁中胚层细胞迅速增殖，随即横裂为块状细胞团，称**体节**，第 5 周末，共形成 42～44 对体节，随后将分化为背部的真皮、大部分中轴骨（如脊柱、肋骨）及骨骼肌。间介中胚层分化为泌尿生殖系统的主要器官。侧中胚层组织中出现腔隙，称**胚内体腔**，将侧中胚层分为体壁中胚层和脏壁中胚层（图 24-7）。体壁中胚层分化为腹膜壁层以及体壁的骨、肌、结缔组织等；脏壁中胚层包于原始消化管的外侧，分化为腹膜脏层以及消化、呼吸系统器官管壁的平滑肌和结缔组织等。胚内体腔依次分隔形成心包腔、胸膜腔和腹膜腔。在中胚层分化过程中，间充质细胞将分化成结缔组织、肌组织和心、血管等。

3. 内胚层的分化 当胚胎逐渐由盘状卷折成桶状时，内胚层被包入胚体形成原始消化管，又称**原肠**，是消化系统与呼吸系统的原基，还形成中耳、甲状腺、甲状旁腺、胸腺及膀胱等器官的上皮（图 24-8）。

4. 胚体形成 早期胚盘为扁平的盘状结构，原条、脊索、神经管和体节相继形成并位于中轴线上，是促使胚体变成圆柱体的因素之一。第 4 周初，由于体节及神经管生长迅速，胚盘中央部的生长速度远较边缘快，致使扁平的胚盘向羊膜腔内隆起，胚盘的边缘向腹侧卷折，同时头、尾两端逐渐向腹侧脐部卷折并合拢，外胚层包于体表，内胚层卷入胚体内，至第 4 周末，胚体由圆盘状变为 "C" 形的圆柱状，并突入羊膜腔内，浸泡于羊水中。随后，上肢芽和下

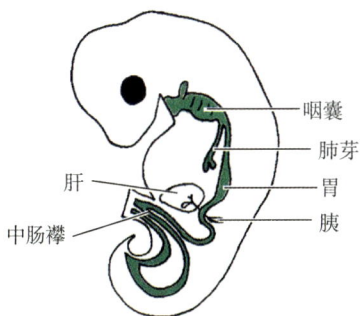

图 24-8 内胚层的早期分化

肢芽逐渐出现并发育成上下肢，指、趾分开，颜面部形成并发育，至第 8 周末胚体初具人形。

六、胎龄的推算

胎龄的推算常用月经龄和受精龄两种方法。月经龄是从孕妇末次月经的第 1 天算起，至胎儿娩出为止，共计 280 天，以 28 天为一个妊娠月，故有"十月怀胎"之说，现实生活中常用此法推算孕妇的预产期。胚胎学上常用受精龄，即从受精之日起推算胎龄。受精一般发生在末次月经第 1 天之后的 2 周左右，所以从受精到胎儿成熟大约 266 天。由于女性的月经周期常受很多因素影响，所以受精龄的推算难免有误差。

知识链接

预产期的推算

预产期是对胎儿出生日期的预计。根据受精时间和胚胎发育的时限，推导出了预产期的计算公式：年 +1，月 -3（或当年月 +9），日 +7，即末次月经的年份加 1，月份减 3，日加 7。例如某孕妇末次月经的第 1 天为 2023 年 12 月 11 日，其预产期应为 2024 年 9 月 18 日。此公式是按照月经周期为 28 天推算的，若月经周期多于（或少于）28 天，则应后推（或提前）相应的天数。当然，预产期并非绝对准确，受多种因素影响，在其前后 2 周分娩均属正常。

第二节 胎膜与胎盘

胎膜与胎盘是胚胎发育过程中的附属结构，对胚胎起保护、营养、呼吸和排泄等作用，胎盘有内分泌功能。胎儿娩出后，胎膜和胎盘一并排出，总称**衣胞**。

一、胎膜

胎膜（fetal membrane）包括绒毛膜、羊膜、卵黄囊、尿囊和脐带（图 24-9）。

1. 绒毛膜 胚泡植入子宫内膜后，滋养层逐渐增厚并分化为两层，继而向外周发出一些不规则

有分支的绒毛，绒毛之间的间隙内充满母体血，胚胎借绒毛汲取母血中的营养物质并排出代谢产物。胚外中胚层形成后，胚外中胚层与滋养层紧密相贴形成绒毛膜板。绒毛膜板及绒毛统称**绒毛膜**。胚胎早期，绒毛分布均匀，第8周后，基蜕膜侧的绒毛因营养丰富而生长旺盛，形成**丛密绒毛膜**，与基蜕膜共同构成胎盘。包蜕膜侧的绒毛因营养不良而退化，称**平滑绒毛膜**。

2. 羊膜　为半透明薄膜，由单层羊膜上皮和薄层胚外中胚层构成。羊膜腔内充满羊水，为胚胎的发育提供适宜的微环境，并具有保护胎儿免受外力损伤、防止黏连的作用。

3. 卵黄囊　位于原始消化管腹侧，人胚卵黄囊不发达，退化早，它的出现只是生物进化过程的重演。卵黄囊壁上的胚外中胚层产生原始的造血干细胞，尾侧壁的内胚层是原始生殖细胞的发生部位。

4. 尿囊　是卵黄囊尾侧的内胚层向体蒂内长入的一个盲管。尿囊根部参与形成膀胱顶部，其余部分卷入脐带内并退化，尿囊壁的胚外中胚层组织以后演变为脐动脉和脐静脉。

5. 脐带　是胎儿与胎盘间物质运输的通道，内有2条脐动脉和1条脐静脉以及黏液组织。胎儿出生时，脐带长40~60cm。脐带过短可影响胎儿娩出或分娩时引起胎盘早期剥离而出血过多。脐带过长可能缠绕胎儿颈部或其他部位，影响胎儿发育甚至导致胎儿死亡。

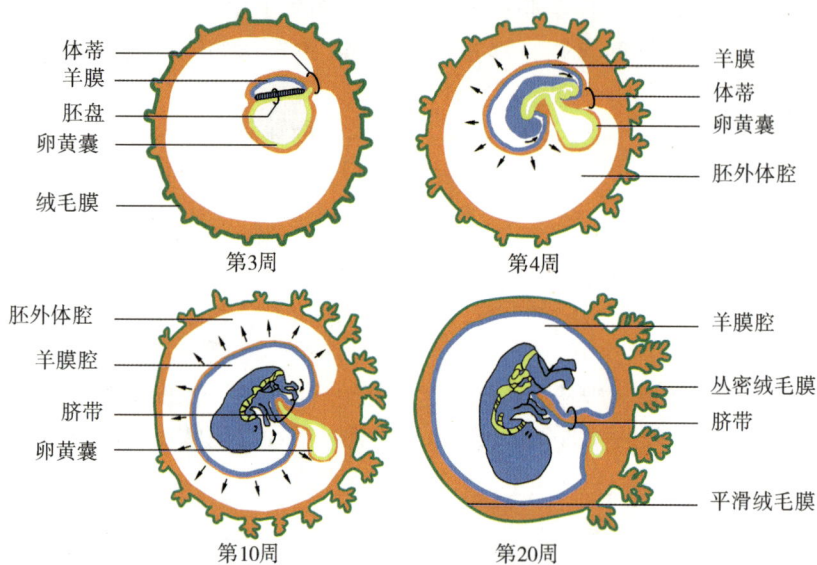

图 24-9　胎膜的演变

二、胎盘

1. 胎盘的结构　胎盘是由胎儿的丛密绒毛膜与母体的基蜕膜共同组成的圆盘形结构。足月胎儿的胎盘重约500g，直径15~20cm，中央厚，周边薄。胎盘的胎儿面光滑，表面覆有羊膜，脐带附于中央或稍偏；胎盘的母体面粗糙（图24-10）。

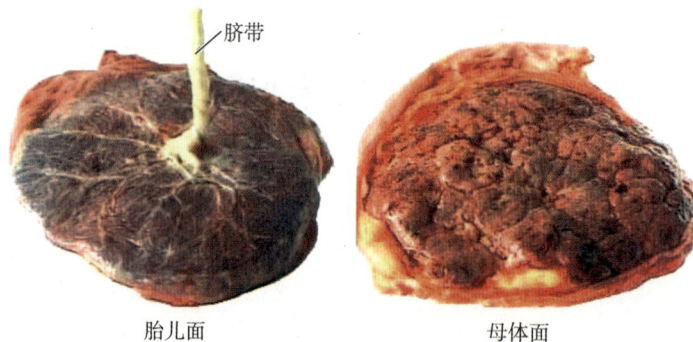

图 24-10　胎盘整体观

2. 胎盘的血液循环和胎盘膜　胎盘内有母体和胎儿两套血液循环，两者的血液在各自的封闭管道内循环，互不相混，但可进行物质交换。胎儿血与母体血在胎盘内进行物质交换所通过的结构，称**胎盘膜**或**胎盘屏障**。早期胎盘膜较厚，随着胎儿的发育长大逐渐变薄，更有利于胎儿血与母体血间的物质交换。

3. 胎盘的功能

（1）**物质交换和屏障作用**　选择性物质交换是胎盘的主要功能。胎盘膜具有屏障作用，可以阻挡母血中的大分子物质进入胎儿血液，但此屏障功能是有限的，某些药物、病毒和激素可以透过胎盘屏障进入胎儿体内，影响胎儿发育，故孕妇需谨慎用药。

（2）**内分泌功能**　胎盘形成后逐步取代黄体，对妊娠的维持起重要作用。胎盘分泌的激素主要有：①**人绒毛膜促性腺激素**，促进黄体的生长发育，维持妊娠；还能抑制母体对胎儿、胎盘的免疫排斥作用，常作为早孕的诊断指标之一。②**人胎盘催乳素**，既能促进母体乳腺的生长发育，又能促进胎儿的代谢和生长发育。③**孕激素和雌激素**，维持妊娠。

第三节　双胎、多胎与联胎

一、双胎

双胎（twins）又称**孪生**，双胎的发生率约占新生儿的1%。双胎有两种。

1. 双卵双胎　又称假孪生，是来自两个受精卵的双胎，占双胎的大多数。它们性别相同或不同，相貌和生理特性的差异如同一般的同胞兄妹。

2. 单卵双胎　又称真孪生，指来自一个受精卵的双胎，故此种双胎儿的遗传基因完全一样。单卵双胎的发生有以下情况：①形成两个胚泡，并各自发育成一个胎儿。②形成两个内细胞群，各自发育成一个胎儿。③形成两个原条与脊索，诱导形成两个神经管，分别发育为两个胎儿。这类孪生儿于同一个羊膜腔内发育，两个胎儿可能局部联接，形成联胎（图24–11）。

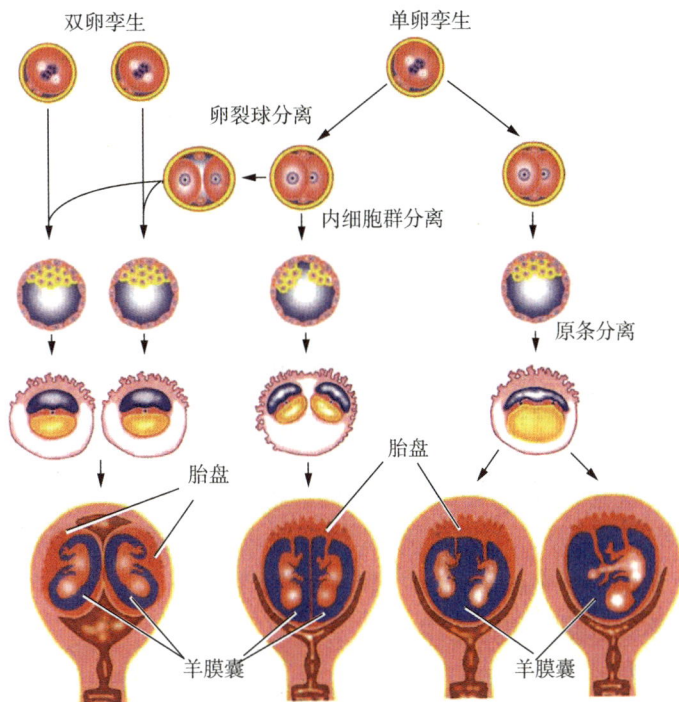

图24–11　双胎形成

二、多胎

一次分娩出生两个以上的新生儿，称多胎。多胎形成的原因与孪生相同，有单卵多胎、多卵多胎及混合多胎等三种类型。四胎以上十分罕见，多胎不易存活。多胎自然发生率极低，但近年随着临床应用促性腺激素治疗不孕症以及试管婴儿技术的应用，其发生率有所增高。

三、联胎

联胎（conjoined twins）是指两个未完全分离的单卵双胎。当一个胚盘出现两个原条并分别发育为两个胚胎时，若两原条靠近，胚体形成时发生局部联接，则导致联体双胎。联体双胎有对称型和不对称型两类。对称型指两个胚胎大小差不多，根据联接的部位可分为头联体、臀联体、胸膜联体等。不对称型指双胎大小差异较大，小者常发育不全，形成寄生胎；如果小而发育不全的胚胎被包裹在大的胎体内，则称胎中胎。

第四节　先天畸形

先天畸形是由于胚胎发育紊乱所致的出生时即可见的形态结构异常。器官内部的结构异常或生化代谢异常，则在出生后一段时间或相当长时间内才显现。故将形态结构、功能、代谢和行为等方面的先天性异常，统称**出生缺陷**。

一、先天畸形的发生原因

先天畸形的发生原因包括遗传因素、环境因素以及两者的相互作用，多数先天畸形是遗传因素和环境因素相互作用的结果。

（一）遗传因素

1. 染色体畸变　主要包括染色体数目异常和染色体结构异常。染色体数目增多引起的畸形如唐氏综合征（21 号染色体的三体）、先天性睾丸发育不全综合征（性染色体的三体 47,XXY）；染色体数目减少引起的畸形如先天性卵巢发育不全（45,X）。染色体结构异常是指染色体断裂、缺失、异位、重复、倒位等，如 5 号染色体短臂末端断裂缺失，可引起猫叫综合征。

2. 基因突变　是指 DNA 分子碱基组成或排列顺序的改变，其染色体外形无异常。如果基因突变发生在生殖细胞，产生的畸形将会遗传给后代，如软骨发育不全和多指（趾）畸形为显性遗传，肾上腺肥大和小头畸形则为隐性遗传。

（二）环境因素

引起先天畸形的环境因素统称为**致畸因子**，主要有五大类。

1. 生物性致畸因子　风疹病毒、巨细胞病毒、单纯疱疹病毒等。

2. 物理性致畸因子　各种射线、机械性压迫和损伤等。

3. 致畸性药物　抗肿瘤药、抗惊厥药、抗凝血药、抗生素、激素等药物。

4. 化学性致畸因子　工业污染、食品添加剂、农药、防腐剂等均含有致畸因子。

5. 其他致畸因子　吸烟、酗酒、缺氧、严重营养不良等。

（三）遗传因素与环境因素的相互作用

在畸形发生中，环境因素与遗传因素相互作用是非常明显的，一方面环境因素可引起胚胎染色体畸变和基因突变，另一方面胚胎的遗传基因特殊性决定着胚胎对环境致畸因子的敏感度，流行病学资料表明，同一地区风疹大流行时，同期感染的孕妇生下的婴儿有的出现畸形，有的完全正常。

二、致畸敏感期

胚胎发育是一个连续的过程，处于不同发育阶段的胚胎对致畸因子的敏感程度不同。在胚前2周受到致畸因子作用后，胚通常死亡而很少发展为畸形。胚期第3~8周，胚体内细胞增殖分化活跃，对致畸因子最敏感，易受致畸因子的干扰而发生畸形，所以此时期称**致畸敏感期**，此期是胎儿先天畸形发生率最高的阶段。由于各器官的发生与分化时间不同，故致畸敏感期也不尽相同。

目标检测

答案解析

一、单项选择题

1. 正常受精的部位在
   A. 输卵管壶腹部　　　　B. 输卵管峡部　　　　C. 输卵管漏斗部
   D. 子宫底部　　　　　　E. 卵巢
2. 参与形成胎盘的结构是
   A. 基蜕膜　　　　　　　B. 包蜕膜　　　　　　C. 壁蜕膜
   D. 平滑绒毛膜　　　　　E. 卵黄囊
3. 正常植入的部位是
   A. 子宫颈部　　　　　　B. 子宫体或底部　　　C. 输卵管壶腹部
   D. 卵巢　　　　　　　　E. 肠系膜
4. 致畸敏感期是在胚胎发育的
   A. 第3~8周　　　　　　B. 第3~8月　　　　　C. 第10~14周
   D. 第1~3周　　　　　　E. 前8周
5. 胎盘不产生
   A. 人绒毛膜促性腺激素　B. 人胎盘催乳素　　　C. 雄激素
   D. 雌激素　　　　　　　E. 孕激素

二、思考题

1. 简述外胚层的分化。
2. 试述胎盘结构和功能。

（马永臻）

书网融合……

重点小结　　　　　微课　　　　　习题

参考文献

［1］汲军. 人体解剖学与组织胚胎学 ［M］. 2 版. 北京：中国医药科技出版社，2019.

［2］马永臻，孟繁伟. 正常人体结构 ［M］. 北京：中国医药科技出版社，2019.

［3］韩中保，刘伏祥. 人体解剖学与组织胚胎学 ［M］. 2 版. 北京：中国医药科技出版社，2023.

［4］李继承，邵淑娟. 组织学与胚胎学 ［M］. 10 版. 北京：人民卫生出版社，2024.

［5］崔慧先，刘学政. 系统解剖学 ［M］. 10 版. 北京：人民卫生出版社，2024.

［6］吴建清，徐冶. 人体解剖学与组织胚胎学 ［M］. 9 版. 北京：人民卫生出版社，2024.

［7］叶明，张春强. 正常人体结构 ［M］. 北京：中国医药科技出版社，2018.

［8］邵水金. 人体解剖学 ［M］. 北京：中国中医药出版社，2021.